抗血栓治疗
——新药与治疗策略

主编 樊朝美 王 淼

科学出版社
北京

内 容 简 介

本书共17章，内容包括血栓形成机制，抗血小板药、抗凝血药、溶血栓药的应用，动脉系统血栓、静脉系统血栓的处理，抗血栓药物治疗的桥接、检测及典型病例介绍等。全书内容翔实、热点突出、图文并茂，能够反映当今血栓性疾病的前沿和未来诊治方向，是心血管病专科医师的必备参考书。

图书在版编目（CIP）数据

抗血栓治疗：新药与治疗策略／樊朝美，王森主编 . —北京：科学出版社，2018.3

ISBN 978-7-03-038626-7

Ⅰ.①抗⋯ Ⅱ.①樊⋯ ②王⋯ Ⅲ.①血栓栓塞–药物疗法 Ⅳ.①R543.05

中国版本图书馆 CIP 数据核字（2018）第 034869 号

责任编辑：杨卫华 咸东桂／责任校对：张小霞
责任印制：赵 博／封面设计：龙 岩

科 学 出 版 社 出版

北京东黄城根北街 16 号
邮政编码：100717

http://www.sciencep.com

北京厚诚则铭印刷科技有限公司 印刷
科学出版社发行 各地新华书店经销

*

2018 年 3 月第 一 版 开本：720×1000 1/16
2018 年 3 月第一次印刷 印张：21 1/2 插页：2
字数：400 000
POD定价： 98.00元
（如有印装质量问题，我社负责调换）

《抗血栓治疗——新药与治疗策略》
编写人员

主 编 樊朝美 王 淼

编 委 （按姓氏笔画排序）

万 青[1]　王 淼[1]　朱丽媛[1]　华 潞[1]

安硕研[1]　许 莉[1]　许志勇[2]　闫丽荣[1]

杨尹鉴[1]　杭 霏[1]　郭曦滢[1]　陶永康[3]

蔡 迟[1]　翟姗姗[1]　樊朝美[1]　霍星宇[1]

1 中国医学科学院阜外医院
2 中信惠州医院
3 中日友好医院

前　言

抗血栓药可分为抗血小板药、抗凝血药和溶血栓药三大类。随着人们对血栓形成机制的不断深入了解，现已开发出许多新的抗血栓药物，尤其是新型口服抗凝药的出现和逐渐普及，其疗效显著的同时，也提高了患者的依从性，这对血栓的防治起到了积极的作用。

本书汇集了阜外医院的抗栓与溶栓治疗实践经验，通过总结前人的宝贵诊治经验和国内外的研究成果，运用通俗易懂的语言向广大医务工作者、研究生及患者介绍了切实适用的专业知识和抗血栓新药。

全书重点介绍了近年来国际上在新型口服抗凝药和抗血小板新药方面所取得的最新进展，特别是对近年来出现的有效治疗血栓性疾病的国际多中心临床试验结果进行了详尽的介绍，力求反映近年来新型抗血栓药物治疗中所取得的最新成就。

典型病例分享中介绍了抗血栓新药在动脉、静脉系统血栓治疗中的应用经验及抗栓药物治疗中如何桥接和监测。

每一位参编者都为本书的资料收集、撰写投入了极大的热情，付出了辛勤的汗水。我们相信本书将使每一位感兴趣的读者在抗血栓治疗实践中受益匪浅。全书力求反映当今抗血栓药物治疗的关注热点和未来应用方向，但难免存在不足之处，敬请广大读者予以指正。

编　者

2017 年 10 月

目　　录

第一章 概　论

血栓性疾病（thrombotic disease）是一种遗传和环境因素相互作用与影响，具有多因素变化过程的临床综合征，具有发病率高、发病年轻化、症状重、易复发及家族遗传性等特点。本病致残率和致死率较高，预后不良，且近年来发病率有渐增趋势。血栓性疾病包括血栓形成和血栓栓塞两种病理过程。

血栓形成（thrombosis）是指在血管腔或心腔内流动的血液变为固态凝块的过程，所形成的凝块称为血栓或栓子（thrombus）。血栓可以在体内任何部位的血管腔内形成，使血管腔发生部分或完全闭塞，导致血流淤滞或停止，从而引发血栓性疾病。血栓依据成分可分为血小板血栓、红细胞血栓、纤维蛋白血栓、混合血栓等。按发生血栓的血管种类又可分为动脉性血栓、静脉性血栓及毛细血管性血栓。血栓栓塞（thromboembolism）是指血栓从形成的部位脱落，并随血流移动的过程中造成血管腔的部分或全部闭塞，引起相应组织或器官缺血、坏死（动脉血栓）及淤血、水肿（静脉血栓）的病理过程。这两种病理过程所致的疾病统称为血栓性疾病，血栓性疾病可引起心肌梗死、心力衰竭、心源性休克、心律失常等心血管疾病。

血栓性疾病的病因及发病机制复杂，迄今尚未完全明确，但近年的研究表明血栓性疾病的发生、发展主要与以下因素有关：

（1）血管内皮损伤。当血管内皮细胞因机械（如动脉粥样硬化）、化学（如药物）、生物（如内毒素）、免疫及血管自身病变等因素受损伤时，可促使血栓形成。

（2）血小板数量增加，活性增强。各种导致血小板数量增加、活性增强的因素均有诱发、促进血栓性疾病发生的可能，如血小板增多症、机械因素等导致的血小板破坏加速等。

（3）血液凝固性增高。在多种生理及病理状态下，人体凝血活性可显著增强，表现为某些凝血因子水平升高或活性增加，如妊娠、高龄、应激反应、高脂血症等，而高凝状态是血栓性疾病的发病基础。

（4）抗凝活性降低。

（5）纤溶活力降低。

（6）血液流变学异常可为血栓形成创造必要的条件。

有研究表明，血小板过度活化和凝血系统激活是血栓形成和血栓栓塞过程中起决定作用的两个重要环节，在血栓形成及血栓性疾病的发生、发展中起到重要作用，两者在体内密切联系，凝血系统激活后产生的凝血酶是强有力的血小板活化因子，血小板活化后又促进凝血过程。抗血栓治疗主要是针对血小板活化和凝血系统两个重要过程。抗血栓药物主要由抗血小板聚集、抗凝血系统、激活纤溶酶溶栓类等药物构成。

抗血小板药是具有治疗和预防功能的抗血栓药物，在抗血栓领域具有非常重要的地位。长期应用此类药物可显著降低心脑血管事件的发生率和病死率。口服抗血小板药是目前抗血栓治疗的主要策略，典型代表是阿司匹林联合氯吡格雷的双联抗血小板治疗。阿司匹林联合氯吡格雷是目前临床上治疗心脑血管疾病中抗血小板治疗的标准组合。目前临床应用的新型抗血小板药物是新型P2Y12受体拮抗剂，包括口服的替格瑞洛、普拉格雷和静脉应用的坎格雷洛。需要注意的是，尽管在欧美冠心病（特别是急性冠状动脉综合征）治疗指南中优先推荐替格瑞洛和普拉格雷，但这些较新型的P2Y12受体拮抗剂目前均不推荐与口服抗凝血药（包括华法林）合用。因此，当需要联合应用华法林及单联或双联抗血小板药物时，应使用阿司匹林和（或）氯吡格雷。

抗凝、溶血栓亦是抗血栓治疗的重要策略，维生素K拮抗剂（vitamin K antagonist，VKA）是目前常用的口服抗凝治疗药物，华法林则是具有代表性的抗凝治疗药物，其特点是疗效可靠，但起效缓慢、药物代谢个体差异大、药物易受食物的影响、治疗窗口较窄并需定期监测国际标准化比值以调整华法林的用量，这使其临床应用受限。传统抗凝血药物的局限性促进了新型抗凝血药的研究和开发。随着对凝血作用机制的深入认识，临床上已经出现了以凝血过程中特定凝血因子或凝血环节为特异性靶点的新型抗凝血药。目前已经应用于临床的主要新型口服抗凝血药包括直接Ⅹa因子抑制剂利伐沙班、阿哌沙班和直接抗凝血因子Ⅱa抑制剂达比加群酯及静脉用直接凝血酶抑制剂比伐卢定。直接凝血酶抑制剂比伐卢定目前主要应用于经皮冠状动脉介入治疗（PCI）的术中抗凝，欧美抗凝指南均将其作为Ⅰ类推荐，尤其是应用于急性冠状动脉综合征患者经皮冠状动脉介入治疗的术中抗凝。

抗凝血药物中最有前景的是口服的静脉栓塞治疗药物，如利伐沙班和达比加群酯等。此类新型口服抗凝血药物在治疗和预防潜在致死性血栓方面将发挥越来越重要的作用。随着众多新型抗血栓药的问世，更多的血栓疾病患者将会获益。新型抗凝血药在预防缺血性脑卒中及特定血液栓塞方面比华法林更安全，同时也可明显减少抗凝血药物带来的出血风险事件。

第二章　抗血小板药

血小板在止血、血栓形成、动脉粥样硬化等过程中起着重要作用。众多的循证证据表明,尽早、充分、持久的抗血小板治疗对于抑制急性冠状动脉综合征患者的疾病进展及改善其预后具有重要意义。

经典的抗血小板药物包括阿司匹林(血小板环氧化酶抑制剂)和氯吡格雷(二磷酸腺苷 P2Y12 受体拮抗剂),二者联合的双抗治疗是急性冠状动脉综合征和冠状动脉介入术后抗血小板的标准疗法。目前,抗血小板药物研究进展迅速,其中包括新型 P2Y12 受体拮抗剂、血小板糖蛋白(GP)Ⅱb/Ⅲa 受体拮抗剂、凝血酶受体拮抗剂等。

新型二磷酸腺苷 P2Y12 受体拮抗剂包括与氯吡格雷同类的噻吩吡啶类普拉格雷和非噻吩吡啶类替格瑞洛。普拉格雷的作用特点是:起效更快、抗血小板作用更强,但同时带来的出血风险相应地有所增加,特别是潜在的脑出血风险增加。因此,普拉格雷适合于缺血风险大、出血风险小的急性冠状动脉综合征患者,对于年龄≥75 岁,体重≥60kg,有卒中或短暂性脑缺血发作(transient ischemic attack,TIA)病史的患者应慎用或避免使用。普拉格雷负荷量60mg,维持量10mg,每天1次。

联合口服抗血小板药物是目前抗血栓治疗的主要策略,典型代表是氯吡格雷联合阿司匹林的双联抗血小板治疗。阿司匹林可抑制环氧合酶-1(COX-1),从而阻碍血栓素 A2(TXA2)的生成,氯吡格雷可抑制 P2Y12 的 ADP 受体,两者均减少血小板活化和聚集,从而用于抗血栓治疗。多通路并行阻断血小板聚集相对于单用阿司匹林可在各种心血管疾病患者中更多地减少缺血性心血管事件发生,但双联抗血小板药物疗法也会增加出血风险。同时,阿司匹林作为二级预防基础药物,可减少高危患者心肌梗死、心源性猝死及脑卒中的发生,但在规律服用治疗剂量阿司匹林的情况下,仍有心脑血管事件的发生,称为阿司匹林治疗反应多态性,又称为阿司匹林抵抗(aspirin resistance)。氯吡格雷为活性药物形式的前体物质(前药),要产生活性代谢产物需经生物转化,其最大限度地抑制血小板作用出现在服药至少 6h 后,而且其血小板抑制逆转缓慢,停药后血小板功能恢复至少需要 5~7 天,临床上也有氯吡格雷治疗反应多态性的现象发生。针对上述情况,目前各大制药公司研制了多种新型抗血小板药物,以弥补传统抗血小板药物的不足。

第一节　血小板的结构与功能

长期以来，血小板（platelet）一直被看作是血液中无功能的细胞碎片。1882年意大利医师 J. B. 比佐泽罗发现这种"无功能的细胞碎片"在血管损伤后具有止血功能，故将其命名为血小板。血小板是从骨髓中成熟的巨核细胞胞质裂解脱落下来的具有生物活性的小块胞质，体积小，无细胞核，呈双面微凸的圆盘状，直径为 $2 \sim 3 \mu m$，具有特定的形态结构和生化组成。在正常人血液中血小板计数为 $(100 \sim 300) \times 10^9/L$，1/3 的血小板平时储存在脾脏中。血小板的寿命平均为 $7 \sim 14$ 天，每天约更新总量的 1/10，衰老的血小板大多在脾脏中被清除。血小板的主要功能是凝血和止血，修补破损的血管，在止血、伤口愈合、炎症反应、血栓形成及器官移植排斥等生理和病理过程中发挥重要作用。血小板的生成受血液中血小板生成素的调节，但其详细过程和机制尚不清楚。

正常血小板止血是一个复杂的过程，其中涉及血小板、血管内皮、凝血因子和相互作用的细胞等。止血通常分为三个阶段：首先，通过血小板与血管内皮的相互作用形成血小板栓（主要止血过程）；其次，通过凝血因子加强血小板栓与交联纤维蛋白的网状结构，从而形成血栓（二级止血过程）；最后，血纤维蛋白溶酶分解纤维蛋白并消除血栓（纤维蛋白溶解过程）。形成短暂的血小板栓是止血的第一个步骤，但血小板栓仅能稳定很短的时间，若没有纤维蛋白的强化参与，血栓不会长久稳定形成。

当暴露于受损的血管内皮时，血小板将通过多种配体和受体开始黏附。在高剪切条件下，血小板黏附于血管内皮下膜，主要通过受体与血管性血友病因子（vWF）和胶原蛋白结合。血小板黏附开始于糖蛋白（GP）$I b\alpha$ 与 vWF 的结合，从而使流动的血小板减速。减速的血小板开始沿着血管内皮滚动，从而与另外的受体结合，例如，胶原蛋白与血小板上的胶原蛋白受体 [$GP IV$ 和 $\alpha_2\beta_1$ 整合素（$GP I a/ II a$）]、vWF 与 $GP II b/III a$ 复合物（整合素 $\alpha II b\beta_3$）结合。$GP I b-IX-V$ 复合物是介导血小板与 vWF 相互作用的主要受体，同时有能力结合黏附蛋白，如胶原蛋白和血小板反应蛋白-1。

随着受体的结合和血小板黏附，快速的胞内信号转导引起血小板激活，这通常包括血小板形状的变化、跨膜受体的表达、（TXA2，是强效血小板激动剂）的合成和分泌及血小板颗粒的释放。当血小板被激活时，形态从一个简单的盘状转变为球体，伸出许多长伪足，提供额外的表面积给予凝血因子，促使凝血酶产生、纤维蛋白沉积及血栓形成。激活的血小板也会表达一些跨膜整合蛋白，提供血小板黏附和聚集的条件。此外，血小板合成和分泌 TXA2，并释放血小板颗粒物质。血小板颗粒包含多种蛋白质，以提高血小板黏附功能，促进细胞间的相互作用及刺激血管修复。血小板分泌和释放的激动剂在局部积累，招募更多的血小板，引起血管收缩，降低血流量，最终增加活化的血小板、凝血因子在受损的血管内皮下膜的作用时间。激动剂与跨膜受体的结合将启动血小板激活，此激活在没有与内皮下膜黏附的情况下也可发生。无论初始路径是血小板与内皮的粘连，还是在招募过程中与受体的结合，血小板激活的最后一步及介导血小板聚集的关键都是跨膜 GP Ⅱ b/Ⅲa 的构象发生变化，激活纤维蛋白原与血小板的结合形成稳定的血小板栓。GP Ⅱ b/Ⅲa 复合物的表达和构象变化可以在黏附过程中通过 vWF 直接与受体结合或通过激动剂 TXA_2、ADP 与血小板受体结合诱导。因此，血小板受体信号通路的激活可成为抑制血小板功能的目标靶点。随着血小板的黏附和激活，血栓形成的下一步就是血小板聚集和血小板栓形成，通过内皮细胞的空隙及交联纤维蛋白网状结构结合白细胞和其他细胞形成血栓。

第二节 抗血小板药的分类

抗血小板治疗是减少心脑血管疾病患者再发事件和死亡的重要用药之一，亦是心脑血管疾病预防与治疗的关键。随着新型抗血小板药物的问世，近期欧美和我国各大临床指南对各类抗血小板药物的特点和临床适用范围进行了更新，这将有助于对抗血小板药物的合理选择和规范化应用，从而控制出血风险，将抗缺血治疗临床获益最大化。

血小板在动脉粥样硬化血栓形成和发展中起着重要作用，抗血小板药主要通过不同的途径抑制血小板黏附、聚集和释放反应，防止血栓形成和发展。常用的抗血小板药物根据其作用机制分为以下几种。

一、血栓素合成抑制剂

（一）阿司匹林

阿司匹林通过选择性抑制血小板环氧合酶对花生四烯酸代谢所产生的 TXA2 的合成来抑制血小板聚集和血管收缩。阿司匹林是目前临床上应用最广泛的血栓素抑制剂，也是当今抗血小板治疗的基本药物。

（二）奥扎格雷

奥扎格雷能选择性地抑制 TXA2 合成酶，从而抑制 TXA2 的产生，改善 TXA2 与前列环素（PGI2，是强效的血小板抑制剂）二者间的平衡，最终抑制血小板聚集和减轻血管痉挛。

二、二磷酸腺苷 P2Y12 受体拮抗剂

常用的二磷酸腺苷（ADP）存在于血小板内的高密度颗粒中，与止血及血栓形成有关。血小板 ADP 受体调控 ADP 浓度，人类血小板有三种不同的 ADP 受体：P2Y1、P2Y12 和 P2X1 受体。其中 P2Y12 受体在血小板活化中起最重要的作用。P2Y12 受体拮抗剂通过抑制 P2Y12 受体干扰 ADP 介导的血小板活化。P2Y12 受体拮抗剂又可分为噻吩吡啶类和非噻吩吡啶类药物。

（一）噻吩吡啶类药物

其中，噻氯匹定和氯吡格雷均是前体药物，需肝细胞色素 P450 酶代谢形成活性代谢物，与 P2Y12 受体不可逆结合。噻氯匹定虽有较强抗血小板作用，但起效慢且有皮疹、白细胞减少等不良反应。其后研发出的氯吡格雷具有抗血栓强和快速起效的特性，氯吡格雷在 ST 段抬高型心肌梗死、不稳定型心绞痛/非 ST 段抬高型心肌梗死及经皮冠状动脉介入治疗中广泛应用，但由于受肝脏代谢酶基因多态性影响，部分患者氯吡格雷标准剂量无法获得满意疗效。普拉格雷也是噻吩吡啶类前体药物，需在肝脏代谢转变为活性产物发挥抗血小板效应，目前的临床研究表明，普拉格雷的抗血小板效能强于且快于氯吡格雷，但其出血风险高于氯吡格雷。

（二）非噻吩吡啶类药物

这类药物为新研发的 P2Y12 受体拮抗剂。替格瑞洛是环戊基五氮杂茚，其对 P2Y12 受体的抑制作用是可逆的，由于它独特的药效动力学和药代动力学特性，与氯吡格雷相比，它可提供更快捷和更完全的抗血小板作用，抗血小板效能强于氯吡格雷。但是，其出血风险亦略高于氯吡格雷，并有其他不良反应。

三、血小板糖蛋白Ⅱb/Ⅲa 受体拮抗剂

临床常用的血小板糖蛋白（GP）Ⅱb/Ⅲa 受体拮抗剂，如阿昔单抗、替罗非班等可提供最强的抗血小板作用。阿昔单抗是与血小板 GPⅡb/Ⅲa 受体非特异性结合的嵌合单克隆抗体。但鉴于阿昔单抗的免疫原性对血小板 GPⅡb/Ⅲa 受体、不可逆性和非特异性等不足，陆续研发出一些小分子类新型血小板 GPⅡb/Ⅲa 受体抑制，包括环七肽的埃替巴肽及非肽类拮抗剂替罗非班和拉米非班。

血小板 GP I b 受体拮抗剂、血小板血清素受体拮抗剂及血小板凝血酶受体拮抗剂等，目前尚未在临床上广泛应用。

四、增加血小板内环腺苷酸的药物

临床常用的增加血小板内环腺苷酸（cAMP）的药物，包括前列环素（PGI2）、前列腺素（E1）及其衍生物、双嘧达莫、西洛他唑等。西洛他唑的药理作用主要是抑制磷酸二酯酶活性，使血小板内 cAMP 浓度上升，抑制血小板聚集，并可使血管平滑肌细胞内的 cAMP 浓度上升，使血管扩张，增加末梢动脉血流量。

五、5-羟色胺受体拮抗剂

5-羟色胺受体拮抗剂，如沙格雷酯，对血小板及血管平滑肌的 5-HT_2 受体具有特异性拮抗作用，因而发挥抗血小板及抑制血管收缩作用。

六、凝血酶受体拮抗剂

沃拉帕沙（vorapaxar）是第一代凝血酶受体拮抗剂，属于非肽类竞争性蛋白酶激活受体 1（PAR-1）拮抗剂，抑制血凝块的形成而不影响止血过程及出血时间，旨在抑制血凝块的形成。PAR-1 是一种可被凝血酶激活的受体，而凝血酶是一种有效的血小板激活剂。沃拉帕沙能够抑制血小板上 PAR-1 受体，从而抑制凝血酶诱导的血小板聚集。沃拉帕沙也是这类药物中首个被美国食品药品监督管理局（FDA）批准的新型抗血小板药物。沃拉帕沙新药申请数据来自一项随机、双盲、安慰剂对照、涉及 26 449 例患者的 TRA 2P-TIMI 50 试验，研究纳入对象为有心肌梗死、缺血性脑卒中或外周动脉疾病史的患者。该项研究平均随访时间为 2.5 年。该药在 II 期临床试验中显示出良好的安全性，并且其亚组分析可以在目前标准的双联抗血小板方案（阿司匹林+氯吡格雷）基础上使 PCI 术后患者进一步获益。该药已获准用于有心肌梗死或外周动脉疾病史患者降低再次心肌梗死、脑卒中、心血管死亡及冠状动脉血运重建术风险。

第三节 抗血小板药的作用机制

目前使用的抗血小板药物主要通过抑制血小板黏附、激活、聚集所需的不同途径发挥作用，主要抑制环氧合酶或血栓素合成酶、二磷酸腺苷 P2Y12 受体、磷酸二酯酶（PDE）、凝血酶受体（PAR）、5-羟色胺受体、血小板 GP II b/III a 受体等。

通过不可逆地抑制环氧合酶 COX-1 的活性，如阿司匹林，从而影响 TXA2 的产生，抑制血小板的激活。TXA2 由花生四烯酸通过 COX 途径产生，其可在血小板膜上扩散并激活膜上的 TXA2 受体，激活磷脂酶 C，最终使细胞内的钙离子增加。TXA2 激活导致血小板形状发生改变，增强了血小板的募集和向原始血栓的聚集。

通过抑制二磷酸腺苷 P2Y12 受体，如氯吡格雷、普拉格雷等，同样能抑制血小板的激活。P2Y12 受体的激活抑制了腺苷酸环化酶，从而使 cAMP 减少。P2Y12 受体的激活也能引起细胞内钙离子的增加，钙离子作为胞内信使参与血小板的激活和脱颗粒。ADP 与 P2Y12 受体的结合导致信号级联反应，引起血小板的聚集和血栓的增长与稳定。P2Y12 受体还参与其他引起血小板聚集放大的反应，包括 TXA2 与凝血酶。因此抑制 P2Y12 受体能起到有效的抗血小板作用。

PDE 是一类可水解细胞内第二信使 cAMP 和 cGMP 的酶类，从而限制环核苷酸的抑制作用，而增加血小板 cAMP 或 cGMP 水平能抑制和血小板的激活。血小板表达三种磷酸二酯酶同工酶：水解 cAMP 的 PDE2、PDE3 和水解 cGMP 的 PDE5。血小板 cAMP 或 cGMP 增加可以通过以下两种机制：第一，内源性分子抑制血小板，如前列环素和一氧化氮等结合到它们相应的受体；第二，通过阻断内部血小板第二信使蛋白的分解。磷酸二酯酶抑制剂通过提高内部血小板 cAMP 和 cGMP 的浓度发挥抑制血小板功能的作用。

5-羟色胺（5-HT）是一种神经递质和血管活性物质，人体内超过 90% 的 5-HT 储存于血小板内。血小板的 5-HT 受体有两类：$5-HT_1$ 受体和 $5-HT_2$ 受体。血液 $5-HT_2$ 可以激活血小板及血管平滑肌的 $5-HT_2$ 受体，促进血栓的形成。5-HT 受体拮抗剂选择性拮抗 5-HT 激活其受体，发挥抑制血小板凝集（尤其是抑制 5-HT 增强的血小板凝集作用）和抑制血管收缩的作用。在体外 5-HT 受体拮抗剂可抑制胶原引起的血小板凝集及 ADP 或肾上腺素引起的血小板继发凝集。例如，沙格雷酯通过抑制 5-HT 而减弱血小板的凝集，抑制动脉血栓形成和血管收缩。

凝血级联反应产生的凝血酶是体内强大的血小板激活剂。凝血酶活化血小板主要通过血小板表面 G 蛋白偶联受体 PARs（protease-activated receptors）介导。人类血小板表面表达 PAR1 与 PAR4 两种受体，凝血酶能连接并切割 PAR1 或 PAR4，暴露新的 N 端，N 端作为一个固定配基与受体结合，从而激发跨膜信号转导，引起血小板聚集、释放及膜糖蛋白的一系列改变。通过抑制 PAR 能抑制凝血酶介导的血小板激活。

多种途径导致血小板激活，所有受体激动剂增加细胞内钙水平和减少 cAMP，最终刺激血小板 GPⅡb/Ⅲa 活化。血小板 GPⅡb/Ⅲa 受体拮抗剂是通过抑制该受体与细胞外配体包括纤维蛋白原和血管性血友病因子 vWF 的结合而抑制血小板聚集。

第四节　抗血小板药的临床应用

一、抗血小板药在冠心病中的临床应用

在急性冠状动脉综合征（acute coronary syndromes，ACS）尤其是非 ST 段抬高型 ACS（NSTE-ACS）的急性期药物治疗策略中，抗血小板治疗是非常重要的一项内容。传统用于 ACS 抗血小板治疗的药物是阿司匹林和氯吡格雷。近年来，以普拉格雷和替格瑞洛为代表的新型口服抗血小板药物正在兴起。普拉格雷和替格瑞洛与氯吡格雷一样都属于 P2Y12 受体拮抗剂，通过阻断 ADP 的激活发挥抗血小板的作用。2007 年以来美国心脏病学会基金会（ACCF）和美国心脏学会（AHA）曾多次发表的不稳定型心绞痛/非 ST 段抬高型心肌梗死（UA/NSTEMI）治疗指南中指出，抗血小板药在 ACS 的治疗中至关重要。2016 年 ACCF/AHA 对 2012 年版指南进行了全面、重点修订。

二、抗血小板药适宜的治疗人群

抗血小板药治疗的适宜人群包括：冠心病慢性稳定型心绞痛患者、ACS 患者、冠状动脉血运重建术患者、非心脏外科手术围术期患者、缺血性卒中和短暂性脑缺血发作（TIA）患者及心房颤动患者。

三、抗血小板药在治疗心脑血管疾病中的地位

（一）慢性稳定型心绞痛

1. 推荐使用剂量　①抗血小板治疗是减少慢性稳定型心绞痛患者心血管事件和死亡率的治疗措施之一，慢性稳定型心绞痛患者如无用药禁忌证均应服用阿司匹林，剂量 75～150mg/d；②对不能耐受阿司匹林的慢性稳定型心绞痛患者，应给予氯吡格雷 75mg/d 作为替代治疗。

2. 循证证据　抗栓试验协作组（ATT）荟萃分析表明，抗血小板治疗使严重心血管事件减少 25%，其中非致死性心肌梗死减少 33%，心血管死亡减少 17%。

CHARISMA 研究（the clopidogrel for high atherothrombotic risk and ischemic stabilization，management，and avoidance trial，氯吡格雷用于管理高危动脉粥样硬化患者的研究） 是一项国际多中心大规模临床研究，旨在比较阿司匹林联合氯吡格雷与单用阿司匹林预防心脑血管事件的疗效。该研究共纳入来自全球 26 个国家超过 15 000 例患者，研究结果表明，在总体受试人群中，未观察到氯吡格雷联合阿司匹林治疗获益，但在心血管疾病二级预防方面，双联治疗组全因死亡率略低于单用阿司匹林组，中度出血发生率显著升高，提示双联抗血小板治疗在病情稳定的患者中获益有限。

（二）急性冠状动脉综合征

急性冠状动脉综合征（ACS）患者应尽早、充分地进行抗血小板治疗，这对其疾病进展及预后具有重要意义。所有 ACS 患者均推荐使用口服双联抗血小板药物治疗（dual antiplatelet therapy，DAPT），包括阿司匹林和一种 P2Y12 受体拮抗剂。新型 P2Y12 受体拮抗剂（替格瑞洛、普拉格雷）在改善缺血事件方面优于氯吡格雷（Ⅰ类推荐，证据水平 B）。但是根据 ACCOAST 试验结果，普拉格雷可导致出血风险升高。因此，目前并不推荐冠状动脉造影前预先给予负荷剂量的普拉格雷（Ⅲ类推荐，证据水平 B）。坎格雷洛和沃拉帕沙目前用药经验有限，一些临床数据仍有争议，因此，推荐时机尚不成熟。

DAPT 的最佳维持时间仍然有争议，应根据缺血与出血风险进行个体化治疗。根据 DAPT 和 PEGASUS 试验结果，延长 DAPT 超过传统一年时间可能是有利的。因此，高缺血风险与低出血风险患者可以使用至 30 个月（普拉格雷或氯吡格雷）或 48 个月（替格瑞洛，1 年后降至 60mg，每日 2 次）（Ⅱb 类推荐，证据水平 A）。相反，高出血风险患者可缩短 DAPT 持续时间（Ⅱb 类推荐，证据水平 A）。

1. 推荐使用剂量

（1）2015 年 ACCF/AHA 对 UA/NSTEMI 患者抗血小板药的治疗推荐

1）UA/NSTEMI 患者就诊后应尽快应用阿司匹林，只要能够耐受就应长期应用（Ⅰ类推荐，证据水平 A）。

2）所有急性冠状动脉综合征患者均应立即口服阿司匹林 300mg，此后以 75~100mg/d 长期维持。对不能耐受阿司匹林的慢性稳定型心绞痛患者，应给予氯吡格雷作为替代治疗。

3）对于计划实施 PCI 的 UA/NSTEMI 患者，建议应用负荷剂量的 P2Y12 受体拮抗剂（Ⅰ类推荐，证据水平 B）；在使用阿司匹林的基础上，尽早给予氯吡格雷负荷量 300mg（保守治疗患者）或 600mg（PCI 患者），然后 75mg/d，至少 12 个月。

4）出现下列情况者需用血小板 GPⅡb/Ⅲa 受体拮抗剂：①冠状动脉造影示有大量血栓，慢血流或无复流和新的血栓并发症；②拟行 PCI 的高危而出血风险较低的患者。

（2）2015 年欧洲心脏病学会（ESC）对非 ST 段抬高型急性冠状动脉综合征患者应用抗血小板药的若干推荐

1）口服抗血小板药治疗

A. 对于所有无禁忌证的患者，建议使用口服阿司匹林，初始剂量为 150～300mg，维持剂量为 75～100mg/d，长期给药，与治疗策略无关（Ⅰ类推荐，证据水平 A）。

B. 如果没有如重度出血风险之类的禁忌证，建议在阿司匹林的基础上添加 P2Y12 受体拮抗剂，维持治疗 12 个月（Ⅰ类推荐，证据水平 A）。

C. 对于所有中高缺血风险（如心肌钙蛋白升高）的患者，无论初始治疗如何，即使前期已使用了氯吡格雷进行预治疗，若无禁忌证，建议停用氯吡格雷，改用替格瑞洛（180mg 负荷剂量，90mg，2 次/日）（Ⅰ类推荐，证据水平 B）。

D. 对于接下来准备做 PCI 的患者，建议使用普拉格雷（60mg 负荷剂量，10mg/d）（Ⅰ类推荐，证据水平 B）。

E. 对于无法服用替格瑞洛或普拉格雷，或者同时需要口服抗凝血药物的患者，建议使用氯吡格雷（300～600mg 负荷剂量，75mg，1 次/日）（Ⅰ类推荐，证据水平 B）。

F. 对于疑似有高出血风险且行药物涂层支架（DES）植入的患者，建议在植入手术后行 3～6 个月短期的 P2Y12 受体拮抗剂治疗方案（Ⅱb 类推荐，证据水平 A）。

G. 对于冠状动脉解剖影像学资料尚未完善的患者，不建议使用普拉格雷（Ⅲ类推荐，证据水平 B）。

2）静脉内抗血小板药治疗

A. 若在 PCI 术间出现紧急情况或血栓栓塞，建议使用 GPⅡb/Ⅲa 受体拮抗剂（Ⅰ类推荐，证据水平 C）。

B. 对于预行 PCI 治疗，且之前未使用过 P2Y12 受体拮抗剂的患者，建议使用坎格雷洛（Ⅰ类推荐，证据水平 A）。

C. 对于冠状动脉解剖影像学资料尚未完善的患者，不建议使用 GPⅡb/Ⅲa 受体拮抗剂（Ⅲ类推荐，证据水平 A）。

3）长期 P2Y12 受体拮抗剂治疗：在仔细衡量患者的出血和缺血风险之后，可考虑在阿司匹林的基础上添加 P2Y12 受体拮抗剂，持续 1 年（Ⅰ类推荐，证据水平 A）。

4）一般治疗建议

A. 对于有胃肠高出血风险的患者，建议在 DAPT 方案的基础上添加质子泵抑制剂（Ⅰ类推荐，证据水平 B）。

B. 除非患者有缺血事件的高危因素且临床实施困难，否则服用 P2Y12 受体拮抗剂的患者预行非紧急非心脏的大手术，建议延期手术，替格瑞洛或氯吡格雷停药后至少 5 天，普拉格雷至少 7 天（Ⅰ类推荐，证据水平 C）。

C. 如果非心脏手术无法推迟或合并出血，建议停用 P2Y12 受体拮抗剂，PCI 手术中植入裸金属支架和新一代药物涂层支架，分别停用药物至少 1 个月和 3 个月（Ⅰ类推荐，证据水平 C）。

（3）关于非 ST 段抬高型 ACS 患者应用抗凝血药物的若干建议

1）诊断期间，考虑到缺血和出血风险，建议使用肠道外抗凝血药物（Ⅰ类推荐，证据水平 B）。

2）无论管理策略如何，建议使用磺达肝癸钠（2.5mg，皮下注射，1 次/日），可取得最理想的效果和安全性（Ⅰ类推荐，证据水平 B）。

3）PCI 手术期间，建议将普通肝素+GPⅡb/Ⅲa 受体拮抗剂换成比伐卢定 [0.75mg/kg，静脉注射；术后 4h 内注射剂量为 1.75mg/（kg·h）]（Ⅰ类推荐，证据水平 A）。

4）若患者预行 PCI 手术且未服用任何抗凝血药物，建议使用普通肝素，70～100U/kg，静脉注射；如果同时使用 GPⅡb/Ⅲa 受体拮抗剂，则将剂量调整为50～70U/kg（Ⅰ类推荐，证据水平 B）。

5）对于正在服用磺达肝癸钠且预行 PCI 的患者，建议单独使用普通肝素，静脉注射；如果同时使用 GPⅡb/Ⅲa 受体拮抗剂，则将剂量调整为 50～60U/kg 或70～80U/kg（Ⅰ类推荐，证据水平 B）。

6）如果磺达肝癸钠的效果不佳，建议换成低分子量肝素（1mg/kg，2 次/日）或普通肝素（Ⅰ类推荐，证据水平 B）。

7）对于预行 PCI 手术且术前皮下注射过低分子量肝素的患者，可以考虑继续使用低分子量肝素（Ⅰ类推荐，证据水平 B）。

8）经普通肝素治疗后，并且有活化凝血时间作为参考的情况下，可考虑 PCI 术间大剂量给予普通肝素（Ⅱb 类推荐，证据水平 B）。

9）除非有其他用药指征，否则 PCI 术后都应考虑停止应用抗凝血药物（Ⅰ类推荐，证据水平 C）。

10）不建议切换普通肝素和低分子量肝素（Ⅲ类推荐，证据水平 B）。

11）对于既往无卒中或 TIA，但处于高缺血风险和低出血风险的 NSTEMI 患者，在停止胃肠外抗凝血药物时可以考虑使用利伐沙班（2.5mg，2 次/日，持续用药 1 年）（Ⅰ类推荐，证据水平 B）。

（4）非 ST 段抬高型 ACS 患者联合使用抗血小板药物和抗凝血药物的若干推荐

1）对于有确切口服抗凝血药物（oral anticoagulant，OAC）使用指征的患者，建议在抗血小板治疗的基础上添加 OAC（Ⅰ类推荐，证据水平 C）。

2）不管治疗方案中 OAC 如何使用，建议对中高危患者早期行冠状动脉造影检查（24h 之内）（Ⅰ类推荐，证据水平 C）。

3）不建议冠状动脉造影前在 OAC 的基础上添加使用（阿司匹林+P2Y12 受体拮抗剂）双联抗血小板疗法（Ⅲ类推荐，证据水平 C）。

（5）对于预行冠状动脉支架植入的患者，建议如下：

1）抗凝血药物治疗

A. 不管上一次非口服抗凝血药物（NOAC）的服用时间如何，或者使用维生素 K 拮抗剂（vitamin K antagonist，VKA）治疗的患者的 INR<2.5，建议 PCI 术前添加胃肠外抗凝血药物治疗（Ⅰ类推荐，证据水平 C）。

B. 围术期间，应考虑连续使用 VKA 或 NOAC 行抗凝治疗（Ⅰ类推荐，证据水平 C）。

2）抗血小板治疗

A. 对于 NSTE-ACS 和心房颤动患者，在冠状动脉支架植入术后，可以考虑将三联抗栓疗法更换为包括 P2Y12 受体拮抗剂的 DAPT（Ⅰ类推荐，证据水平 C）。

B. 如果出血风险较低，可以考虑在维持［OAC+阿司匹林（75～100mg/d）或氯吡格雷（75mg/d）］双联疗法 12 个月之后，行［OAC+阿司匹林（75～100mg/d）+氯吡格雷（75mg/d）］三联疗法，维持治疗 6 个月（Ⅰ类推荐，证据水平 C）。

C. 如果出血风险较高，不管植入支架的类型如何，可以考虑在维持「OAC+阿司匹林（75～100mg/d）或氯吡格雷（75mg/d）」双联疗法 12 个月之后，行「OAC+阿司匹林（75～100mg/d）+氯吡格雷（75mg/d）」三联疗法，维持治疗 1 个月（Ⅰ类推荐，证据水平 C）。

D. 对于部分特殊患者，可以考虑将三联疗法更换为［OAC+氯吡格雷（75mg/d）］双联疗法（Ⅰ类推荐，证据水平 B）。

E. 不建议将替格瑞洛或普拉格雷列入三联疗法方案（Ⅲ类推荐，证据水平 C）。

3）血管穿刺路径和支架类型

A. 对于冠状动脉造影和 PCI 手术，桡动脉路径优于股动脉（Ⅰ类推荐，证据水平 A）。

B. 对于需要服用 OAC 的患者，新型药物洗脱支架（drug eluting stent，DES）

优于裸金属支架（bare metal stent，BMS）（Ⅰ类推荐，证据水平 B）。

4）对于一般患者，可以考虑在 OAC 的基础上添加一种抗血小板药物，维持 1 年（Ⅰ类推荐，证据水平 C）。

（6）关于非 ST 段抬高型 ACS 患者预行冠状动脉搭桥手术（CABG）围术期的抗血小板治疗的若干建议

1）无论血管再通的策略如何，如果没有严重的出血风险等禁忌证，建议使用（阿司匹林+P2Y12 受体拮抗剂）双联抗血小板疗法，维持治疗 12 个月（Ⅰ类推荐，证据水平 A）。

2）建议组织一个心脏团队，权衡缺血和出血风险，指导 CABG 手术时间和 DAPT 管理（Ⅰ类推荐，证据水平 C）。

3）如果患者的血流动力学不稳定、进行性心肌梗死或极高危冠状动脉结构异常，无论抗血小板治疗如何，均建议立即行 CABG 治疗，不予延期（Ⅰ类推荐，证据水平 C）。

4）如果患者没有出现进行性出血事件，建议 CABG 术后 6～24h 给予阿司匹林治疗（Ⅰ类推荐，证据水平 B）。

5）建议 CABG 术前持续使用低剂量的阿司匹林（Ⅰ类推荐，证据水平 B）。

6）对于预行 CABG 且正在接受 DAPT 的患者，考虑在术前 5 天停用替格瑞洛和氯吡格雷，术前 7 天停用普拉格雷（Ⅰ类推荐，证据水平 B）。

（7）CABG 术后，一旦患者病情稳定，建议恢复 P2Y12 受体拮抗剂治疗（Ⅰ类推荐，证据水平 C）。

（8）P2Y12 受体拮抗剂停药后，考虑监测血小板功能，以缩短 CABG 时间窗（Ⅰ类推荐，证据水平 B）。

2. 循证证据　与单用阿司匹林相比，阿司匹林联合氯吡格雷治疗 9～12 个月可使心血管死亡、非致死性心肌梗死和卒中主要复合终点事件相对危险降低 20%。氯吡格雷与阿司匹林双联抗血小板治疗 9～12 个月可使心血管死亡、非致死性心肌梗死或术后 30 日内靶血管再次血运重建主要复合终点事件相对风险降低 28%，总体心血管死亡率、非致死性心肌梗死发生率降低 31%，未增加严重出血发生率。

CURRENT/OASIS 7 研究（clopidogrel optimal loading dose usage to reduce recurrent events/optimal antiplatelet strategy for interventions）　是一项国际多中心平行对照研究，旨在探讨高剂量氯吡格雷和标准剂量氯吡格雷治疗 ACS 的疗效差异，同时也比较了高剂量和低剂量阿司匹林对 ACS 的疗效。该研究共纳入 25 086 例 ACS 患者，主要有效性终点为 30 天内心血管死亡、主要心血管事件，主要安全性终点是大出血。

研究结果表明，无论患者是否接受 PCI，高剂量与低剂量阿司匹林组心血管死亡、心肌梗死、卒中复合终点或支架内血栓的发生率无显著性差异，但高剂量阿司匹林组胃肠道出血风险较高。总体研究人群中双倍剂量和标准剂量氯吡格雷组的主要复合终点事件发生率未见明显差异，但 PCI 组的氯吡格雷双倍剂量亚组较标准剂量亚组复合终点事件风险降低 15%，这种风险下降主要体现在非致死性心肌梗死事件减少。

（三）冠状动脉血运重建术后抗血小板治疗

1. 支架植入术后抗血小板治疗 （阿司匹林+氯吡格雷）双联抗血小板治疗是预防支架围术期及术后血栓事件的常规方法。

（1）推荐使用剂量：①PCI 术后患者如无禁忌证，阿司匹林 75 ~ 150mg/d 长期服用；②接受 BMS 置入的非 ACS 患者术后合用氯吡格雷 75mg/d 双联抗血小板治疗，至少 1 个月，最好持续 12 个月；接受 DES 置入的患者术后双联抗血小板治疗 12 个月，ACS 患者应用氯吡格雷持续 12 个月；③无出血高风险的 ACS 接受 PCI 患者，给予氯吡格雷 600mg 负荷量后，以 150mg/d 维持 6 日，之后 75mg/d 维持。

（2）循证证据

CURE 试验 （clopidogrel in unstable angina to prevent recurrent events，不稳定型心绞痛患者服用氯吡格雷预防复发事件研究）是一项大规模多中心随机对照临床研究，旨在评估氯吡格雷联合阿司匹林与阿司匹林单药治疗非 ST 段抬高型 ACS 的疗效。该研究共入选 12 562 例患者，随机分为联合用药组（6259 例）和阿司匹林单药治疗组（6303 例），统计患者基线临床资料并进行长期随访。研究主要终点为心血管死亡、非致死性心肌梗死或卒中。该研究及其亚组分析 PCI-CURE 研究表明：与单用阿司匹林相比，联合应用阿司匹林与氯吡格雷可使冠心病及支架植入后患者的血栓事件风险进一步降低。

BASKET （basel stent kosten effektivitats trial）**-LATE** 是一项大规模随机临床对照研究，旨在评估接受 DES 患者停用氯吡格雷后与接受 BMS 患者预后对比。该研究共入选 746 例患者，按照 2∶1 比例随机进行 DES 治疗和 BMS 治疗，对患者进行随访，评估预后情况，主要研究终点为心源性死亡和心肌梗死。该研究结果表明：6 个月时无事件发生患者停用氯吡格雷后，DES 组患者在第 7 ~ 18 个月的严重心脏事件发生率较 BMS 组增加 2 ~ 3 倍。Eisenstein 等的研究表明：持续 12 个月以上使用氯吡格雷患者的死亡和心肌梗死风险明显低于使用少于 12 个月的患者。如患者无出血高危风险，DES 置入后患者双联抗血小板治疗至少 12 个月。

2. 冠状动脉旁路移植术后抗血小板治疗 抗血小板治疗与冠状动脉旁路移

植术（coronary artery bypass grafting，CABG）围术期二级预防的效果密切相关，合理应用抗血小板治疗可提高术后移植血管通畅率和患者生存率，但出血增加及动脉桥血管和静脉桥血管的解剖和移植过程不同等因素也决定了抗血小板治疗方案的不同。

（1）CABG 术前抗血小板治疗

1）推荐使用剂量：①CABG 术前阿司匹林 100～300mg/d，正在服用阿司匹林的患者术前无须停药。②使用血小板 GP Ⅱ b/Ⅲ a 受体拮抗剂可增加出血风险，应短时间静脉内注射，并术前 2～4h 停用。

2）2015 年 ACCF/AHA 推荐：对于计划并且可以延迟实施 CABG、正在应用 P2Y12 受体拮抗剂的患者，建议停用 P2Y12 受体拮抗剂，使抗血小板作用消失（Ⅰ类推荐，证据水平 B）。正在使用氯吡格雷（Ⅰ类推荐，证据水平 B）或替格瑞洛（Ⅰ类推荐，证据水平 C）的患者至少停用 5 天，正在应用普拉格雷的患者至少停用 7 天（Ⅰ类推荐，证据水平 C），除非需要紧急施行 CABG 和（或）应用 P2Y12 受体拮抗剂治疗的净获益大于严重出血的潜在风险（Ⅰ类推荐，证据水平 C）。

（2）CABG 术后抗血小板治疗

1）推荐使用剂量：①CABG 术前未服用阿司匹林，术后 6h 内开始口服，75～150 mg/d；②有阿司匹林禁忌证者，用氯吡格雷 75mg/d 替代；③阿司匹林联合氯吡格雷常规用于 CABG 术后缺乏证据；④对于 PCI 术后的 CABG 患者按照 PCI 患者的建议行双联抗血小板治疗。

2）循证证据：有研究表明，不稳定型心绞痛或新近心肌梗死患者接受 CABG 时使用阿司匹林，术前使用阿司匹林可有效降低手术病死率，仅轻度增加手术出血风险。

荟萃分析显示，低剂量阿司匹林（100mg/d）和中等剂量的阿司匹林（325mg/d）与高剂量的阿司匹林（975mg/d）比较，预防大隐静脉血管桥（SVG）闭塞更有效，且胃肠道反应更少。

前瞻性对照试验已证明移植术后 1h、7h 或 24h 内阿司匹林对 SVG 闭塞有预防作用，术后 48h 后使用无预防作用。CABG 术后 48h 内阿司匹林可减少后续死亡率、心肌梗死、卒中、肾功能不全和肠梗死发生率。

CASCADE 研究（clopidogrel after surgery for coronary artery disease） 是一项多中心、随机、双盲对照研究，旨在评估 CABG 术后双联抗血小板和单用阿司匹林抗血小板的疗效。该研究共入选 113 例 CABG 术后患者，随机分为阿司匹林联合氯吡格雷抗血小板组和阿司匹林单独抗血小板组，研究初级终点事件为 CABG 术后 1 年冠状动脉血管内超声检查显示的静脉桥内膜面积。研究结果表明，相对于单用阿司匹林抗血小板治疗，CABG 术后双联抗血小板治疗不能抑制桥血管内膜增生且增加血管通畅率。

（四） ACS 的新型 P2Y12 受体拮抗剂抗血小板治疗

1. 推荐使用剂量

（1）UA/NSTEMI 患者在使用阿司匹林的基础上除氯吡格雷外可根据出血风险选择联合应用替格瑞洛 180mg 负荷剂量后，90mg、2 次/日维持或普拉格雷 60mg 负荷剂量后，10mg/d 维持。

（2）STEMI 拟行直接 PCI 而无出血高风险的患者在使用阿司匹林的基础上，联合应用替格瑞洛 180mg 负荷剂量后，90mg、2 次/日维持；或用普拉格雷 60mg 负荷剂量后，10mg/d 维持。无论置入 BMS 或是 DES，普拉格雷、替格瑞洛与阿司匹林联合抗血小板治疗时间最好持续 12 个月。

2. 循证证据

PLATO 试验（platelet inhibition and patient outcomes trial） 是一项大规模、多中心、双盲随机对照研究。该研究旨在对比替格瑞洛和氯吡格雷治疗 ACS 的疗效。该研究共纳入来自 43 个国家和地区的 ACS 患者 18 624 例，并对患者进行系统随访。研究结果表明，接受 PCI 的 UA/NSTEMI 患者，替格瑞洛组主要终点发生率和总死亡率显著降低，总出血发生率相似。与氯吡格雷相比，替格瑞洛使 ACS 患者 12 个月心血管死亡、心肌梗死、卒中组成的复合终点降低 16%，其中心血管死亡下降 21%，且不增加主要出血及致死性出血。因此，FDA 批准替格瑞洛可用于所有类型的 ACS 患者，包括接受药物治疗的患者和接受血运重建治疗的患者。

TRITON-TIMI 38 试验（trial to assess improvement in therapeutic outcomes by optimizing platelet inhibition with prasugrel-thrombolysis in myocardial infarction 38，应用普拉格雷优化抗血小板作用的疗效改善评估-心肌梗死溶栓 38 研究） 是一项随机、双盲、双模拟、平行对照试验，旨在比较普拉格雷和氯吡格雷治疗 ACS 的疗效。该研究为国际多中心研究，在 30 个国家的 707 个中心进行，该研究为大规模Ⅲ期临床研究，共纳入 13 608 例需植入支架的中危及高危 ACS 患者，患者被随机分为两组：一组术前予以氯吡格雷负荷量 300mg，然后每天 75mg 维持 1 年；另一组术前予以普拉格雷负荷量 60mg，每天 10mg 维持 1 年。对患者进行随访，研究主要终点为心源性死亡、非致死性心肌梗死和非致死性脑卒中。研究结果显示，12.1% 的氯吡格雷组患者和 9.9% 的普拉格雷组患者发生了终点事件，普拉格雷组患者发生事件显著小于氯吡格雷组 [风险比：0.81；95% 置信区间（CI）：0.73～0.90；$P<0.001$]，在校正了患者自身和手术过程的差异后，普拉格雷的优势仍有高

度的统计学意义。13 608 例纳入患者中，3534 例为急性 ST 段抬高型心肌梗死（STEMI）患者，分别接受氯吡格雷（$n=1765$）和普拉格雷（$n=1769$）治疗，比较两组主要终点事件（心血管死亡、心肌梗死或卒中）发生率之间的差异。

对该亚组的分析表明，STEMI 患者的中位治疗时间为 15.2 个月，普拉格雷组复合终点事件发生率仍显著低于氯吡格雷组；普拉格雷组心肌梗死发生率、紧急靶血管重建率及支架内血栓发生率亦显著低于氯吡格雷组，但普拉格雷组与CABG 不相关的心肌梗死溶栓治疗临床试验定义的主要出血发生率显著高于氯吡格雷组，危及生命的出血发生率亦显著升高。普拉格雷在显著降低支架内血栓的同时，出血风险升高，但临床净获益大于氯吡格雷。

（五）冠心病特殊人群的抗血小板治疗

高龄患者：年龄≥75 岁的 ACS 患者临床表现常不典型，死亡率显著增加。

1. 推荐使用剂量 ①阿司匹林和氯吡格雷长期治疗剂量不变，双联抗血小板治疗时，阿司匹林剂量不超过 100mg/d；②急性期使用氯吡格雷 75mg/d，酌情降低或不使用负荷剂量；③使用血小板 GPⅡb/Ⅲa 受体拮抗剂须严格评估出血风险；④使用双联抗血小板治疗合并消化道出血危险因素时，联合质子泵抑制剂（PPIs）。

2. 循证证据

CURE 研究亚组分析 年龄>60 岁的 NSTE-ACS 患者使用阿司匹林联合氯吡格雷（300mg 负荷剂量后，75mg/d 维持 9~12 个月），与单用阿司匹林比较，心血管死亡、非致死性心肌梗死和卒中的联合终点事件发生率（$P=0.001$）降低，且心血管死亡和卒中发生率也有降低趋势。

COMMIT（clopidogrel and metoprolol in myocardial infarction trial） 是一项大规模多中心临床研究，共纳入来自 1250 个医院的 45 852 例急性心肌梗死患者。该研究中年龄>75 岁的患者不足 1000 例，随机分为氯吡格雷 75mg 组和安慰剂组，比较两组患者预后差异。该亚组分析结果表明，氯吡格雷显著降低该年龄段患者复合终点死亡率、心肌梗死或卒中风险。对于年龄>75 岁的患者，因颅内出血风险明显增加，不推荐使用血小板 GPⅡb/Ⅲa 受体拮抗剂。同时研究不推荐对出血风险增加或非高危患者行阿司匹林、氯吡格雷和血小板 CPⅡb/Ⅲa 受体拮抗剂的三联抗血小板治疗。

（六）非心脏外科手术围术期抗血小板药物治疗

临床决策包括 ACS 患者缺血可采用 GRACE（global registry of acute coronary events）或 TIMI（thrombolysis in myocardial infarction）风险评分系统，出血可采用 CRUSADE（can rapid risk stratification of unstable angina patients suppress adverse outcomes with early implementation of the ACC/AHA Guidelines) 出血风险评分系统。

1. 推荐使用剂量　①择期手术尽可能推迟至置入 BMS 6 周或 DES 12 个月后。②围术期需中断抗血小板药物者，术前 7 ~ 10 日停药，缺血风险高的人群用低分子量肝素替代。③根据手术出血风险分级调整抗血小板药物，酌情减量或停药。单用阿司匹林者，若风险低可继续使用，风险高应停用；双联抗血小板治疗患者，风险低仅停用氯吡格雷，风险高均停用。④根据手术出血严重程度，必要时输注血小板和采用特殊止血方法。

2. 循证证据　荟萃分析结果表明，非心脏外科手术患者术前继续用阿司匹林增加出血风险，但需药物或其他干预的出血风险并不增加。术前停用阿司匹林增加心血管不良事件率，围术期继续使用阿司匹林可获益，但术中存在潜在出血风险。风险获益评估认为阿司匹林获益限于心血管疾病患者。接受双联抗血小板治疗的患者方案调整取决于外科手术的紧急程度及患者发生血栓和出血的风险。

（七）慢性肾脏疾病的抗血小板药物治疗

慢性肾脏疾病（chronic kidney disease，CKD）患者使用抗血小板药物治疗肾功能不全是出血高危因素，在应用抗血小板药物前必须进行肾功能评估和出血风险评估。

1. 推荐使用剂量　①应将抗血小板药物用于心血管病的二级预防；②予双联抗血小板药物时充分考虑出血风险；③对严重肾功能不全 [GFR < 30ml/（min·1.73m^2）] 患者，血小板 GPⅡb/Ⅲa 受体拮抗剂需减量。

2. 循证证据　小剂量阿司匹林可改善合并 CKD 的冠心病患者预后。CURFJ 研究亚组分析表明，阿司匹林联合氯吡格雷双联治疗合并 CKD 的 NSTE-ACS 患者，较安慰剂显著降低主要终点事件，轻度增加出血风险。另一研究表明，CKD 患者接受抗血小板治疗后，随着肾功能不全分级的增高，出血事件增加。

PRISM – PLUS 研究（platelet receptor inhibition in ischemic syndrome management in patients limited by unstable signs and symptoms）　是一项大规模、随机、双盲对照研究，共入选 1915 例不稳定型心绞痛和非 ST 段抬高型心肌梗死患者，随机接受替罗非班、肝素及替罗非班联合肝素治疗，观察患者预后。该研究的肾功能不全亚组分析表明，TIMI 大出血并未因肾功能不全或应用替罗非班而显著增加。但随着肾功能恶化，出血事件增加。

（八）缺血性卒中和短暂性脑缺血发作的抗血小板治疗

1. 非心源性卒中

（1）推荐使用剂量：①抗血小板药物优于口服抗凝血药物。可选氯吡格雷

（75mg/d）或阿司匹林（75～150mg/d）。对于高危患者，氯吡格雷优于阿司匹林。②考虑出血风险，不推荐常规使用阿司匹林联合氯吡格雷，但对于 ACS 或 1 年内冠状动脉内支架植入患者，应联合氯吡格雷（75mg/d）和阿司匹林（100～325mg/d），建议阿司匹林剂量 75～325mg/d，增加剂量并不增加疗效，反而增加出血风险。

（2）循证证据

CAPRIE（clopidogrel versus aspirin in patients at risk of ischaemic events，氯吡格雷和阿司匹林对缺血事件高危患者疗效对比研究） 是一项多中心、双盲对照临床研究，旨在探讨在缺血高危人群中，氯吡格雷和阿司匹林缺血事件的疗效对比。该研究纳入 19 185 名患者，随机分为氯吡格雷组和阿司匹林组。研究结果表明，近期有心肌梗死、卒中和确诊外周动脉疾病的患者，服用氯吡格雷 75mg/d 比阿司匹林 325mg/d 有较大的临床获益，氯吡格雷比阿司匹林的缺血性事件相对风险降低 8.7%，总体安全性至少与中等剂量阿司匹林相当。CAPRIE 亚组分析结果表明，与阿司匹林比较，氯吡格雷在随访 3 年内使缺血复合终点事件率降低 14.9%，显示在高危心脑血管病复发风险患者中氯吡格雷有明显优势。

CHARISMA 和 MATCH 研究（aspirin and clopidogrel compared with clopidogrel alone after recent ischaemic stroke or transient ischaemic attack in high-risk patients，对比氯吡格雷和阿司匹林双联与阿司匹林单药的二级预防） 均证实双联抗血小板治疗并未有更多获益，但出血风险明显增加，提示氯吡格雷与阿司匹林双联抗血小板治疗不常规用于卒中和 TIA 的二级预防。

2. 心源性卒中

（1）心脏瓣膜病所致的缺血性卒中或 TIA

1）推荐使用剂量：①风湿性二尖瓣病变患者，无论是否合并心房颤动，均不建议在抗凝基础上加抗血小板药物；②已规范口服抗凝血药的风湿性二尖瓣病变的缺血性卒中或 TIA 患者，仍出现复发性栓塞事件时，可加用抗血小板治疗。

2）循证证据：Szekely E. 研究发现华法林较安慰剂显著降低风湿性瓣膜病患者的缺血风险；Framingham H. 研究证实二尖瓣脱垂增加卒中风险。对于这两类患者，尚缺乏抗凝证据，考虑抗凝的出血风险，建议用抗血小板药物。

（2）人工心脏瓣膜置换术后所致的缺血性卒中或 TIA

1）推荐使用剂量：应用抗凝血药物仍发生卒中而无出血高风险的患者，在华法林基础上可加阿司匹林 100mg/d。

2）循证证据：多项随机对照研究表明，华法林与阿司匹林比较，抗凝组血栓栓塞事件明显减少，但出血发生率更高。另有临床研究表明，阿司匹林（100mg/d）联合华法林的抗血栓治疗效果明显优于单用华法林。低剂量阿司匹林加华法林显著降低全因死亡率、心血管死亡率和卒中死亡率，但增加次要出血事件风险。

（3）卒中急性期

1）推荐使用剂量：①未溶栓治疗且无阿司匹林禁忌证的患者发病后尽早服用阿司匹林150～300mg/d，急性期后阿司匹林75～150mg/d。②溶栓治疗者，阿司匹林等抗血小板药物应在溶栓后24h开始使用。③对不能耐受阿司匹林者，用氯吡格雷等其他抗血小板药物。④对缺血性卒中再发的高危患者如无高出血风险、缺血性卒中或TIA后的第1个月内，阿司匹林75mg/d联合氯吡格雷75mg/d优于单用阿司匹林。

2）循证证据：IST（the international stroke trial，国际卒中试验）和CAST（Chinese acute stroke trial，中国急性卒中试验）研究表明，每治疗1000例患者，非致死性缺血性卒中减少7例，死亡减少4例，但同时出血增加2例，净获益约为1%。

FASTER（fast assessment of stroke and transient ischaemic attack to prevent early recurrence）试验是一项随机对照研究，旨在评估TIA和轻度卒中这一卒中高危人群中，氯吡格雷联合阿司匹林与单用阿司匹林预防卒中事件的疗效对比。该研究共入选392例TIA或轻度卒中患者，主要终点事件是90日内卒中（缺血性或出血性），主要安全终点是与氯吡格雷相关的出血。研究结果表明，90日内氯吡格雷和阿司匹林组联合用药组与单用阿司匹林组卒中率无明显差异，但联合用药增加相关出血风险。

（九）心房颤动的抗血小板治疗

1. 推荐使用剂量 血栓栓塞并发症是心房颤动患者致残和致死的主要原因，建议根据心房颤动患者血栓风险评分（CHADS2）进行卒中危险分层，选用华法林或新型抗凝血药物，抗血小板治疗作用有限。

（1）卒中高危患者（CHADS2积分≥2），不推荐双联抗血小板或单用阿司匹林替代口服抗凝血药；中低危患者（CHADS2积分=1）建议服用口服抗凝血药或阿司匹林；低危患者（CHADS2积分=0）可不服用抗血栓药物。

（2）发生卒中的中、高危心房颤动合并ACS患者，可口服抗凝血药联合一种抗血小板药物（如氯吡格雷）。对于卒中低危心房颤动合并ACS患者，可仅用双联抗血小板药物。

（3）卒中高危的心房颤动患者，PCI后短期联合应用阿司匹林、氯吡格雷及口服抗凝血药。置入BMS者三联用药1个月，DES者至少联用3～6个月。此后口服抗凝血药联合一种抗血小板药物治疗至1年。1年以后若无冠状动脉事件可长期单用口服抗凝血药。

（4）出血高危患者，可选择华法林联合氯吡格雷，置入 BMS 者二联用药 1 个月，置入 DES 者二联用药 1 年。

2. 循证证据

ACTIVE - W 研究（the atrial fibrillation clopidogrel trial with irbesartan for prevention of vascular events）　该研究显示，与华法林比较，双联抗血小板治疗严重出血发生率相似，但后者总出血并发症发生率高于华法林。ACTIVE-A 试验表明，氯吡格雷联合阿司匹林治疗较阿司匹林单药治疗卒中相对风险降低 28%，但前者严重出血事件发生率显著增加，净获益有限。

阿司匹林在预防心房颤动患者血栓事件中的作用仍存在争议。与仅应用双联抗血小板药物治疗者相比，短期（如 4 周）加用华法林并不显著增加出血事件风险。

WOEST（what is the optimal antiplatelet and anticoagulanttherapy in patients with oral anticoagulation and coronary stenting）　是一项非盲法、随机对照研究，旨在评价在 PCI 术后且需口服抗凝血药物的人群中，单用氯吡格雷与氯吡格雷联合阿司匹林疗效。该研究共纳入 573 例患者，随机分为双联抗栓组（氯吡格雷联合华法林）和三联抗栓组（阿司匹林、氯吡格雷和华法林联用），主要研究终点为 PCI 一年后出血事件。研究结果表明，需长期口服抗凝治疗的患者接受 PCI 治疗后，双联抗栓（华法林+氯吡格雷 75mg/d）较三联抗栓（华法林+氯吡格雷 75mg/d+阿司匹林 80mg/d）显著降低 12 个月的 TIMI 大出血风险，且血栓事件发生率不升高，全因死亡风险在二联抗栓组显著下降。

（1）DAPT 联合用药患者的风险：ACS、PCI 患者在治疗期间经常联合使用多种其他药物，对于联合用药的疗效和安全性目前尚未完全确定。

（2）PPIs 和 DAPT 联合使用：①既往有消化道出血的患者进行 DAPT 时应服用 PPIs（Ⅰ类推荐）；②具有高危消化道出血风险的患者（包括老年人、服用华法林、激素或非甾体类抗炎药等的患者），推荐服用 PPIs（Ⅱa 类推荐）；③不推荐低危消化道出血患者服用 PPIs（Ⅲ类推荐）。

第五节　临床常用的抗血小板药物

一、血栓素合成抑制剂

1. 阿司匹林

【药品名称】国际通用名：阿司匹林。商品名：巴米尔、益络平、伯基。英文通用名：aspirin。

【药理作用】 抑制血小板聚集的作用：是通过抑制血小板的环氧合酶，减少血栓素的生成而起作用。阿司匹林能与环氧合酶活性部分丝氨酸发生不可逆的乙酰化反应，使酶失活，抑制花生四烯酸代谢，减少对血小板有强大促聚集作用的 TXA2 的产生，使血小板功能抑制，同时也抑制血管内皮产生 PGI2，后者对血小板也有抑制作用。然而阿司匹林对血小板中环氧合酶的抑制是不可逆的，只有当新的血小板进入血液循环时才能恢复，而血管内皮细胞中环氧合酶因基因表达而较快恢复。因此，每天口服 75mg 阿司匹林即能发挥最大抗血小板作用。

【循证证据】

1. 阿司匹林一级预防研究

内科医生健康研究（physicians health study，PHS）　是一项随机、双盲、安慰剂对照临床试验，也是阿司匹林一级预防的里程碑研究，旨在确定小剂量阿司匹林能否减少心血管疾病的死亡率。该研究共入选 22 071 例受试者，平均随访时间 60.2 个月。阿司匹林组隔日口服阿司匹林 325mg。研究结果表明：阿司匹林组心肌梗死发生率显著降低 44%；致死性和非致死性心肌梗死发生率均显著下降，其中致死性心肌梗死的死亡率降低 66%（$P<0.007$）；阿司匹林使糖尿病患者首次心肌梗死相对危险降低 61%；阿司匹林组的出血性卒中发生率和胃肠道不良事件发生率略有升高，但与安慰剂组比较无显著性差异，提示小剂量阿司匹林是安全的。该试验原计划进行 8 年，但由于阿司匹林疗效显著，伦理委员会在研究进行到第 5 年时提前中止试验，以保护安慰剂组受试者的利益。

女性健康研究（women's health study，WHS）　是一项针对女性最大规模的随机、双盲、安慰剂对照研究。研究共入选 39 876 例健康女性受试者。阿司匹林组隔日口服阿司匹林 100mg，平均随访 10.1 年。对于 65 岁以上老年女性的亚组分析结果显示，阿司匹林使首次心脑血管事件风险降低 26%，其中心肌梗死风险降低 34%，缺血性卒中风险降低 30%，均与安慰剂组有显著性差异（$P<0.05$）。在 WHS 中，阿司匹林组的出血性卒中发生率与安慰剂组无显著性差异，但胃肠道出血发生率较试验组更高。研究结果表明，小剂量阿司匹林在降低健康女性心肌梗死和卒中风险的同时，未增加出血性卒中的风险和心血管疾病所致死亡的发生率，其获益远大于风险。因此，健康女性也可以安全服用阿司匹林，并获得重要收益。

美国预防服务工作组（U. S. preventive services task force，USPSTF）于 2016 年发布了阿司匹林作为心血管疾病和结直肠癌一级预防的指南。该指南推荐 50~69 岁有高危心血管疾病风险的人群可以长期服用低剂量阿司匹林。同时，肯定了阿司匹林对结直肠癌的预防作用。该指南推荐 10 年冠心病风险≥6% 的患者长期服用阿司匹林 75～160mg/d 作为一级预防用药。

美国心脏协会（American Heart Association，AHA）指南推荐 10 年冠心病风险≥10% 的患者长期服用阿司匹林 75～160mg/d 作为一级预防用药。

美国胸科医师协会（American College of Chest Physicians，ACCP）对有中等冠状动脉事件风险的患者（10 年风险≥10%）推荐服用阿司匹林 75～160 mg/d 作为一级预防用药。

2. 阿司匹林二级预防研究　　抗血栓治疗预防高危患者死亡、心肌梗死及卒中的随机临床试验协作荟萃分析（antithrombotic trialists' collaboration，ATC 荟萃分析）总结了 287 项阿司匹林二级预防的临床试验结果。对 12 项研究的 20 006 例心肌梗死患者进行荟萃分析，结果显示抗血小板治疗使发生心脑血管事件的风险降低 25%。对 15 项研究的 19 302 例急性心肌梗死患者进行荟萃分析，结果表明抗血小板治疗可使患者发生心脑血管事件的风险显著降低 30%。对相关研究进行荟萃分析，发现抗血小板治疗能使不稳定型心绞痛、冠状动脉血运重建和稳定型心绞痛患者心脑血管事件发生风险显著降低分别达 46%、53% 和 33%。ATC 研究结论表明：阿司匹林能使此类高危人群获益。阿司匹林或其他抗血小板药物可使严重血管事件的风险降低约 25%。这不仅在稳定型或不稳定型心绞痛、急性心肌梗死、缺血性卒中及短暂性脑缺血发作患者中如此，而且在其他具有冠状动脉及外周动脉疾病和栓塞高风险患者中也一样。抗血小板治疗的绝对益处远远超出导致致死性及严重非致死性出血的绝对风险。

3. 阿司匹林降低心肌梗死后死亡率　　一项纳入 3 项临床试验的荟萃分析显示，长期服用阿司匹林（直至两年）可以显著降低主要不良心血管事件的发生率达 46%。

CURRENT-OASIS7 研究（clopidogrel and aspirin optimal dose usage to reduce recurrent events-seventh organization to assess strategies in ischaemic syndromes）　为大规模、多中心、随机对照研究，旨在探讨氯吡格雷和阿司匹林治疗剂量对接受 PCI 的 ACS 患者这一人群预后的影响。该研究共入选 25 086 例接受有创治疗策略的 ACS 患者（包括 NSTE-ACS 和 STEMI 患者），随机分为双倍剂量氯吡格雷组、标准剂量氯吡格雷组、高剂量阿司匹林组及低剂量阿司匹林组。对四组患者进行随访，研究结果表明，高剂量组（300～325mg/d）与低剂量组（75mg～100mg/d）阿司匹林预后没有显著性差异。根据研究结果，建议阿司匹林的口服负荷剂量为普通片剂（非肠溶片）150～300mg，静脉负荷剂量为150mg。无需监测阿司匹林的效果。

4. 阿司匹林预防脑卒中的循证证据　　1977 年美国 *Stroke* 杂志首次发表了一项研究证明阿司匹林可以预防脑卒中。循证证据表明：

（1）用于脑卒中急性期治疗：阿司匹林可以明显降低脑卒中急性期死亡率，获益远远大于风险。2003 年的 Cochrane 系统评价纳入 9 项关于缺血性脑卒中急性期抗血小板治疗的随机对照试验，共包括 41 848 例急性缺血性卒中患者。其中最大的两项评价阿司匹林治疗急性缺血性卒中的试验为 IST 和 CAST。这两项研究证明缺血性卒中患者急性期使用阿司匹林（早期二级预防）肯定有效。IST 和 CAST 共纳入 4 万例受试者，荟萃分析显示，缺血性卒中急性期应用阿司匹林可使每 1000 例患者中卒中再发人数减少 9 例，如果持续阿司匹林治疗（平均 29 个月），这一数字将增至每 1000 例患者减少 36 例。阿司匹林显著降低急性期缺血性卒中患者死亡率及卒中复发率，而出血性卒中与安慰剂组无显著性差异。

（2）用于脑血管疾病一级预防：阿司匹林的使用可使人群的缺血性卒中危险下降 24%，获益远远大于风险。

（3）用于脑卒中二级预防：使用阿司匹林获益远远大于风险。世界卫生组织（WHO）脑血管疾病二级预防推荐用药指出：如无明确禁忌证，所有有 TIA 史或推测容易出现卒中的患者均应接受长期阿司匹林治疗。

5. 阿司匹林联合氯吡格雷治疗　氯吡格雷治疗动脉粥样硬化性血栓形成试验（management of a therothrombosis with clopidogrel in high-risk patients with recent TIA or IS，MATCH）是在 7599 例近期缺血性卒中或 TIA 并伴有至少其他一种血管性危险因素的高危患者中进行的双盲、随机、安慰剂对照研究。MATCH 试验对阿司匹林联合氯吡格雷治疗与氯吡格雷单药治疗进行了比较，所有患者均接受氯吡格雷 75mg/d，比较阿司匹林（75mg/d）与安慰剂的疗效。结果表明，阿司匹林联合氯吡格雷组出现主要终点事件 595 例，单独使用氯吡格雷组 636 例。联合治疗组的危险性降低 6.4%，但没有显著的统计学意义，然而阿司匹林联合氯吡格雷发生严重出血的概率比氯吡格雷明显升高，该研究表明每 1000 例缺血性卒中或 TIA 高危患者应用阿司匹林联合氯吡格雷可以使缺血性事件再发降低 10 人次，但却使致命性出血事件增加 13 人次。这一结果说明在最近有过缺血性卒中或 TIA 的高危患者中，氯吡格雷与阿司匹林联合应用与单用氯吡格雷相比，对重要血管事件的发生没有产生有统计学意义的降低，同时也使危及生命的出血和严重出血的风险增高。

6. 小剂量阿司匹林联合缓释双嘧达莫　欧洲卒中预防研究 2（European stroke prevention study 2，ESPS2）是一项随机、双盲、安慰剂对照研究，旨在评估并比较阿司匹林和双嘧达莫预防卒中的效果。该研究共纳入卒中或 TIA 患者 6000 例，随机分为安慰剂组、阿司匹林组（25mg，2 次/日）、双嘧达莫缓释片组（ER-DIP，200mg，2 次/日）和联合治疗组（阿司匹林+双嘧达莫缓释片），随访 2 年，评价指标为卒中复发和（或）死亡的发生率。研究结果表明，安慰剂组、双嘧达莫缓释片组、阿司匹林组和联合治疗组的卒中发生率分别为 15.8%、13.2% ［相对风险比（RRR）= 16%］、12.9%（RRR = 18%）和 9.9%（RRR = 37%）。各组的卒中复发率、卒中和（或）死亡发生率有统计学差异（$P <$ 0.001），联合治疗组较其他单药治疗组 RRR 下降 23%，阿司匹林组与联合治疗组的出血风险无明显差异。研究证明，在缺血性脑卒中二级预防治疗中阿司匹林和双嘧达莫比安慰剂有效，而且阿司匹林和双嘧达莫联合应用能够带来额外的益处。这是迄今为止仅有的一项说明抗血小板联合治疗能显著降低非心源性缺血性卒中复发的试验。

7. 有效避免卒中复发的预防方案（prevention regimen for effectively avoiding second strokes，PRoFESS） 是全球规模最大的缺血性卒中二级预防临床试验，来自 35 个国家的 695 个医疗中心参与了该项研究，共纳入 20 332 例缺血性卒中患者。该研究旨在比较在抗高血压治疗的基础上双嘧达莫（200mg）和阿司匹林（25mg）复合制剂 Aggrenox 与氯吡格雷在预防卒中再发方面的疗效和安全性，同时比较替米沙坦与安慰剂预防卒中的效果。研究结果表明，虽然治疗组血压较安慰剂组显著下降，但死亡率、生活依赖及复发率均无显著性差异。

【**药代动力学**】口服后吸收迅速、完全。在胃内已开始吸收，在小肠上部可吸收大部分。吸收率和溶解度与胃肠道 pH 有关。食物可降低吸收速率，但不影响吸收量。肠溶片剂吸收慢。本品与碳酸氢钠同服吸收较快。吸收后分布于各组织，也能渗入关节腔和脑脊液中。阿司匹林在胃肠道、肝及血液内大部分很快水解为水杨酸盐，在肝脏代谢，代谢物主要为水杨尿酸及葡萄糖醛酸结合物，小部分为龙胆酸。阿司匹林大部分以结合的代谢物、小部分以游离的水杨酸从肾脏排出。阿司匹林的蛋白结合率低，但水解后的水杨酸盐蛋白结合率为 65% ~ 90%。血药浓度高时结合率相应地降低，肾功能不全及妊娠期结合率也低。半衰期为 15 ~ 20min。

【**适应证**】缺血性脑卒中、一过性脑缺血发作、心肌梗死、心房颤动、人工心脏瓣膜、动静脉瘘或其他手术后的血栓形成、慢性稳定型心绞痛及不稳定型心绞痛。

【**用法与用量**】抑制血小板聚集应用小剂量，如每日 75 ~ 300mg，一日 1 次。阿司匹林在早期和晚期就诊的冠心病患者中疗效是一致的，一旦确诊，治疗应尽早开始。不同情况下的剂量略有差异：NSTE-ACS 患者，即刻 75 ~ 300mg 口服，随后均长期治疗，每天 75 ~ 150mg；怀疑为 STEMI 的胸痛患者，应该给予阿司匹林 150 ~ 300mg 嚼服，非肠溶制剂较肠溶制剂经口腔黏膜吸收更快，除非有禁忌证或已经服用。STEMI 患者无论是否接受纤溶治疗，初诊时阿司匹林 150 ~ 300mg 嚼服，随后长期使用，每天 75 ~ 150mg。稳定型、慢性冠状动脉疾病患者每天 75～150mg；NSTE–ACS 或 STEMI 患者，CABG 术前不应停药，且 CABG 术后应尽快（24h 内）服用阿司匹林（75～300mg）；PCI 术前至少 2h 给予阿司匹林 75～300mg。若应用小剂量阿司匹林（75～100mg），至少应于术前 24h 服药。

【阿司匹林治疗反应多态性】阿司匹林在防治血栓栓塞性血管病方面被广泛应用，但在临床上发现服用该药后仍然会发生血栓事件，这种现象被称为"阿司匹林抵抗"（aspirin resistance，AR）或称为阿司匹林治疗反应多态性。由于检测的方法不同，AR 的发生率相差甚远，有 5.2%～40% 服用阿司匹林的患者存在一定程度的耐受性差异。抗血小板药物的抵抗可能广泛存在，发生 AR 的机制尚不清楚。许多临床、细胞、基因等方面的因素都可导致血小板过度激活。某些疾病、用药剂量大小及年龄、性别等因素都可能导致 AR。AR 已成为临床不容忽视的问题。但是，不能因为 AR 而放弃抗血小板治疗。目前，还不推荐常规应用实验室方法测定血小板功能以评价阿司匹林的抗血小板作用。

【不良反应】可出现恶心、呕吐、上腹部不适或疼痛等胃肠道反应；可出现可逆性耳鸣、听力下降和肝、肾功能损害；可有过敏反应，表现为哮喘、荨麻疹、血管神经性水肿或休克。

【禁忌证】对本品过敏、活动性溃疡或其他原因引起的消化道出血、血友病或血小板减少症患者禁用。

【注意事项】

（1）交叉过敏反应：对本品过敏时也可能对另一种非甾体类抗炎药过敏，但非绝对，必须警惕交叉过敏的可能性。

（2）对诊断的干扰：长期每日用量超过 2.4g 时，硫酸铜尿糖试验可出现假阳性，葡萄糖酶尿糖试验可出现假阴性；可干扰尿酮体试验；用荧光法测定尿5-羟吲哚醋酸（5-HIAA）时可受本品干扰；由于本品抑制血小板聚集，可使出血时间延长；剂量小到 40mg/d 时也会影响血小板功能，但是临床上尚未见小剂量阿司匹林（<150mg/d）引起出血的报道；大剂量应用，尤其是血药浓度 >300μg/ml 时凝血酶原时间可延长；每天用量超过 5g 时血清胆固醇可降低；由于本品作用于肾小管，使钾排泄增多，可导致血钾降低；大剂量应用本品时，用放射免疫法测定血清甲状腺素（T_4）及三碘甲腺原氨酸（T_3）可得出较低结果；由于本品与酚磺酞在肾小管竞争性排泄，而使酚磺酞排泄减少（即 PSP 排泄试验）。

（3）下列情况应慎用：①有哮喘及其他过敏性反应时；②葡萄糖-6-磷酸脱氢酶缺陷者（本品偶见引起溶血性贫血）；③痛风（本品可影响排尿酸药的作用，小剂量时可能引起尿酸滞留）；④肝功能减退时可加重肝毒性反应，加重出血倾向，肝功能不全和肝硬化患者易出现肾脏不良反应；⑤心功能不全或高血压患者（大量用药时可能引起心力衰竭或肺水肿）；⑥肾功能不全时有加重肾毒性的危险；⑦血小板减少者。

（4）长期大量用药时应定期检查血细胞比容、肝功能及血清水杨酸含量。

【孕妇及哺乳期妇女用药】 慎用。

【儿童用药】 慎用。

【老年患者用药】 老年患者由于肾功能下降，服用本品易出现毒性反应。

【药物相互作用】 ①与其他非甾体类抗炎镇痛药同时使用时，疗效并不加强。②与任何可引起低凝血酶原血症、血小板减少、血小板聚集功能降低或消化性溃疡出血的药物合用时，可有加重凝血障碍及引起出血的危险。③与抗凝血药（双香豆素、肝素等）、溶栓药（链激酶、尿激酶）合用，可增加出血的危险。④尿碱化药（碳酸氢钠等）、抗酸药（长期大量应用）可增加本品自尿液排泄，使血药浓度下降。但当本品血药浓度已达稳定状态而停用碱性药物时，又可使本品血药浓度升高到毒性水平。⑤尿酸化药可减少本品的排泄，使其血药浓度升高。⑥本品与激素长期合用，尤其是大量应用时，有增加胃肠溃疡和出血的危险性。⑦胰岛素或口服降糖药物的降糖效果可因与本品合用而加强和加速。

【药物过量】 过量或中毒表现：①轻度：即水杨酸反应（salicylism），多见于风湿病用本品治疗者，表现为头痛、头晕、耳鸣、耳聋、恶心、呕吐、腹泻、嗜睡、精神紊乱、多汗、呼吸深快、烦渴、手足不自主运动（多见于老年人）及视力障碍等；②重度：可出现血尿、抽搐、幻觉、重症精神紊乱、呼吸困难及无名热等，儿童患者的精神及呼吸障碍更明显，过量时实验室检查可有脑电图异常、酸碱平衡改变（呼吸性碱中毒及代谢性酸中毒）、低血糖或高血糖、酮尿、低钠血症、低钾血症及蛋白尿。处理：按常规方法解救。

【制剂与规格】 ①肠溶片剂（拜阿司匹林：每片 50mg）；②水溶片剂（巴米尔：每片 0.1g、0.3g 和 0.5g）；③肠溶缓释胶囊（伯基：每粒 100mg；益欣雪：每粒 75mg）；④缓释片剂（协美达：每片 50mg；塞宁：每片 50mg）。

2. 奥扎格雷

【药品名称】 国际通用名：奥扎格雷。英文通用名：sodiumozagrel。

【药理作用】 药理毒理：本品为血栓烷（TX）合成酶抑制剂，能阻碍前列腺素 H_2（PGH_2）生成血栓烷 A_2（TXA_2），促使血小板所衍生的 PGH_2 转向内皮细胞。内皮细胞用以合成 PGI_2，从而改善 TXA_2 与 PGI_2 的平衡异常。理论上具有抑制血小板聚集和扩张血管的作用。

本品能改善脑缺血急性期的运动障碍、循环障碍及能量代谢异常。动物实验表明，静脉给药能降低血浆 TXB2 水平，6-Keto-PGF1α/TXB2 比值上升，对不同诱导剂所致血小板聚集均有抑制作用，对大鼠中脑动脉阻塞引起的脑梗死有预防作用。

本品对人血小板聚集的半数抑制浓度 IC_{50} 较低，为 4nM。用自身血注入蛛网膜下隙出血模型的实验表明，本品连续注入静脉，具有抑制血中 TXB2 浓度及脑血管挛缩等作用。

急性毒性 LD_{50}（mg/kg）：小鼠静脉注射为 1940（雄），1580（雌）；口服为 3800（雄），3600（雌）；皮下为 2450（雄），2100（雌）。大鼠静脉注射为 1150（雄），1300（雌）；口服为 5900（雄），5700（雌）；皮下为 2300（雄），2250（雌）。犬静脉注射为 733（雄）。

亚急性、慢性毒性：静脉注射本品，大鼠高剂量组除发现轻度尿电解质排泄上升外，未见其他异常。最大耐受量大鼠 125mg/kg，犬 10～12.5mg/kg。

其他毒性：大鼠、兔生殖毒性试验结果表明，本品高剂量时发生抑制近亲系动物体重等毒性症状，出现胚胎、胎仔死亡，胎仔发育抑制，新生仔死亡等现象。另外，在大鼠 Seg Ⅱ 试验中发现，高剂量组有内脏异常和骨骼异常的畸胎仔数轻度增加，抗原性、变异性及局部刺激性试验均为阴性。

以蛛网膜下隙出血术后患者为研究对象，在术后早期开展给予本品 10～14 天，在该药的高剂量组（每日 400mg）、低剂量组（每日 80mg）及普拉西泮对照组中进行双盲试验。结果低剂量组、高剂量组的有效率及疗效都明显优于对照组。另外，高剂量组脑血管挛缩发生频率也较对照组明显低。

【循证证据】目前，对该药开展的临床研究主要集中在缺血性神经系统疾病领域。2009 年，Shinohara 等发表了一项旨在比较奥扎格雷和依达拉奉治疗急性非心脏栓塞源性脑卒中的研究。该研究为多中心、随机、平行、开放标签研究。共入选 401 例患者，研究结果表明，两种药物疗效无显著差异。

2012 年，Zhang 等在 *Neurol Res* 杂志对既往发表的奥扎格雷治疗急性脑卒中的各项研究进行了 Meta 分析，分析结果表明，奥扎格雷可显著改善急性脑卒中患者的神经系统功能损害，但没有证据表明其可减少急性脑梗死患者的死亡，改善其长期预后。其疗效仍需进一步更多的大规模临床研究来证实。

Wada 等对相关大数据进行回顾分析后，发表了一项治疗评估奥扎格雷治疗急性脑卒中的回顾性配对研究。该研究采用日本治疗措施联合数据库的数据，将患者按照用药情况分为奥扎格雷组和非奥扎格雷组，研究共纳入 2010 年 7 月到 2012 年 3 月间入院的急性脑梗死患者共 4338 例。研究结果表明，奥扎格雷是一种安全的药物，但似乎并不能改善脑梗死患者的神经系统功能。

综上，奥扎格雷是一种较为安全的药物，有研究表明其可改善急性脑梗死患者的神经系统功能，但亦有研究得出相反的结论。目前，仍需要更多可信的前瞻性、随机、双盲、对照研究来明确其有效性。

【药代动力学】 人单次静脉注射本品，在血液中消失较快，血液中主要成分除该药的游离形式外，还有其 β-氧化体和还原体。本品代谢物几乎没有药理活性。连续静脉滴注时，2 小时内达到血浓稳定状态。本品大部分在 24 小时内排泄。动物实验未发现本品有蓄积性和毒性。

重复给药毒性：大鼠、犬静脉注射本品，大鼠高剂量组发现尿中电解质排泄量轻度增加，未见其他异常反应。大鼠最大耐受量为 125mg/kg，犬最大耐受量为 10 ~ 12.5 mg/kg。

生殖毒性：大鼠、兔本品静脉注射给药，结果动物体重增加受到抑制，大剂量时出现胚胎死亡、胎仔发育抑制和新生动物死亡等现象。在大鼠的致畸敏感期实验中，高剂量组出现内脏和骨骼畸形的胎仔轻度增加。

本品静脉滴注后，血液浓度-时间曲线符合二室开放模型，$t_{1/2}\beta$ 为 （1.22±0.44）h，V_d 为 （2.32±0.62）L/kg，AUC 为 （0.47±0.08）μg · h/ml，血浆清除率（CL）为 （3.25±0.82）L/（h · kg）。受试者半衰期最长为 1.93h，血药浓度可测到停药后 3h。本品大部分在 24 小时内排泄，停药 24h 几乎全部药物经尿排出体外。

【适应证】 用于治疗急性血栓性脑梗死和脑梗死所伴随的运动障碍及改善蛛网膜下隙出血手术后的脑血管痉挛收缩和并发的脑缺血症状。

【用法与用量】 成人每次 80mg，溶于适量电解质或 5% 葡萄糖溶液中，每日 2 次，连续静脉滴注，2 周为一疗程。另外，根据年龄、症状适当增减用量。

【不良反应】 血液：由于有出血的倾向，要仔细观察，出现异常时立即停止给药。

肝肾：偶有 GOT、GPT、BUN 升高。

消化系统：偶有恶心、呕吐、腹泻、食欲不振、胀满感。

过敏反应：偶见荨麻疹、皮疹等，发生时停止给药。

循环系统：偶有室上心律不齐、血压下降，发现时减量或终止给药。

其他：偶有头痛、发热、注射部位疼痛、休克及血小板减少等。

严重不良反应可出现血性脑梗死、硬膜外血肿、脑内出血、消化道出血、皮下出血等。

【黑框警告】 对本品过敏者禁用；脑出血或脑梗死并出血者禁用；有严重心、肺、肝、肾功能不全者禁用；有血液病或出血倾向者禁用；严重高血压，收缩压超过 26.6kPa （即 200mmHg）者禁用本品。

【注意事项】 本品与抑制血小板功能的药物并用有协同作用，必须适当减量。本品避免与含钙输液（格林溶液等）混合使用，以免出现白色浑浊。

【孕妇及哺乳期妇女用药】孕妇或有可能妊娠的妇女慎用。

【儿童用药】儿童慎用。

【老年患者用药】未进行该项实验且无可靠参考文献。

【药物相互作用】本品与抗血小板聚集剂、血栓溶解剂及其他抗凝血药合用，可增强出血倾向，应慎重合用。

【药物过量】未进行该项实验且无可靠参考文献。一旦发生药物过量，需进行对症处理，保持支持治疗，注意重点监测凝血功能，并及时适当处理。

【制剂与规格】注射液规格 2ml：20mg、40mg、80mg。1 瓶／盒，2 瓶／盒，40 瓶／盒，10 瓶／盒。

【贮藏】贮藏遮光，密封保存（10～30℃）。

二、二磷酸腺苷 P2Y12 受体拮抗剂

1. 噻氯匹定

【药品名称】国际通用名：噻氯匹定。商品名：抵克力得。英文通用名：ticlopidine。

【药理作用】本品为抗血小板药物 P2Y12 受体拮抗剂，主要机制为干扰 ADP 介导的血小板活化，从而发挥抗血小板效应。能抑制 ADP、胶原、凝血酶、花生四烯酸及前列腺素内过氧化物等多种诱导剂引起的血小板聚集，能抑制外源性和内源性 ADP 诱导的血小板聚集反应。

【循证证据】在 CATS 研究中，1027 例卒中患者接受噻氯匹定治疗，结果表明心血管死亡的危险降低 23%。

1991 年首个 P2Y12 受体拮抗剂噻氯匹定首先获得美国 FDA 批准。然而，噻氯匹定因起效慢、骨髓抑制等不良事件（AEs）发生率高，很快被 1997 年获批上市的 P2Y12 受体拮抗剂氯吡格雷替代。氯吡格雷与噻氯匹定疗效相当，而在安全性和耐受性方面更胜一筹。

关于噻氯匹定在脑卒中二级预防方面的大型随机对照研究主要有以下三项：噻氯匹定与阿司匹林卒中研究（ticlopidine aspirin stroke study，TASS）、加拿大美洲噻氯匹定研究（the Canadian American ticlopidine study，CATS）和非洲裔美国人中抗血小板预防脑卒中再发研究（African-American antiplatelet stroke prevention study，AAASPS）。

TASS 证实在缺血性卒中二级预防方面噻氯匹定比阿司匹林更有效。CATS 证明噻氯匹定能够降低卒中再发的风险。AAASPS 随访 2 年，没有发现在预防再发

卒中、心肌梗死或血管性死亡方面噻氯匹定优于阿司匹林。以上研究已经证明噻氯匹定能够有效降低卒中发生的危险，但由于噻氯匹定严重的不良反应而限制了其长期应用。

【药代动力学】 口服后易吸收，在血浆中迅速消除，主要在肝脏代谢，仅一小部分以原型药由粪便排出。活性成分的 60% 转化为代谢物经尿液排出，其代谢物可能具有活性作用。在服用后 1~2h 达到血浆峰浓度，血浆半衰期为 6h，药效作用与血药浓度不相关，给予噻氯匹定 250mg，每日 2 次，7~10 天后可达到稳态浓度。噻氯匹定终末清除半衰期为 30~50h。

【适应证】 心脑血管及周围动脉硬化伴发的血栓栓塞性疾病，包括首发与再发脑卒中、暂时性脑缺血发作与单眼视觉缺失。

【用法与用量】 口服，0.25g/次，1~2 次/日，就餐时服用以减少胃肠道反应。

噻氯匹定目前正作为抗血小板药物用于冠心病的治疗和预防。氯吡格雷与噻氯匹定抑制血小板效果相当，但由于噻氯匹定毒性反应，中性粒细胞、血小板减少风险更大，现较少使用。

【不良反应】 本品常见的不良反应为用药 3 个月内出现粒细胞减少、粒细胞缺乏、血小板减少、胃肠功能紊乱及皮疹。偶见用药数年后发生粒细胞减少、血小板减少及血栓性血小板减少性紫癜。此外还罕见肝炎、胆汁淤积性黄疸、血管神经性水肿、脉管炎、狼疮综合征及过敏性肾病、肝功能损害。

【禁忌证】 ①出血性的血液病。②有出血倾向的器质性疾病，如十二指肠溃疡或急性出血性脑血管事件。③对本品过敏者。④白细胞总数减少、血小板减少或有粒细胞减少病史者。⑤严重肝功能不全者。

【注意事项】 ①用药最初 3 个月内，需每 2 周检查白细胞和血小板计数，当发现计数减少时，应停药，并继续监测至恢复正常。②为避免外科及口腔科择期手术中出血量增多，术前 10~14 天应停用本品。若术中出现紧急情况，可输新鲜血小板以帮助止血。静脉注射甲泼尼龙 20mg，可使出血时间在 2h 内恢复正常。③严重的肾功能损害患者，由于肾清除率降低，导致血药浓度升高，从而加重肾功能损害，故使用本品时应密切监测肾功能，必要时可减量。④本品宜于进餐时服药，因食物可提高其生物利用度并减低胃肠道的不良反应。⑤服用本品时若患者受伤且有导致继发性出血的危险，应暂停服药。⑥用药过程中若发生出血合并症，输血小板可帮助止血。

【孕妇及哺乳期妇女用药】 本品可以通过胎盘并进入母乳，故应避免用于孕妇及哺乳期妇女。

【儿童用药】 儿童应用本品的安全性和有效性尚不明确。

【老年患者用药】慎用。老年人应用本品的安全性和有效性尚不明确。

【药物相互作用】虽然未发现本品对凝血时间产生影响，但最好避免同血小板聚集抑制剂、溶栓剂、导致低凝血酶原血症的药物、使血小板减少的药物、茶碱、环孢素或苯妥英钠合用。当必须联合使用时，需对患者进行追踪检查（凝血酶原时间、复钙时间、出血时间等）和血药浓度监测。本品与地高辛合用时可使后者的血药浓度轻度下降（约15%），但一般不会影响地高辛的临床疗效。

【制剂与规格】片剂，每片0.25g。双铝包装，每盒6片/板，每盒10片/板。

【贮藏】避光、密封保存。

2. 氯吡格雷

【药品名称】国际通用名：氯吡格雷。商品名：波立维。英文通用名：clopidogrel。

【药理作用】本品为血小板聚集抑制剂，能选择性地抑制ADP与血小板P2Y12受体的结合，随后抑制ADP与GPⅡb/Ⅲa复合物的激活，从而抑制血小板的聚集。

本品也可抑制非ADP引起的血小板聚集，不影响磷酸二酯酶的活性。本品通过不可逆地改变血小板ADP受体，使血小板的寿命受到影响。本品的血小板抑制作用是剂量依赖性的，这在一次性口服给药2h后可观察到。从第一天起，每天重复给本品75mg，抑制ADP诱导血小板聚集，抑制作用在3~7天达到稳态。在稳态时，每天服用本品75mg，平均抑制水平维持在40%~60%，当治疗中止后，一般约在5天内血小板聚集和出血时间逐渐回到基线水平。

【循证证据】氯吡格雷是迄今临床应用最广、时间最长和研究证据最多的P2Y12受体拮抗剂。早在1996年，CAPRIE研究在高危缺血事件［新发缺血性卒中、心肌梗死（MI）或有症状的周围血管病（PAD）］患者中比较评估了氯吡格雷和阿司匹林疗效和安全性，证实氯吡格雷组缺血性卒中、MI或血管性死亡发生率显著低于阿司匹林组，胃肠道出血等AEs发生率也低于阿司匹林组。

随后，CURE研究证实，与阿司匹林单药治疗相比，阿司匹林基础上联合氯吡格雷双联抗血小板治疗（DAPT）显著降低NSTE-ACS患者心血管死亡、非致死性MI或卒中的主要复合终点事件发生率达20%，并且患者致死性出血事件或出血性卒中发生率无显著差异。CURE研究标志着阿司匹林基础上联合P2Y12受体拮抗剂氯吡格雷的DAPT时代已经到来。

1. 氯吡格雷治疗NSTE-ACS的循证证据

CAPRIE研究（trial of clopidogrel versus aspirin in patients at risk of ischaemic events，氯吡格雷和阿司匹林对缺血事件高危患者疗效对比研究） 是一项国际多中心、随机、双盲临床研究，旨在探讨在缺血事件高危人群中，氯吡格雷和阿司匹林的疗效对比。该研究共纳入新发缺血性卒中、心肌梗死或有症状的周围血管病患者 19 185 例，随机分为氯吡格雷治疗组和阿司匹林治疗组，分别服用氯吡格雷 75mg/d 或阿司匹林 325mg/d。随访时间 1～3 年，平均 1.91 年。意向治疗分析显示，氯吡格雷组缺血性卒中、心肌梗死或血管性死亡发生率为 5.32%/年，而阿司匹林组为 5.83%/年。与阿司匹林组相比，应用氯吡格雷的患者相对风险下降 8.7%（$P=0.043$）。两组在安全性方面无显著差异。与阿司匹林组相比，氯吡格雷组胃肠道出血发生率更低，且并未出现更多的中性粒细胞减少。

CURE 研究（clopidogrel in unstable angina to prevent recurrent events，不稳定型心绞痛患者服用氯吡格雷预防复发事件研究） 是一项国际多中心、随机、双盲平行对照研究。研究共计纳入 12 562 例急性发作 24h 内的 NSTE-ACS 患者，随机分组后分别给予阿司匹林+氯吡格雷（300mg 负荷剂量，继以 75mg/d 维持）或阿司匹林单药治疗 3～12 个月。主要终点为心血管死亡、非致死性心肌梗死或卒中组成的复合终点。旨在探索阿司匹林联合氯吡格雷双联抗血小板与单用阿司匹林抗血小板能否进一步降低 ACS 患者的短期及长期缺血事件的再发风险。此研究开创了双联抗血小板治疗 ACS 的先河。

研究结果显示，与阿司匹林单药治疗相比，阿司匹林联合氯吡格雷双联抗血小板治疗显著降低主要终点事件发生率 20%（9.3% vs. 11.4%，$P<0.001$）。在主要终点事件或难治性缺血事件发生率方面，联合抗血小板治疗组也显著低于阿司匹林单药治疗组（16.5% vs. 18.8%，$P<0.001$）。进一步分析显示，氯吡格雷的获益经随机化后数小时内即体现出来，随机化后 24h 内联合治疗组心血管死亡、非致死性心肌梗死、卒中、难治性或严重缺血均明显低于阿司匹林单药治疗组（1.4% vs. 2.1%，RRR=0.66）。在安全性方面，阿司匹林联合氯吡格雷双联抗血小板治疗组的严重出血更为常见（3.7% vs. 2.7%，RRR = 1.38，$P = 0.001$），但两组威胁生命的出血事件（$P=0.13$）或出血性卒中发生率无显著差异。

2002 年 ESC NSTE-ACS 指南根据 CURE 研究建议 对于 NSTE-ACS 患者，推荐将氯吡格雷用于急性期的治疗及长期维持治疗 9～12 个月（Ⅰ类推荐，证据水平 B）。

2002 版 ACC/AHA 不稳定型心绞痛和 UA/NSTEMI 指南推荐 指南同样引用了 CURE 的研究结果，并推荐 NSTE-ACS 患者入院后尽快在阿司匹林基础上加用氯吡格雷治疗至少 1 个月（Ⅰ类推荐，证据水平 A），可用至 9 个月（Ⅰ类推荐，证据水平 B）。

ACC/AHA 指南推荐　PCI 术后进行 9 个月的双联抗血小板治疗，因为这是 CURE 研究中的中位治疗时间，而 CURE 研究中最长的治疗时间为 1 年，也就是说，氯吡格雷治疗 9 个月以上在生物学上是合理的。

2. 氯吡格雷在 PCI 术中的循证证据

PCI-CURE 研究（2001 年）　是一项国际多中心、随机、双盲平行对照研究，也是全球第一个验证双联抗血小板治疗对于 PCI 患者疗效及安全性的研究。CURE 研究对 2658 例行经皮冠状动脉介入治疗的 NSTE-ACS 患者分析结果显示，与单用阿司匹林相比，患者住院期间行 PCI 术之前（中位时间：6 天）预先给予氯吡格雷联合阿司匹林治疗（中位时间：10 天），可显著减少 PCI 术后 30 天内主要终点事件发生率达 30%（心血管死亡、心肌梗死和靶血管血运重建组成的复合终点：4.5% vs. 6.4%，$P=0.03$）。两组严重出血事件发生率无显著差异（$P=0.64$）。PCI 术后，两组患者揭盲后 80% 应用氯吡格雷 4 周，随访 8 个月结果显示，与单用阿司匹林相比，双联抗血小板治疗也可使心血管死亡、心肌梗死和靶血管血运重建事件发生率显著降低（18.3% vs. 21.7%，$P=0.03$）。

该研究提示，择期接受 PCI 术的患者应预先给予氯吡格雷，并持续长期给药，以减少早期和晚期缺血性心血管事件。PCI-CURE 研究为 PCI 术后超过 4 周的持续氯吡格雷加阿司匹林的双联抗血小板治疗的获益提供了迄今为止最好的数据（*JAMA*，2002）。

2002 版 ESC NSTE-ACS 指南引用了最新发表的 PCI-CURE 研究结果，并指出，该研究结果提示，植入支架的患者术后尽快进行阿司匹林联合氯吡格雷双联抗血小板并维持 8 个月，与心血管死亡、心肌梗死及血运重建的发生率降低相关。

2002 版 ACC/AHA UA/NSTEMI 指南同样引用了该研究结果，同时明确氯吡格雷对于 NSTE-ACS 患者的重要性，并推荐，择期进行 PCI 术的 NSTE-ACS 患者，若无高出血风险，则应进行氯吡格雷治疗至少 1 个月（Ⅰ类推荐，证据水平 A），可持续至 9 个月（Ⅰ类推荐，证据水平 B）。

CREDO 研究（the clopidogrel for the reduction of events during observation，氯吡格雷在观察研究中降低事件发生的研究）　探讨并评估了 PCI 术前给予氯吡格雷预处理与 PCI 术后长期治疗（12 个月）的获益，该研究奠定了氯吡格雷在患者 PCI 术前预处理及术后长期应用的地位。

CREDO 研究入组来自北美 99 个中心的 2116 例 PCI 患者，于术前 3~24h 在阿司匹林治疗基础上随机分组给予负荷剂量氯吡格雷（300mg）或安慰剂治疗，术后氯吡格雷组继续氯吡格雷（75mg/d）维持治疗 1 年，而安慰剂组则在氯吡格雷维持治疗 28 天后转为安慰剂治疗。研究结果显示，氯吡格雷（75mg/d）长期

（1 年）治疗显著降低死亡、心肌梗死和卒中复合终点事件 26.9%（8.45% vs. 11.48%，$P = 0.02$）。安全性方面，与安慰剂组相比，氯吡格雷未显著增加 1 年大出血发生风险（8.8% vs. 6.7%，$P = 0.07$）。研究者进一步分析了 CREDO 研究中术前应用 300mg 负荷剂量氯吡格雷的最佳时间。结果显示，术前应用氯吡格雷的时间越早，减少 28 天主要终点事件（死亡、心肌梗死和急性靶血管血运重建）的获益越明显。与安慰剂组相比，氯吡格雷应用时间 >15h 组可降低主要终点事件 58.8%（$P = 0.028$）。

CREDO 研究结果不仅提示术后氯吡格雷+阿司匹林双联抗血小板治疗 1 年能显著降低 PCI 患者血栓事件，同时也表明，氯吡格雷充足的剂量及 PCI 术前预处理可以提供良好的抗血小板效果以预防 PCI 术相关急性血栓并发症的发生。提示临床：越早使用氯吡格雷负荷量，则可带来越大的临床获益。

CREDO 研究数据进一步证实进行氯吡格雷预处理非常重要，尤其是在术前至少 15h 给药更好。由于医疗环境的限制，一些患者是在进行血管造影诊断并转院后才进行 PCI 术的，这为氯吡格雷预处理提供了充足的时间。CREDO 研究为这些人群 PCI 术前抗血小板治疗提供了重要启示。

2005 年 ESC 发布 PCI 指南建议　计划行 PCI 术治疗的患者给予负荷剂量（300 mg）氯吡格雷，DES 置入后建议氯吡格雷应用 6 ~ 12 个月（Ⅰ类推荐，证据水平 C）。

2007 年 ACC/AHA 发布 UA/NSTEMI 指南建议　对于置入 BMS 的患者，术后氯吡格雷应用至少 1 个月，最好 1 年（Ⅰ类推荐，证据水平 B）；置入 DES 的患者，建议术后氯吡格雷应用至少 1 年（Ⅰ类推荐，证据水平 B）。

3. 氯吡格雷治疗 STEMI 的循证证据

2005 年 COMMIT-CCS2 研究（氯吡格雷和美托洛尔心肌梗死研究–第二项中国心脏病研究）　共纳入 45 852 例发病 24h 内住院的中国急性心肌梗死（AMI）患者，随机分为阿司匹林联合氯吡格雷 75mg/d 组和阿司匹林联合安慰剂组，其中 93% 的患者心电图表现为 ST 段抬高或束支传导阻滞。研究旨在评价在阿司匹林基础上加用氯吡格雷对于 STEMI 患者的影响。研究结果显示，与单用阿司匹林相比，阿司匹林与氯吡格雷联合应用显著降低复合终点（死亡、再发心肌梗死、卒中）的相对风险为 9%（9.2% vs. 10.1%，$P = 0.002$）。同时显著降低死亡风险 7%（7.5% vs. 8.1%，$P = 0.03$），无论患者是否接受溶栓治疗均可获益。所有患者，包括年龄 ≥70 岁的患者或行溶栓治疗的患者，均未观察到两组间致死性出血、需输血的出血或颅内出血风险的显著差异。研究提示，在阿司匹林或溶栓等基础治疗方面，常规加用氯吡格雷（75mg/d）可安全地减少院内死亡和大血管事件发生，此研究肯定了氯吡格雷在 AMI 患者中的疗效和安全性。在阿司匹林基础上增加氯吡格雷抗血栓治疗有利于闭塞血管的持续灌注。该研究结果证实 STEMI 患者起始溶栓时即常规给予氯吡格雷的价值。

4. 氯吡格雷单药治疗缺血性卒中 1996 年发表的氯吡格雷与阿司匹林在缺血事件高危患者中的比较（clopidogrel versus aspirin in patients at risk of ischemic events，CAPRIE）研究第一次证明氯吡格雷的效果优于阿司匹林。

CAPRIE 研究 是在既往有缺血性卒中或心肌梗死（myocardial infarction，MI）或外周动脉疾病（peripheral arterial disease，PAD）病史的 19 185 例患者进行的大样本、双盲随机对照研究。随机分为阿司匹林 325mg/d 组和氯吡格雷 75mg/d 组，平均随访 1.91 年，随后每年缺血性卒中、心肌梗死或血管性死亡的风险阿司匹林组为 5.8%，氯吡格雷组为 5.3%，与阿司匹林相比，氯吡格雷能够使相对危险度降低 8.7%。因此，在既往有缺血性卒中或 MI 或 PAD 病史的患者中，预防血管性事件联合终点方面，氯吡格雷比阿司匹林略微有效。在有阿司匹林禁忌证或阿司匹林不良反应的患者中，可以选择氯吡格雷进行抗血小板治疗。

CHARISMA 研究（the clopidogrel for high atherothrombotic risk and ischemic stabilization，management，and avoidance） 针对氯吡格雷对心血管疾病的一级预防进行了探讨，研究入选了至少具有一项危险因素且年龄大于 45 岁患者 15 603 例，低剂量阿司匹林 75~160mg 联合或未联合氯吡格雷。研究结果表明，没有明确心血管疾病而仅具有多重危险因素的患者，在阿司匹林基础上加用氯吡格雷并不能明显降低主要疗效终点 MI、卒中和心血管死亡。

【药代动力学】氯吡格雷主要由肝脏代谢。血液中主要代谢产物是羧酸盐衍生物，其对血小板聚集无影响，占血浆中药物相关化合物的 85%。人体口服 ^{14}C 标记的氯吡格雷以后，5 天内约 50% 由尿液排出，约 46% 由粪便排出，一次和重复给药后，血浆中主要代谢产物的消除半衰期为 8h。与血小板共价结合的氯吡格雷占放射性标记的 2%，其半衰期为 11 天。

食物的影响：通过对血浆中主要代谢物的药代动力学计算，本品与食物同时服用，并不显著改变氯吡格雷的生物利用度。

吸收分布：口服重复剂量 75mg，吸收迅速，给药 1h 后主要代谢物达血浆峰浓度（约 3mg/L）。在 50~150mg 范围内，主要代谢物的药代动力学为线性增长（血浆浓度与剂量成正比）。氯吡格雷及其主要代谢物可以在体外与人体的血浆蛋白可逆性结合（分别为 98% 和 94%），在体外浓度达到 100μg/ml 时仍未饱和。

代谢和消除：本品快速水解成羧酸衍生物，在血浆和尿液中可观察到羧酸衍生物的葡萄糖醛酸化物。

【适应证】近期发作过脑卒中、心肌梗死和外周动脉疾病，预防动脉粥样硬化性事件的发生（如心肌梗死、脑卒中和血管死亡）。

【用法与用量】推荐剂量为 75mg/d，可与食物同时服用，也可单独服用。对于急性冠状动脉综合征患者，可采用负荷剂量的方法，即首剂口服 300mg，2h 可达到作用平台（相当于口服 75mg/d，3~7 天的血小板稳定抑制水平），此后 75mg/d 维持。

服用氯吡格雷的患者，如准备进行 CABG，可能的情况下，至少停用 5 天，最好 7 天，除非血运重建紧急程度大于出血危险。拟行择期 CABG 的患者，建议择期手术前停用氯吡格雷 5~7 天。

【不良反应】可出现出血、过敏和胃肠道反应（如腹痛、消化不良、胃炎和便秘），也可发生粒细胞、血小板减少。

【禁忌证】对本品任一成分过敏和活动性出血如消化性溃疡、颅内出血者。

【注意事项】严重肝病患者应慎用。服用时，应注意监测白细胞和血小板计数。

【孕妇及哺乳期妇女用药】由于对妊娠及哺乳期妇女没有足够的临床研究，对于妊娠期妇女，只有在必须应用本品时才可应用。动物研究显示，本品可进入乳汁，所以应以用药对哺乳期妇女的重要性来决定是停止哺乳还是停药。

【儿童用药】尚没有儿童用药的安全性资料。

【老年患者用药】老年人在血浆中主要代谢物的浓度明显高于年轻健康志愿者，但较高的血浆浓度与血小板聚集及出血时间的差异无关，故没有必要对老年人调整剂量。

【药物相互作用】①阿司匹林：阿司匹林不改变氯吡格雷由 ADP 诱导的血小板聚集的抑制作用。伴随本品使用阿司匹林 500mg，一天服用两次，并不显著增加本品引起的出血时间。本品增强了阿司匹林对胶原诱导血小板聚集的作用效果，长期同时服用阿司匹林和本品的安全性还没有定论。②肝素：在健康志愿者的研究中，本品不改变肝素对凝血的作用，无须改变肝素的剂量。同时服用肝素不影响本品诱导的对血小板聚集的抑制效果。由于同时应用的安全性没有确定，因此使用时应谨慎。③非甾体类解热镇痛药：健康志愿者同时服用萘普生和本品与潜在的胃肠道出血有关，非甾体类解热镇痛药和本品同时口服时应小心。④华法林：本品与华法林同时服用的安全性没有明确，因此两药同时应用应小心。⑤其他药物：本品与阿替洛尔及硝苯地平单独或同时合用，没有发现显著的临床药效学相互影响。本品与苯巴比妥、西咪替丁或雌二醇合用不显著影响本品的药效学活性。与本品合用时，地高辛和茶碱的药代动力学特性没有改变。

【药物过量】健康志愿者一次口服 600mg（相当于 8 片，75mg/片）无不良反应报道。如果需要快速逆转，输入血小板可能是一种扭转本品药理作用效果的合适方法。

【制剂与规格】 片剂：每片 75mg。

3. 替格瑞洛

【药品名称】 国际通用名（INN）：替格瑞洛。商用名：倍林达。英文通用名：ticagrelor。英文商品名：BRILINTA。

【药理作用】 替格瑞洛是一种新型环戊基三唑嘧啶类（CPTP）口服抗血小板药物，药物的解剖学、治疗学及化学分类（ATC）代码为 B01AC24。替格瑞洛为非前体药，无须经肝脏代谢激活即可直接起效，与 P2Y12 ADP 受体可逆性结合。

1. 药理毒理及药效特性　替格瑞洛是一种选择性 ADP 受体拮抗剂，作用于 P2Y12 ADP 受体，以抑制 ADP 介导的血小板活化和聚集，与噻吩并吡啶类药物（如氯吡格雷）的作用机制相似。但不同的是，替格瑞洛与血小板 P2Y12 ADP 受体之间的相互作用具有可逆性，无构象改变和信号传递，并且停药后血液中的血小板功能也随之快速恢复。

2. 毒理研究　基于常规安全药理学、单次及重复剂量毒理和潜在遗传毒性研究，替格瑞洛及其主要代谢产物的临床前数据未显示其对人体存在无法接受的不良反应风险。

遗传毒性：替格瑞洛 Ames 试验、小鼠淋巴瘤试验、大鼠微核试验结果均为阴性。替格瑞洛活性 O-脱甲基代谢产物 Ames 试验与小鼠淋巴瘤试验结果均为阴性。

生殖毒性：雄性大鼠和雌性大鼠经口给予替格瑞洛剂量分别达 180mg/（kg·d）与 200mg/（kg·d）［按药时曲线下面积（AUC）计算，相当于 60kg 患者最大推荐用药剂量 90mg，每日 2 次最大人体推荐量（MRHD）时暴露量的 15 倍］，未见对生育力的明显影响。雌性大鼠在剂量≥10mg/（kg·d）时，可见动情周期异常发生率增加。

在妊娠大鼠胚胎发育毒性试验中，经口给予替格瑞洛 20～300mg/（kg·d）［按 mg/m² 计算，20mg/（kg·d）相当于 MRHD］。300mg/（kg·d）（按 mg/m² 计算，相当于 MRHD 的 16.5 倍）剂量组可见幼仔异常，包括肝叶与肋骨增多、胸骨骨化不完全、盆骨关节错位及胸骨畸形。妊娠家兔给予替格瑞洛 21～63mg/（kg·d），高剂量（按 mg/m² 计算，相当于 MRHD 的 6.8 倍）下可见胆囊发育延迟及舌骨、耻骨与胸骨骨化不完全。

在围生期毒性试验中，妊娠大鼠给予替格瑞洛 10～180mg/（kg·d），高剂量（按 mg/m² 计算，相当于 MRHD 的 10 倍）下可见幼仔死亡和对幼仔生长的影响。10mg/（kg·d）与 60mg/（kg·d）（按 mg/m² 计算，相当于 MRHD 的 1.5 倍和 3.2 倍）可见相对轻微的影响，包括耳郭张开、眼睑开时间延迟。

致癌作用：小鼠与雄性大鼠经口给予替格瑞洛剂量分别达 250mg/（kg·d）和 120mg/（kg·d）（按 AUC 计算，分别相当于 MRHD 时暴露量的 19 倍和 15 倍），未见给药相关的肿瘤发生率增加。雌性大鼠在剂量为 180mg/（kg·d）（按 AUC 计算，相当于 MRHD 时暴露量的 29 倍）时可见子宫癌、子宫腺癌和肝细胞腺瘤发生率增加，剂量为 60mg/（kg·d）（相当于 MRHD 时 AUC 的 8 倍）时未见肿瘤发生率增加。

【循证证据】

1. 2012 年欧洲心脏病学会（ESC）更新的 ST 段抬高型急性心肌梗死治疗指南建议　替格瑞洛或普拉格雷与阿司匹林的双重抗血小板治疗优于氯吡格雷联合阿司匹林。指南同时建议，当患者不能获得普拉格雷或替格瑞洛治疗时或禁忌使用时才推荐氯吡格雷。

2. 2016 年替格瑞洛临床应用中国专家共识

急性 ST 段抬高型心肌梗死（STEMI）患者的临床用药建议　①替格瑞洛应尽早使用，推荐在首次医疗接触时给予负荷剂量 180mg，然后维持剂量 90mg，2 次/日；②若患者无法整片吞服，可将替格瑞洛碾碎冲服或鼻胃管给药；③替格瑞洛应与阿司匹林联合使用至少 12 个月。

非 ST 段抬高急性冠状动脉综合征（NSTE-ACS）患者的临床用药建议　①对于缺血风险中、高危及计划行早期侵入性诊治的患者，应尽快给予替格瑞洛治疗（负荷剂量 180mg，维持剂量 90mg，2 次/日）；②对于行早期保守治疗的患者，推荐应用替格瑞洛（负荷剂量 180mg，维持剂量 90mg，2 次/日）；③替格瑞洛应与阿司匹林联合使用至少 12 个月。

拟行冠状动脉旁路移植术（CABG）的 ACS 患者临床用药建议　①ACS 患者择期行 CABG，术前常规停用替格瑞洛 5 天，如患者存在缺血高危因素（如左主干或近端多支病变），可不停用替格瑞洛，出血和缺血风险均较高时，可于术前 5 日停用替格瑞洛，用静脉血小板 GPⅡb/Ⅲa 受体拮抗剂过渡治疗；②术后认为安全时应尽快恢复替格瑞洛的使用；③CABG 术后优先推荐阿司匹林联合替格瑞洛治疗。

ACS 特殊人群临床用药建议　①对于血栓事件风险相对较高的 ACS 患者，如糖尿病、CKD 及复杂冠状动脉病变等，抗血小板治疗首选替格瑞洛（负荷剂量 180mg，维持剂量 90mg，2 次/日）与阿司匹林联合应用至少 12 个月；②对于肾功能不全的患者，替格瑞洛无需根据肾功能调整使用剂量。鉴于替格瑞洛在接受透析治疗的患者中使用经验较少，使用时需谨慎；③对于年龄≥75 岁的患者，鉴于其出血风险较高，使用替格瑞洛时需评估出血风险；④对于已知 CYP2C19 中间代谢型、慢代谢型患者，或血小板功能监测提示有残余高反应者，如无出血高危因素，在进行双联抗血小板治疗时应优先选择替格瑞洛。

ACS 和（或）PCI 术后行非心脏外科手术患者临床应用建议 ①抗血小板方案的调整应充分权衡外科手术的紧急程度和患者出血–血栓的风险，需多学科医生会诊选择优化的治疗方案；②对于支架植入术后 4~6 周行紧急非心脏外科手术的患者，建议继续双联抗血小板治疗，除非出血的相对风险超过预防支架内血栓的获益；③择期手术尽量推迟至 BMS 置入后 4 周（最好 3 个月）、DES 置入后 12 个月（新一代 DES 术后 6 个月）；④对于心脏事件风险较低的患者，术前 5~7 天停用阿司匹林和替格瑞洛，术后保证止血充分后重新用药；⑤对于心脏事件风险较高的患者，建议不停用阿司匹林，替格瑞洛停用 5 天，其中出血风险低危者，建议不停用阿司匹林和替格瑞洛。

3. 2017 年 ESC 冠心病 DAPT 指南更新替格瑞洛推荐 在 DAPT 药物选择方面，新版指南再次强调了替格瑞洛在 ACS 的优先地位，同时基于 PEGASUS–TIMI 54 研究增加了替格瑞洛在稳定型冠心病及心肌梗死后患者中的相关推荐。

对于没有禁忌的 ACS 患者，无论初始治疗策略如何，推荐替格瑞洛（180mg 负荷剂量，90mg，每日 2 次）与阿司匹林联用。包括使用氯吡格雷预治疗的患者（Ⅰ类推荐，证据水平 B）。

拟行侵入性治疗的 NSTE–ACS 患者，诊断明确后尽快给予替格瑞洛，在不能使用替格瑞洛时才给予氯吡格雷（Ⅱa 类推荐，证据水平 C）。

NSTE–ACS 患者预治疗优先推荐，确诊后就应尽快给予替格瑞洛。在该次指南中 PCI 前 P2Y12 受体拮抗剂预治疗提升为 I 类推荐，证据水平 A。

PCI 术后的稳定型冠心病患者，在考虑缺血和出血风险后，可考虑给予替格瑞洛或普拉格雷替代氯吡格雷（Ⅱb 类推荐，证据水平 C）。高缺血风险的心肌梗死患者，若可耐受 DAPT 且无出血，推荐替格瑞洛 60mg，每日 2 次联合阿司匹林用于 12 个月以上延长治疗（Ⅱb 类推荐，证据水平 B）。

4. PLATO 研究（platelet inhibition and patient outcomes trial，血小板抑制和患者预后研究） 是一项国际多中心、随机、双盲，双模拟，平行、事件驱动的临床Ⅲ期研究，旨在验证替格瑞洛的临床疗效和安全性。研究共入选 18624 例 ACS 患者，涵盖全部 ACS 患者类型（不稳定型心绞痛、非 ST 段抬高型心肌梗死和 ST 段抬高型心肌梗死）及初始接受药物治疗或用经皮冠状动脉介入治疗，或用冠状动脉旁路移植术（CABG）治疗的患者。该研究比较了替格瑞洛（负荷剂量 180mg，此后 90mg，每日 2 次）和氯吡格雷（负荷剂量 300~600mg，此后 75mg，每日 1 次）用于 ACS 患者抗血小板治疗的疗效与安全性。研究结果显示，在每日使用阿司匹林的背景下，与氯吡格雷相比，替格瑞洛治疗 12 个月显著降低心血管死亡/心肌梗死/卒中复合终点事件风险达 16%，获益主要出现在心血管死亡、心肌梗死这两项指标上，其相对风险分别下降21%和16%。此外，在治疗早期即出现效果［30天时绝对风险（ARR）下降1.0%，相对风险（RRR）下降12%］，并且疗效在整个12个月内持续存在。多项亚组分析表明（包括体重、性别、糖尿病病史、短暂性缺血发作或非出血性卒中或血运重建、合并用药治疗、指示事件的最终诊断和随机时拟进行的治疗途径）：替格瑞洛的治疗作用优于氯吡格雷。在安全性方面，替格瑞洛组和氯吡格雷组的主要出血发生率相似（分别为11.6%和11.2%，$P=0.43$），但替格瑞洛可以显著降低支架内血栓的发生率。替格瑞洛除了轻微增加非CABG相关的严重出血发生率以外，不良反应还包括呼吸困难（不包括支气管痉挛）、增加无症状心室停搏发生率及尿酸水平。

基于替格瑞洛治疗给ACS患者带来的获益，国内外的相关指南均推荐将替格瑞洛用于ACS患者的抗血小板治疗的一线治疗。在欧洲心脏病学会的2011年ESC NSTE-ACS指南和2012年的STEMI指南中均指出，在不能接受替格瑞洛治疗的患者中才能使用氯吡格雷。

5. 三种P2Y12受体拮抗剂治疗急性冠状动脉综合征患者的不良事件研究（2017年）　该研究旨在通过美国FDA不良事件报告系统（Federal Adverse Event Reporting System，FAERS）数据库，评估2015年三种口服P2Y12受体拮抗剂（氯吡格雷、普拉格雷和替格瑞洛）在治疗急性冠状动脉综合征患者时的不良事件、总体死亡率和2015年度死亡率。

研究第一部分从FAERS数据库中选取了与口服P2Y12受体拮抗剂共同报告的不良事件，将所有不良事件按《ICH国际医学用语词典》（*MedDRA*）高级别组术语进行分类：心脏性、血栓性、出血性、全因死亡及其他。主要终点为三种P2Y12受体拮抗剂之间不良事件的比例报告比（PRR）、报告比值比（ROR）和卡方值的差异。研究结果表明，2015年度报告的不良事件数量分别为氯吡格雷13 234例、普拉格雷2927例和替格瑞洛2627例。不同药物之间的不良事件有显著差异。与氯吡格雷相比，替格瑞洛血栓性不良事件和死亡风险更高。氯吡格雷的出血风险显著低于普拉格雷（$P<0.0001$）。与普拉格雷相比，替格瑞洛心脏不良事件、血栓性不良事件、全因死亡均更高（$P<0.0001$），而出血较少。

研究第二部分通过FAERS数据库比较了三种口服P2Y12受体拮抗剂的死亡率，包括总体死亡率和2015年度死亡率。主要终点为三种P2Y12受体拮抗剂之间死亡率的PRR、ROR及卡方值（Yates校正）的差异。研究结果显示，不同P2Y12受体拮抗剂之间的2015年度不良事件存在明显差异。与氯吡格雷和普拉格雷相比，替格瑞洛的全因死亡、心脏性不良事件和血栓性不良事件风险均更高。替格瑞洛的全因死亡、心脏性不良事件和血栓性不良事件风险均显著高于氯吡格雷及普拉格雷，较氯吡格雷显著增加死亡率达40%。普拉格雷最主要的不良事件为出血，氯吡格雷的出血风险相对更小。

　　研究者认为，FAERS 整体和 2015 年度数据库结果一致表明，替格瑞洛相关死亡率显著高于氯吡格雷和普拉格雷。这对此前的 PLATO 研究结果提出了严重质疑，这些令人吃惊的数据值得 FDA 重视，建议进一步审核替格瑞洛的安全性。

　　6. ONSET/OFFSET 研究　是一项多中心、随机、双盲对照研究，旨在比较替格瑞洛和氯吡格雷用于稳定型冠心病患者的抗血小板效果。该研究共纳入稳定型冠心病患者 123 例。所有患者均有阿司匹林治疗背景。其中 57 例随机接受替格瑞洛治疗，54 例接受氯吡格雷治疗，另有 12 例接受安慰剂治疗。对患者服药后的药效动力学指标进行观察。研究结果表明，接受阿司匹林治疗的稳定型冠心病患者中，替格瑞洛显示出快速起效的药理作用，180mg 负荷剂量替格瑞洛与 600mg 负荷剂量氯吡格雷 30 分钟内的血小板聚集抑制率（IPA）分别为 41% 和 8%；给予负荷剂量 2 小时后，替格瑞洛组 98% 的患者 IPA >50%，而氯吡格雷组仅 31% 的患者能达到。替格瑞洛给药 2～4 小时后达到最大的 IPA 作用 89%，此作用可保持 2～8 小时。

　　7. PRINCIPLE-TIMI 44 研究（the prasugrel in comparison to clopidogrel for inhibition of platelet activation and aggregation-thrombolysis in myocardial infarction 44 trial）　是一项随机、双盲交叉研究。研究旨在比较普拉格雷与氯吡格雷的药效学差异。该研究共纳入因拟行 PCI 术而接受心导管检查的患者 201 例，观察患者药代动力学指标。研究结果显示，在因拟行 PCI 术而接受心导管检查的患者中，60mg 普拉格雷负荷剂量较 600mg 氯吡格雷负荷剂量血小板抑制作用更强。在维持治疗方面，使用普拉格雷 10mg/d 的维持治疗亦比 150mg/d 氯吡格雷抗血小板作用更强。与氯吡格雷相比，普拉格雷能更快、更强地抑制血小板聚集。

　　【药代动力学】

　　1. 吸收　替格瑞洛吸收迅速，中位 t_{max} 约为 1.5h。替格瑞洛可生成其主要循环代谢产物 AR-C124910XX（也是活性物质），中位 t_{max} 约为 2.5h（1.5～5.0h）。在所研究的剂量范围（30～1260mg）内，替格瑞洛与其活性代谢产物的 C_{max} 和 AUC 与用药剂量大致成比例增加。替格瑞洛的平均生物利用度约为 36%（25.4%～64.0%）。摄食高脂肪食物可使替格瑞洛的 AUC 增加 21%、活性代谢物的 C_{max} 下降 22%，但对替格瑞洛的 C_{max} 或活性代谢物的 AUC 无影响。一般认为这些微小变化的临床意义不大。因此，替格瑞洛可在饭前或饭后服用。

　　2. 分布　替格瑞洛的稳态分布容积为 87.5L。替格瑞洛及其代谢产物与人血浆蛋白广泛结合（>99%）。

　　3. 代谢　替格瑞洛主要经 CYP3A4 代谢，少部分由 CYP3A5 代谢。替格瑞洛的主要代谢产物为 AR–C124910XX，经体外试验评估显示其亦具有活性，可与血小板 P2Y12 ADP 受体结合。活性代谢产物的全身暴露量为替格瑞洛的 30% ~ 40%。

4. 排泄　替格瑞洛主要通过肝脏代谢消除。通过使用替格瑞洛放射示踪测得放射物的平均回收率约为 84%（粪便中含 57.8%，尿液中含 26.5%）。替格瑞洛及其活性代谢产物在尿液中的回收率均小于给药剂量的 1%。活性代谢产物的主要消除途径为经胆汁分泌。替格瑞洛的平均 $t_{1/2}$ 约为 7h，活性代谢产物 $t_{1/2}$ 为 9h。

5. 特殊人群

（1）老年人：群体药代动力学分析显示，与年轻受试者相比，替格瑞洛在老年 ACS 患者（>75 岁）中的暴露量增加（C_{max} 和 AUC 均约为 25%），活性代谢产物的暴露量也增加，但这些差异无临床意义。

（2）儿童患者：尚未在儿童人群中对替格瑞洛进行评估。

（3）性别：与男性患者相比，女性患者对替格瑞洛（C_{max} 和 AUC 分别为 52% 和 37%）及其活性代谢产物（C_{max} 和 AUC 均约为 50%）的暴露量较高，但这些差异无临床意义。

（4）肾损害：与肾功能正常的受试者相比，替格瑞洛及其活性代谢产物在严重肾损害（肌酐清除率<30ml/min）患者中的暴露量减少 20%。

（5）肝损害：与健康受试者相比，替格瑞洛在轻度肝损害患者中的 C_{max} 和 AUC 分别升高 12% 和 23%。目前尚未在中度或重度肝损害患者中对替格瑞洛进行研究。

（6）种族：亚裔患者的平均生物利用度比高加索裔患者高 39%。黑种人患者的替格瑞洛生物利用度比高加索裔患者低 18%。在临床药理学研究中，替格瑞洛在日本受试者中的暴露量（C_{max} 和 AUC）约比高加索人高 40%（校正体重后约为 20%），替格瑞洛在健康中国受试者中的暴露量比高加索人高 40%。

【适应证】本品用于急性冠状动脉综合征（不稳定型心绞痛、非 ST 段抬高型心肌梗死或 ST 段抬高型心肌梗死）患者，包括接受药物治疗和 PCI 治疗的患者，可降低血栓性心血管事件的发生率。与氯吡格雷相比，本品可以降低心血管死亡、心肌梗死或卒中复合终点的发生率，两治疗组之间的差异来源于心血管死亡和心肌梗死，而在卒中方面无差异。

在 ACS 患者中，对本品与阿司匹林联合用药进行了研究。结果发现，阿司匹林维持剂量大于 100mg 会降低替格瑞洛减少复合终点事件的临床疗效，因此，阿司匹林的维持剂量不能超过 100mg/d。

【用法与用量】口服。可在饭前或饭后服用。起始剂量为单次负荷量 180mg

（90mg×2 片），此后每次 1 片（90mg），每日 2 次。除非有明确禁忌，否则本品应与阿司匹林联合用药。在服用首剂负荷量阿司匹林后，阿司匹林的维持剂量为每日 1 次，每次 75~100mg。已经接受过负荷剂量氯吡格雷的 ACS 患者，可以开始使用替格瑞洛。

治疗中应尽量避免漏服。如果患者漏服了一剂，应在预定的下次服药时间服用 1 片（90mg）（患者的下一个剂量）。

本品治疗时间可长达 12 个月，除非有临床指征需要中止本品治疗。超过 12 个月的用药经验目前尚有限。

急性冠状动脉综合征患者过早中止任何抗血小板药物（包括本品）治疗，均可能会使基础病引起的心血管死亡或心肌梗死的风险增加。因此，应避免过早中止治疗。

【不良反应】在一项大规模Ⅲ期临床研究 PLATO 研究中，对替格瑞洛在 ACS ［不稳定型心绞痛（UA）、非 ST 段抬高的心肌梗死（NSTEMI）和 ST 段抬高的心肌硬死（STEMI）］患者中的安全性进行了评估，对接受替格瑞洛治疗的患者（倍林达起始剂量为 180mg，维持剂量为一次 90mg，每日 2 次）与接受氯吡格雷治疗的患者（起始剂量为 300~600mg，维持剂量为 75mg，每日 1 次）进行比较，两种治疗均联合使用阿司匹林和其他标准疗法。

在 10 000 例患者中对替格瑞洛的安全性进行了评价，其中包括治疗期超过 1 年的 3000 多例患者。在替格瑞洛治疗的患者中，常报道的不良反应为呼吸困难、挫伤和鼻出血，这些事件的发生率高于氯吡格雷组患者。

其他常见不良反应：胃肠道出血、皮下或真皮出血、瘀斑及操作部位出血。偶见不良反应：颅内出血、头晕头痛、眼出血、咯血、呕血、消化性溃疡出血、痔疮出血、胃炎、口腔出血、呕吐、腹泻、腹痛、恶心、消化不良、瘙痒、皮疹及尿道和阴道出血、操作后出血。罕见不良反应：高尿酸血症、意识混乱、感觉异常、耳出血、眩晕、腹膜后出血、便秘、关节积血、血肌酐升高、伤口出血、创伤性出血。在 PLATO 研究中，替格瑞洛组急性期出现室性期前收缩的患者为 6.0%，1 个月后室性期前收缩的发生率为 2.2%。

肌酐水平升高：在 PLATO 研究中，替格瑞洛组、氯吡格雷组分别有 25.5%、21.3% 的患者血清肌酐浓度显著增加>30%；分别有 8.3%、6.7% 的患者血清肌酐浓度显著增加>50%。肌酐升高>50% 的情况在>75 岁的患者（替格瑞洛 13.6% vs. 氯吡格雷 8.8%）、基线时即有重度肾损伤（替格瑞洛 17.8% vs. 氯吡格雷 12.5%）和接受血管紧张素受体拮抗剂（ARB）合并用药治疗的患者（替格瑞洛 11.2% vs. 氯吡格雷 7.1%）中更为显著。在这些亚组人群中，两组中导致停用研究药物的肾相关严重不良事件和不良事件相似。替格瑞洛组报道的肾不良事件总数为 4.9%，氯吡格雷组为 3.8%，但研究者认为与治疗有因果关系的事件发生比率两组相似：替格瑞洛组有 54 例（0.6%），氯吡格雷组有 43 例（0.5%）。

尿酸水平升高：在 PLATO 研究中，替格瑞洛组、氯吡格雷组分别有 22%、13% 的患者血清尿酸浓度升高超出正常上限，替格瑞洛组平均血清尿酸浓度约升高 15%，氯吡格雷组约为 7.5%，而在停止治疗后，替格瑞洛组下降至约 7%，而氯吡格雷组没有下降。替格瑞洛组报道的高尿酸血症不良事件的发生率为 0.5%，氯吡格雷组为 0.2%。在这些不良事件中，研究者认为替格瑞洛组有 0.05% 与治疗有因果关系，氯吡格雷组为 0.02%。替格瑞洛组报道的痛风性关节炎不良事件为 0.2%，氯吡格雷组为 0.1%，研究者评估后认为这些不良事件均与治疗无因果关系。

【黑框警告】

1. 出血风险

（1）与其他抗血小板药物相同，替格瑞洛可导致显著的、有时甚至是致命的出血。

（2）请勿在患有活动性病理性出血或具有颅内出血病史的患者中使用替格瑞洛。

（3）请勿在计划接受急诊 CABG 的患者中使用替格瑞洛，如有可能，应在任何手术前至少 7 天停用替格瑞洛。

（4）对于在近期接受冠状动脉血管造影术、PCI、CABG 或其他外科手术过程中应用替格瑞洛的任何患者，如出现低血压，则怀疑有出血。

（5）如有可能，请在不停用本品的情况下对出血进行治疗。停用本品会增加后续心血管事件的风险。

2. 阿司匹林剂量和本品的疗效　　阿司匹林维持剂量大于 100mg 会降低替格瑞洛减少复合终点事件的临床疗效，因此，在给予任何初始剂量后，阿司匹林维持剂量为 75 ~ 100mg/d。

【禁忌证】 ①对替格瑞洛或本品任何辅料成分过敏者；②活动性病理性出血（如消化性溃疡或颅内出血）的患者；③有颅内出血病史者；④中-重度肝脏损害患者，因联合用药可导致替格瑞洛的暴露量大幅度增加，禁止替格瑞洛与强效 CYP3A4 抑制剂（如酮康唑、克拉霉素、奈法唑酮、利托那韦和阿扎那韦）联合使用。

【注意事项】

1. 出血风险　　在 PLATO 研究中，关键排除标准包括过去 6 个月内发生出血风险增加，具有临床意义的血小板减少或贫血，既往颅内出血、胃肠道出血，或过去 30 天内接受了大手术。在用替格瑞洛和阿司匹林联合治疗的 ACS 患者中，非 CABG 主要的出血风险增加，需要临床关注的出血（非致死或危及生命的"主要+次要 PLATO 出血"）亦多见。因此，应衡量替格瑞洛用药对患者带来的已知出血风险增加与预防动脉粥样硬化血栓事件获益之间的平衡。如有临床指征，以下患者应慎用替格瑞洛。

（1）有出血倾向（如近期创伤、近期手术、凝血功能障碍、活动性或近期胃肠道出血）的患者慎用替格瑞洛。有活动性病理性出血的患者、有颅内出血病史的患者、中-重度肝损害患者禁用替格瑞洛。

（2）服用替格瑞洛后 24h 内联合使用其他可能增加出血风险药品［如非甾体类抗炎药（NSAIDs）、口服抗凝血药和（或）纤溶剂］的患者，慎用替格瑞洛。

（3）目前尚无有关替格瑞洛对血小板成分输血时止血作用的数据，循环中的替格瑞洛可能会抑制已输注的血小板。由于合并使用替格瑞洛和去氨加压素不会降低出血时间，因此去氨加压素可能对临床出血事件没有作用。

（4）抗纤维蛋白溶解疗法（氨基己酸或氨甲环酸）和（或）重组因子Ⅶa可能会增强止血作用。在确定出血原因且控制出血后，可重新使用替格瑞洛。

2. 手术　应告知每一位患者，在他们将要接受任何预定的手术之前和服用任何新药之前，应告诉医师和牙医其正在使用替格瑞洛。

在 PLATO 研究中，对于进行 CABG 的患者，当在手术前一天停药时，替格瑞洛引起的出血事件多于氯吡格雷，但是，在手术前 2 天或更多天停药时，两组的主要出血事件发生率相当。对于实施择期手术的患者，如果抗血小板药物治疗不是必须的，应在术前 7 天停止使用替格瑞洛。

3. 处于心动过缓事件危险中的患者　由于在早期临床研究中经常观察到无症状的室性间歇，因此在评估替格瑞洛的安全性和有效性的主要研究 PLATO 研究中，均排除了心动过缓事件风险很大的患者（例如，患有病态窦房结综合征、二度或三度房室传导阻滞，或心动过缓相关晕厥但未置入起搏器的患者）。由于在这些患者中的临床经验有限，因此，需要谨慎使用替格瑞洛。此外，在替格瑞洛与已知可引起心动过缓的药物联合使用时也应该注意。但在 PLATO 研究中，在与一种或多种已知可引起心动过缓的药物（如 β 受体阻滞剂、钙通道阻滞剂地尔硫䓬和维拉帕米及地高辛）合用后，却未观察到具有临床意义的不良事件发生。

在 PLATO 的 Holter 亚组研究期间，在 ACS 急性期，替格瑞洛组发生室性间歇>3s 的患者多于氯吡格雷组。在 ACS 急性期内，在替格瑞洛治疗组中，Holter监测发现慢性心力衰竭（chronic heart failure，CHF）患者室性间歇的增加高于总体研究人群，但是在用替格瑞洛治疗 1 个月或与氯吡格雷相比却未出现此类状况。在此患者人群中，未出现与此不平衡情况（包括晕厥和起搏器置入术）相关的不良临床结果。

4. 呼吸困难　本品治疗的患者中有 13.8% 报道有呼吸困难，氯吡格雷治疗的患者中有 7.8%。研究者认为，有 2.2% 的患者发生呼吸困难与替格瑞洛有因果关系，通常为轻、中度呼吸困难，无需停药即可缓解。哮喘或慢性阻塞性肺病（COPD）患者在替格瑞洛治疗中发生呼吸困难的风险可能加大，有哮喘和（或）COPD 病史的患者应慎用替格瑞洛。替格瑞洛导致呼吸困难的机制目前仍不清楚。如果患者报道出现了新的、持续的或加重的呼吸困难，则应该对其进行仔细研究，如果无法耐受，则应停止替格瑞洛治疗。

在一项亚组研究中，对 PLATO 试验中的 199 例患者（无论是否报道有呼吸困难）进行了肺功能检查，结果发现两治疗组之间的 FEV1 不存在显著差异。对 1 个月或至少 6 个月的长期治疗后测得的肺功能无不良影响。

5. 停药　应避免中断替格瑞洛治疗。如果必须暂时停用替格瑞洛（如治疗出血或择期外科手术），则应尽快重新开始给予治疗。停用替格瑞洛将会增加心肌梗死、支架内血栓和死亡的风险。

6. 肌酐水平升高　在替格瑞洛治疗期间肌酐水平可能会升高，其发病机制目前仍不清楚。治疗一个月后需对肾功能进行检查，以后则按照常规治疗需要进行肾功能检查，需要特别关注 ≥75 岁的患者、中度或重度肾损害患者和接受 ARB 合并治疗的患者。

7. 血尿酸增加　在 PLATO 研究中，替格瑞洛治疗患者的高尿酸血症发病风险高于氯吡格雷治疗患者。对于既往有高尿酸血症或痛风性关节炎的患者应慎用替格瑞洛。为谨慎起见，不建议尿酸性肾病患者使用替格瑞洛。

8. 其他　基于在 PLATO 研究中观察到的阿司匹林维持剂量对于替格瑞洛相较于氯吡格雷疗效的关系，不推荐替格瑞洛与维持剂量>100mg 的阿司匹林联合用药。

应避免替格瑞洛与 CYP3A4 强抑制剂（如酮康唑、克拉霉素、奈法唑酮、利托那韦和阿扎那韦）合并使用，因为合并用药可能会使替格瑞洛的暴露量显著增加。

不建议替格瑞洛与 CYP3A4 强诱导剂（如利福平、地塞米松、苯妥英、卡马西平和苯巴比妥）联合用药，因为合并用药可能会导致替格瑞洛的暴露量和有效性下降。

不建议替格瑞洛与治疗指数窄的 CYP3A4 底物（如西沙必利和麦角生物碱类）联合用药，因为替格瑞洛可能会使这些药物的暴露量增加。

不建议替格瑞洛与>40mg 的辛伐他汀或洛伐他汀联合用药。

在地高辛与替格瑞洛合并用药时，建议进行密切的临床和实验室监测。

尚无替格瑞洛与强效 P-糖蛋白（P-gp）抑制剂（如维拉帕米、奎尼丁、环孢素）联合用药可能会增加替格瑞洛暴露量的数据。如果无法避免联合用药，则用药时应谨慎。

9. 对驾驶和操作机器能力的影响 目前还无替格瑞洛对驾驶和机械操作能力影响的研究，替格瑞洛对驾驶和机械操作能力无影响或只具有微小的影响。

据报道在替格瑞洛治疗 ACS 期间，患者会出现头晕和意识模糊症状，因此，出现这些症状的患者在驾驶或操作机械时应格外小心。

【孕妇及哺乳期妇女用药】

1. 妊娠 尚无有关孕妇使用替格瑞洛治疗的对照研究。动物研究显示，母体接受 5~7 倍 MRHD 时，替格瑞洛会导致胎儿畸形。只有潜在获益大于对胎儿的风险时，才能在妊娠期间使用替格瑞洛。

2. 哺乳 替格瑞洛或其活性代谢产物是否会分泌到人乳中尚不清楚。替格瑞洛可通过大鼠乳汁分泌。由于许多药物可分泌至人乳中，且替格瑞洛对哺乳期婴儿有潜在严重不良反应可能，因此，应在考虑替格瑞洛对母亲的重要性后，再决定是停止哺乳还是中止药物。

【儿童用药】 对 18 岁以下儿童的安全性和有效性尚未确立。

【老年患者用药】 老年患者无需调整剂量。在 PLATO 研究中，43% 的患者 ≥ 65 岁，15% 的患者 ≥ 75 岁。各治疗组和年龄组的相对出血风险是相似的。老年患者与年轻患者的安全性或有效性总体无差异。然而，根据临床经验并不能确定老年患者与年轻患者之间的药效差异是否一致，某些老年患者对药物敏感的情况不能排除。

【药物相互作用】 替格瑞洛主要经 CYP3A4 代谢，少部分由 CYP3A5 代谢。

1. 其他药物对替格瑞洛的影响

（1）CYP3A 抑制剂：合并使用酮康唑可使替格瑞洛的 C_{max} 和 AUC 分别增加 2.4 倍和 7.3 倍，活性代谢产物的 C_{max} 和 AUC 分别下降 89% 和 56%；其他 CYP3A4 的强抑制剂也会有相似的影响。应避免本品与 CYP3A 强效抑制剂（酮康唑、伊曲康唑、伏立康唑、克拉霉素、奈法唑酮、利托那韦、沙奎那韦、奈非那韦、茚地那韦、阿扎那韦和泰利霉素等）联合使用。

（2）CYP3A 诱导剂：合并使用利福平可使替格瑞洛的 C_{max} 和 AUC 分别降低 73% 和 86%，活性代谢产物的 C_{max} 未发生改变、AUC 降低 46%。预期其他 CYP3A 诱导剂（如地塞米松、苯妥英、卡马西平和苯巴比妥）也会降低替格瑞洛的暴露量。本品应避免与 CYP3A 强效诱导剂联合使用。

（3）阿司匹林：与大于 100mg 维持剂量的阿司匹林合用时，会降低替格瑞洛减少复合终点事件的临床疗效。

（4）其他：临床药理学相互作用研究显示，替格瑞洛与肝素、依诺肝素和阿司匹林或去氨加压素合用时，与替格瑞洛单独用药相比，对替格瑞洛或其活性代谢产物的 PK 值、ADP 诱导的血小板聚集没有任何影响。

2. 替格瑞洛对其他药物的影响 替格瑞洛是 CYP3A4、CYP3A5 和 P-糖蛋白转运体的抑制剂。

（1）辛伐他汀、洛伐他汀：因为这两种药通过 CYP3A4 代谢，替格瑞洛可使其血清浓度升高。替格瑞洛使辛伐他汀的 C_{max} 增加 81%、AUC 增加 56%，辛伐他汀酸的 C_{max} 增加 64%、AUC 增加 52%，有些患者会增加至 2~3 倍。辛伐他汀对替格瑞洛的血浆浓度无影响。替格瑞洛可能对洛伐他汀有相似的影响。在与替格瑞洛合用时，辛伐他汀、洛伐他汀的给药剂量不得大于 40mg。

（2）阿托伐他汀：阿托伐他汀和替格瑞洛联合用药，可使阿托伐他汀酸的 C_{max} 增加 23%、AUC 增加 36%。所有阿托伐他汀酸代谢产物的 AUC 和 C_{max} 也会出现类似增加。考虑这些增加没有临床显著意义。

（3）通过 CYP2C9 代谢的药物：替格瑞洛和甲苯磺丁脲联合用药，两种药物的血浆浓度均无改变，提示替格瑞洛不是 CYP2C9 的抑制剂，不太可能改变 CYP2C9 介导的药物（如华法林和甲苯磺丁脲）的代谢。

（4）口服避孕药：替格瑞洛与左炔诺孕酮和炔雌醇合用时会使炔雌醇的暴露量增加约 20%，但不会改变左炔诺孕酮的 PK 值。当替格瑞洛与左炔诺孕酮和炔雌醇合并使用时，预期不会对口服避孕药的有效性产生具有临床意义的影响。

（5）地高辛：替格瑞洛和地高辛联合用药可使后者的 C_{max} 增加 75%、AUC 增加 28%。因此建议替格瑞洛与治疗指数较窄的 P-gp 依赖性药物（如地高辛、环孢霉素）联合使用时，应进行适当的临床和（或）实验室监测。

3. 与其他药物联合治疗 已知可诱导心动过缓的药物：由于观察到无症状的室性间歇和心动过缓，因此在替格瑞洛与已知可诱导心动过缓的药物联合用药时，应谨慎用药。

在 PLATO 研究中，常常将替格瑞洛与阿司匹林、质子泵抑制剂、他汀类药物、β 受体阻滞剂、血管紧张素转换酶抑制剂和血管紧张素受体阻滞剂联合用药，用于伴随疾病的长期治疗；与肝素、低分子量肝素和静脉 GPⅡb/Ⅲa 受体拮抗剂联合用药，用于伴随疾病的短期治疗。未观察到与这些药物有关的有临床意义的不良作用出现。

替格瑞洛与肝素、依诺肝素或去氨加压素联合用药对活化部分凝血酶时间（APTT）、活化凝血时间（ACT）或Ⅹa 因子含量测定无影响。但是由于潜在的药效学相互作用，当替格瑞洛与已知可改变止血的药物合用时应谨慎。

由于在选择性 5-羟色胺再摄取抑制剂（如帕罗西汀、舍曲林和西酞普兰）治疗中报道有出血异常，因此建议选择性 5-羟色胺再摄取抑制剂应慎与替格瑞洛合用，合用可能会增加出血风险。

【妊娠分级】 C 级：动物研究证明药物对胎儿有危害性（致畸或胚胎死亡等），或尚无设对照的妊娠妇女研究，或尚未对妊娠妇女及动物进行研究。本类药物只有在权衡对孕妇的益处大于对胎儿的危害之后方可使用。

【药物过量】 目前还没有逆转替格瑞洛作用的解毒药，预计替格瑞洛不可通过透析清除。应根据当地标准医疗实践处置用药过量。出血为可以预期的药物过量药理效应，如发生出血，应采取适当的支持性治疗措施。

本品单剂量给药高达 900mg，但很好耐受。单剂量递增研究结果显示，本品的剂量限制反应为胃肠道毒性，包括恶心、呕吐、腹泻等。药物过量可能引起的具有临床意义的其他不良反应包括呼吸困难和室性停搏，应进行心电图监测。

【制剂与规格】 片剂：每片 90mg。

【贮藏】 30℃ 以下保存。

4. 普拉格雷

【药品名称】（国际通用名）（INN）：普拉格雷。英文通用名：prasugrel。英文商品名：Effient。

【药理作用】 为新一代强效噻吩并吡啶类抗血小板药，是 P2Y12 ADP 受体介导血小板活化和集聚的抑制剂。消旋普拉格雷盐酸盐（负荷剂量 60mg，维持剂量 10mg/d）也是一种前体药物，能不可逆地抑制血小板 P2Y12 受体。通过对健康志愿者的观察及在稳定型心绞痛和急性冠状动脉综合征介入手术患者中的应用，发现其比氯吡格雷起效更为迅速、抑制血小板作用更强，能显著减少缺血事件的发生率，但出血的危险性有所增加。鉴于其潜在的出血风险，在临床使用中应注意识别血栓高危患者和出血风险高危人群。

【循证证据】

1. 对稳定型冠心病患者的循证证据 一项对稳定型冠心病患者的普拉格雷研究同样显示出比氯吡格雷更强的疗效。该研究对已经服用阿司匹林的稳定型冠心病患者随机分成双盲的两组，每组 55 例，分别服用普拉格雷（负荷量/维持量为 60mg/10mg）和氯吡格雷（负荷量/维持量为 600mg/75mg），共 28d，测定两种药物的活性代谢产物浓度。负荷量 2h 后，普拉格雷与氯吡格雷相比，平均最大血小板聚集（maximal platelet aggregation，MPA）分别为 31% 和 55%（$P<0.001$）。平均血小板反应指数（platelet reactivity index，PRI）分别为 8.3% 和 55.9%（$P<0.001$）。在维持量期间（第 14 ~ 28 天），两组平均 MPA 分别为 42%

和54%（$P<0.001$），平均 PRI 分别为25%和51%（$P<0.001$）。活性代谢产物的峰值和对血小板 P2Y12 受体的抑制作用在普拉格雷组出现得更早更强（$P<0.001$）。所以，在已服用阿司匹林的冠心病患者中，普拉格雷 60mg/10mg 比氯吡格雷 600mg/75mg 能更快、更强、更持久地发挥抗血小板作用，因为前者有效活性代谢产物的浓度更高。

2. 对冠心病介入治疗安全性研究的循证证据　JUMBO TIMI 26 研究 是一项关于普拉格雷在择期和急诊冠状动脉介入治疗中以氯吡格雷作为对照的安全性Ⅱ期临床试验，904 例患者被随机双盲分为四组，普拉格雷有三组剂量方式：负荷量/维持量分别为 40mg/7.5mg、60mg/10mg 和 60mg/15mg，氯吡格雷组负荷量/维持量为其标准剂量 300 mg/75 mg。观察了 30d 的出血情况和临床事件，结果出血事件两药总体相似：1.7% vs. 1.2%（HR 1.42，95% 置信区间 0.40 ~ 0.58）。但是普拉格雷在缺血事件方面有下降趋势。该试验主要是关于普拉格雷的安全性试验，研究结果表明，普拉格雷与氯吡格雷一样安全，为以后的Ⅲ期临床试验（TRITON TIMI 38）奠定了基础。

3. 冠心病介入治疗的Ⅲ期临床试验的循证证据　一项大样本Ⅲ期临床研究显示，普拉格雷减少进行 PCI 术的 ACS 患者重大心血管疾病的危险（按心血管疾病死亡、非致死性心脏病发作或非致死性休克综合评判）优于氯吡格雷（clopidogrel）。

《新英格兰医学杂志》发表了这一关于普拉格雷与氯吡格雷的临床对照试验，其结果表明普拉格雷与氯吡格雷相比，前者更能有效地降低非致死性心脏病和卒中导致的死亡，但导致患者出血更多。研究共纳入 13 608 例需植入支架的急性冠状动脉综合征患者，患者被随机分配为两组：一组术前予以氯比格雷 300mg 负荷量，然后每天 75mg，维持 1 年；另一组术前予以普拉格雷负荷量 60mg，每天 10mg，维持 1 年。总体来看，普拉格雷不仅显著减少了早期支架内血栓（支架植入 30 天内），同时减少了晚期支架内血栓（支架植入 30 天后）。对于金属裸支架，普拉格雷较氯吡格雷的支架内血栓风险明显下降（1.3% vs. 2.4%，RR 0.52，$P=0.009$），对于药物支架来说，普拉格雷仍优于氯吡格雷（0.8% vs. 2.3%，RR0.36，$P<0.001$）。在消除了患者自身和手术过程的差异后，普拉格雷的优势仍有高度的统计学意义。

但是，有卒中病史的患者服用普拉格雷时发生再次卒中的可能性更高。同时普拉格雷带来的严重出血事件风险明显较高。

由于较高的出血风险，普拉格雷的标签上会有黑框警告以警示出血风险，并建议患有活动性病理性出血、短暂性脑缺血发作或卒中病史或需要手术包括冠状动脉搭桥手术的患者不要服用此药。

4. TRITON – TIMI 38 研究（prasugrel compared with clopidogrel in patients undergoing percutaneous coronary intervention for ST – elevation myocardial infarction，普拉格雷与氯吡格雷用于拟行 PCI 的 ST 段抬高型心肌梗死患者的比较） 该研究是一项双盲、随机对照研究。旨在比较拟行 PCI 治疗的 STEMI 患者应用普拉格雷与氯吡格雷的效果。研究在 30 个国家的 707 个中心进行。利用交互式语音应答系统将 3534 例 STEMI 患者随机分为两组：服用普拉格雷组（负荷剂量 60 mg，维持剂量 10mg；$n=1769$）或氯吡格雷组（负荷剂量 300 mg，维持剂量 75 mg；$n=1765$）。医患双方均不了解分组情况。主要终点事件是心血管性死亡、非致死性心肌梗死或非致死性卒中。采用意向治疗方法进行疗效分析。随访 15 个月，在 30 天时进行次级分析。研究结果表明，在 30 天时，普拉格雷组和氯吡格雷组中出现主要终点事件的患者数分别为 115 例（6.5%）和 166 例（9.5%）（HR 0.68，95% 置信区间 0.54~0.87；$P=0.0017$）。这一相对效果持续到 15 个月时 [174 例（10.0%）vs. 216 例（12.4%）；HR 0.79，95% 置信区间 0.65~0.97；$P=0.0221$]。30 天时，普拉格雷组的主要次级终点事件（心血管性死亡、心肌梗死或紧急靶血管血运重建）发生率明显较低（HR 0.75，95% 置信区间 0.59~0.96；$P=0.0205$），15 个月时同样如此（HR 0.79，95% 置信区间 0.65~0.97；$P=0.0250$）；普拉格雷组的支架内血栓形成也明显减少。与冠状动脉搭桥（CABG）手术无关的心肌梗死溶栓（TIMI）严重出血事件，两组之间在 30 天（$P=0.3359$）和 15 个月（$P=0.6451$）时无明显差异。危及生命的 TIMI 严重出血及 TIMI 严重或轻微出血的情况在两组间相似；普拉格雷组仅见 CABG 术后的 TIMI 严重出血显著增加（$P=0.0033$）。研究结论表明，在拟行 PCI 术治疗的 STEMI 患者中，与氯吡格雷相比，普拉格雷更有效降低心血管死亡、心肌梗死和卒中的复合终点事件发生率，而且出血风险并无明显增加。

【药代动力学】普拉格雷是第三代噻吩吡啶类抗血小板药。普拉格雷的作用靶点也是 P2Y12 受体，能选择性地抑制 ADP 与血小板受体结合，本品是一种前体药物，口服后迅速被吸收，在小肠水解为 R – 95913，随后通过肝细胞色素 P450 系统（CYP 450）转化为活性代谢产物 R–138727，其有两个手性中心，是 4 个立体异构体的混合物，在体内具有生物活性。普拉格雷通过不可逆地改变血小板 ADP 受体，使血小板的寿命受到影响。主要经肾脏排出（70%）。其通过选择性地抑制 ADP 与血小板受体的结合，随后抑制激活 ADP 与 GP IIb/IIIa 复合物，从而抑制血小板的聚集，抑制率达 70% 以上。与氯吡格雷的不同之处主要为其抑制血小板聚集的能力更强、更有效。

【适应证】2009 年 2 月欧盟药品评估委员会（EMEA）批准普拉格雷用于预防已接受急诊和将进行延迟经皮冠状动脉干预术的急性冠状动脉综合征患者。这是普拉格雷在全球范围内首次获得批准。

2009 年 7 月美国 FDA 批准普拉格雷上市。FDA 心血管和肾脏药物咨询委员会一致认为该药的获益超出了其风险。普拉格雷适用于急性冠状动脉综合征患者用 PCI 减低血栓性心血管事件（包括支架内血栓形成），即不稳定型心绞痛或 NSTEMI，STEMI 初期或延迟 PCI 处理患者。

【用法与用量】 初始负荷剂量为 60mg，一次性口服，此后持续维持剂量为 10mg/d。使用普拉格雷的患者需同时使用阿司匹林（75 ~ 325mg/d）。可在进餐时和非进餐时服用。低体重患者的用药：相对于体重 ≥60kg 的患者，体重 <60kg 的患者受普拉格雷活性代谢产物的影响较大，如使用 10mg/d 普拉格雷治疗，出血风险显著增加，故应当考虑将此类患者的维持剂量降为 5mg/d。但尚未有前瞻性研究证实 5mg/d 治疗的安全性和有效性。

【不良反应】 出血是普拉格雷最常见的不良反应（2% ~ 5%）。其他不良反应还包括：严重的血小板减少、贫血、肝功能异常、过敏反应、血管性水肿、血栓性血小板减少性紫癜、高血压、高脂血症、头痛、呼吸困难、恶心、头昏、低血压、疲劳、非心源性胸痛、心房颤动、心动过缓、白细胞减少、皮疹、发热、外周性水肿、指端疼痛、腹泻等。

【黑框警告】 出血风险：可引起明显，有时致死性出血；急性病理性出血或短暂性脑缺血发作或卒中患者因增加致死和颅内出血及效益不确定勿使用本品；不推荐 ≥75 岁的患者使用本品，对于高危（糖尿病或既往心肌梗死）患者，可考虑使用；很可能进行冠状动脉旁路移植手术时不要开始用本品。若有可能，任何手术前 7 天中断普拉格雷。

以下情况可增加出血风险：①体重 <60kg；②出血倾向；③同时使用增加出血风险的药物。使用本品时，任何低血压和近期进行冠状动脉血管造影、PCI、CABG 或其他手术应怀疑出血。如可能处理出血，不停用。急性冠状动脉综合征后，特别是前几周停用本品增加随后心血管事件风险。

【禁忌证】 由于 TRITON-TIMI 38 研究显示普拉格雷可能对既往卒中或短暂性脑缺血发作患者有害，因此，普拉格雷禁用于此类患者。另外，该研究还表明普拉格雷对于年龄 >75 岁或低体重（<60kg）患者可能无明显获益。普拉格雷禁用于以下几种情况：①活动性病理性出血；②既往短暂缺血发作或卒中；③对本品过敏者。

【注意事项】

1. 总体出血风险 包括普拉格雷在内的噻吩并吡啶类药物增加出血的风险。根据 TRITON-TIMI 38 研究的给药方案，普拉格雷组主要 TIMI 出血事件（显著出血，血红蛋白显著下降 ≥50g/L，或颅内出血）或次要 TIMI 出血事件（显著出血，血红蛋白下降≥30g/L 但<50g/L）均显著大于氯吡格雷组。在开始初始治疗时，出血风险最大。

如患者近期接受过冠状动脉造影、PCI、CABG 及其他外科手术，出现了低血压的症状，即使没有明显的出血征象，也应当考虑出血。在既往 TIA、脑卒中及活动性出血时，不要使用普拉格雷。

其他的出血危险因素包括：①年龄≥75 岁，因为在此年龄段患者出血风险加大，且药物有效性不确切，故对于上述患者不推荐使用普拉格雷。但如患者合并有高危的临床状况如糖尿病、既往心肌梗死的病史，可考虑使用普拉格雷，因为有研究表明普拉格雷对于合并这些临床状况的患者疗效更佳。②CABG 或其他外科手术。③体重<60kg，考虑使用较低的维持剂量（5mg）。④具有出血倾向，如近期创伤、近期手术、近期或反复消化道出血、活动性胃溃疡或严重的肝脏损伤。

增加出血风险的治疗措施，如口服抗凝血药物，长期使用非甾体类抗炎药（NSAIDs）及溶纤维蛋白药物。在 TRITON-TIMI 38 研究中，患者一般都使用了阿司匹林和肝素。

噻吩并吡啶类药物在整个血小板生存期（7~10 天）通过拮抗血小板聚集起效，故剂量保留对于管理出血事件和与侵入性医疗操作相关的出血风险无效。因为普拉格雷活性代谢产物的半衰期较短，故予以外源性血小板输注对于止血可能有效。然而，在 6h 内输注负荷剂量的血小板或在 4h 内输入维持量的血小板可能止血效果欠佳。

2. CABG 术相关性出血　如服用普拉格雷的患者接受 CABG 手术，其出血风险显著增加。故如有可能，应当在 CABG 术前至少 7 天停止服用普拉格雷，且普拉格雷组这种出血风险增加在最后一次给药后 7 天内一直存在。如患者在 CABG 术前 3 天内使用了噻吩并吡啶类药物，在普拉格雷组中，主要和次要出血发生率为 26.7%，而氯吡格雷组则为 5.0%。如患者在 CABG 术前 4~7 天内服用了噻吩并吡啶类药物，普拉格雷组主要和次要出血发生率降为 11.3%，氯吡格雷组降为 3.4%。

如果患者可能要接受 CABG 治疗，不要给予普拉格雷。如患者发生 CABG 相关性出血，可考虑采用血制品治疗，包括红细胞和血小板治疗。

3. 普拉格雷的停药　如患者出现活动性出血、拟行选择性外科手术、出现卒中或 TIA，需停用噻吩并吡啶类药物，包括普拉格雷。如患者拟行 PCI 术，过早地停用抗血小板药物，包括噻吩并吡啶类药物，可导致支架内血栓、心肌梗死及死亡风险增加。总之，过早停用抗血小板药物可导致不良心脏事件发生率增加。治疗中需注意尽量避免治疗失误，如患者因为某种严重不良事件的发生需要临时停药,则应当予以尽可能快地恢复给药。

4. 血栓性血小板减少性紫癜 有文献报道,使用普拉格雷的患者出现了血栓性血小板减少性紫癜(thrombotic thrombocytopenic purpura,TTP)。TTP 的症状包括血小板减少、微血管溶血性贫血、神经系统症状、肾功能减退和发热。TTP 是一种严重的临床状况,需行紧急治疗,包括血浆置换。

【孕妇及哺乳期妇女用药】 尚无普拉格雷在孕妇中充分、良好的对照研究。在生殖和发育毒理学动物研究中,没有证据表明对胎儿有害,在母体毒性剂量有轻微地降低胎儿体重的作用,但没用结构畸形的发生。因此,仅当普拉格雷对母亲的潜在益处大于其对胎儿的风险时才可用于孕妇。

【儿童用药】 儿童用药的安全性和有效性尚未确定。

【老年患者用药】 老年患者服用普拉格雷后,会增加出血的风险,同时由于 75 岁以上老年人应用本品后作用不确定性,因此不建议 75 岁以上老年人使用本品,但伴有糖尿病、心肌梗死病史的高危人群可以考虑使用本品。

【药物相互作用】

1. 其他药物对普拉格雷的影响 临床研究表明,CYP3A 抑制剂和诱导剂、其他 CYP450 诱导剂及 CYP3A4 底物对普拉格雷活性代谢物的药动学没有显著影响。合用升高胃 pH 的药物如雷尼替丁或兰索拉唑时,普拉格雷活性代谢物的 ρ_{max} 分别减少 14% 和 29%,但 AUC 和 t_{max} 无变化,故临床上可以合用。肝素、阿司匹林(150mg/d)、华法林(15mg/d)不影响普拉格雷活性代谢物的药动学及其血小板凝集抑制作用,可与普拉格雷合用,但应警惕出血时间延长。

2. 普拉格雷对其他药物的影响 体外实验证实,普拉格雷的主要循环代谢产物不会引起具有临床意义的 CYP1A2、CYP2C9、CYP2C19、CYP2D6、CYP3A 抑制或 CYP1A2、CYP3A 诱导作用。普拉格雷是弱的 CYP2B6 抑制剂,对主要由 CYP2B6 代谢的药物的药动学预期没有显著影响。普拉格雷作为 P-糖蛋白底物的潜在作用尚未评价。本品对 P-糖蛋白无抑制作用,不改变地高辛的清除。

【药物过量】

1. 症状和体征 普拉格雷导致血小板迅速且不可逆地抑制,且在整个血小板生存周期内,这种抑制作用一直存在,但似乎普拉格雷药物过量并不会导致这种抑制效应增加。在大鼠实验中,给药达到 2000mg/kg 可观察到大鼠死亡、肝细胞萎缩。大鼠急性中毒的体征包括瞳孔散大、不规则呼吸、运动能力下降、眼睑下垂、蹒跚步态及流泪。

2. 药物过量特殊治疗的推荐 血小板输注可能改善凝血功能。透析似乎不能降低普拉格雷代谢物的活性。

【制剂与规格】薄膜包衣片：普拉格雷 5mg/片、10mg/片。

【贮藏】保持贮藏器密封，储存在阴凉、干燥处。

5. 坎格雷洛

【药品名称】国际通用名：坎格雷洛。英文通用名：cangrelor。英文商用名：KENGREAL。

【药理作用】

1. 作用机制　坎格雷洛是一种直接 P2Y12 血小板受体拮抗剂，其为三磷酸腺苷类似物，可与 P2Y12 受体选择性、可逆性地结合，从而阻止信号进一步转导和血小板激活及集聚，可静脉内给药。

2. 药效动力学　坎格雷洛抑制血小板的激活和聚集。30μg/kg 静脉推注给药后 4μg/(kg·min) 静脉滴注，2min 内发生血小板抑制作用。

【循证证据】CHAMPION-PHOENIX 研究（a clinical trial comparing cangrelor to clopidogrel standard therapy in subjects who require percutaneous coronary intervention）是一项随机化、双盲、安慰剂对照临床研究，旨在评估抗血小板药物坎格雷洛对冠心病的疗效。该研究共纳入 11 145 例拟行急诊或择期 PCI 术的冠心病患者（包括稳定型心绞痛和 ACS 患者），经排除有 10 942 例最终入选。所有患者均依照冠心病指南进行标准治疗，被随机分为坎格雷洛组（$n=5472$）和氯吡格雷组（$n=5470$）。主要有效终点是随机分组后 48h 的死亡、心肌梗死、缺血驱动的血运重建及支架内血栓形成；关键次要终点是 48h 的支架内血栓形成。主要安全终点是随机分组后 48h 内严重的出血。在该研究中，坎格雷洛给药方案为先予以 30μg/kg 静脉推注，随后给予 4μg/(kg·min) 静脉输注 2~4h。在随机化至坎格雷洛组的患者中，本品输注结束时立即给予氯吡格雷 600mg；在随机化至氯吡格雷组的患者中，在 PCI 术前短时间或其后短时间给予氯吡格雷 300mg 或600mg。研究结果表明，与氯吡格雷比较，坎格雷洛显著减低主要组合终点事件的发生［相对风险降低（RRR）22%］。研究共入选了 24 910 例患者的三项研究，观察了在 PCI 术开始时使用坎格雷洛［30μg/kg 静脉推注后 4μg/(kg·min) 持续静脉注射］的效果。

CHAMPION-PCI 研究（cangrelor versus standard therapy to achieve optimal management of platelet inhibition）　在 PCI 术开始前给予 600mg 的氯吡格雷口服，CHAMPION（the cangrelor versus standard therapy to achieve optimal management of platelet inhibition）-PLATFORM 研究在 PCI 术结束时给予 600mg 的氯吡格雷口服，CHAMPION-PHOENIX 研究则根据每家医院习惯的不同，在 PCI 术开始前或结束时给予 300~600mg 的氯吡格雷，所有的患者都未预先使用 P2Y12 受体拮抗剂或

血小板 GPⅡb/Ⅲa 受体拮抗剂。一项荟萃分析汇总了以上三项研究，其中 69% 的 ACS 患者接受了 PCI 术，坎格雷洛将围术期死亡、心肌梗死、缺血导致的再次血运重建和支架内血栓的相对风险降低了 19%（坎格雷洛 vs. 氯吡格雷，3.8% vs. 4.7%；风险比，0.81；95% 置信区间，0.71 ~ 0.91；$P = 0.007$），其中支架内血栓的相对风险降低了 39%（坎格雷洛 vs. 氯吡格雷，0.5% vs. 0.8%；风险比，0.61；95% 置信区间，0.43 ~ 0.80；$P = 0.008$）。虽然坎格雷洛增加了 TIMI 严重和轻微出血发生率（坎格雷洛 vs. 氯吡格雷，0.9% vs. 0.6%；风险比，1.38；95% 置信区间，1.03 ~ 1.86；$P = 0.007$），但是并没有增加输血率。因此，2015 年 3 月欧洲药物管理局批准坎格雷洛上市。

【药代动力学】坎格雷洛是一种静脉内给药的血小板 P2Y12 受体拮抗剂，与口服 P2Y12 受体拮抗剂氯吡格雷相比具有起效迅速、半衰期短的特点。在停止静脉输注后，坎格雷洛的临床效应可维持约 1h，而口服抗血小板药物在停药后临床效应会持续 1 天。

在健康志愿者和患者中静脉给予本品都是线性药代动力学。本品被迅速地分布和代谢，在静脉推注然后静脉输注后 2min 达到 C_{max}。

（1）分布：在一项健康志愿者研究中，给予本品剂量 30μg/kg 静脉推注加 4μg/（kg·min）显示分布容积为 3.9L。本品的血浆蛋白结合率为 97% ~ 98%。

（2）代谢：本品在循环中通过去磷酸化作用被迅速转化为其主要代谢物——一个核苷，有可忽略的抗血小板活性。本品的代谢与肝功能无关，其不受被肝酶代谢的其他药物的干扰。在 NSTE-ACS 患者中，静脉注射坎格雷洛后可迅速高效地抑制 ADP 诱导的血小板聚集，并且停药后 12h 内血小板的功能即可以恢复正常。

（3）消除：静脉注射给予本品后在尿液中回收 58% 的放射性，35% 的放射性存在于粪便中，推测其经胆汁排泄。本品的平均消除半衰期是 3 ~ 6min。

（4）特殊人群：本品的药代动力学不受性别、年龄、肾状态或肝功能影响，对这些因素无需调整剂量。

（5）体重：对药代动力学是一个显著协变量，在较严重患者中有较高清除率，给药时需考虑体重对药物暴露量的影响。

（6）药物-药物相互作用：对健康受试者的研究表明，坎格雷洛与普通未分级肝素、阿司匹林和硝酸甘油共同给药时，未发现坎格雷洛的 PK/PD 受影响的证据。在临床试验中坎格雷洛曾与比伐卢定、低分子量肝素、氯吡格雷、普拉格雷及替格瑞洛共同给药，无临床可检测到的相互作用。体外研究提示治疗浓度的坎格雷洛及其主要代谢物不抑制肝脏 CYP 同工酶的活性。因此，坎格雷洛给药期间不会对其他经肝脏代谢的治疗药物形成干扰。

【非临床毒理学】

1. 致癌性　尚未进行致癌性研究。

2. 致突变　一些遗传毒理学研究（包括体外细菌基因突变试验、小鼠淋巴瘤胸苷激酶测定、外周血淋巴细胞染色体畸变试验及小鼠体内骨髓微核试验）提示，未观察到坎格雷洛致突变或致染色体断裂。

3. 生育力受损　未观察到坎格雷洛对早期胚胎发育有显著影响。

【适应证】本品是一种血小板 P2Y12 受体拮抗剂。在未曾用过血小板 P2Y12 受体拮抗剂和没有正在给予一种糖蛋白Ⅱb/Ⅲa 受体拮抗剂的患者中，为降低围术期心肌梗死、重复冠状动脉血运重建及支架内血栓形成的风险，坎格雷洛适用于经皮冠状动脉介入治疗的辅助治疗。

【用法与用量】

1. 制备　在 50mg 本品瓶内加入 5ml 注射用无菌水，轻轻旋转直至所有物质溶解，避免剧烈混合，确保小瓶内容物完全溶解呈无色至淡黄色。勿使用未稀释的坎格雷洛。给药前每个重建小瓶须进一步用生理盐水或 5% 葡萄糖注射液进一步稀释。从重建小瓶抽吸本品溶液加至 250ml 盐水袋，浓度达 200μg/ml，可供 2h 给药，体重 100kg 及以上患者将需要至少 2 袋。

2. 给药

（1）建立专用静脉给药通路。迅速给予推注体积（<1min），然后从稀释袋通过手工静脉推注或泵入。确保在开始 PCI 术前完全推注给予。在推注给药后立即开始输注。

（2）PCI 术前给予 30μg/kg 静脉推注，然后立刻通过 4μg/(kg·min) 静脉输注至少 2h 或手术操作前输注结束，以较长者为准。

（3）维持血小板抑制。本品输注终止后，应继续给予血小板 P2Y12 受体拮抗剂。给予以下口服血小板 P2Y12 受体拮抗剂之一：①替格瑞洛：180mg，在本品输注期间或终止后立即任何时间口服；②普拉格雷：在本品终止使用后立即 60mg 口服，本品终止前不要给予普拉格雷；③氯吡格雷：本品终止后立即 600mg 口服，本品终止前不要给予氯吡格雷。

【不良反应】

1. 出血不良反应　最常见。因为各项临床试验背景各不相同，故一项临床试验观察到的不良反应发生率不能与另一项临床试验发生率直接比较，且临床试验不良反应发生率可能不能反映医学实践中所观察到的发生率。

在相关的大规模对照实验中，共有 13 301 例受试者使用坎格雷洛，其中，5472 例是 CHAMPION PHOENIX 试验中研究的出血患者，使用坎格雷洛比使用氯吡格雷出血的发生率高（表 2-1）。

表 2-1　在 CHAMPION PHOENIX 研究中重大出血结果（非 CABG 相关出血）

CHAMPION PHOENIX	坎格雷洛（n=5529）（%）	氯吡格雷（n=5527）（%）
任何 GUSTO 出血[a]	857（15.5）	602（10.9）
严重、危及生命[b]	11（0.2）	6（0.1）
中度[c]	21（0.4）	14（0.3）
轻度[d]	825（14.9）	582（10.5）
任何 TIMI 出血	45（0.8）	17（0.3）
重大[e]	12（0.2）	6（0.1）
次要[f]	33（0.6）	11（0.2）

注：a. 安全性人群是接受至少一剂研究药物的所有随机化受试者；b. 颅内出血或出血导致实质性血流动力学损害需要治疗；c. 需要输血但未导致血流动力学损害；d. 未包括在严重或中度水平的所有其他出血之内；e. 任何颅内出血，或任何明显出血伴随血红蛋白降低≥50g/L（当不能得到血红蛋白结果时，一个血细胞比容绝对降低≥15%）；f. 任何明显出血的体征（包括通过影像技术观察）伴随血红蛋白降低≥30g/L 且<50g/L（当不能得到血红蛋白结果时，一个血细胞比容绝对降低≥9% 且<15%）。

使用本品较氯吡格雷出血的发生率高。在经本品治疗的患者中，冠状动脉夹层、穿孔和呼吸困难是最常导致治疗终止的事件。

2. 非出血不良反应

（1）过敏：坎格雷洛导致过敏反应、过敏性休克、支气管痉挛、血管水肿和哮喘相对多见。

（2）肾功能降低：3.2% 的患者使用坎格雷洛后出现严重肾功能受损（肌酐清除率<30ml/min），而仅 1.4% 的患者使用氯吡格雷后出现严重肾功能受损。

（3）呼吸困难：相对于对照组（0.4%），使用坎格雷洛的患者更常出现呼吸困难（1.3%）。

（4）在特殊人群中的使用

1）肾受损：对有轻度、中度，或严重肾受损患者无证据表明需剂量调整。

2）肝受损：暂无坎格雷洛与肝功能受损的研究，但是鉴于坎格雷洛的代谢不依赖肝脏，有肝受损的患者无需调整剂量。

【禁忌证】 显著活动性出血及对本品或本品任何组分过敏者禁用。

【注意事项】 出血：如同其他可抑制血小板 P2Y12 功能的药物，本品可增加出血风险。

【孕妇及哺乳期妇女用药】 妊娠类别 C。目前尚没有在妊娠妇女中进行坎格雷洛的适当性研究。在大鼠或兔生殖研究中，坎格雷洛不导致畸形，一般不认为坎格雷洛为致畸剂。在大鼠胚胎–胎儿发育研究中，在 PCI 时的最大推荐人剂量（MRHD）中实现浓度约 5 倍时，坎格雷洛产生剂量–相关胎儿生长延迟特征，表现为不完全骨化和后肢距骨未骨化发生率增加。在兔中进行的研究表明，当其血浆浓度高于 PCI 时的 MRHD 约 12 倍时，本品可伴随流产和胎儿宫内丢失发生率增加、胎儿生长延迟。

哺乳期妇女：尚不知本品是否排泄到人乳汁中。

【儿童用药】尚未确定在儿童患者中的安全性和有效性。

【老年患者用药】在 CHAMPION PHOENIX 中，18% 的患者≥75 岁。这些患者和其他患者之间未观察到安全性和有效性的总体差别。

【药物相互作用】①氯吡格雷：坎格雷洛输注期间不要给予。②普拉格雷：坎格雷洛输注期间不要给予。如本品输注期间给予氯吡格雷或普拉格雷，其将无抗血小板效应。

【药物过量】没有特殊治疗逆转坎格雷洛抗血小板效应的药物，但坎格雷洛的抗血小板效应在药物停用后 1h 内消失。

在临床试验中，36 例患者接受了过量本品治疗，为 36～300μg/kg（推注剂量）或 4.8～13.7μg/（kg·min）（滴注剂量）。本品治疗完成后未注意到作为过量结果的临床后遗症。

【制剂与规格】注射剂：注射用坎格雷洛是一种无菌白色至灰白色冰冻干粉，为静脉使用，单次使用，10ml 小瓶含重建冰冻干粉 50mg。

【贮藏】20～25℃。

三、血小板糖蛋白Ⅱb/Ⅲa 受体拮抗剂

GPⅡb/Ⅲa 受体拮抗剂包括单克隆重组鼠-人嵌合抗体阿昔单抗、合成肽类拮抗剂埃替巴肽、合成非肽类拮抗剂替罗非班。三者均为静脉制剂，通过拮抗血小板上纤维蛋白原的 GPⅡb/Ⅲa 受体，抑制其与血小板结合，目前国内市场上主要药物是替罗非班。我国指南推荐对血栓负荷重，同时无高危出血风险的 ACS 患者拟实施 PCI 术时，尤其是需要行急诊 PCI 术者，术中开始使用替罗非班。并可以考虑术中冠状动脉内注射替罗非班 500～750μg/次，每次间隔 3～5min，总量 1500～2250μg。由于其与肝素抗凝血药物合用虽然能够降低缺血事件，但是出血机会增加，所以应用时应注意出血风险的评估。

1. 阿昔单抗

【药品名称】国际通用名：阿昔单抗。英文通用名：abciximab。英文商用名：Reopro。

【药理作用】阿昔单抗是一种生物药品制剂，为抗血小板 GPⅡb/Ⅲa 受体的单克隆抗体。系应用基因工程技术制备的重组鼠-人嵌合抗体，对血小板膜 GPⅡb/Ⅲa 受体具有特异性，可拮抗血小板 GPⅡb/Ⅲa 受体，通过阻断纤维蛋白原介

导的血小板的交互联接，阻滞所有激动剂引起的血小板聚集反应。

静脉注射本品后，游离血小板数量迅速下降，主要发生在第一个半衰期（10min）和第二个半衰期（30min），作用快可能是因为该药与 GP Ⅱ b/Ⅲ a 受体结合迅速。与以每分钟 10mg 阿司匹林给药的患者作对照，本品静脉滴注（0.25mg/kg）2h 后，抑制了 90% 以上的血小板凝集。给药 10 天后，仍出现少量的 GP Ⅱ b/Ⅲ a 受体阻断。

【循证证据】1999 年 Antman 等公布了 TIMI14 临床试验研究结果，该研究共纳入 888 例发作时间在 12h 内的急性 ST 段抬高型心肌梗死患者，随机分为阿替普酶联合阿昔单抗组及阿替普酶单药对照组。研究结果表明，以 35mg rt-PA 联用 GP Ⅱ b/Ⅲ a 受体单克隆抗体阿昔单抗，90min 时 71% 的患者达到 TIMI 3 级血流；链激酶 150 万 U，联用阿昔单抗，80% 以上的患者达到 TIMI 2 级或 3 级血流。

1. EPIC 研究（the evaluation of Ⅱ b/Ⅲ a platelet receptor antagonist 7E3 in preventing ischemic complications）　为多中心、双盲、安慰剂对照试验（1996年），研究对象为经皮冠状动脉内血管成形术（PTCA）或粥样斑块切除术冠状血管突发闭塞高危患者，旨在探讨高危 PTCA 患者用阿昔单抗的安全性和有效性。该研究共入选患者 2099 例，随机将患者分为三组：①注射阿昔单抗+滴注阿昔单抗 12h；②注射阿昔单抗+滴注安慰剂；③注射安慰剂+滴注安慰剂。所有患者均使用肝素。主要终点是死亡、心肌梗死或随机化 30 天内复发性缺血紧急干预的联合终点。研究表明，注射+滴注阿昔单抗可明显降低死亡、急性心肌梗死或紧急血管重建事件，但严重出血并发症的发生率也升高了一倍。

2. CAPTURE 研究（C7E3 Fab anti platelet therapy in unstable refractory angina）　是一项对常规治疗无反应，计划行 PCI 术的不稳定型心绞痛患者使用阿昔单抗的随机、双盲、多中心、安慰剂对照试验。研究旨在探讨阿昔单抗对此类患者的疗效。该研究共入选 1265 例患者，随机分为安慰剂组（$n=635$）和阿昔单抗组（$n=630$），分别在 PCI 术前 18~24h 开始给予安慰剂或阿昔单抗，并继续用至完成干预治疗后 1h，研究结果表明，阿昔单抗可降低肌钙蛋白（TnT）阳性的不稳定型心绞痛患者 6 个月死亡或非致死性心肌梗死的发生率。

3. ISAR-REACT（rapid early action for coronary treatment）和 **ISAR-SWEET 研究**（is abciximab a superior way to eliminate elevated thrombotic risk in diabetics）曾显示 GP Ⅱ b/Ⅲ a 拮抗剂阿昔单抗对于低危的 PCI 患者不必要。

4. ISAR-REACT2 研究　探讨了在 600mg 氯吡格雷基础上应用阿昔单抗对进行 PCI 术的高危 ACS 患者的作用，该研究共纳入 2022 例患者，所有患者入选前 48h 有心绞痛发作并且伴肌钙蛋白升高或 ST 段压低超过 0.1mV 或一过性 ST

段抬高超过 0.1mV（<20min）或新出现束支传导阻滞，原位血管或静脉桥具有明显的病变可进行 PCI 术，至少术前 2h 应用大剂量氯吡格雷。研究结果表明，与安慰剂组比较，阿昔单抗组主要终点事件为 30 天内的死亡、MI、缺血导致目标血管紧急血运重建下降（8.9% vs. 11.9%）。住院期间的严重出血（均为1.4%）和轻微出血事件均没有显著差异。

5. EPISTENT 研究（effect of abciximab on angiographic complications during percutaneous coronary stenting in the evaluation of platelet Ⅱb/Ⅲa inhibition in stenting trial） 评估了阿昔单抗对植入支架的患者疗效。该研究共纳入 2399 例择期或紧急行 PCI 术的患者，随机分为阿昔单抗+支架植入组、阿昔单抗+PTCA组、安慰剂+支架植入组，随访患者，比较各组预后。研究结果显示，两个阿昔单抗组对 PCI 术的 30 天内死亡、心肌梗死或紧急干预试验的联合终点均比单独支架组更有益，并且这种获益还能保持更长时间，阿昔单抗可使支架植入患者的1 年病死率降低 58%。综合上述研究成果，阿昔单抗可使急性冠状动脉综合征患者的临床事件下降 35%～50%。现有的临床试验证据支持阿昔单抗适用于 PCI 术患者的抗血栓治疗。

近年来，阿昔单抗治疗冠心病的研究持续进展。Piccolo 等的研究纳入了 473例合并糖尿病的急性 ST 段抬高型心肌梗死患者，并对冠状动脉内给药和静脉内给药的疗效进行了对比。结果表明，对于糖尿病患者来说，冠状动脉内给药可显著降低患者死亡风险和支架内血栓形成，而非糖尿病患者两种给药方式预后无显著差异。

北美已批准使用三种静脉 GPⅡb/Ⅲa 受体拮抗剂：单克隆抗体阿昔单抗（abciximab）、肽类抑制剂埃替巴肽（eptifibatide）及非肽类抑制剂替罗非班（tirofiban），可使急性冠状动脉综合征患者的临床事件下降 35%～50%。应用 GPⅡb/Ⅲa 受体拮抗剂所要考虑的主要问题之一是药物种类。现有的临床试验证据支持阿昔单抗和埃替巴肽适用于 PCI 术患者的抗血栓治疗，而埃替巴肽和替罗非班则被批准应用于 NSTE-ACS 患者。NSTE-ACS 急性期治疗在常规抗血小板和抗凝治疗的基础上应用 GPⅡb/Ⅲa 受体拮抗剂的获益不确定，而出血并发症可能增加。已报道 GPⅡb/Ⅲa 受体拮抗剂在肌钙蛋白水平升高的高危患者中疗效良好，部分是因其在介入治疗中的价值。中、高危患者的早期，在阿司匹林及肝素基础上加用埃替巴肽或替罗非班。不准备行 PCI 术者，不建议使用阿昔单抗。针对STEMI，最初许多采用溶栓联合应用 GPⅡb/Ⅲa 受体拮抗剂疗法的临床试验都采用全剂量，结果再灌注率提高，但出血风险也增加。随后进行了部分剂量纤溶药物和 GPⅡb/Ⅲa 受体拮抗剂联合应用的试验，结果表明联合治疗开通率增加，进一步减少死亡率并优于传统纤溶治疗，联合用药组比标准治疗组再梗死率绝对值减少 1.2%，对 30 天的死亡率几乎没有影响。联合用药组严重出血明显高于纤溶治疗组（13.3% vs. 4.1%）。因此年龄大于 75 岁的患者，不宜采用溶栓联合应用 GPⅡb/Ⅲa 受体拮抗剂。PCI 术中应用 GPⅡb/Ⅲa 受体拮抗剂主要降低 PCI 的急性缺血事件，如存在残余夹层、血栓或干预效果欠佳时，常常在 PCI 术中或术后即刻使用阿昔单抗来进行补救，但是这种做法并没有经过前瞻性研究验证。对于 PCI 治疗尤其是直接 PCI 治疗者或顽固性心绞痛、其他高危患者，使用 GPⅡb/Ⅲa 受体拮抗剂（阿昔单抗或埃替巴肽）。若接受 PCI 治疗的 NSTEMI/UA 患者伴有肌钙蛋白水平升高，在介入干预前 24h 内开始使用阿昔单抗。GPⅡb/Ⅲa 受体拮抗剂在 STEMI 患者中的使用是有争议的。接受 PCI 治疗的 STEMI 患者，阿昔单抗优于埃替非巴肽。替罗班或埃替非巴肽的研究资料有限。

【药代动力学】 由于阿昔单抗可迅速结合于血小板 GPⅡb/Ⅲa 受体，其半衰期约为 10min。当静脉内给予剂量为 0.25mg/kg 的阿昔单抗（达到 >80% 的血小板 GPⅡb/Ⅲa 受体被阻滞）时，阿昔单抗可抑制血小板聚集并延长出血时间达 30min。阿昔单抗在静脉注射 2h 达到最大抑制作用，在 24～36h 血小板功能恢复正常，但在 14 天后仍能在循环中检测出少量的阿昔单抗。其作用呈剂量依赖性。阿昔单抗由肾脏排出。

【适应证】 1997 年 11 月美国 FDA 批准阿昔单抗上市。

本品适用于以下几种情况：

（1）经皮穿刺冠状血管成形术或动脉粥样化切除术，为防止患者突然发生冠状血管堵塞引起心肌急性缺血的辅助治疗。

（2）对正在进行的血管成形术有抗血栓形成的活性并可预防血管再狭窄的发生。

（3）突然发生堵塞的高危患者，至少要伴有以下情况之一：①不稳定的心绞痛或无 Q 波心肌梗死；②在 12h 内发作的急性 Q 波心肌梗死；③在 PCI 治疗时Ⅱ型血管损伤；④65 岁以上的妇女，在扩张动脉时Ⅰ型血管损伤；⑤糖尿病患者扩张动脉时Ⅰ型血管损伤或与 7 日内发生的心肌梗死有关的血管成形术。在上述情况下，本品与阿司匹林和肝素是必须使用的。

【用法与用量】 冠状动脉血管成形术前，10～60min 内静脉注射 0.25mg/kg 阿昔单抗，随后 10μg/min［或 0.125μg/(kg·min)］阿昔单抗静脉滴注 12h。

【不良反应】 主要是出血、过敏、罕见白细胞减少、粒细胞缺乏及血栓性血小板减少症。

【禁忌证】 对本品成分或鼠蛋白过敏者、近期有活动性出血者（如消化性溃疡或颅内出血）；有严重高血压、肾衰竭者和细胞减少症患者；急性内出血；近期（6 周内）胃肠道出血或泌尿道出血；脑意外损伤 2 年内；脑损伤后出现明显的神经系统缺陷；7 天内口服抗凝血药（除非凝血时间低于对照组的 1.2 倍）；血小板减少症（血小板计数<100×10^9/L）；近期（6 周内）做过大的外科手术或有严重损伤；颅内肿瘤；动静脉畸形或动脉瘤；严重的失控性高血压；有脉管炎史；经皮腔内血管成形手术前或手术中注射右旋糖酐者。

【注意事项】本品可能导致血小板减少，故给予本品前后应监测血小板计数。给予本品后 2～4 周可能产生抗体。因此，当再用本品或其他单克隆抗体后可能发生过敏反应，故不宜重复给予本品治疗。单次给予本品未发现过敏反应，但是这种可能性应当注意。

以下情况需加用本品（即使会增加出血的危险）：经皮穿刺冠状动脉血管成形术后 12h 发生急性心肌梗死；手术时间延长（70min 以上）；手术失败。肝素等抗凝血药也会增加出血的危险。若出现严重出血，本品和合用的肝素应立即停用。

肾功能不全者使用本品需调整剂量。由于其半衰期短、血浆清除率快，故若需逆转本品的药理作用，停药即可；若急需逆转本品的药理作用，可进行血小板输注。用药期间应注意监测异常出血情况、白细胞和血小板计数。由于创伤、手术或其他病理原因引起出血增多的患者、患有易出血病（如溃疡）的患者和严重肝病患者慎用。

【孕妇及哺乳期妇女用药】由于对孕妇及哺乳期妇女没有足够的临床研究，只有孕妇在必须应用时才可应用本品。

【儿童用药】尚没有儿童用药的安全性资料。本品对儿童的安全情况尚未确定，故不宜使用。

【老年患者用药】65～75 岁患者与较年轻的患者比较时，安全性和有效性无差别。临床经验不足以确定 75 岁或以上患者的反应是否不同于较年轻的患者。

【药物相互作用】由于本品有抑制血小板凝集的作用，故在与其他影响凝血的药物合用时要谨慎。这些药物包括溶血栓药、口服抗凝血药、非甾体类抗炎药及双嘧达莫（潘生丁）等。本品不能与低分子右旋糖酐配合使用，在 11 例既用本品又用低分子右旋糖酐的病例中，5 例发生大出血，4 例发生轻微出血，而 5 例以安慰剂合用低分子右旋糖酐的患者未出现出血。与阿司匹林和肝素合用时，比单独使用阿司匹林和肝素更易发生出血现象。

【药物过量】最常见的表现是出血，包括颅内出血和脑卒中。在人体试验中，尚无药物过量的临床经验。

【制剂与规格】静脉注射剂：每支 5ml（2mg/ml）、20ml（2mg/ml）。

【贮藏】本品应冷藏密封保存，但不可冻结或振摇。

2. 埃替巴肽

【药品名称】 国际通用名：埃替巴肽。商用名：埃替巴肽、依非巴肽。英文通用名：eptifibatide。英文商用名：Integrilin。

【药理作用】 本品为具有抗血小板凝集作用的 GP Ⅱ b/Ⅲ a 受体拮抗剂、纤维蛋白原受体拮抗剂。可选择性可逆地阻断黏着蛋白与 GP Ⅱ b/Ⅲ a 受体的结合，通过阻断纤维蛋白原介导的血小板的交互联接，阻滞所有激动剂引起的聚集反应，其作用为剂量依赖性。

在犬的冠状动脉损伤模型以本品平均剂量（2.85 ± 1.8）$\mu g/(kg \cdot min)$ 静脉给药时，完全抑制环流的变化。在一项电击伤引起的犬动脉血栓形成模型试验中，本品 $4\mu g/(kg \cdot min)$ 可预防血管的闭合。在同样的动物模型中，本品 $4\mu g/(kg \cdot min)$ 也减少了由链激酶介导的血凝块溶解时间近 30%，并防止了犬股动脉的再闭合。当较低剂量的本品 $2.5\mu g/(kg \cdot min)$ 与直接凝血酶抑制剂水蛭素（hirudin）$10\mu g/(kg \cdot min)$ 联合应用时也观察到协同作用，减少再闭合率近 25%。本品也被应用于犬的模型体外循环，先给犬静脉注射 $90\mu g/kg$，然后在低体温外循环下 2.5h 以 $2\mu g/(kg \cdot min)$ 输注本品。接受本品输注的动物与对照组相比能明显防止血小板凝集，但是本品治疗组动物也有较小的术后出血。

在狒狒的研究中，在体外本品 $160nmol/L$ 可抑制狒狒的血小板功能 50%（IC_{50}）。在开始输注本品 $2 \sim 10\mu g/(kg \cdot min)$ 15min 内可产生对体内血小板稳定的抑制，提示在体内其半衰期短暂。为测定本品的抗血栓作用，分别对狒狒输注本品 $5\mu g/(kg \cdot min)$ 和 $10\mu g/(kg \cdot min)$，用 λ-闪烁照相机记录 [111]In-血小板堆积在股动静脉短路中涤纶血管移植物上血栓形成数。这两种剂量在 75min 减少其后血栓形成分别为 24% 和 55%。当此短路在本品滴注后 15min 放入时，两种剂量分别减少血小板沉积约 47% 和 80%。测定对照动物的出血时间平均为（4.4 ± 0.2）min，而滴注 $5\mu g/(kg \cdot min)$ 组动物出血时间延长到（7.3 ± 1.3）min，输注 $10\mu g/(kg \cdot min)$ 组动物出血时间延长到（11.7 ± 1.2）min。

毒性：以大鼠、家兔和猴进行本品安全性评价，未发现任何意外的毒性作用。经猴静脉注射本品 $7.2mg/(kg \cdot d)$ 直到 28d，未发现任何毒性。在一项更高剂量 $72mg/(kg \cdot d)$ 的实验中，观察到挫伤过多的出血和出血点。这些作用是由于本品的强效血小板凝集抑制作用。

【循证证据】

1. PRICE 研究（prairie ReoPro versus integrilin cost evaluation） 是一项随机对照研究，旨在评价在选择性 PCI 术中埃替巴肽与阿昔单抗的经济花费和临床效果。研究结果表明，埃替巴肽的总住院费用和 30 天的医疗费用都要比阿昔单抗低。而出院时和30天时的临床终末点（死亡、心肌梗死、急性血运重建）并无差异（5.1% vs. 4.9%，$P=0.84$）。

2. IMPACT-Ⅱ研究（timing of and risk factors for myocardial ischemic events after percutaneous coronary intervention）　是一项大规模随机对照研究，旨在评价埃替巴肽对PCI患者的安全性和有效性。共入选择期、急诊PCI治疗的患者4010例，所有患者均常规应用阿司匹林和肝素，将患者随机分为安慰剂组、低剂量埃替巴肽［静脉注射135μg/kg后静脉滴注0.5μg/(kg·min)］组和高剂量埃替巴肽［静脉注射135μg/kg后静脉滴注0.75μg/(kg·min)］组，于术前10~60min开始给药，持续20~24h。主要终点是30天时总死亡率、心肌梗死发生率和急性血运重建术比率。研究结果表明，术后30天低、高剂量组终点事件发生率分别比安慰剂组降低31.3%和28.1%，并且埃替巴肽治疗组未增加主要出血事件发生率。

3. ESPRIT研究（the enhanced suppression of the platelet glycoprotein Ⅱb/Ⅲa receptor with integrilin therapy）　是一项随机、安慰剂对照研究。旨在评价在非急诊冠状动脉支架植入术中，较高剂量的埃替巴肽静脉注射（2次180μg/kg，10min内）和持续静脉滴注［2μg/(kg·min)］进行辅助治疗的效果和安全性。此研究中埃替巴肽的剂量是IMPACT-Ⅱ研究中的3~4倍。共入选2064例患者。研究提前终止，与安慰剂组对比，埃替巴肽组主要复合终点（48h内死亡率、心肌梗死率、急性血运重建术比例、急性血栓形成）显著减少（6.6% vs. 10.5%，$P=0.0015$）。主要的出血事件发生率不高，但埃替巴肽组比安慰剂组高（1.3% vs. 0.4%，$P=0.027$）。

4. PURSUIT研究（platelet glycoprotein Ⅱb/Ⅲa in unstable angina：receptor suppression using integrelin therapy）　共入选10 948例非ST段抬高的ACS患者，与安慰剂组对比，埃替巴肽组的主要终末点（30天内死亡或心肌梗死）绝对减少1.5%（14.2% vs. 15.7%，$P=0.04$）。埃替巴肽组出血事件更常见，但出血性卒中的发生率并没有增加。

在PURSUIT研究接受PCI的患者中，术后第一个72h，埃替巴肽组的复合终末点显著低于安慰剂组（11.6% vs. 16.7%，$P=0.01$），但在没有实行PCI术的患者中则差别不大。但是由于参与分析的患者随机分布在美国各州，有些地区的患者接受介入治疗的概率比另外一些地区高。埃替巴肽组临床终末点减少的程度与患者是否能够早期接受PCI治疗有很大关系（早期PCI临床终末点减少19%，$P=0.036$）。所以，埃替巴肽在某种程度上加强了那些能够早期接受PCI术患者的治疗效果。

5. EARLY-ACS研究（the early glycoprotein Ⅱb/Ⅲa inhibition in patients with non-ST-Segment elevation acute coronary syndrome） 是大规模、多中心、随机对照研究，旨在探索埃替巴肽在高危 NSTE-ACS 患者中的治疗效果。共入选 9492 例发病 24h 以内胸痛患者，有心电图（ECG）改变或肌钙蛋白阳性但无 ST 段抬高，并准备在 12 ~ 72h 内行血管介入治疗，随机分为埃替巴肽组和安慰剂对照组。主要终末点是 96h 内死亡、心肌梗死、复发心肌缺血和血栓形成性危象的发生率。然而，该研究未能得出阳性结果。研究结果表明，在无 ST 段抬高的 ACS 患者中，在血管造影术前 12h 或更长时间内使用埃替巴肽不优于血管造影术后临床使用埃替巴肽。早期使用埃替巴肽与非危及生命的出血风险和输血需求相关。

6. IMPACT – AMI 研究（integrilin to manage platelet aggregation to combat thrombus in acute myocardial infarction） 在静脉推注全量的组织纤溶酶原激活剂 tPA 后，联合应用增量的本品治疗，观察到 TIMI 3 级的血管开通率比安慰剂组更高（66% vs. 39%，$P=0.006$）。联合治疗组出血并发症未增加。

7. SK – AMI 研究（safety and efficacy of eptifibatide vs placebo in patients receiving thrombolytic therapy with streptokinase for acute myocardial infarction） 是一项寻找埃替巴肽合适剂量的研究。本品与全量的链激酶（150 万 U，1h 内）合用增加了 90min 内血管开通率（44% vs. 31%，$P=0.07$），但出血并发症增多，主要发生在导管介入侧。入选病例很少，但没有发生颅内出血。

8. INTRAO – AMI 研究（the integrilin and low – dose thrombolysis in acute myocardial infarction） 一部分病例尝试了重组组织纤溶酶原激活剂（rtPA）与几种剂量的埃替巴肽组合，目的是寻找本品的合适剂量。这是探索两种不同药物在用药时机上的唯一研究。有趣的是，无论在溶栓剂之前或之后应用本品，都未观察到更高的血管开通率。至于寻找合适剂量的那部分研究，共分为两组，每组各 100 例患者，第一组用半量的 rtPA 和 2 次静脉注射量的本品（10min 内，2 次快速静脉注射本品 180μg/kg），第二组用标准剂量的 rtPA。在 60min 时观察，第一组比第二组有较高的 TIMI 3 级血管开通率，并能进一步改善 TIMI 3 级血管的框架结构。在出血并发症方面两者没有显著区别。

【药代动力学】埃替巴肽为静脉制剂，无肝脏首过效应，吸收率为 100%。静脉用药 5min 后，血浆浓度达峰值。用药 4 ~ 6h 后，血浆浓度达稳定值。当埃替巴肽静脉注射 90 ~ 250μg/kg 时，血浆浓度峰值与剂量成正相关。埃替巴肽的血浆浓度与其抗血小板聚集作用成正相关，进入血液循环后，25% 的药物与血浆蛋白相结合。在稳定状态下，埃替巴肽的血浆分布容积为 0.23L/kg。在健康人中，埃替巴肽总清除率为 9.67L/h。药物主要经肾脏排泄，半衰期为 1 ~ 1.5h。严重肾功能不全者药物清除减慢，血浆浓度升高。老年人药物清除略有减慢。血液透析可增加药物清除。

【适应证】本品适用于冠状动脉综合征患者，且无需考虑是否有急性冠状动脉症状（不稳定型心绞痛和无 Q 波心肌梗死），以及那些有急性冠状动脉症状和正在使用药物治疗的患者及行 PCI 的患者。

【用法与用量】①急性冠状动脉综合征：首剂静脉注射 180μg/kg，随后以 2μg/（kg·min）静脉滴注，直至患者出院或行 CABG 术，最长可达 72h。②冠状动脉血管成形术：在开始做 PCI 前，首剂立即静脉注射本品 135μg/kg，随后 0.5μg/（kg·min）持续静脉滴注 1 天。③埃替巴肽合并用肝素：体重 >70kg 的患者给予 5000U 肝素静脉推注，随后 1000U/h 肝素静脉滴注；体重 >70kg 的患者给予 60U/kg 肝素静脉推注，随后 12U/（kg·h）肝素静脉滴注。

【不良反应】所有糖蛋白 Ⅱb/Ⅲa 受体拮抗剂都可增加出血的危险性，最常见的出血部位是近动脉处。在不同的研究中，由于药物不同，大出血的发生率为 1.1% ~16.6%。但是未发现本品有使颅内出血增加的情况。

心血管系统：可出现血压降低。

血液系统：可出现瘀斑（7%）、血肿（6%）、血尿（0.6%）、血小板减少。可出现股动脉穿刺部位的大出血（5% ~11%）、胃肠道出血（8%）、泌尿生殖道出血（4%）、颅内出血（2%）。

中枢神经系统：可出现脑卒中，多为非出血性（脑梗死），尤其是心率过快、年龄偏大、曾患前壁心肌梗死、暂时性脑缺血或脑卒中、有糖尿病病史者。

【禁忌证】①对本品过敏者；②近 30 日内有异常活动性出血（如消化性溃疡或颅内出血）或有出血倾向者；③有出血性脑卒中病史或近 30 日内发生脑卒中的患者；④肾衰竭、肾透析患者；⑤难以控制的严重高血压患者，收缩压 >26.7kPa（200mmHg）或舒张压 >14.7kPa（110mmHg）者；⑥近 6 周内做过大手术的患者；⑦血肌酸酐 ≥4mg/dl 者；⑧血小板计数 <100×10⁹/L 者；⑨同时胃肠外使用其他 GPⅡb/Ⅲa 受体拮抗剂的患者。

【注意事项】①老年人无需调整剂量，但体重 <50kg 者，有加重出血的危险性；②埃替巴肽妊娠安全分级为 B 级；③宜尽量减少血管及其他部位创伤，避免在不易压迫止血部位静脉给药；④股动脉穿刺部位止血后及患者停用埃替巴肽和肝素后，应至少观察 4h；⑤只有活化部分凝血激酶时间（APTT）<45s 时才可拔掉动脉导管鞘，接受 PCI 的患者应在停用肝素并使其药效消失后才可拔掉动脉导管鞘；⑥如发生不能控制的出血，应立即停用埃替巴肽和肝素；⑦使用本品期间应注意观察心电图的变化和出血倾向。

【孕妇及哺乳期妇女用药】妊娠：尚无有关孕妇使用本品治疗的对照研究。动物研究显示，只有潜在获益大于对胎儿的风险时才能在妊娠期间使用本品。

哺乳：由于许多药物可分泌至人乳汁中，因此，应在考虑本品对母亲的重要性后，再决定是停止哺乳还是中止给药。

【儿童用药】 对18岁以下儿童的安全性和有效性尚未确立。

【老年患者用药】 老年患者无需调整剂量。

【药物相互作用】 与阿加曲班、噻氯匹定、双嘧达莫、低分子量肝素、萃布地尼、尕古树脂、维生素A、软骨素、多昔单抗、非甾体类抗炎药（如阿司匹林）、抗凝血药、溶栓药合用，有增加出血的危险性。

与当归、茴香、山金车、小槲树、月见草、绣线菊、小白菊、越橘、红醋栗、墨角藻、睡菜、波多、琉璃苣、猫爪草、芹菜、姜黄素、大蒜、黄芪、辣椒素、生姜、蒲公英、银杏、丁香油、卡法、山楂、甘草、益母草、黄芩、丹参、大黄、红花油合用，有增加出血的可能性。

本品和呋塞米存在配伍禁忌，但可与阿替普酶、阿托品、多巴酚丁胺、利多卡因、哌替啶、美托洛尔、咪达唑仑、吗啡、硝酸甘油、氯化钾、葡萄糖、氯化钠配伍。

【药物过量】 参见阿昔单抗。

【制剂与规格】 注射剂：用于静脉注射每支20mg（10ml），用于静脉滴注每支75mg（100ml）、200mg（100ml）。

【贮藏】 本品应在2～8℃条件下密封保存。

3. 替罗非班

【药品名称】 国际通用名：替罗非班。英文通用名：tirofiban。

【药理作用】 本品为血小板聚集抑制剂，模拟RGD序列的非肽类，对血小板膜GPⅡb/Ⅲa受体具有特异性，可逆地拮抗血小板GPⅡb/Ⅲa受体，通过阻断纤维蛋白原介导的血小板交互连接，阻滞所有激动剂引起的聚集反应。

1. 抗血小板聚集作用　体外研究表明，本品可剂量依赖性地抑制ADP、胶原、花生四烯酸、血栓烷类似物和凝血酶引起的体外血小板聚集，而对瑞斯托菌素引起的血小板聚集无影响。其中对2μg/ml胶原或3.4μmol/L ADP引起血小板聚集的半数抑制浓度（IC_{50}）分别为（66±8）nmol/L和（39±4）nmol/L。此外，本品可竞争性抑制^{125}I–人体纤维蛋白原与ADP活化血小板的结合，IC_{50}为（10.0±4.2）nmol/L，抑制常数K_i为（2.1±1.0）nmol/L。

体内研究表明，犬快速静脉推注10～500μg/kg或在360min内连续静脉输注1～10μg/(kg · min) 盐酸替罗非班对ADP和胶原诱导的血小板聚集有抑制作用，停止输注后30～90min内血小板止血功能恢复正常，表明盐酸替罗非班对血小板无直接长期作用。快速静脉推注盐酸替罗非班后ADP引起的血小板聚集作用消失，出血时间无明显延长。

2. 抗血栓形成作用 Lynch 等研究表明，在电损伤引起的冠状动脉回旋支闭塞动物模型中，静脉滴注 $10.0\mu g/(kg \cdot min)$ 盐酸替罗非班可使 6 处预处理血管节段中的 3 处不形成完全闭塞，并使血栓形成时间延长，血栓重量减少，与对照组相比有显著差异。当与肝素（HEP）合用作为溶栓辅助药治疗电损伤引起的冠状动脉回旋支闭塞性血栓时，在给予组织型纤维蛋白溶解酶激活物（tPA）或链激酶（STK）前 15min 静脉滴注盐酸替罗非班可增加再灌注成功率，减少连续用药期间急性血栓再闭塞的发生率。

【**毒理学**】经一系列体内外试验证实，盐酸替罗非班无致突变作用和生殖毒性作用。

【**循证证据**】国外临床研究表明，盐酸替罗非班与肝素合用治疗急性冠状动脉综合征，包括不稳定型心绞痛或非 Q 波心肌梗死患者，以及行 PTCA 或动脉粥样斑块切除术的患者，疗效确切，耐受性好，不良反应少。

Ⅰ期临床研究表明，采用双盲、安慰剂对照、剂量递增的试验方法对健康男性志愿者分别静脉输注本品 1h 或 4h，并将 ADP 和胶原诱导的血小板聚集（APA 或 CPA）及出血时间作为评估指标对盐酸替罗非班体内活性和耐受性进行研究。结果显示盐酸替罗非班呈剂量依赖性抑制血小板聚集，延长出血时间，在 $0.4\mu g/(kg \cdot min)$ 时可完全抑制 APA 和 CPA，停药后 3h 聚集率分别恢复至基础值的 55% 和 89%，出血时间从给药前的 $(5.0\pm1.3)min$ 延长至给药后的 $(22.7\pm6)min$ $(P<0.01)$，停药后 3h 恢复正常。静脉注射本品 4h 试验结果表明，在 $0.15\mu g/(kg \cdot min)$ 和 $0.2\mu g/(kg \cdot min)$ 时可完全抑制血小板聚集，在 $0.2\mu g/(kg \cdot min)$ 剂量下，出血时间由给药前的 $(4.4\pm1.2)min$ 延长至给药后的 $(23.9\pm4.3)min$ $(P<0.01)$，停药后 3h 为 $(7.2\pm1.8)min$。在所有接受盐酸替罗非班的 33 名受试者中均未见任何不良反应发生。

在目前完成的三项与替罗非班相关的大规模Ⅱ期和Ⅲ期临床研究中，有 7288 例急性冠状动脉综合征（ACS）患者参加，研究期间均同时接受阿司匹林。

1. PRISM 研究（platelet receptor inhibition for ischaemic syndrome management）3231 例非 ST 段升高的 ACS 患者使用盐酸替罗非班或肝素，使用盐酸替罗非班的患者在治疗 2 天后发生死亡、心肌梗死或难治性缺血症的可能性降低 32%，治疗 30 天后可能性降低 36%，与对照组相比有显著差异（$P=0.02$）。

2. PRISM - PLUS 研究（the platelet receptor inhibition in ischemic syndrome management in patients limited by unstable signs and symptoms）1815 例严重非 ST 段升高的 ACS 患者单独使用盐酸替罗非班、肝素或二者合用，合用组治疗 30 天死亡或非致死性心肌梗死的发生率减少 27%，与对照组相比有显著差异

（ $P=0.027$ ）。

3. RESTORE 研究（randomized efficacy study of tirofiban for outcomes and restenosis） 是一项随机、双盲、安慰剂对照研究，旨在探讨替罗非班在症状出现 72h 内行冠状动脉介入治疗的患者中的有效性。该研究以死亡率、心肌梗死发生率和一个月内需再次行血管成形术为终点观察指标，共纳入 2139 例患者，均为冠状动脉介入术后，且有肝素和阿司匹林治疗背景者，随机分为替罗非班联合肝素组和对照组（单用肝素组）组，观察两组患者预后及终点指标。研究结果表明，替罗非班治疗组第 2 天终点事件减少 38%、心肌梗死事件下降 39%，治疗 7 天终点事件减少 27%、心肌梗死事件下降 32%；1 个月内需行血管成形术者减少 39%，两组比较有统计学差异。

以上研究结果表明，本品与肝素及阿司匹林合用能明显减少心血管并发症等不良事件和心肌梗死发生率及死亡率，降低难治性心绞痛发生率和需反复进行冠状动脉血管成形术等的心血管病变。

【**药代动力学**】健康志愿者在常规推荐剂量下血药浓度峰值与静脉输注期间稳态血药浓度相近。半衰期约为 2h，主要经肾脏排泄，经尿、粪便排泄量分别为给药剂量的 65% 和 25%，而且多以原型排泄。在 $0.01 \sim 25\mu g/ml$ 剂量范围内，本品的血浆蛋白结合率为 65%，与浓度无关，游离型药物占血浆的 35%，稳态分布容积为 $22 \sim 42L$。在健康志愿者中，本品血浆清除率为 $213 \sim 314ml/min$，肾清除率占血浆清除率的 39% ~69%，冠状动脉疾病患者服用本品后血浆清除率为 $152 \sim 267ml/min$，肾清除率占血浆清除率的 39%。本品在男性和女性冠状动脉疾病患者中的血浆清除率相近，在 65 岁以上老年患者中的血浆清除率与 65 岁以下患者相比下降 19% ~26%。本品在轻至中度肝功能不全患者中的血浆清除率与健康志愿者相比无明显差异；在严重肾功能不全患者（肌酐清除率<30ml/min，包括需进行血液透析的患者）中的血浆清除率下降 50% 以上。

【**适应证**】本品与肝素联用，适用于不稳定型心绞痛或非 Q 波心肌梗死患者，预防心脏缺血事件，同时也适用于冠状动脉缺血综合征患者进行冠状动脉血管成形术或冠状动脉内斑块切除术，以预防与治疗与冠状动脉突然闭塞有关的心脏缺血并发症。

【**用法与用量**】首先在 30min 内静脉输注 $0.4\mu g/(kg \cdot min)$，随后以 $0.1\mu g/(kg \cdot min)$ 静脉滴注 24h，若肌酐清除率<30ml/min，则将剂量减半。应用时须合并用肝素。本品仅供静脉使用，需有无菌设备；可与肝素联用，从同一液路输入。建议用有刻度的输液器输入本品。必须注意避免长时间负荷输入及根据患者体重计算静脉注射剂量和滴注速率。

临床研究中的患者除有禁忌证外，均服用了阿司匹林。

1. 不稳定型心绞痛或非 Q 波心肌梗死　盐酸替罗非班注射液与肝素联用由静脉滴注，起始30min 滴注速率为0.4μg/（kg·min），起始滴注量完成后，继续以0.1μg/（kg·min）的速率维持滴注。在验证疗效的研究中，本品与肝素联用滴注一般至少持续48h，并可达108h。患者平均接受本品71.3h。在血管造影术期间可持续滴注，并在血管成形术或动脉内斑块切除术后持续滴注12～24h。当患者激活凝血时间<180s 或停用肝素后2～6h 应撤去动脉鞘管。

2. 血管成形术或动脉内斑块切除术　对于血管成形术或动脉内斑块切除术患者开始接受本品时，应与肝素联用由静脉推注，起始推注量为10μg/kg，在3min 内推注完毕，而后以0.15μg/（kg·min）的速率维持输注。

本品维持量输注应持续36h，此后停用肝素。如果患者激活凝血时间<180s，应撤掉动脉鞘管。

3. 严重肾功能不全患者　对于严重肾功能不全的患者（肌酐清除率<30ml/min），本品的剂量应减少50%。

4. 其他患者　对于老年患者，参见【老年患者用药】，不推荐调整剂量。

5. 使用说明　使用前应肉眼检查颗粒及变色。根据体重调整为适当的给药速度。任何剩余溶液均须丢弃。

本品可以与下列注射药物在同一条静脉输液管路中使用，如硫酸阿托品、多巴酚丁胺、多巴胺、盐酸肾上腺素、呋塞米、利多卡因、盐酸咪达唑仑、硫酸吗啡、硝酸甘油、氯化钾、盐酸普萘洛尔及法莫替丁，但不能与地西泮（安定）在同一条静脉输液管路中使用。

【不良反应】

1. 根据文献资料，本品与肝素和阿司匹林联合治疗时，与药物有关的最常见不良事件是出血（据报道通常是渗血或轻度出血）

（1）除有禁忌证外，患者均接受阿司匹林治疗。血红蛋白下降>50g/L，伴或不伴有一个确定部位的出血、颅内出血或心脏压塞。

（2）血红蛋白下降30g/L，伴有已知部位的出血、自发性肉眼血尿、呕血或咯血。

（3）在 PRISM-PLUS 研究中盐酸替罗非班与肝素联合治疗组或对照组（接受肝素治疗）均未报道有颅内出血。在 RESTORE 研究中颅内出血的发生率在盐酸替罗非班与肝素联合治疗组为0.1%，而对照组（接受肝素治疗）为0.3%。在 PRISM-PLUS 研究中，腹膜后出血的发生率在盐酸替罗非班与肝素联合治疗组和对照组分别为0 和0.1%。在 RESTORE 研究中，腹膜后出血的发生率在盐酸替罗非班与肝素联合治疗组和对照组分别为0.6%和0.3%。

（4）接受盐酸替罗非班和肝素联合治疗或肝素单独治疗的女性和老年患者

分别较男性和年轻患者有较高的出血并发症。不考虑年龄和性别因素，接受盐酸替罗非班与肝素联合治疗的患者与肝素单独治疗的患者相比，其出血的危险性增加相似。对这些人群不需调整剂量。

（5）接受盐酸替罗非班和肝素联合治疗的患者较对照组更易出现血小板计数下降。这种下降在中断盐酸替罗非班治疗后可逆转。血小板下降到<90×10^9/L 的患者百分比为 1.5%，血小板下降到<50×10^9/L 的患者百分比为0.3%。血小板下降见于无血小板减少症病史并再次使用血小板 GPⅡb/Ⅲa 受体拮抗剂的患者。

（6）在盐酸替罗非班和肝素联合治疗组最常见的（发生率>1%）与药物相关的非出血性不良反应有恶心（1.7%）、发热（1.5%）和头痛（1.1%），在对照组中其发生率分别为 1.4%、1.1% 和 1.2%。

（7）在临床研究中，不良事件的发生率在不同种族，有无高血压、糖尿病或高胆固醇血症的患者中通常是相似的。

（8）非出血性不良事件的总发生率在女性患者（与男性患者相比）和老年患者（与年轻患者相比）中较高。但是，这些患者的非出血性不良事件的发生率在盐酸替罗非班与肝素联合治疗组和肝素单独治疗组是相似的。

2. 以下不良反应在上市后也有报道

（1）出血：颅内出血、腹膜后出血、心包积血、肺（肺泡）出血和脊柱硬膜外血肿。致死性出血罕见。

（2）全身：急性及（或）严重血小板计数减少可伴有寒战、轻度发热或出血并发症。

（3）超敏感性：严重变应性反应包括过敏性反应。在替罗非班静脉输注第 1天，初次治疗时及再次使用时均有过敏性病例发生的报道。有些病例伴有严重的血小板减少症（血小板计数<10×10^9/L）。

（4）实验室检查结果：接受盐酸替罗非班与肝素联合治疗的患者最常见的实验室不良事件与出血相关。发现有血红蛋白、血细胞比容和血小板计数下降。也可见尿和大便隐血增加。

【禁忌证】下列患者禁用本品：对本品过敏、有活动性出血、血小板减少症及出血史者，有颅内出血、颅内肿瘤、动静脉畸形或动脉瘤及急性心包炎史的患者，使用本品前 1 个月内有卒中史或有任何出血性卒中发作者及行主要器官手术者或有严重外伤需手术治疗者，有分割性支脉瘤史、严重高血压及同时服用其他静脉用 GPⅡb/Ⅲa 受体拮抗剂的患者。

【注意事项】本品应慎用于下列患者。

（1）近期（1 年内）出血，包括胃肠道出血或有临床意义的泌尿生殖道出血。

出血的预防：①因为本品抑制血小板聚集，所以与其他影响止血的药物合用时应谨慎，本品与溶栓药物联用的安全性尚未确定；②本品治疗期间，应监测患者有无潜在的出血，当出血需要治疗时，应考虑停止使用本品，也要考虑是否需要输血；③本品可轻度增加股动脉穿刺部位出血的发生率，特别是在股动脉鞘管穿刺部位，当要进行血管穿刺时需注意确保只穿刺股动脉的前壁，避免用Seldinger（穿透）技术使鞘管进入，鞘管拔出后要注意正确止血并密切观察；④实验室监测：在本品治疗前、静脉推注或负荷输注后6h内及治疗期间至少每天要监测血小板计数、血红蛋白和血细胞比容（如果证实有显著下降需更频繁）。之前接受过血小板 GP Ⅱ b/ Ⅲ a 受体拮抗剂的患者应当考虑尽早监测血小板计数，如果患者的血小板计数下降到<90×10^9/L，则需要再进行血小板计数检查以排除假性血小板减少，如果已证实有血小板减少，则需停用本品和肝素，并进行适当的监测和治疗；⑤在治疗前应测定APTT，并且应当反复测定，仔细监测肝素的抗凝效应并据此调整剂量，APTT升高有可能发生潜在致命性出血，特别是肝素与影响止血的其他产品如血小板 GP Ⅱ b/ Ⅲ a 受体拮抗剂联用时尤其可能。

（2）已知的凝血障碍、血小板异常或血小板减少病史。

（3）血小板计数<150×10^9/L。

（4）1年内的脑血管病史。

（5）1个月内大的外科手术或严重躯体创伤史。

（6）近期行硬膜外麻醉的手术。

（7）病史、症状或检查结果显示为壁间动脉瘤。

（8）严重的未控制的高血压［收缩压>180mmHg和（或）舒张压>110mmHg］。

（9）急性心包炎。

（10）出血性视网膜病。

（11）慢性血液透析。

（12）严重肾功能不全：在临床研究中，已证明有严重肾功能不全（肌酐清除率<30ml/min）的患者其替罗非班血浆清除率下降，对于该类患者应减少本品的剂量。

【孕妇及哺乳期妇女用药】孕妇及哺乳期妇女的安全性尚未证实，只有在无其他更加适当的选择时才使用本品，哺乳期妇女在服药期间应停止哺乳。

【儿童用药】儿童用药的安全性和有效性尚未确定。

【老年患者用药】在临床研究中，盐酸替罗非班对老年患者（≥65岁）的有效性与对年轻患者（<65岁）的相似。老年患者接受本品和肝素联合治疗或肝素

单独治疗比年轻患者有较高的出血发生率。非出血性不良事件的总发生率在老年患者中要高一些（与年轻患者相比）；但在老年患者中，盐酸替罗非班与肝素联合治疗和肝素单独治疗相比，非出血性不良事件的发生率相似，故老年患者不需要调整剂量。

【药物相互作用】 对于本品与阿司匹林和肝素的相互作用已进行了研究。本品与肝素或阿司匹林联用时比单独使用肝素或阿司匹林出血的发生率增加（参见【不良反应】）。当本品与其他影响的止血药物（如华法林）合用时应谨慎（参见【注意事项】中出血的预防）。在临床研究中本品已与 β 受体阻滞剂、钙离子通道阻滞剂、NSAIDS 及硝酸酯类联用，未见有临床意义的不良相互作用。在 PRISM 研究的一个亚组（$n=762$）中，接受下列药物之一的患者的替罗非班血浆清除率与未接受这些药物的患者的血浆消除率相似：普萘洛尔、对乙酰氨基酚（醋氨酚）、阿普唑仑、氨氯地平、阿司匹林、阿替洛尔、溴西泮、卡托普利、地西泮、地高辛、地尔硫䓬、多库酯钠、依那普利、呋塞米、格列本脲（优降糖）、肝素、胰岛素、异山梨酯、左旋甲状腺素、劳拉西泮、洛伐他汀、甲氧氯普胺、美托洛尔、吗啡、硝苯地平、硝酸酯类、奥美拉唑、奥沙西泮、氯化钾、普萘洛尔、雷尼替丁、辛伐他汀、硫糖铝和替马西泮。这些药物对替罗非班的血浆清除率没有具有临床意义的相互作用。

【药物过量】 参见阿昔单抗。

【制剂与规格】 注射剂：每支 50ml（0.25mg/ml）、500ml（0.05mg/ml）。

四、增加血小板内环腺苷酸的药物

1. 西洛他唑

【药品名称】 国际通用名：西洛他唑。商用名：培达。英文通用名：cilostazol。

【药理作用】 西洛他唑可抑制血小板及平滑肌磷酸二酯酶的活性，使血管平滑肌内环腺苷酸（cAMP）浓度上升，因此，具有抗血小板聚集及血管扩张的作用，抑制 TXA2 引起的血小板聚集，但不影响血小板的花生四烯酸代谢。增加肢体血流量，改善末梢血流状态，抑制血栓形成。

【药代动力学】 口服后，在肠道内迅速被吸收，3h 后达到血药浓度的峰值。成人一次口服 100mg，最高血药浓度为 736.9ng/ml，吸收半衰期为 2.2h，清除半衰期为 18h。连续给药 4 日，每日 2 次，未发现血药浓度蓄积上升。动物实验证实：给药 1~4h 后，几乎在所有组织内达到最高浓度，尤以胃、肝、肾处浓度较高，之后伴随血药浓度的降低而迅速下降。给药 48h 后，胆汁中的排泄率为

31.7%。给药 72h 后，给药量的 42.7% 经尿、61.7% 经粪便排泄。

【适应证】慢性动脉闭塞症引起的溃疡、肢痛、冷感及间歇性跛行等缺血性症状。动脉粥样硬化、血栓闭塞性脉管炎、大动脉炎、糖尿病所致肢体缺血症。

【用法与用量】成人 50～100mg/次，每日 2 次，根据年龄和症状可适当增减。

【不良反应】偶见皮疹、荨麻疹、瘙痒感、心悸、脉频、血压低、发热、头晕、眼花、失眠或困倦、水肿、疼痛、倦怠、乏力、胃部不适、恶心、呕吐、食欲不振、腹泻、上腹部痛、腹部胀满感；谷草转氨酶、谷丙转氨酶、乳酸脱氢酶、尿素氮、肌酐、尿酸升高；消化道出血、鼻出血、皮下出血、眼底出血、血尿等出血倾向和血小板减少。

【禁忌证】对本品过敏者、血友病、毛细血管脆弱症、上消化道出血、尿路出血、咯血、玻璃体积血等。

【注意事项】慎用于使用抗凝血药物（华法林）或抗血小板药物（阿司匹林、噻氯匹定）的患者，使用时必须进行血液凝固能力检查，经期妇女，伴有出血倾向的患者和严重肝功能、肾功能障碍患者慎用。

【孕妇及哺乳期妇女用药】哺乳期妇女在服药期间应停止哺乳。

【儿童用药】儿童用药的安全性尚未确立。

【老年患者用药】慎用。

【制剂与规格】片剂：每片 50mg。

2. 双嘧达莫

【药品名称】国际通用名：双嘧达莫。商品名：潘生丁。英文通用名：dipyridamole。

【药理作用】具有抗血栓形成作用。双嘧达莫抑制血小板聚集，高浓度（50μg/ml）可抑制血小板释放。作用机制可能为：①抑制血小板、上皮细胞和红细胞摄取腺苷，治疗浓度为 0.5～1.9μg/dl 时该抑制作用成剂量依赖性，局部腺苷浓度升高，作用于血小板的 TXA_2 受体，刺激腺苷酸环化酶，使血小板内 cAMP 增多。通过这一途径，血小板活化因子（PAF）、胶原和 ADP 等刺激引起的血小板聚集受到抑制；②抑制各种组织中的 PDE，治疗浓度抑制环磷酸鸟苷 - 磷酸二酯酶（cGMP-PDE），对 cAMP-PDE 的抑制作用弱，因而强化内皮舒张因子（EDRF）引起的 cGMP 浓度升高；③抑制 TXA_2 形成，TXA_2 是血小板活性的强力激动剂；④增强内源性 PGI_2 的作用。双嘧达莫对血管有扩张作用。犬经十二指肠给予双嘧达莫 0.5～4.0mg/kg，产生剂量相关性体循环和冠状血管阻力降低，体循环血压降低和冠状动脉血流增加。给药后 24min 起效，作用持续约 3h。

在人体观察到相同的血流动力学效应，但急性静脉给药可使狭窄冠状动脉远端局部心肌灌注减少。

【药代动力学】 口服吸收迅速，平均达峰浓度时间约为75min，血浆半衰期为2~3h，与血浆蛋白结合率高。在肝内代谢，与葡萄糖醛酸结合，经胆汁排泄。

【适应证】 慢性冠状动脉循环功能不全、心肌梗死和弥散性血管内凝血。

【用法与用量】 口服，成人25~50mg/次，3次/日；血栓栓塞性疾病，口服，100mg/次，4次/日。

【不良反应】 治疗剂量时，不良反应轻而短暂，长期服用最初的副作用多消失。常见的不良反应有头晕、头痛、呕吐、腹泻、脸红、皮疹和瘙痒，罕见心绞痛和肝功能不全。不良反应持续或不能耐受者少见，停药则可消除。上市后的经验报道中，罕见不良反应有喉头水肿、疲劳、不适、肌痛、关节炎、恶心、消化不良、感觉异常、肝炎、秃头、胆石症、心悸和心动过速。

【禁忌证】 过敏和休克患者禁用。

【注意事项】 除葡萄糖注射液外，本品不宜与其他药物混合注射。低血压时慎用，休克时禁用。

【孕妇及哺乳期妇女用药】 哺乳期妇女在服药期间应停止哺乳。

【儿童用药】 慎用。

【老年患者用药】 慎用。

【药物相互作用】 与茶碱合用可降低静脉注射本品的扩血管作用。与抗凝血药、头孢孟多、头孢替坦、丙戊酸钠等合用可加重出血倾向。与吲哚美辛合用可出现水肿。

【药物过量】 如果发生低血压，必要时可用升压药。急性中毒症状在啮齿动物有共济失调、运动减少和腹泻，在犬有呕吐、共济失调和抑郁。双嘧达莫与血浆蛋白高度结合，透析可能无益。

【制剂与规格】 片剂：每片25mg。

五、5-羟色胺受体拮抗剂

沙格雷酯

【药品名称】 国际通用名：沙格雷酯。英文通用名：sarpogrelate。

【药理作用】

1. 作用机制 本品对于血小板及血管平滑肌的5-HT$_2$受体具有特异性拮抗作用，因而显示抗血小板及抑制血管收缩的作用。

2. 抑制血小板凝聚作用 ①对于健康成人及慢性动脉闭塞症患者，本品可抑制由于同时添加 5-羟色胺和胶原蛋白所致的血小板凝聚（体外实验）。②在体内实验中，本品可抑制胶原蛋白所致的血小板凝聚及 ADP 或肾上腺素所致的继发性凝聚。另外，由胶原蛋白所致的血小板凝聚会由 5-羟色胺增强，本品可抑制这一现象。

3. 抗血栓作用　①在使用周围动脉闭塞症模型（通过输注月桂酸导致大鼠周围动脉闭塞）的实验中，本品可抑制其病症的发作。②在使用动脉血栓模型（血管内皮损伤导致的小鼠动脉血栓、聚乙烯管置换大鼠动脉血栓）实验中，本品可抑制其血栓的形成。

4. 抑制血管收缩作用　在使用大鼠血管平滑肌进行的体内实验中，本品可抑制 5-羟色胺导致的血管平滑肌收缩。另外，血管平滑肌会伴随血小板凝聚而发生收缩，使用本品可抑制这种收缩。

5. 微循环改善作用　本品可使慢性动脉闭塞症患者的透皮性组织氧分压及皮肤表面温度升高。在使用侧支血行循环障碍模型（大鼠）实验中，本品可改善其循环障碍。

【循证证据】

1. 沙格雷酯在治疗外周动脉疾病疗效中的研究　2016 年 Soga 等发表了一项旨在探讨沙格雷酯治疗腘动脉介入后患者疗效的研究。该研究为多中心、随机、开放标签临床研究，共纳入 186 例患者，随机分为阿司匹林联合沙格雷酯组及阿司匹林单药治疗组，一级终点为一年初始通畅率，二级终点为靶血管再血管化率及再通率。研究结果表明，联合治疗组一年初始通畅率为 66%，阿司匹林单药治疗组一年初始通畅率为 56%，但两者无显著统计学差异（$P = 0.33$）。同时二级终点亦无显著差异。研究结果表明，沙格雷酯未能改善腘动脉疾病介入患者的预后。

2. 沙格雷酯对冠状动脉疾病疗效的研究　2008 年，Tamura 等对比了沙格雷酯和噻氯匹定治疗裸支架植入术后患者疗效的研究。此研究为随机研究，共纳入 450 例成功植入裸支架的患者，按照 1∶1 随机分为两组，噻氯匹定联合阿司匹林组及沙格雷酯联合阿司匹林组，至少治疗 4 周，6 个月后复查冠状动脉造影。一级终点为严重药物不良反应导致停药或支架内再狭窄，二级终点为支架内血栓形成。研究结果表明，沙格雷酯组患者严重药物不良反应时间显著低于噻氯匹定组，两组间支架内再狭窄及亚急性血栓的发生率无显著差异。

3. 沙格雷酯治疗 PCI 术后患者的疗效研究　一项旨在探讨沙格雷酯或西洛他唑联合阿司匹林和替格瑞洛治疗 PCI 术后患者疗效的回顾性队列研究，共纳入 93 876 例缺血性心脏病患者，均有 PCI 手术史。根据用药情况将患者分为 3 组：阿司匹林联合替格瑞洛双联治疗组，阿司匹林、替格瑞洛联合西洛他唑三联治疗组，以及阿司匹林、替格瑞洛联合沙格雷酯三联治疗组。观察三组间主要心脑血管事件（如死亡、心肌梗死、靶血管再血管化、缺血性卒中）的发生率。该研究结果表明，包括沙格雷酯在内的三联抗血小板治疗在降低主要不良心脑血管事件发生率方面和传统双联抗血小板治疗相当，并且严重和致命性出血的风险并未显著增加。

4. 在治疗脑血管疾病疗效中的研究　2008 年 Shinohara 等在 *Stroke* 杂志发表了一项旨在探讨沙格雷酯用于脑卒中二级预防疗效和安全性的研究。该研究为随机、双盲、阿司匹林对照研究。将 1510 例近期脑卒中患者随机分为沙格雷酯组和阿司匹林组，平均随访 1.59 年。研究结果表明，沙格雷酯组在脑卒中二级预防方面相对于阿司匹林并无优势，但出血事件显著低于阿司匹林。

上述循证证据表明，沙格雷酯相对安全，但在抗血栓方面较其他抗血小板药物并无显著优势。临床上需权衡利弊，正确选择药物。

【药代动力学】

1. 吸收　健康成人一次服用本品 100mg 时的血药浓度变化及药代动力学参数如下：健康成人（$n=6$）C_{max}（0.54 ± 0.10）$\mu g/ml$，t_{max}（0.92 ± 0.59）h，$t_{1/2}$（0.69 ± 0.14）h，AUC $0\rightarrow\infty$（0.58 ± 19.2）$\mu g \cdot h/ml$。

2. 代谢、排泄　健康成人一次服用本品 100mg 时，服用后 24h 内在尿与粪便中未发现药物原型。另外，从尿及粪便中的排泄分别为 44.5% 和 4.2%。大鼠口服 ^{14}C-盐酸沙格雷酯时，大部分组织内放射性浓度在 15~30min 达到最高值，而且肝、肾及肺中的放射性浓度分布要高于血液。^{14}C-盐酸沙格雷酯从各组织内的消失也很迅速。用药后 96h 内从尿排泄 30%~40%，从粪便排泄 60%~70%。

【适应证】　改善慢性动脉闭塞症引起的溃疡、疼痛及冷感等缺血性症状。

【用法用量】　以盐酸沙格雷酯计，通常成人每天 3 次，每次 100mg，饭后口服，但应根据年龄、症状的不同适当增减药量。

【不良反应】　在 4807 例病例中，发现有不良反应的为 107 例（2.23%）（包括临床检验值异常在内）。主要的不良反应有：恶心 12 例（0.25%）、胃灼热 10 例（0.21%）、腹痛 9 例（0.19%）。另外，包括根据主诉而不能计算出频率的不良反应报道在内。

严重不良反应：①脑出血（0.1% 以下）、消化道出血（0.1% 以下）：曾发现有脑出血、吐血和便血等消化道出血的不良反应，因此在使用本品时需要进行充分观察，当发现有异常情况时应停止用药并进行适当处理。②血小板减少：曾发现有血小板减少的不良反应，因此在使用本品时需要进行充分观察，当发现有异常情况时应停止用药并进行适当处理。③肝功能障碍、黄疸：曾发现有伴随 AST（GOT）、ALT（GPT）、Al-P、γ-GTP、LDH 升高的肝功能障碍、黄疸等不良反应，因此在使用本品时需要进行充分观察，当发现有异常情况时应停止用药并进行适当处理。同类药物（盐酸噻氯匹定）发现有粒细胞缺乏症等不良反应，因此需要注意。

其他不良反应：出现此种症状时，应停止用药。注意对患者进行充分观察，当发现有异常情况时，应采取停止用药等适当措施。

【禁忌证】①出血性患者（血友病、毛细血管脆弱症、消化道溃疡、尿道出血、咯血、玻璃体积血等有加剧出血的可能）。②孕妇或有可能已怀孕的妇女。

【注意事项】下列患者慎用：①月经期间的患者（有加剧出血的可能）；②有出血倾向及出血因素的患者（有加剧出血的可能）；③正在使用抗凝血药（法华林等）或具有抑制血小板凝聚作用的药物（阿司匹林、盐酸噻氯匹定、西洛他唑等）的患者（有加剧出血的可能）；④有严重肾病的患者（有影响排泄的可能）。

重要基本注意事项：在使用本品期间，应定期进行血液检查。交付患者药物时应指导患者在服用 PTP 包装的药剂时从药座中取出后服用（据报道，由于误饮 PTP 药座，坚硬的锐角刺入食管黏膜，引起穿孔，并发纵隔窦道炎等严重并发症）。

【孕妇及哺乳期妇女用药】孕妇、产妇、哺乳期妇女等的用药：①孕妇或有可能已怀孕的妇女不可使用此药。动物实验（大鼠）表明，有胎儿死亡率增加及新生儿生存率降低的情况。②哺乳期妇女最好不使用此药，不得不使用此药时，应停止哺乳。动物实验（大鼠）表明，药物成分可以进入乳汁。

【儿童用药】对小儿等用药的安全性尚未确立（没有用药经验）。

【老年患者用药】对老年患者用药应从低剂量开始（如 150mg/d），边观察患者情况边慎重用药。一般老年患者由于其肾、肝生理功能下降，有可能出现血药浓度持续偏高的现象。

【药物相互作用】合并用药时注意事项：药物名称、临床症状、处理方法、机制、危险因素。抗凝血药、法华林等有加剧出血的可能，可增强相互间的作用，具有抑制血小板凝聚作用的药物如阿司匹林、盐酸噻氯匹定、西洛他唑等。

【药物过量】尚不明确。

【规格】每片含盐酸沙格雷酯 100mg。

【包装】100mg：9 片（9×1）PTP，10 片（10×1）PTP，100 片（10×10）PTP。

【贮藏】室温保存。

六、凝血酶受体拮抗剂

沃拉帕沙

沃拉帕沙是一种新型抗血小板药物，也是第一代血小板膜蛋白上蛋白酶激活受体 1（PAR-1）拮抗剂，其在动脉粥样硬化斑块和 PCI 后常发生的再狭窄过程中的血管修复作用已在试验中被证实，2014 年 5 月美国 FDA 批准其上市。沃拉帕沙的上市为抗血小板治疗提供了新的选择。

【药品名称】国际通用名：沃拉帕沙。英文通用名：vorapaxar。英文商品名：ZONTIVITY。

【药理作用】硫酸沃拉帕沙（vorapaxar sulfate）是第一代首创的、可逆性、高选择性、具有强竞争力的凝血酶受体拮抗剂，也是非肽类竞争性的表达在血小板膜蛋白上 PAR-1 拮抗剂。PAR-1 是一种可被凝血酶激活的受体，而凝血酶是一种有效的血小板激活剂。沃拉帕沙能够抑制血小板上 PAR-1 受体，从而有效抑制凝血酶诱导的血小板聚集，旨在抑制血凝块的形成。一定剂量的沃拉帕沙可抑制凝血酶受体激活肽（TRAP）诱导的血小板聚集。本品在不影响凝血酶生成纤维蛋白能力的条件下产生抗血小板作用。此外，本品不影响 ADP、TXA2、胶原介导的血小板聚集，也不影响凝血酶原时间和活化部分凝血激酶时间。沃拉帕沙也是这类药物中首个被美国 FDA 获批的药物。

【药效动力学】在沃拉帕沙推荐剂量治疗开始 1 周内，可达到 80% 以上 TRAP 诱导的血小板聚集抑制作用。在健康志愿者研究中，单次或多剂量（28 天）给予沃拉帕沙后血小板 P-选择素（P-selectin）和可溶性 CD40 配体表达或凝血试验参数（PT、APTT、ACT、ECT）没有发生变化。

沃拉帕沙在单剂量直至推荐剂量的 48 倍时对心电图的 Q-Tc 间期没有影响。

【循证证据】

1. TRA 2P-TIMI50 试验（the thrombin receptor antagonist in secondary prevention of atherothrombotic ischemic events） 是一项 32 个国家 1032 家医院参与的国际多中心、随机、双盲、安慰剂对照试验，旨在评估沃拉帕沙治疗稳定型冠状动脉硬化的疗效。该研究共入选 26 449 例稳定的动脉粥样硬化患者，按 1∶1 随机给予 PAR-1 拮抗剂沃拉帕沙（每天 2.5mg）或安慰剂。随访 3 年时，与安慰剂组比较，沃拉帕沙组主要复合终点事件（心血管死亡、心肌梗死或卒中导致紧急冠状动脉血运重建）、次要终点事件（心血管死亡、心肌梗死、卒中）明显减少。但与安慰剂组比较，沃拉帕沙组全球梗死相关动脉开通策略（GUSTO）定义的中、重度出血明显增加（4.2% vs. 2.5%，$P<0.001$）。无卒中史患者中，沃拉帕沙组主要终点为 8.3%，而安慰剂组为 9.6%（$P<0.001$）。沃拉帕沙对心血管死亡、心肌梗死或卒中的获益在各亚组（包括使用或不使用噻吩并吡啶类药物）无差异。两组致死性出血发生率相当（0.3% vs. 0.2%，$P=0.19$），但沃拉帕沙组颅内出血率明显高于安慰剂组（1.0% vs. 0.5%，$P<0.001$）。研究显示，沃拉帕沙可明显降低心血管死亡、心肌梗死和卒中，但中、重度出血风险增加（包括颅内出血），因而提示需要进一步的研究确定使用沃拉帕沙可以明显获益的患者。该药在 II 期临床试验中显示出良好的安全性，并且其亚组分析表明可以在目前标准的双联抗血小板方案（阿司匹林+氯吡格雷）基础上使 PCI 术后患者进一步获益。

2. TRACER 研究（the thrombin receptor antagonist for clinical event reduction in acute coronary syndrome，凝血酶受体拮抗剂在急性冠状动脉综合征患者中减少临床事件研究）是一项随机、双盲、多中心临床试验，旨在评价和比较高风险的非 ST 段抬高型急性冠状动脉综合征 NSTE-ACS 患者在接受标准治疗同时服用本品或安慰剂的临床疗效。12 944 例 NSTE-ACS 患者经标准治疗，随机分为沃拉帕沙组（6473 例）和安慰剂组（6471 例），沃拉帕沙组首日服用负荷剂量 40mg，之后每日 2.5mg 的本品与安慰剂组对照。每组各有约 87% 的患者应用双联抗血小板聚集药物，40% 的患者应用至少 100mg/d 的阿司匹林。中位疗程为 379 天，比既往双联抗血小板研究的疗程长。主要终点事件包括：心血管疾病、心肌梗死、卒中、复发性缺血所致的再次住院或急诊 PCI。次要终点事件包括：心血管死亡、心肌梗死及卒中。研究结果表明，药物组和安慰剂组主要终点事件的发生率没有显著性差异，分别为 15.9%（1031/6473） vs. 17.0%（1102/6471）。Kaplan-Meier（生存曲线）2 年比率为 18.5% vs. 19.9%，$P=0.07$。试验进行到 2 年时，由于药物组的主要出血并发症风险增加，包括颅内出血增加，该研究在安全性审查后被提前终止。该项研究表明 ACS 患者在标准治疗的基础上加用沃拉帕沙不能减少主要复合终点事件，反而显著增加严重出血（包括颅内出血）的风险。

Tan 等对目前沃拉帕沙临床研究进行了荟萃分析，该荟萃分析纳入的临床研究共包括 31 888 例冠心病患者。结果表明，与安慰剂相比，在双联抗血小板治疗的基础上加用沃拉帕沙可显著降低患者主要严重心脏不良事件（包括心源性猝死、心肌梗死、脑卒中、急性再血管化及因反复发作的心肌缺血而住院）的发生，但沃拉帕沙组出血风险也显著增加。

沃拉帕沙已获准用于降低有心肌梗死或外周动脉疾病史患者的心肌梗死、卒中、心血管死亡及需要冠状动脉血运重建术的风险。

【药代动力学】

1. 吸收　口服迅速而完全被胃肠道吸收，在负荷剂量下，抗血小板作用峰值为服药后2h。临床上，食物会增加暴露组药物的延迟吸收，高脂肪餐摄入可导致AUC降低和峰浓度时间延迟（45min），但是其影响甚微。绝对生物利用度约为100%。此外，抑酸剂也会在沃拉帕沙的暴露组药物吸收和最大血清浓度中产生不显著的临床差异，因此，进食及抑酸剂不影响其药物吸收。

2. 分布　沃拉帕沙的表观分布容积接近424L（95%置信区间：351~512）。主要循环活性代谢产物与人血浆蛋白结合（≥99%）。

3. 代谢　本品代谢主要由细胞色素P450（CYP）3A4酶介导，主要通过胆道和胃肠道代谢，本品的清除缓慢，半衰期超过7天（159~311h），其药代动力学和药效学在种族中的差异尚未被列入研究。

4. 排泄　药物清除的主要途径是粪便，极少量通过肾脏排泄（少于给予剂量的5%）。

特殊人群：无需根据年龄、种族、性别、体重和中度肾功能不全调整剂量。严重肝受损患者、有出血风险患者不建议使用本品。

【毒理学】

1. 致癌作用　对大鼠和小鼠给予口服本品2年进行致癌性研究。雄性和雌性大鼠剂量0.3mg/（kg·d）、10mg/（kg·d）和30mg/（kg·d），雄性和雌性全身暴露量（AUC）分别是人体推荐量（RHD）全身暴露量的9倍和29倍时，显示无致癌性可能。雄性和雌性小鼠给予剂量0.1mg/（kg·d）、5mg/（kg·d）和15mg/（kg·d），在全身暴露量（AUC）直至人全身暴露量30倍时，本品亦未显示致癌性作用。

2. 致突变作用　Ames细菌回复突变试验表明，本品无致突变作用。体外腹腔给药后小鼠体内微核实验不产生致染色体断裂作用。

3. 生育力受损　大鼠生育力研究显示，在本品剂量加至50mg/（kg·d）时，这一剂量对雄性和雌性大鼠AUC分别是相当于RHD全身暴露量的40倍和67倍时，对雄性或雌性大鼠生育力无影响。

【动物药理学】阿司匹林加沃拉帕沙给药时出血时间略延长。阿司匹林、沃拉帕沙和氯吡格雷三联合用时，产生的出血时间显著延长。输注富含血小板血浆后，出血时间正常。体外用花生四烯酸诱导血小板聚集部分恢复。

【适应证】美国FDA和欧洲药品管理局批准了沃拉帕沙用于降低有心肌梗死既往史患者的缺血事件，在阿司匹林和氯吡格雷基础上使用沃拉帕沙有中等程度获益。

适用于心肌梗死或外周动脉疾病、卒中、心血管死亡及需要冠状动脉血运重建术的患者。

【用法与用量】每天 1 次，每次 1 片，口服。

【不良反应】出血，包括致命性出血。

【禁忌证】①对本品过敏者；②脑卒中、TIA 或颅内出血史；③活动性病理性出血。

【黑框警告】卒中或短暂性脑缺血发作史和颅内出血史是本品的禁忌证。

【注意事项】①其他抗血小板药物和沃拉帕沙联合给药增加出血风险。②避免使用强 CYP3A 抑制剂或诱导剂。

【孕妇及哺乳期妇女用药】①孕妇：没有在孕妇中使用本品的对照研究。②哺乳期妇女：本品或其代谢产物是否在人乳汁中排泄尚未知，但在大鼠乳汁中发现本品或其代谢产物。婴儿服用沃拉帕沙可能有潜在严重不良反应，故应终止哺乳。

【儿童用药】尚未确定在儿童患者中沃拉帕沙的安全性和疗效。

【老年患者用药】在 TRA 20 P 试验中，MI 后或 PAD 无脑卒中或 TIA 病史患者，33% 的患者≥65 岁，其中 9% 的患者≥75 岁。老年组出血的相对风险（患者与安慰剂组比较）相似。老年患者和年轻患者之间未观察到安全性或有效性总体差别，因为老年患者具有较高的出血风险，开始口服本品前应考虑患者年龄。

【药物相互作用】本品的消除主要通过 CYP3A4 和 CYP2J2 代谢。其他药物亦对本品有影响。

1. 强 CYP3A4 抑制剂　避免本品与强 CYP3A4 抑制剂同时使用，如酮康唑、伊曲康唑、泊沙康唑、克拉霉素、奈法唑酮、利托那韦、沙奎那韦、奈非那韦、茚地那韦、波普瑞韦、特拉匹韦、泰利霉素、尼卡地平、奎尼丁和考尼伐坦。同时避免与 CYP3A 的强诱导剂同时使用，如利福平、波生坦、卡马西平和苯妥英钠。

2. 抗凝血药和抗血小板药物　阿替普酶、瑞替普酶、替奈普酶、抗凝血酶Ⅲ、阿加曲班、比伐卢定、重组水蛭素、阿司匹林、氯吡格雷、华法林、普拉格雷、依度沙班与沃拉帕沙合用时均可增加其抗血小板或抗凝作用，合用期间应密切监测，避免潜在出血。

3. 本品对其他药物的影响　体外代谢研究显示本品或代谢产物 M20 可能不导致有临床意义的抑制或诱导主要 CYP 同工型或 OATP1B1、OATP1B3、BCRP、OAT1、OAT3 和 OCT2 转运蛋白的抑制作用。

【药物过量】无已知的逆转沃拉帕沙抗血小板过量治疗的作用，而且如果过量后发生出血，不能期望透析，也不能期望血小板输注获益。终止正常给药后预期对血小板聚集的抑制作用数周后消失。

【制剂与规格】黄色片剂：2.08mg/片。

【贮藏】贮存在 20 ~ 25℃（68 ~ 77℉），外出允许 15 ~ 30℃（59 ~ 86℉）。

第六节　抗血小板药治疗反应多态性

在临床实践中经常遇到同等剂量的抗血小板药物，对于某些患者疗效甚佳，但对另一部分患者却疗效有限，这时往往需增大抗血小板药的剂量才能取得临床疗效，有些患者甚至对抗血小板药物几乎无反应。究其原因可能是不同个体对抗血小板药物治疗反应存在较大的差异，这就是抗血小板药物治疗反应的多态性。

抗血小板药物治疗反应多态性是指患者接受抗血小板药物治疗时，不同个体对抗血小板药物治疗反应存在较大的差异。这种差异可以通过相关实验室检查得以证实，其中低反应和无反应者经抗血小板药物治疗后测得的相关实验室指标与未经治疗者相近或无变化。早期研究常将这种现象称为阿司匹林或氯吡格雷抵抗，即患者个体对抗血小板药物有抵抗作用，使其无法发挥临床疗效。近年来，学术界多以个体对抗血小板治疗反应降低或抗血小板治疗后残余血小板活性升高取代"抵抗"一词，但在许多文献和研究中仍然习惯性使用"抗血小板治疗抵抗"一词。

一、抗血小板药治疗反应多态性的影响因素

临床和基础研究均已证实，遗传因素是抗血小板药物治疗反应多态性的主要原因。氯吡格雷是一种抗血小板的前体药物，患者口服入体内后需要 CYP450 代谢成活性代谢产物，并通过不可逆地阻断血小板 P2Y12 受体来抑制血小板聚集，达到抗血小板的作用。研究表明，*CYP2C19*、*CYP3A5*、*ABCB1*、*PON1* 等基因突变均可影响血小板反应活性，尤其以 *CYP2C19* 基因突变影响最为突出。*CYP2C19* 基因突变可导致其编码产物 CYP2C19 酶异常，进而影响氯吡格雷等药物的代谢，最终形成抗血小板药物反应多态性。此外，药物之间相互作用也可以影响血小板反应活性。临床上在应用氯吡格雷抗血小板治疗时，同时服用抑制 CYP2C19 酶的药物可降低氯吡格雷转化为活性代谢产物的水平，使血小板反应性升高，影响其疗效。

二、抗血小板药治疗反应降低的检测方法

量化、可测定的实验室指标对于明确患者抗血小板药物治疗反应是否降低至关重要。目前，相关的用于评价血小板 P2Y12 受体拮抗剂疗效的实验室检查方法主要有如下几种。

1. VerifyNow 快速血小板功能监测法　2006 年美国 FDA 批准将该法用于血

小板功能的检测。其最大的优点是操作简单，且为标准化操作方案，耗时短、重复性好。缺点在于价格较高，目前在国内普及程度不高。该法对出血风险的预测也具有一定的价值，故具有良好的发展前景。

2. 血管扩张刺激磷酸蛋白（VASP）法　优点：操作标准化、准确率高、稳定型和可重复性较强。近来在欧美应用较为普遍，原因是氯吡格雷药效最特异性的监测指标。缺点是技术操作过程烦琐，对设备要求高，测定时需要流式细胞仪，且价格相对较高，故难以进行临床大样本量的检测，在基层医院开展也有较大的困难。

3. Multiplate 法　根据电阻法原理进行检查，标本为全血，且测定时间在10min 左右，其标准化操作较为简便，但对于血小板反应性测定的准确性存疑。目前多在欧洲应用。

4. 光学比浊法（LTA）　是测定血小板反应性的金标准，准确率较高，对设备要求低，费用相对低廉，在我国有很大的应用空间。但不足之处在于其血样采集、标本处理和检测过程较为烦琐，且缺乏标准化检测流程，无法进行方便、快捷的床边检测，目前在欧美已被其他方法取代。

三、血小板功能监测预测血栓事件及检查的必要性

许多临床研究表明，血小板高反应性（high platelet reactivity，HPR）是患者发生血栓事件的独立危险因素。HPR 患者较非 HPR 患者的血栓风险增加2.5～3倍。需要强调的是，相对于非 HPR 患者，HPR 患者的血栓事件风险虽然较高，但大部分 HPR 患者依然不会发生血栓事件，故用 HPR 来预测血栓事件的敏感性和特异性均不是很高，目前仅认为其诊断价值有限。HPR 不应当作为血栓事件的诊断标志，而应将其视为发生血栓事件的危险因素，对于稳定型心绞痛及急性冠状动脉综合征未行 PCI 的患者不常规推荐做 HPR 筛查。

对于因 ACS 行 PCI 的患者，临床上如出现以下三种情况并需要更改 P2Y12 受体拮抗剂的治疗方案时，应推荐做血小板功能监测：①患者在接受氯吡格雷治疗后仍然出现支架内血栓；②临床进程和手术操作过程均预示发生血栓事件的风险明显升高；③冠状动脉单支分叉血管或左主干分叉病变 PCI 术后患者。

四、抗血小板药治疗反应多态性和出血之间的关系

一些国际多中心、大样本临床研究表明，氯吡格雷治疗后低血小板反应性（LPR）患者是发生出血的独立危险因素，其出血风险显著增加。鉴于临床研究结果表明，血小板功能监测与临床缺血和出血事件有着很好的相关性，故应当密切观察病情，结合患者病史特点、临床状况和抗血小板反应性实验室检查指标，

综合做出判断，准确评估血栓和出血的风险，选择优化个体化治疗方案。

五、抗血小板药治疗后残余血小板活性升高的处理

对临床应用抗血小板药物治疗后，残余血小板活性仍升高者的处理，应遵循个体化原则：

1. 增加阿司匹林剂量　是临床常用的推荐方法，阿司匹林的抗血小板作用机制与氯吡格雷不同，阿司匹林不经 CYP P450 代谢，理论上可部分弥补氯吡格雷等效果欠佳的问题。然而，许多临床研究（CURRENT-OASIS、HORIZONS-AMI、PLATO）结果表明，增加阿司匹林剂量并不能改善临床事件，反而增加出血的风险，故建议在与 P2Y12 受体拮抗剂合用时，即使血小板功能监测结果提示阿司匹林治疗反应不佳，也不推荐增加阿司匹林的剂量（超过 100mg/d）。

2. 增加氯吡格雷剂量　也是应对氯吡格雷治疗反应不佳的推荐方法之一。然而，许多国际多中心、大样本、随机临床研究（CRAVITAS、ARCTIC 等）结果表明，HPR 患者接受大剂量氯吡格雷（150mg/d）治疗时并不能减少临床事件发生率。ELEVATE-TIMI 56 研究进一步细化了遗传学分类，研究表明，对于稳定冠心病患者，如为 CYP2C19 功能缺失杂合子，给予 3 倍（225mg/d）维持剂量氯吡格雷可获得与 CYP2C19 正常患者接受 75mg/d 治疗相同的血小板抑制，但对于 CYP2C19 功能缺失纯合子患者，即使将氯吡格雷剂量提升至 300mg/d 仍无法获得有效的血小板抑制，提示未来可能需要进一步结合分子遗传学水平决定是否采取氯吡格雷增量治疗。

3. 改换其他 P2Y12 受体拮抗剂治疗　新型 P2Y12 受体拮抗剂替格雷洛无需经 CYP P450 酶系代谢，减少了 CYP 基因多态性对于药代学和药动学的影响。目前欧美一线指南中替格雷洛在 ACS 治疗中的地位有取代氯吡格雷的趋势，但替格雷洛的出血风险也显著增加，故治疗中应当充分权衡获益与出血和血栓风险，血栓风险高于出血风险者，应考虑给予替格雷洛治疗，而出血风险明显增高时，可根据血小板功能监测和患者基因型检测结果调整氯吡格雷的剂量。对于稳定型心绞痛行 PCI 的患者，仍推荐首选氯吡格雷。

4. 联合西洛他唑治疗　西洛他唑可作为一种 PCI 术后的抗血小板药物。对一些 HPR 患者加用西洛他唑后的三联抗血小板治疗可显著改善血小板反应性，但尚无研究表明患者可以从中获益和改善预后。

六、血小板功能监测对评估抗血小板治疗预后的意义

既往研究显示，血小板反应性是冠心病缺血和出血事件的强预测因素，但因人种、基因、并发症等情况存在极大的个体差异。多项研究确定了血小板高反应

性与缺血事件的关联。ADAPT-DES 等研究证实了低反应者的高血栓风险和高反应者的高出血风险。2017 年公布的 TROPICAL-ACS 研究应用其他血小板功能监测来进行个体化抗血小板降级治疗的方案，同样无优效性推荐。虽然床旁血小板功能监测对理解和认识血小板反应性有重大的意义，但目前试验的阴性结果并不支持常规使用血小板功能监测来评估预后。

近年来多个大样本随机对照试验均显示血小板功能监测在评估抗血小板治疗预后方面呈阴性结果。2017 年 ESC 的冠心病 DAPT 指南已将血小板功能监测降级为Ⅲ类推荐。

TROPICAL-ACS 研究是一项欧洲多中心大样本、个体化抗血小板治疗随机对照研究，入选人群为来自 33 个欧洲中心的急性冠状动脉综合征并成功实施经皮介入治疗的患者，随机分配至对照组（无血小板功能监测、应用普拉格雷 12 个月）和个体化治疗组（根据 Multiplate analyzer 血小板功能监测进行降级治疗、短期应用普拉格雷后降级为氯吡格雷）。主要终点为 1 年的全因心血管死亡、心肌梗死、非致死性卒中及出血学术研究会定义的≥2 级出血。研究结果显示，随访 1 年时，个体化组和对照组主要终点事件无优效性差异（7.3% vs. 9.0%，非劣效性 $P=0.000\,4$，优效性 $P=0.120\,2$）。随着随访时间延长，两组 MACE 事件小幅增加，但仍无显著差异。此外，个体化组与对照组在全因心血管死亡、心肌梗死、非致死性卒中（HR 0.77，95% 置信区间：0.48 ~ 1.21，非劣效性 $P=0.011\,5$）和 BARC≥2 级出血（HR 0.82，95% 置信区间：0.59 ~ 1.13，$P=0.225\,7$）亦未见明显差异。

第七节　抗血小板药的未来发展方向

使用阿司匹林和氯吡格雷双重抗血小板治疗已经成为急性冠状动脉综合征或接受 PCI 手术患者动脉粥样硬化血栓形成疾病主要的二级预防措施。然而，尽管这种组合有效，但动脉粥样硬化血栓形成疾病事件仍然发生，这就促进了新型抗血小板药物的研发。目前试验中的其他针对血小板聚集信号通路多个靶点的新型药物，包括 P2Y12 受体拮抗剂 MRS2179、MRS2500；口服 GPⅡb/Ⅲa 受体拮抗剂 MNS、RUC-1；血小板胶原受体拮抗剂，如 GPVI 拮抗剂 kistomin、revacept，GPIb 拮抗剂 6B4-Fab 单克隆抗体；一氧化氮供体 LA846、LA419；前列腺素 E 受体 3 拮抗剂 DG-041；血清素受体拮抗剂 APD791；磷脂酰肌醇 3-激酶抑制剂 TGX-221，凝血酶受体 PAR4 抑制剂等。凝血酶受体拮抗剂 PAR-1 拮抗剂如 vorapaxar 和 atopaxar，能选择性地干扰凝血酶介导的血小板活化作用，从而对抗病理性血栓的形成。因为 PAR-1 血小板激活通路不是正常止血功能的关键，所以抑制 PAR-1 或许并不伴随出血风险的增加，故理论上讲其是理想的抗血小板药物。抑制 PAR-1 并与目前的标准疗法（阿司匹林和 P2Y12 ADP 受体拮抗剂）结合或许能全面抑制血小板介导的血栓形成。随着对血小板生物学功能及血小板黏附、激活和聚集有关的因素和途径的逐步深入了解，相信未来更安全、有效的新型抗血小板药物能够为临床提供更多、更有力的帮助。不断累积的有关抗血小板药物优势及限制的临床证据，以及新型药物和治疗技术的不断出现，会改善这类患者抗血栓的治疗方案。

参 考 文 献

Bassand JP. 2013. Current antithrombotic agents for acute coronary syndromes: focus on bleeding risk. Int J Cardiol, 163 (1): 5-18.

Coughlin SR. 2005. Protease-activated receptors in hemostasis, thrombosis and vascular biology. J Thromb Haemost, 3: 1800-1814.

Gresele P, Momi S, Falcinelli E, et al. 2011. Anti-platelet therapy: phosphodiesterase inhibitors. Br J Clin Pharmacol, 72 (2): 634-646.

Italiano JE Jr, Richardson JL, Patel-Hett S, et al. 2008. Angiogenesis is regulated by a novel mechanism: pro- and antiangiogenic proteins are organized into separate platelet alpha granules and differentially released. Blood, 111 (3): 1227-1233.

Jennings LK. 2009. Mechanisms of platelet activation: need for new strategies to protect against platelet-mediated atherothrombosis. Thromb Haemost, 102 (2): 248-257.

Lee D1, Fong KP, King MR, et al. 2012. Differential dynamics of platelet contact and spreading. Biophys J, 102 (3): 472-482.

Meadows TA1, Bhatt DL. 2007. Clinical aspects of platelet inhibitors and thrombus formation. Circ Res, 100 (9): 1261-1275.

Metharom P, Berndt MC, Baker RI, et al. 2015. Current state and novel approaches of antiplatelet therapy. Arterioscler Thromb Vasc Biol, 35 (6): 1327-1338.

Raju NC1, Eikelboom JW, Hirsh J. 2008. Platelet ADP-receptor antagonists for cardiovascular disease: past, present and future. Nat Clin Pract Cardiovasc Med, 5 (12): 766-780.

Rivera J, Lozano ML, Navarro-Núñez L, et al. 2009. Platelet receptors and signaling in the dynamics of thrombus formation. Haematologica, 94 (5): 700-711.

Santilli F, Davì G, Patrono C. 2016. Homocysteine, methylenetetrahydrofolate reductase, folate status and atherothrombosis: a mechanistic and clinical perspective. Vascul Pharmacol, 78: 1-9.

Sehgal S1, Storrie B. 2007. Evidence that differential packaging of the major platelet granule proteins von Willebrand factor and fibrinogen can support their differential release. J Thromb Haemost, 5 (10): 2009-2016.

Sobieszczyk P, Fishbein MC, Goldhaber SZ, et al. 2002. Acute pulmonary embolism: don't ignore the platelet. Circulation, 106 (14): 1748-1749.

第三章 抗凝血药

正常人有完整的血液凝固系统和抗凝及纤溶系统，故血液在血管腔内既不会发生凝固，也不会发生出血。血液始终处于自由流动状态并完成其功能。但是，当两种系统功能紊乱、平衡失调，机体处于高凝状态或抗凝及纤溶作用减弱时，就会出现血液循环的病理变化，容易发生血栓栓塞性疾病。

血液凝固是一个复杂的蛋白质水解活化的连锁反应，最终使可溶性的纤维蛋白原变成稳定、难溶的纤维蛋白，网罗血细胞成血凝块。参与的凝血因子包括以罗马数字编号的 12 个凝血因子和前激肽释放酶（prekallikrein，Pre-K）、激肽释放酶（kallikrein，KLK）、高分子激肽原（high molecular weight kininogen，HMWK）、血小板磷脂（PL 或 PF3）等，可用于防治血管内栓塞或血栓形成疾病，预防中风或其他血栓性疾病。

抗凝血药是通过影响凝血过程中的某些凝血因子来阻止凝血过程的药物。可用于预防和治疗脑卒中、血管内栓塞或血栓性疾病。近年来新的抗凝血药物层出不穷，很多新型抗凝血药物具有可预见的药代动力学和药效学参数，也具有不易与食物及其他药物发生相互作用、不受基因多态性影响的特点，还可按固定剂量每天 1~2 次口服给药，无需定期监测凝血功能及判断是否需要调整用量，弥补了处于传统统治地位的华法林的局限性。各种新型抗凝血药疗效、用途、安全性、研究进展各不相同，其中疗效比较肯定、安全性好、研究较为成熟、可以口服、有可能代替华法林用于心房颤动的抗凝血药主要有利伐沙班、达比加群酯和阿哌沙班等。

第一节 抗凝血药的分类

1. 间接凝血酶抑制剂（抗凝血酶Ⅲ依赖性） 肝素、低分子量肝素和类肝素。间接Ⅹa因子抑制剂主要是通过诱导抗凝血酶构象变化增加其对Ⅹa因子的灭活能力，包括磺达肝素（fondaparinux）、艾卓肝素（idraparinux），主要为注射用制剂。

2. 直接凝血酶抑制剂（direct thrombin inhibitors，DTIs） 凝血酶是一种丝氨酸蛋白酶，在凝血级联反应的最后阶段通过使纤维蛋白原转化成纤维蛋白而起关键作用。它还可以活化Ⅺ、Ⅻ因子和血小板蛋白酶活化受体，并且可以通过活化Ⅷ和Ⅴ因子放大其自身效应。因此，抑制凝血酶的活性被视为有效抗凝的关键步骤。

直接凝血酶抑制剂包括来匹卢定、比伐卢定、阿加曲班等，DTIs与凝血酶的活性部位结合，防止其与底物相互作用而促进凝血。DTIs能够封闭凝血酶的活性部位和外部位，DTIs的独特机制使其能够抑制可溶性及与纤维蛋白结合的凝血酶的活动。水蛭素含有65个氨基酸，能与凝血酶的底物识别部位形成几乎不可逆的结合。通过对水蛭素进行结构修饰可延长其半衰期并降低其不良反应。其中重组水蛭素（hirudin）来匹卢定目前已被批准用于肝素诱导的血小板减少症患者的抗凝治疗。比伐卢定的多肽序列中脯氨酸–精氨酸键可被凝血酶水解而失活，所以其对凝血酶的抑制作用具有可逆性且持续时间较短。

直接凝血酶抑制剂更有效、更安全。现有的直接凝血酶抑制剂有注射和口服两种剂型，前者包括重组水蛭素及其衍生物（hirulog、hirugen）合成的低分子凝血酶活性部位抑制剂比伐卢定、阿加曲班（argatroban）等，主要用于外科手术、缺血性心脏病的急性抗凝治疗，重组水蛭素和阿加曲班已被批准用于治疗肝素诱导的血小板减少症（HIT）患者，而比伐卢定则作为肝素的替换，批准用于经皮冠状动脉介入治疗的患者；口服用于心房颤动的抗凝血药有：希美加群和达比加群酯。直接凝血酶抑制剂可抑制循环中及结合的凝血酶。与肝素依赖抗凝血酶抑制凝血酶和香豆素类维生素K拮抗剂通过降低凝血因子Ⅱ、Ⅶ、Ⅸ和Ⅹ减少凝血酶产生不同，直接凝血酶抑制剂通过占据凝血酶的催化位点和（或）纤维蛋白结合位点直接抑制凝血酶的活性。阿加曲班是L–精氨酸衍生物，与凝血酶活性丝氨酸催化位点结合抑制循环和结合的凝血酶，用于需要抗凝的伴有肝素诱发血小板减少症患者的预防和治疗。

3. 凝血酶生成抑制剂　口服Ⅹa因子和GPⅡa直接抑制剂，前者包括利伐沙班（rivaroxaban）、阿哌沙班（apixaban/eliquis）、依度沙班、达瑞沙班（darexaban）、贝曲沙班（betrixaban）等，后者有达比加群酯。这两类药物都是针对单个有活性的凝血因子，抗凝作用不依赖于抗凝血酶，口服起效快，相较于华法林半衰期较短，具有良好的量效关系，与食物和药物之间很少相互作用，口服使用无需监测常规凝血指标，可以减少或尽量避免因用药不当造成的药物疗效下降或出血不良事件，且剂量个体差异小，只需固定剂量服用，对医生及患者均极为方便。

利伐沙班是全球首个口服Ⅹa因子直接抑制剂，对Ⅹa因子具有高度的选择性，其与Ⅹa因子的亲和力比凝血酶高上万倍，可以同时作用于处于游离和结合状态的Ⅹa因子，对血小板聚集没有直接作用。利伐沙班生物利用度高（80%），可每日1次固定剂量服用，口服后2.5～4.0h药物浓度达到峰值，半衰期为5～9h，通过胆、肾两种途径代谢。利伐沙班量效关系稳定，与食物和药物相互作用小，配量不受性别和体重的影响，是比较理想的新型抗凝血药物。2010 年 10 月，美国 FDA 批准利伐沙班用于心房颤动患者的一级预防。2011 年 AHA 心房颤动指南推荐利伐沙班替代华法林用于心房颤动的抗凝治疗（Ⅰ类推荐，证据水平 B）。

达比加群酯也是口服前体药，在体内经血浆酯酶转化为达比加群而起作用，达比加群是凝血酶可逆的强效竞争性抑制剂，其代谢不通过 CYP450 途径。因此，不易与食物和其他药物发生相互作用，且不易受基因多态性的影响，其药代动力学及药效参数均可预测。2010 年 10 月，美国 FDA 批准达比加群酯用于心房颤动患者的一级预防。2011 年 AHA 心房颤动指南推荐达比加群酯替代华法林用于心房颤动的抗凝治疗（Ⅰ类推荐，证据水平 B）。

阿哌沙班是高效、可逆、选择性 Xa 因子直接抑制剂，对游离及结合状态的 Xa 因子均有抑制作用。可每天 2 次固定剂量给药，在心房颤动患者中预防脑卒中的最适宜剂量仍处于临床研究阶段。阿哌沙班口服后起效期为 3h，半衰期为 8~15h。多途径代谢，肝肾疾病患者也能很好地耐受。ARISTOTLE 研究是有关阿哌沙班随机双盲的Ⅲ期临床试验，主要研究阿哌沙班在非瓣膜病心房颤动和至少有一项脑卒中危险因素的患者中预防脑卒中的效果。结果显示阿哌沙班的疗效及安全性均优于华法林。

贝曲沙班也是一种口服的直接 Xa 因子抑制剂，具有高度选择性，通过与 Xa 因子的特异性结合，阻止凝血酶原向凝血酶转化，继而阻碍纤维蛋白的形成，有效抑制血栓的形成和扩大，且经肾脏排泄很少，在一系列研究中显示出良好的治疗前景。

4. 维生素 K 依赖性抗凝血药　主要为香豆素类，如华法林为口服维生素 K 还原酶抑制剂。香豆素类抗凝血药主要通过抑制维生素 K 氧化还原酶来降低维生素 K 的生物合成，华法林主要在肝脏微粒体内抑制维生素 K 依赖性凝血因子Ⅱ、Ⅶ、Ⅸ、Ⅹ的合成，因而降低凝血酶原和其他维生素 K 依赖的凝血因子的浓度，使肝脏合成凝血酶原及凝血因子Ⅶ、Ⅸ和Ⅹ减少而抗凝，因为用药开始体内仍有足量凝血因子，故只有当这些因子耗尽后才能发挥抗凝作用。所以，其作用开始较慢，但作用持续时间较长，适用于需较长时间抗凝者如深静脉血栓形成和肺栓塞等患者，当用量不当引起出血时，除给予维生素 K 外，最主要的是输注新鲜血以补充凝血因子。

5. 重组内源抗凝血药　活化的蛋白 C、抗凝血酶Ⅲ、肝素辅因子Ⅱ、组织因子途径抑制物。

6. 凝血酶受体拮抗剂　以沃拉帕沙为代表性药物，是合成的三环 3-苯基吡啶化合物，类似于天然产物喜巴辛。它通过抑制凝血酶受体活化肽产生抗血小板聚集作用。研究表明，沃拉帕沙通过与 PAR-1 受体结合产生药理作用。

第二节　抗凝血药的作用机制

人体有一套凝血系统，包括 12 个凝血因子，其中用罗马数字编号的有 12 个（Ⅰ～ⅩⅢ，其中Ⅵ因子并不存在）。当机体发生损伤时，它们便依次激活，使血液凝固。凝血过程是一系列凝血因子被相继酶解激活的过程，最终生成凝血酶，形成纤维蛋白凝块。按激活方式，凝血途径分为外源性和内源性两种。内源性凝血途径是指参加的凝血因子全部来自血液（内源性），从Ⅻ因子激活，到因子Ⅹ激活的过程。外源性凝血途径是指参加的凝血因子并非全部存在于血液中，还有外来的凝血因子参与止血。这一过程是从组织因子（存在于多种细胞质膜中的一种特异性跨膜蛋白）暴露于血液而启动，到Ⅹ因子被激活的过程。外源性凝血所需的时间短，反应迅速，其凝血途径主要受组织因子途径抑制物（TFPI）调节。TFPI 是存在于正常人血浆及血小板和血管内皮细胞中的一种糖蛋白。内源凝血和外源凝血途径可以相互活化。从Ⅹ因子被激活至纤维蛋白形成是内源、外源凝血的共同途径，主要包括凝血酶生成和纤维蛋白形成。激活的Ⅹ因子和Ⅴ因子形成促凝血球蛋白复合物，将凝血酶原转化为凝血酶，凝血酶将纤维蛋白原转化为纤维蛋白单体，纤维蛋白单体聚合形成交叉结合的纤维蛋白网，并由激活的ⅩⅢ因子稳定。通过正反馈机制，凝血酶通过Ⅴ因子和Ⅷ因子进一步产生。凝血酶也激活了Ⅴ因子、Ⅷ因子和Ⅺ因子，导致更多的凝血酶产生。

抗凝血药的机制主要是直接作用于凝血级联反应的相关位点，从而干扰凝血过程。不同的抗凝血药针对凝血级联反应的不同环节，但是都有抑制凝血酶产生或活性的效应。目前可注射的抗凝血药包括间接凝血酶抑制剂普通肝素、低分子量肝素，间接的Ⅹa因子拮抗剂如磺达肝癸钠，直接凝血酶抑制剂如水蛭素、比伐卢定、阿加曲班。目前可用的口服抗凝血药主要是维生素 K 拮抗剂华法林。这些药物主要抑制凝血过程的始动或发展，或以凝血酶为靶点，通过抑制纤维蛋白的形成来实现抗凝效果。

第三节　抗凝血药的临床应用

一、抗凝血药在治疗血栓性疾病中的地位

血栓栓塞是瓣膜性心脏病最严重的并发症之一，抗凝治疗可以明显减少严重事件的发生。瓣膜性心脏病引发的瓣膜内皮损伤必然会触发机体最基本的防护反

应——血栓形成，虽然抗凝治疗有潜在的出血风险，但与抗凝治疗引起的出血并发症相比，瓣膜性心脏病患者血栓栓塞的总体后果更为严重，故对于血栓栓塞风险较高的患者应该推荐接受长期抗凝治疗。许多循证证据充分证明，抗凝血药可以显著降低致死和非致死性心血管事件的发生率，并被国内外抗血栓治疗指南推荐为治疗血栓性疾病的药物之一。美国 FDA 也已经批准利伐沙班、达比加群酯、阿哌沙班用于非瓣膜性心脏病心房颤动患者卒中的一级预防。近年来 AHA 心房颤动指南也推荐利伐沙班、达比加群酯和阿哌沙班替代华法林用于非瓣膜性心脏病心房颤动的抗凝治疗。这三种药物很可能最终成为在非瓣膜性心脏病心房颤动患者卒中一级预防中抗血栓治疗的主要替代药物。

二、抗凝血药应用的适宜人群

1. 心房颤动卒中患者的预防。
2. 治疗瓣膜性心脏病心房颤动患者。
3. 非瓣膜性心脏病心房颤动卒中的预防。
4. 人工心脏瓣膜置换术后患者的应用。
5. 心房颤动复律或围导管消融期的抗凝治疗。
6. 急性肺栓塞的治疗。
7. 静脉血栓栓塞防治中的应用。
8. 防治心腔内血栓形成。
9. 用于急性冠状动脉综合征的治疗。
10. 用于抗磷脂综合征。

三、抗凝治疗的卒中风险评估

2012 年 ESC 针对 2010 年欧洲心脏病学会心房颤动管理指南进行了更新，用 CHA_2DS_2-VASc 评分替代了 $CHADS_2$ 评分。$CHADS_2$ 评分比较简单且许多其他常见的卒中危险因素并未纳入 $CHADS_2$ 评分中，CHA_2DS_2-VASc 评分则包含了更多常见的卒中危险因素。许多证据显示，CHA_2DS_2-VASc 评分在确定"真正低风险"心房颤动患者中更有优势，并且与 $CHADS_2$ 评分一样，甚至能更好地确定可能发生卒中和血栓栓塞的患者。针对非瓣膜性心房颤动患者，通常采用 CHA_2DS_2-VASc 评分（表 3-1）与 $CHADS_2$ 评分评估此类患者的心房颤动栓塞风险。$CHADS_2$ 评分有助于识别栓塞的高危患者，其局限性在于不能识别真正低危的患者。研究证明，CHA_2DS_2-VASc 评分较 $CHADS_2$ 评分改进了中低危患者的评估，有助于识别真正的栓塞低危患者。因而 2014 年 AHA／美国心脏病学会（ACC）／

美国心律协会（HRS）心房颤动指南推荐采用 CHA_2DS_2-VASc 评分取代沿用的 $CHADS_2$ 评分对心房颤动栓塞风险进行评估。指南推荐有卒中、TIA 病史或 CHA_2DS_2-VASc 评分≥2 分的心房颤动患者口服抗凝血药：华法林或达比加群酯、利伐沙班、阿哌沙班（Ⅰ类）；如果患者口服华法林无法维持国际标准化比值（INR）的目标值时，推荐直接凝血酶抑制剂或 Xa 因子抑制剂。与 2012 年 ESC 指南最明显的区别在于 CHA_2DS_2-VASc 评分=1 分的患者，2014 年指南提出，可不抗凝，可使用抗凝血药，也可使用阿司匹林（Ⅱb 类推荐），其目的是根据患者的具体情况灵活选择，而 2012 年 ESC 指南只是建议应用抗凝血药物。

表 3-1　CHA_2DS_2-VASc 评分

危险因素	评分
充血性心力衰竭/左心室功能障碍（C）	1
高血压（H）	1
年龄>75 岁（A）	2
糖尿病（D）	1
卒中/短暂性脑缺血发作/血栓-栓塞（S）	2
血管性疾病（V）	1
年龄 65～74 岁（A）	1
性别（女性）（Sc）	1
	最高评分 9

注：因为年龄相关的评分可能为 0、1 或 2，所以最高评分为 9；血管性疾病指心肌梗死、外周动脉疾病、主动脉斑块形成等。

四、抗凝治疗的出血风险评估

抗凝治疗的出血风险评估目前多采用 HAS-BLED 评分。许多证据显示，应用简单出血评估 HAS-BLED 评分有以下优点：①与 ATRIA 等评分系统相比，其具有更强的预测性，是唯一对颅内出血具有显著预测意义的评分标准；②与其他评分标准相比，HAS-BLED 评分包括可以进行积极管理以降低出血风险的危险因素；③与出血及大出血或颅内出血事件具有更强的临床相关性；④其有效性在多项独立的队列研究中得到证实。

HAS-BLED 评分（表 3-2）的一个重要意义是可以使患者也了解可纠正的出血危险因素，如未控制的血压、伴随阿司匹林或非甾体类抗炎药应用、不稳定的国际标准化比值（INR）等。HAS-BLED 评分≥3 分的患者建议其谨慎和正规随访，努力纠正可逆转的潜在出血危险因素。

表 3-2 HAS-BLED 出血风险评分

字母	危险因素	评分
H	高血压（收缩压 SBP>160mmHg）	1
A	肝功能异常（肝酶升高 3 倍，胆红素升高 2 倍以上）	1
	肾功能异常（肌酐≥200umol/L）	1
S	脑卒中史	1
B	出血史（包括既往出血、出血体质、贫血等）	1
L	INR 不稳定（包括过高、不稳定或不达标占 60%）	1
E	65 岁以上	1
D	药物（抗血小板药物联用，非类固醇类抗炎药）	1
	酗酒	1
		最高积分 9

注：H-高血压，1 分；A-肾功能和肝功能异常（各 1 分），1 或 2 分；S-卒中，1 分；B-出血，1 分；L-INRs 易变，1 分；E-高龄（如年龄>65 岁），1 分；D-药物或酒精（各 1 分），1 或 2 分。

建议采用 HAS-BLED 评分对心房颤动患者进行出血风险评估。

当 HAS-BLED 出血风险评分≥3 分提示出血高危，高危患者应谨慎接受华法林或阿司匹林治疗。当评分≥3 分时，患者服用抗凝血药时应非常小心谨慎。当心房颤动患者的 CHADS-VASc 栓塞风险评分≥2 分，且 HAS-BLED 积分>2 分时，仍应给予抗凝治疗。

五、抗凝血药的临床应用

（一）抗凝血药在心房颤动治疗中的应用

华法林是最多用于非瓣膜性心房颤动的维生素 K 拮抗剂类口服抗凝血药。2012 年 ESC 心房颤动指南对新型抗凝血药治疗心房颤动进行了推荐。对于非瓣膜性心房颤动 CHADS-VASc 评分≥2 分的患者推荐口服抗凝血药治疗，如维生素 K 拮抗剂（INR 2.0～3.0）、达比加群酯、利伐沙班等。CHADS-VASc 评分=1 分的患者，在评价了出血风险和患者意愿后，推荐口服抗凝血药物治疗。2013 年我国专家对抗凝血药在心房颤动治疗中的应用达成共识。许多循证证据表明，利伐沙班在预防非瓣膜性心房颤动患者血栓栓塞方面的疗效不劣于甚至优于华法林，且具有更好的安全性。

达比加群酯（150mg，每日 2 次）在心房颤动患者中的应用疗效优于华法林，其出血并发症与华法林相似；达比加群酯剂量为 110mg，每日 2 次时出血并发症有所减少，而其疗效与华法林相似。

阿哌沙班与调整剂量的华法林相比，能够更为有效地降低卒中或体循环血栓发生率与出血事件危险性，并降低全因病死率。在现阶段，新型口服抗凝血药主要适用于非瓣膜性心房颤动患者。

2014 年 AHA/ACC/HRS 对心房颤动患者治疗指南进行联合推荐，对于有卒中病史、TIA 或 CHA_2DS_2-VASc 评分 ≥2 分的非瓣膜性心房颤动患者建议口服抗凝血药物，可选择华法林（INR 2.0 ~ 3.0）、利伐沙班、达比加群酯或阿哌沙班。对于正在使用华法林而不能维持治疗作用的 INR 水平，则建议应用直接凝血酶抑制剂和 Xa 因子抑制剂（利伐沙班、达比加群酯或阿哌沙班）。在开始直接凝血酶抑制剂和 Xa 因子抑制剂治疗前应该先评价肾功能，而且应该每年至少再评价一次（I 类推荐）。

（二）抗凝血药在人工心脏瓣膜置换术后的应用

人工心脏瓣膜置换术后主要的内科治疗为抗凝治疗。人工机械瓣膜置换的患者，推荐使用华法林抗凝治疗及监测 INR。置入主动脉瓣位人工机械瓣（双叶机械瓣或单叶侧倾碟瓣）的患者，无血栓栓塞的风险因素，推荐华法林抗凝治疗并使 INR 达到 2.5。置入主动脉瓣位人工机械瓣的患者，有合并其他血栓栓塞事件的风险因素（心房颤动、既往血栓栓塞、左心室功能障碍、高凝状态）或老一代的主动脉瓣位人工机械瓣（如笼球瓣），适应华法林抗凝治疗，并使 INR 达到 3.0。置入二尖瓣瓣位人工机械瓣的患者，适应华法林抗凝治疗，要求使 INR 达到 3.0。人工机械瓣膜置换患者，除华法林抗凝治疗外，推荐阿司匹林 75 ~ 100mg，每日 1 次。迄今尚无研究支持新型口服抗凝血药（new oral anticoagulants，NOACs）可用于机械瓣置换术后患者的抗凝治疗。

（三）非瓣膜性心房颤动卒中预防性抗凝治疗

口服抗凝血药可降低心房颤动患者的血栓风险，但相对增加出血风险。利伐沙班和达比加群酯引起的颅内出血发生率较华法林低，与控制良好的华法林治疗（TTR 68.4%）相比，大剂量依度沙班在减少卒中或体循环栓塞发生方面不劣于华法林。

（四）心房颤动复律或围导管消融期的抗凝治疗

1. 心房颤动复律患者的抗凝策略　2014 年 AHA/ACC/HRS 心房颤动指南关于心房颤动电转复预防血栓栓塞做出推荐。

心房颤动或心房扑动 ≥48h 或时间不明，无论 CHA_2DS_2-VASc 评分多少和使用何种方法转律（电复律或药物复律），复律前至少使用华法林抗凝 3 周和转律后 4 周，并维持 INR 2.0 ~ 3.0（I 类推荐，证据水平 B）；心房颤动或心房扑动 >

48h 或时间不明，伴血流动力学不稳定，需立即复律者，除非有禁忌证，否则应尽早开始抗凝并在复律后继续抗凝至少 4 周（Ⅰ类推荐，证据水平 C）；任何时间的心房颤动转律后，应评估血栓栓塞风险并决定是否长期抗凝治疗（Ⅰ类推荐，证据水平 C）；新型口服抗凝血药起效快，发挥抗凝作用迅速，指南建议应用于急性期抗凝。

2. 心房颤动消融围术期患者的抗凝策略 射频消融治疗心房颤动围术期的血栓形成及栓塞风险增加，转复窦性心律后心房顿抑未给予合适的抗凝也增加了栓塞风险。对持续时间≥48h 或时间不明的心房颤动，无论使用何种方法转律（电复律或药物复律），复律前至少抗凝 3 周和转律后抗凝 4 周。新型口服抗凝血药（达比加群酯、利伐沙班及阿哌沙班）与华法林相比，就有效性、安全性及便利性方面综合考虑优于华法林，可以成为大多数心房颤动患者的抗凝选择。

（五）急性冠状动脉综合征患者的抗凝治疗

ACS 患者长期接受抗凝治疗存在出血风险。因此，抗凝血药物在 ACS 患者中应用需谨慎。一种抗血小板药物治疗较两种抗血小板药物治疗的心血管事件和全因死亡风险增加，两种抗血小板药物治疗较一种抗血小板药物治疗出血风险增加。

（六）急性肺栓塞患者的抗凝治疗

急性肺栓塞患者抗凝治疗的目的在于预防静脉血栓栓塞（VTE）复发。急性肺栓塞确诊后，强调早期危险评估分层，治疗方案应根据病情严重程度而定，必须迅速准确地对患者进行危险度分层，然后制订相应的治疗策略。对四种新型口服抗凝血药（利伐沙班、达比加群酯、阿哌沙班、依度沙班）的国际多中心临床试验结果进行回顾性和荟萃分析，结果表明，新型口服抗凝血药在肺栓塞治疗有效性与标准肝素+华法林治疗方案疗效相当，且更为安全。目前证据表明急性肺栓塞患者应接受至少 3 个月的抗凝治疗。

（七）抗凝血药在防治心腔内血栓形成中的应用

1. 左心室腔内血栓的治疗和预防 对于左心室腔内附壁血栓的形成原因进行分析并根据诊断结果给予合理的治疗对于患者具有十分重要的意义。抗血栓治疗是预防和治疗心腔内血栓的关键，其中起主导作用的是抗凝血治疗，特别是口服抗凝血药；除转移性血栓或导致影响血流动力学的肺栓塞外，溶栓治疗极少被用于心腔内血栓的治疗。

2. 左、右心房内血栓的预防和治疗 许多研究表明，阿司匹林只能对心房颤动患者发生脑卒中提供轻度的保护作用。口服华法林预防心房颤动患者发生脑卒中的作用比阿司匹林更有效。NOACs 在预防非瓣膜性心房颤动患者卒中事件方面的疗效不劣于甚至优于华法林。然而，并无 NOACs 在治疗心腔内血栓形成方面优于华法林的循证证据。

第四节　常用的抗凝血药

一、间接凝血酶抑制剂

1. 肝素

【药品名称】国际通用名：肝素。商品名：肝素钠注射液、肝素钙注射液。英文通用名：heparin。

【药理作用】普通肝素（UFH）和低分子量肝素与抗凝血酶结合增强了对凝血因子的抑制。在没有肝素存在的情况下，抗凝血酶（AT）灭活凝血因子的速度非常缓慢，肝素能够催化灭活凝血因子 Ⅱa、Ⅸa、Ⅹa 及凝血酶，这是肝素抗凝作用的主要机制。肝素也能激活肝素辅助因子 Ⅱ，而直接灭活凝血因子 Ⅱa。

普通肝素属抗凝血药，可影响凝血过程的许多环节。本品通过与抗凝血酶Ⅲ（AT-Ⅲ）结合形成复合物，加速 AT-Ⅲ 对凝血因子（主要是凝血酶和活化的 X 因子）的灭活作用，从而抑制凝血酶原激酶的形成，并能对抗已形成的凝血酶原激酶的作用。本品能阻抑血小板的黏附和聚集，阻止血小板崩解而释放血小板第 3 因子及 5-羟色胺。肝素的抗凝作用与其分子中具有强阴电荷的硫酸根有关，如硫酸基团被水解或被带强阳电荷的鱼精蛋白中和后，迅即失去抗凝活性。近年来研究发现，肝素还有调血脂、抗炎、抗补体、抗过敏、免疫调节等多种非抗凝方面的药理作用。

【循证证据】

ISAR-REACT3 研究（intracoronary stenting and antithrombotic regimen - rapid early action for coronary treatment-3）　旨在评价 PCI 术前接受 600 mg 氯吡格雷治疗的肌钙蛋白阴性患者，术中应用比伐卢定对比心脏不良事件的影响是否优于普通肝素；对比分析肌钙蛋白阴性患者 PCI 术前应用氯吡格雷后，应用比伐卢定和普通肝素作为辅助抗凝血药物的疗效。本试验共入选 4570 例生物学标志物阴性并接受 PCI 治疗的患者，随机分为比伐卢定组（$n=2289$）和 UFH 组（$n=2281$）。所有患者 PCI 术前 2h 均应用 600mg 氯吡格雷和 ≥325mg 阿司匹林进行预处理，术中分别接受 UFH 或比伐卢定辅助抗凝治疗。研究结果显示，相比传统剂量肝素（140U/kg），100U/kg肝素可通过减少出血风险对肌钙蛋白阴性的急性冠状动脉综合征患者带来净获益。低剂量肝素的疗效并不劣于比伐卢定。两组主要终点事件复合发生率及次要终点事件发生率近似。比伐卢定组主要出血事件发生率较普通肝素组降低33%，小出血事件发生率也明显降低。两组输血和血小板减少症的发生率近似。

【药代动力学】口服不吸收，皮下或静脉注射吸收良好。主要分布于血细胞和血浆中，部分可弥散到血管外组织间隙。在肝脏代谢，经肝内肝素酶的作用部分分解为尿肝素，肝素的半衰期和剂量相关，平均大约为60min，大剂量静脉给药，则50%以原型由尿液排出。慢性肝肾功能不全者，肝素代谢排泄延迟，有体内潴留的可能。起效时间与给药方式有关，静脉给药即刻发挥最大抗凝效应，3~4h后血凝恢复正常，皮下注射20~60min发挥作用。

【适应证】防治血栓形成或栓塞性疾病（如心肌梗死、血栓性静脉炎、肺栓塞等）、各种原因引起的弥散性血管内凝血（DIC），也用于血液透析、体外循环、导管术、微血管手术等操作及某些血液标本或器械的抗凝处理。

【用法与用量】①皮下注射：深部皮下注射，7500U，每12h一次，持续5~7天。②静脉注射：首次5000U，以后每4h根据部分凝血活酶时间（APTT）监测结果调整剂量（APTT维持在50~70s），48h后改为皮下注射。以氯化钠注射液50~100ml稀释。③静脉滴注：每日20 000~40 000U，加至氯化钠注射液1000ml中持续滴注。滴注前可先静脉注射5000U作为初始剂量。④预防性治疗：对于高危血栓形成患者，大多用于腹部手术之后，以防止深部静脉血栓。在外科手术前2h先给5000U肝素皮下注射，术后每隔8~12h给予5000U，持续7日，注意麻醉方式应避免硬膜外麻醉。

【不良反应】①局部刺激：可见注射局部小结节和血肿，数日后自行消失。②长期用药可引起出血、血小板减少、肝素抵抗及骨质疏松等。③过敏反应较少见。

【禁忌证】对肝素过敏者、有自发出血倾向者、血液凝固迟缓者（如血友病、紫癜、血小板减少）、溃疡、创伤、产后出血者及严重肝功能不全者禁用。

【注意事项】肝肾功能不全、出血性器质性病变、视网膜血管疾患、孕妇、服用抗凝血药者应慎用。

【孕妇及哺乳期妇女用药】妊娠后期和产后用药有增加母体出血的风险，须慎用。

【儿童用药】①静脉注射：按体重一次注入50U/kg，以后每4h给予50~100U；②静脉滴注：按体重注入50U/kg，以后按体表面积24h给予每日20 000U/m²，加入氯化钠注射液中缓慢滴注。

【老年患者用药】 60 岁以上老年人，尤其是老年妇女对该药较敏感，用药期间容易出血，应减量并加强随访。

【药物相互作用】

1. 本品与下列药物合用，可加重出血危险：①香豆素及其衍生物，可导致 IX 因子严重缺乏，从而引起出血；②阿司匹林及非甾体类抗炎镇痛药如甲芬那酸、水杨酸等均能抑制血小板功能，合用可能诱发消化性溃疡出血；③双嘧达莫、右旋糖酐等可能抑制血小板功能；④肾上腺皮质激素、促肾上腺皮质激素等易诱发消化性溃疡出血；⑤其他药物如 t-PA、尿激酶、链激酶等。

2. 肝素并用碳酸氢钠、乳酸钠等纠正酸中毒的药物，可促进肝素的抗凝作用。

3. 肝素与透明质酸酶混合注射，既能减轻肌内注射痛，又可促进肝素吸收。但肝素可抑制透明质酸酶活性，故两者应临时配伍使用，药物混合后不宜久置。

4. 肝素可与胰岛素受体作用，从而改变胰岛素的结合和作用。已有肝素致低血糖的报道。

5. 下列药物与本品有配伍禁忌：卡那霉素、阿米卡星、柔红霉素、乳糖酸红霉素、硫酸庆大霉素、氢化可的松琥珀酸钠、多黏菌素 B、多柔比星、妥布霉素、万古霉素、头孢孟多、头孢哌酮、头孢噻吩钠、氯喹、氯丙嗪、异丙嗪、麻醉性镇痛药。

【药物过量】 可用硫酸鱼精蛋白中和肝素活性：1mg 鱼精蛋白可中和 100U 的肝素钙或 150U 肝素钠。

【制剂与规格】 注射剂：肝素钙注射液，每支 10 000U；肝素钠注射液，每支 1000U、5000U、12 500U。

2. 低分子量肝素

【药品名称】 国际通用名：低分子量肝素。商品名：速碧林、法安明、吉派林、克塞。英文通用名：low molecular weight heparin（LMWH）。

【药理作用】 本品具有持久的抗血栓形成作用，是预防和治疗血栓栓塞性疾病的新药。动物实验及临床研究表明，本品抗血栓形成活性强于抗凝血活性。静脉注射或皮下注射给药，在大鼠和家兔几种体内血栓模型中都表现出较强的抑制血栓形成作用，而抗凝和体外抗血栓活性则较普通肝素弱。本品的作用机制在于通过与抗凝血酶 III（AT III）及其复合物结合，加强 AT III 对活化的 Xa 因子和凝血酶 II a 的抑制作用。但由于本品的分子链较普通肝素短，不能同时与 AT III 及凝血酶 II a 结合，对凝血酶抑制作用较强。本品抗 Xa 因子活性和抗 II a 活性比值为（2～4）：1，远大于普通肝素。在临床应用中显示其抗 Xa 因子活性强且持久，而延长 APTT 的作用微弱，因而表现出抗栓作用强、出血危险性小的特点。另外，本品还能促进纤溶作用，通过与血管内皮细胞结合，保护内皮细胞，增强抗血栓作用，对血小板功能及脂质代谢影响也较普通肝素小。

【循证证据】

1. ESSENCE 试验 是一项国际多中心、大样本、前瞻性、随机双盲、安慰剂对照的Ⅲ期临床研究，其中包括北美、南美和欧洲 176 个临床中心，入选 3171 例不稳定型心绞痛和非 Q 波心肌梗死患者，随机分入低分子量肝素组和普通肝素持续静脉滴注组，低分子量肝素组心脏事件 14 天的发生率明显低于使用肝素者。ESSENCE 试验还发现，已经应用低分子量肝素抗凝的患者进行经皮冠状动脉干预是安全的，并不增加严重出血的发生率。

2. TIMI-11B 试验 入选 3910 例急性心肌梗死患者，随机分为低分子量肝素组、普通肝素组。43 天时低分子量肝素组心脏事件（死亡、心肌梗死或急诊冠状动脉血运重建）的发生率明显低于普通肝素组（分别为17.3%和19.7%，P=0.048），低分子量肝素亦不增加严重出血的发生率。

一项纳入了 23 项临床研究共 30 966 例患者的荟萃分析显示，行 PCI 术时应用依诺肝素比普通肝素的安全性和有效性都更好，其中死亡（OR 0.66，95% 置信区间：0.57~0.70，$P<0.001$）、死亡或心肌梗死的联合终点（OR 0.68，95% 置信区间：0.51~0.81，$P<0.001$）、心肌梗死（OR 0.75，95% 置信区间：0.60~0.85，$P<0.001$）和严重出血（OR 0.80，P=0.009）发生率均显著降低。

【药代动力学】皮下注射吸收快，生物利用度为80%~90%，大于普通肝素（15%~25%）。主要通过肾脏消除，血浆清除率低，半衰期长。按临床验证结果，静脉注射在慢性肾衰接受血液透析患者中的半衰期为 4~5h，显著长于普通肝素。

【适应证】预防和治疗血栓栓塞性疾病，在血液透析中预防血凝块形成。

【用法与用量】

1. 预防血栓栓塞性疾病 一般预防，每日 1 次，每次 0.3ml，通常至少持续 7 天，对于所有病例，在整个危险期均应预防性用药，直到患者能活动。普外手术首剂应在术前 2~4h 给药。

2. 骨科 首剂应于术前 12h 及术后 12h 给予。此后每日 1 次，共应持续至少 10 天。对于所有病例，在整个危险期均应预防性用药，直至患者可以活动。

3. 治疗血栓栓塞性疾病 皮下注射，每日 2 次，通常持续 5~7 天，剂量可根据体重调整（克塞：1mg/kg；吉派林和法安明：120U/kg；速碧林：0.1ml/10kg）。

【不良反应】可见血小板减少、肝功能异常和注射部位出血及瘀斑，偶见氨基转移酶及碱性磷酸酶变化。有部分报道鞘内硬膜外麻醉和术后留置硬膜外导管的患者使用本品可导致脊柱内出血，脊柱内出血会引起不同程度的神经损伤，包括长期或永久性麻痹。

【禁忌证】 急性细菌性心内膜炎、大出血、血小板减少症、依诺肝素体外凝聚实验阳性、消化系统活动性溃疡、脑卒中（系统性栓塞所致的除外）、对本品过敏和有出血倾向者禁用。

【注意事项】 治疗剂量的低分子量肝素一般不会引起凝血系统受损，也不改变出血时间，但需注意不能用于肌内注射。

【孕妇及哺乳期妇女用药】 孕妇禁用。哺乳期妇女使用时应密切注意，避免乳房出血。

【儿童用药】 剂量可根据体重调整。

【老年患者用药】 剂量可根据体重调整。

【药物相互作用】 慎与非类固醇抗炎药、阿司匹林、抗血小板药、右旋糖酐和维生素 K 拮抗剂合用，因为有潜在出血的危险性。

【药物过量】 出现过量情况时，可静脉注射盐酸鱼精蛋白或硫酸鱼精蛋白中和其抗凝作用，1mg 鱼精蛋白可中和速碧林 0.1ml、克塞 1mg、吉派林或法安明 120U。

【制剂与规格】 注射剂：速碧林，每支 0.2ml、0.3ml、0.4ml、0.6ml、0.8ml 和 1.0ml；克塞，每支 20mg、40mg、60mg、80mg 和 100mg；吉派林或法安明，每支 3000U、5000U 和 10 000U。

3. 磺达肝癸钠

【药品名称】 国际通用名：磺达肝癸钠。商品名：安卓。英文通用名：fondaparinux，英文商品名：Arixtra。

【药理作用】 磺达肝癸钠是一种人工合成的、经皮下注射的间接 Xa 因子选择性抑制剂。其包含一种戊多糖序列，能够与抗凝血酶高亲和力结合，刺激抗凝血酶不可逆地抑制 Xa 因子，但其分子链太短不能桥接 AT 和凝血酶，故对凝血酶无直接抑制作用。其抗血栓活性是 ATⅢ介导的对 Xa 因子选择性抑制的结果。通过选择性结合于 ATⅢ，磺达肝癸钠增强（大约 300 倍）了 ATⅢ对 Xa 因子的中和活性，而对 Xa 因子的中和作用打破了凝血级联反应，并抑制凝血酶的形成和血栓的增大。磺达肝癸钠不能灭活凝血酶（活化因子Ⅱ），并且对血小板没有作用。

磺达肝癸钠在 2.5mg 剂量时，不影响常规凝血实验如 APTT、活化凝血时间（ACT）或血浆凝血酶原时间（PT）/INR，也不影响出血时间或纤溶活性。但是，也有 2.5mg 剂量升高 APTT 的罕见报道。

磺达肝癸钠不与来自肝素诱导血小板减少症患者的血浆发生交叉反应。临床前安全性资料基于传统的药物安全性、重复剂量毒性和生殖毒性研究，非临床的研究数据显示其对人类没有特殊的危害。由于有限的药物暴露，动物研究数据还不足以表明其在生育方面的毒性作用情况。磺达肝癸钠更具安全性，这归因于其较低水平的抗凝作用。有研究表明其可 50% 地减少 X a 因子的活动及凝血酶的产生。

【循证证据】

1. 预防静脉血栓 一项大样本、随机、双盲临床试验，旨在评价磺达肝癸钠预防静脉血栓的疗效，纳入 839 例患者，并将其随机分为磺达肝癸钠 2.5mg/d，每日 1 次组或安慰剂治疗 6~14 天组。该研究包括急性患者、年龄≥60 岁、预期需要卧床休息至少 4 天、由于充血性心力衰竭 NYHA 分级Ⅲ/Ⅳ级和（或）急性呼吸道疾病和（或）急性感染或炎症疾病而住院的患者。与安慰剂组相比，磺达肝癸钠能显著减少静脉血栓栓塞症总体发生率［磺达肝癸钠和安慰剂组分别为 18 例（5.6%）和 34 例（10.5%）］。大多数事件为无症状远端深静脉血栓栓塞症。磺达肝癸钠也能显著减少裁定的致死性肺栓塞的发生率［磺达肝癸钠和安慰剂组分别为 0 例（0）和 5 例（1.2%）］。每组各观察到 1 例患者发生大出血（0.2%）。

2. UA/NSTEMI 治疗 OASIS5（fifth organization to assess strategies in acute ischaemic syndromes）是一项随机、双盲、非劣效治疗 UA/NSTEMI 患者的研究，共入选 UA/NSTEMI 患者 20 078 例。接受皮下注射磺达肝癸钠 2.5mg，每日 1 次或皮下注射依诺肝素 1mg/kg，每日 2 次。所有患者均接受 UA/NSTEMI 标准药物治疗，34% 的患者接受 PCI 术，9% 的患者接受 CABG。磺达肝癸钠组和依诺肝素组平均治疗时间分别为 5.5 天和 5.2 天。如果接受 PCI 术，根据最后一次皮下给药的时间和是否计划使用 GPⅡb/Ⅲa 受体拮抗剂，患者术中接受静脉内磺达肝癸钠（磺达肝癸钠组患者）或根据体重校正的静脉内普通肝素（依诺肝素组患者）作为辅助治疗。患者平均年龄为 67 岁，大约 60% 的患者至少 65 岁。大约分别有40% 和 17% 的患者有轻度（肌酐清除率≥50~80ml/min）和中度（肌酐清除率≥30~50ml/min）肾功能损害。主要终点为随机化 9 天内死亡、心肌梗死和难治性缺血联合发生率。第 9 天时，磺达肝癸钠组和依诺肝素组患者一次事件的发生率分别为 5.8% 和 5.7%（危险比 1.01；95% 置信区间：0.90~1.13；$P=0.003$）。第 30 天时，全因死亡率显著减少，从依诺肝素组的 3.5% 减少到磺达肝癸钠组的 2.9%（危险比 0.83；95% 置信区间：0.71~0.97；$P=0.02$）。磺达肝癸钠和依诺肝素对心肌梗死和难治性缺血发生率的作用没有统计学意义。第 9 天时，磺达肝癸钠和依诺肝素组中大出血的发生率分别为 2.1% 和 4.1%（危险比 0.52；95% 置信区间：0.44 ~ 0.61；$P=0.001$）。在使用磺达肝癸钠或依诺肝素治疗的亚组中，接受 PCI 术的患者分别有 8.8% 和 8.2% 在随机化 9 天内发生死亡、心肌梗死或难治性缺血（危险比 1.08；95% 置信区间：0.92 ~ 1.27），在第 9 天时大出血的发生率分别为 2.2% 和 5.0%（危险比 0.43；95% 置信区间：0.33 ~ 0.57）。

3. STEMI 治疗　　OASIS6（the safety and efficacy of fondaparinux versus control therapy in patients with ST segment elevation acute myocardial infarction，NCT00064428）是一项大规模、多中心、前瞻、随机双盲、安慰剂对照的临床研究，旨在评价 STEMI 患者中磺达肝癸钠 2.5mg，每日 1 次和常规治疗［安慰剂（47%）或普通肝素（53%）］的疗效和安全性。所有患者接受 ST 抬高型心肌梗死的标准治疗，包括直接 PCI 术（31%）、溶栓药物（45%）或非再灌注治疗（24%）。在接受溶栓药物治疗的患者中，84% 的患者接受了非纤维特异性溶栓药物（主要为链激酶）。磺达肝癸钠的平均治疗时间为 6.2 天，大约 40% 的患者 65 岁以上，分别有大约 40% 和 14% 的患者有轻度（肌酐清除率≥50 ~ 80ml/min）和中度（肌酐清除率为 30 ~ 50ml/min）肾功能损害。主要终点为随机化 30 天内死亡和再发心肌梗死联合终点。磺达肝癸钠组和对照组相比，在第 30 天时死亡和再发心肌梗死的发生率明显减少，由对照组的 11.1% 减少至磺达肝癸钠组的 9.7%（危险比 0.86；95% 置信区间：0.77 ~ 0.96；$P=0.008$）。在预先定义的层组中比较了本品和安慰剂的临床治疗情况，即比较了使用非纤维特异性溶栓剂（77.3%）、无再灌注治疗（22%）、纤维特异性溶栓剂（0.3%）、直接 PCI 术（0.4%）治疗患者的情况，在第 30 天时死亡和再发心肌梗死的发生率由安慰剂组的 14.0% 减少到磺达肝癸钠组的 11.3%（危险比 0.80；95% 置信区间：0.69 ~ 0.93；$P=0.003$）。在比较磺达肝癸钠和普通肝素预先定义的层组中，即使用直接 PCI 术（58.5%）、纤维特异性溶栓剂（13%）、非纤维特异性溶栓剂（2.6%）及无再灌注治疗（25.9%）的患者，在第 30 天时，磺达肝癸钠和普通肝素对死亡和再发心肌梗死发生率的作用无统计学差异，分别为 8.3% 和 8.7%（危险比 0.94；95% 置信区间：0.79 ~ 1.11；$P=0.460$）。然而，在该层组中接受溶栓治疗或非再灌注治疗禁忌证的亚组患者（即没有接受直接 PCI 术的患者），在第 30 天时死亡和再发心肌梗死的发生率由普通肝素组的 14.3% 减少到磺达肝癸钠组的 11.5%（危险比 0.79；95% 置信区间：0.64 ~ 0.98；$P=0.03$）。在第 30 天时全因死亡率自对照组的 8.9% 减少至磺达肝癸钠组的 7.8%（危险比 0.87；95% 置信区间：0.77 ~ 0.98；$P=0.02$）。死亡率方面的差异在亚组 1 中有统计学意义（安慰剂比较），但在亚组 2（普通肝素比较）中无统计学意义。这种磺达肝癸钠组所显示的死亡率方面的益处一直持续至第 180 天随访结束时。在使用溶栓剂进行血运重建的患者中，磺达肝癸钠明显减少了第 30 天时死亡和再发心肌梗死的发生率，自对照组的 13.6% 减少至 10.9%（危险比 0.79；95% 置信区间：0.68 ~ 0.93；$P=0.003$）。在最初没有进行再灌注治疗的患者中，在第 30 天时死亡和再发心肌梗死的发生率明显减少，自对照组的 15% 减少至磺达肝癸钠组的 12.1%（危险比 0.79；95% 置信区间：0.65 ~ 0.97；$P=0.023$）。在接受直接 PCI 治疗的患者中，在第 30 天时死亡和再发心肌梗死的发生率在两组之间无统计学差异（磺达肝癸钠组 6.0%，对照组 4.8%；危险比 1.26；95% 置信区间：0.96 ~ 1.66）。第 9 天时，使用磺达肝癸钠治疗的患者和使用安慰剂的患者分别有 1.1% 和 1.4% 发生了严重的出血。在给予溶栓剂治疗的患者中，严重出血的发生率在磺达肝癸钠组和对照组分别为 1.3% 和 2.0%。在最初没有接受再灌注治疗的患者中，严重出血的发生率在磺达肝癸钠组和对照组分别为 1.2% 和 1.5%。对于接受直接 PCI 术的患者，严重出血的发生率在磺达肝癸钠组和对照组分别为 1.0% 和 0.4%。疗效及严重出血的结果在预先设定的各亚组如老年组、肾功能损害组、合并各种抗血集药物组（阿司匹林、噻吩并吡啶）中是一致的。

【药代动力学】

1. 吸收　皮下给药后，磺达肝癸钠能完全快速地被吸收（绝对生物利用度为 100%）。年轻健康受试者皮下单次注射本品 2.5mg 后，在给药后 2h 达到血浆峰浓度（平均峰浓度为 0.34mg/L）。给药后 25min 达到血浆平均峰浓度值的半数值。

2. 分布　本品的分布容积是有限的（7 ~ 11L）。在体外，磺达肝癸钠以剂量依赖血浆浓度结合的形式高度特异地结合于抗凝血酶蛋白（0.5 ~ 2mg/L 的浓度范围内结合率为 97.0% ~ 98.6%）。磺达肝癸钠与其他血浆蛋白包括血小板因子 Ⅳ 结合不明显。由于磺达肝癸钠与 AT Ⅲ 以外的血浆蛋白结合不明显，预期不会与其他药物发生蛋白结合置换方面的相互作用。

3. 代谢　由于没有得到全面的评价，尚无有关本品代谢，特别是形成活性代谢物的证据。本品在体外不会抑制 CYP450（CYP1A2、CYP2A6、CYP2C9、CYP2C19、CYP2D6、CYP2E1 或 CYP3A4）。因此，预期本品在体内不会通过抑制 CYP 介导的代谢与其他药物发生相互作用。

4. 排泄和消除　在年轻和老年健康受试者中的消除半衰期分别约为 17h 和 21h，64% ~ 77% 经肾脏以原型药物排泄。

5. 肾功能损害者　与具有正常肾功能的患者相比（肌酐清除率>80ml/min），轻度肾功能损害（肌酐清除率 50 ~ 80ml/min）患者其血浆清除率降低 1.2 ~ 1.4 倍，中度肾功能损害（肌酐清除率 30 ~ 50ml/min）患者其血浆清除率平均降低 2 倍。重度肾功能损害（肌酐清除率<30ml/min）患者其血浆清除率比正常肾功能者低

5 倍。在中度肾功能损害和重度肾功能损害患者中，相关的终末半衰期分别为 29h 和 72h。采用接受磺达肝癸钠的下肢骨科大手术（MOSLL）患者数据，包括肌酐清除率低至 23.5ml/min 的患者数据，建立群体药代动力学模型。经模型模拟显示，预计肌酐清除率为 20 ~ 30ml/min 的患者接受 2.5mg 隔日给药的平均磺达肝癸钠暴露量与轻中度肾功能损伤（肌酐清除率 30 ~ 80ml/min）患者接受 2.5mg 每日 1 次给药的暴露量相似。

6. 肝功能损害者　预期在轻度至中度肝功能受损的患者中，非结合磺达肝癸钠浓度无改变，因此根据药代动力学资料不需要调整用药剂量。与正常肝功能受试者比较，在中度肝功能受损（Child-Pugh B 级）的患者中，单次皮下给予磺达肝癸钠后，C_{max} 和 AUC 分别降低 22% 和 39%。在肝功能受损受试者中，血浆磺达肝癸钠浓度较低应归因于 AT Ⅲ 血浆浓度较低，因为其与 AT Ⅲ 的结合降低，所以导致磺达肝癸钠的肾脏清除率增加。

7. 儿童患者　磺达肝癸钠未在该人群中进行研究。

8. 老年患者　由于肾功能会随年龄增大而降低，故老年人对磺达肝癸钠的消除能力下降。>75 岁的老年人在进行骨科手术时，其血浆清除率比<65 岁的患者低 1.2 ~ 1.4 倍。在老年健康受试者中，磺达肝癸钠经皮下途径给药后，在 2 ~ 8mg 剂量范围内其药代动力学参数呈线性关系。每日一次给药后，稳态血浆浓度在给药后 3 ~ 4 天获得，C_{max} 和 AUC 增加 1.3 倍。

9. 髋关节骨折及置换术后患者　髋关节置换术后患者接受磺达肝癸钠 2.5mg，每日一次后平均稳态药代动力学参数估计值：C_{max}（mg/L）为 0.39（31%）、t_{max}（h）为 2.8（18%）、C_{min}（mg/L）为 0.14（56%）。在髋关节骨折的患者中，磺达肝癸钠稳态血浆浓度：C_{max}（mg/L）为 0.50（32%）、C_{min}（mg/L）为 0.19（58%），这与他们的年龄有很大关系。

10. 性别　根据体重调整后没有观察到性别差异。

11. 种族　由于种族不同可能导致的药代动力学差异没有进行前瞻性的研究。然而，在亚洲（日本）健康受试者中进行的研究与白种人健康受试者相比没有药代动力学方面的差异。同样，在进行骨科手术的黑种人和白种人之间没有观察到血浆清除率的差异。

12. 体重　本品血浆清除率随体重增加而增加（每增加 10kg 体重，其血浆清除率增加 9%）。

【适应证】　本品用于进行下肢重大骨科手术如髋关节骨折、重大膝关节手术或髋关节置换术等患者，预防静脉血栓栓塞事件的发生。用于无指征进行紧急（<120min）侵入性治疗（PCI）的不稳定型心绞痛或非 ST 段抬高型心肌梗死（UA/NSTEMI）患者的治疗。用于使用溶栓或初始不接受其他形式再灌注治疗的

ST 段抬高型心肌梗死患者的治疗。

【用法与用量】

1. 接受重大骨科手术的患者 本品的推荐剂量为 2.5mg，每日 1 次，手术后皮下注射给药。若手术后已经止血，初始剂量应在手术结束 6h 后给予。治疗应持续直至静脉血栓栓塞的风险已减小，通常直至患者起床走动，至少术后 5 ~ 9 天。经验表明，在接受髋关节骨折手术的患者中，静脉血栓栓塞的风险持续至术后 9 天以上。在这些患者中，应延长使用磺达肝癸钠预防的时间，需再增加 24 天。

2. UA/NSTEMI 的治疗 磺达肝癸钠的推荐剂量为 2.5mg，每日 1 次，皮下注射给药。做出诊断后应尽早开始治疗，治疗持续最长为 8 天，如果不足 8 天出院则直至出院为止。

3. 接受 PCI 治疗的患者 应根据患者潜在的出血风险、距最后一次给予磺达肝癸钠的时间及在术中使用普通肝素的剂量综合考虑。应基于临床判断来确定拔除鞘管后再次皮下给予磺达肝癸钠的时间。在主要的 UA/NSTEMI 临床试验中，再次开始使用磺达肝癸钠治疗均不早于鞘管拔除后 2h。

4. STEMI 的治疗 本品推荐剂量为 2.5mg，每日 1 次。首剂应静脉内给药，随后剂量通过皮下注射给药。治疗应在诊断确立后尽早给药，治疗持续最长为 8 天，如果不足 8 天出院则直至出院为止。

如果患者将接受非直接 PCI 术，应根据当地临床实践，并考虑患者潜在的出血风险及距最后一次给予磺达肝癸钠的时间在术中使用普通肝素。应基于临床判断来确定拔除鞘管后再次皮下给予磺达肝癸钠的时间。在主要的 STEMI 临床试验中，再次开始使用磺达肝癸钠治疗均不早于鞘管拔除后 3h。

在 STEMI 或 UA/NSTEMI 患者中，那些将接受 CABG 的患者在手术前的 24h 内不应该给予磺达肝癸钠，可以在手术后 48h 再次开始给药。

5. 预防外科手术后的静脉血栓栓塞 在接受重大骨科手术的患者中，年龄 ≥75 岁或体重<50kg 或肾功能损害即肌酐清除率为 20 ~ 50ml/min 的患者应严格遵守首次注射磺达肝癸钠的时间。磺达肝癸钠首剂给药应不早于手术结束后的 6h。该时间内不应注射给药，除非已经确定止血。

6. 肾功能损害

（1）静脉血栓栓塞预防：磺达肝癸钠不应该用于肌酐清除率<20ml/min 的患者。肌酐清除率为 20 ~ 50ml/min 的患者给药剂量应减少至 1.5mg，每日 1 次。轻度肾功能损害（肌酐清除率<50ml/min）患者不需要减少给药剂量。

（2）UA/NSTEMI 和 STEMI 的治疗：磺达肝癸钠不应该用于肌酐清除率<20ml/min 的患者。肌酐清除率>20ml/min 的患者不需要减少给药剂量。

7. 给药方法

（1）皮下给药：磺达肝癸钠通过皮下注射给药，患者取卧位。给药部位应在腹壁左右前外侧位和左右后外侧位交替进行。为了避免药品的损失，在使用预灌式注射器时，注射前不要排出其中的气泡。注射针的全长应垂直插入由拇指和示指提起的皮肤皱褶中，整个注射过程应维持皮肤皱褶的存在。

（2）静脉内给药（只有 ST 段抬高型心肌梗死患者首剂使用）：应通过现有的静脉内通道直接给予或使用小容量（25ml 或 50ml）生理盐水袋。为了避免药品的损失，在使用预灌式注射器时，注射前不要排出其中的气泡。静脉通道在注射后应使用生理盐水进行冲洗以保证所有药品的给予。如果通过小容量输液袋给药，输注时间应在 1～2min 内。

【不良反应】 出血是 UA/NSTEMI 和 STEMI 患者中较常报道的事件。在 UA/NSTEMI 患者的Ⅲ期研究中，使用磺达肝癸钠和依诺肝素治疗达 9 天时，裁定大出血事件的发生率分别为 2.1%（磺达肝癸钠）和 4.1%（依诺肝素）；在 STEMI 患者Ⅲ期研究中，使用磺达肝癸钠和依诺肝素治疗达 9 天时，根据修订的 TLMI 标准裁定严重出血事件的发生率分别为 1.1%（磺达肝癸钠）和 1.4%［对照药物（普通肝素和安慰剂）］。

在 UA/NSTEMI 患者的Ⅲ期研究中，最常报道的非出血性不良事件（在使用磺达肝癸钠的患者中至少有 1% 的发生率）为头痛、胸痛和心房颤动。在 STEMI 患者的Ⅲ期研究中，最常报道的非出血性不良事件（在使用本品的患者中至少有 1% 的发生率）为心房颤动、发热、胸痛、头痛、室性心动过速、呕吐和低血压。

【禁忌证】 ①已知对磺达肝癸钠或本品中任何赋形剂成分过敏；②具有临床意义的活动性出血；③急性细菌性心内膜炎；④肌酐清除率<20ml/min 的严重肾脏损害。

【注意事项】

1. 磺达肝癸钠不能通过肌内注射

2. 出血　出血风险增加的患者如先天性或获得性出血异常（如血小板计数<$50×10^9$/L），胃肠道活动性溃疡疾病及近期颅内出血或脑、脊髓、眼科手术后不久及下列特殊的患者群，磺达肝癸钠的使用应谨慎。

（1）静脉血栓栓塞的防治：任何增加出血风险的药物均不应与磺达肝癸钠合并使用。这些药物包括地西卢定（desirudin）、溶栓药物、GPⅡb/Ⅲa 受体拮抗剂、肝素、肝素类似物或低分子量肝素。必要时应合并使用维生素 K 拮抗剂。其他抗血小板药物（阿司匹林、双嘧达莫、噻氯匹定或氯吡格雷）及非甾体类抗炎药物应谨慎使用。如果有必要合用，应严密监测。

（2）不稳定型心绞痛/非 ST 段抬高型心肌梗死和 ST 段抬高型心肌梗死的治

疗：磺达肝癸钠应谨慎使用于那些正在同时接受其他能增加出血风险的药物（如GPⅡb/Ⅲa受体拮抗剂或溶栓剂）治疗的患者。

（3）PCI及导引导管血栓风险：在接受直接PCI的ST段抬高型心肌梗死患者中，不推荐在PCI术前和术中使用磺达肝癸钠。同样，在不稳定型心绞痛/非ST段抬高型心肌梗死患者出现需要紧急血运重建的危及生命的情况时，不推荐在PCI术前和术中使用磺达肝癸钠。这些患者为难治型心绞痛或反复发作心绞痛伴动态ST段改变、心力衰竭、危及生命的心律失常或血流动力学不稳定的患者。

在接受非直接PCI的不稳定型心绞痛/非ST段抬高型心肌梗死和ST段抬高型心肌梗死患者中，不建议在PCI术中使用磺达肝癸钠作为单一抗凝血药物，因此应根据当地的临床治疗情况使用普通肝素。

有关使用磺达肝癸钠治疗的患者在接受非直接PCI术期间使用普通肝素的资料有限。那些接受非直接PCI术的患者，在使用最后一次磺达肝癸钠6～24h后，普通肝素的中位数剂量为8000IU，大出血的发生率为2%（2/98）；在使用最后一次磺达肝癸钠6h内，普通肝素的中位数剂量为5000IU，大出血的发生率为4.1%（2/49）。

临床试验表明，与对照药物相比，在PCI术期间使用磺达肝癸钠进行抗凝治疗的患者发生导引导管血栓的风险虽然低但有所增加。不稳定型心绞痛/非ST段抬高型心肌梗死患者在接受非直接PCI术时的发生率为1.00%/0.3%（磺达肝癸钠/依诺肝素），ST段抬高型心肌梗死患者在接受直接PCI时的发生率为1.2%/0（磺达肝癸钠/对照药物）。

（4）脊椎或硬膜外麻醉：在接受重大骨科手术的患者中，同时使用磺达肝癸钠和脊椎或硬膜外麻醉或脊椎穿刺时不能排除可导致长期或永久瘫痪的硬膜外或脊椎血肿的发生。手术后使用留置硬膜外导管或合并使用其他影响止血的药品时，这些罕见事件的风险可能会较高。

（5）低体重患者：磺达肝癸钠的消除随体重减轻而降低。体重<50kg的患者出血风险增加，磺达肝癸钠在这些患者中应谨慎使用。

（6）肾功能损害：已知磺达肝癸钠主要通过肾脏排出。在肾功能损害患者中，特别是肌酐清除率<30ml/min者，发生大出血和静脉血栓栓塞的风险均增加。

（7）预防静脉血栓栓塞：肌酐清除率<50ml/min的患者出血风险增加，应谨慎使用。在肌酐清除率<20ml/min的患者中使用磺达肝癸钠预防静脉血栓，现有临床资料有限。因此，在这些患者中，不推荐使用磺达肝癸钠预防静脉血栓。

（8）UA/NSTEMI和STEMI的治疗：有关肌酐清除率为20～30ml/min的患

者使用本品 2.5mg，每日 1 次的现有临床数据有限。因此，内科医生应确定治疗的益处是否超过风险。

（9）严重肝功能受损：使用本品不需要进行剂量调整。然而，由于严重肝功能受损的患者存在凝血因子的缺乏而使出血风险增加，因此应谨慎使用本品。

（10）肝素诱发血小板减少症的患者：本品不能与血小板因子Ⅳ结合，也不与来自Ⅱ型肝素诱导血小板减少症患者的血清发生交叉反应。本品的疗效和安全性没有在Ⅱ型肝素诱导血小板减少症患者中进行过正式的研究。已经收到在本品治疗患者中出现肝素诱发血小板减少症（HIT）的罕见报道。迄今，尚未确立本品和 HIT 发生之间的因果关系。

3. 橡胶过敏反应　预灌装注射器的外用针套含有天然固体乳胶，在乳胶过敏的个体中可能会造成过敏反应。

4. 对驾车和操作机械能力的影响　本品对驾车和操作机械能力的影响尚无研究。

5. 配伍禁忌　由于没有配伍禁忌方面的研究，本品不能与其他药物混用。

【孕妇及哺乳期妇女用药】 没有来自孕妇使用磺达肝癸钠适当的资料。动物研究由于药物暴露量有限而不足以说明本品对妊娠、胚胎、胎儿发育、分娩和产后生长的影响。除非明确需要，否则本品不应用于孕妇。本品可至大鼠乳汁中，但尚不知磺达肝癸钠是否能分泌至人乳中。在使用磺达肝癸钠治疗期间不推荐哺乳。

【儿童用药】 本品在 17 岁以下患者中的安全性和疗效尚没有研究。

【老年患者用药】 由于肾功能会随年龄增大而降低，故老年人对磺达肝癸钠的消除能力会降低，应慎用。75 岁以上老年人在进行骨科手术时其血浆清除率比<65 岁的患者低 1.2 ~ 1.4 倍。

【药物过量】 本品使用推荐剂量以上的剂量可能导致出血风险增加。与出血并发症相关的药物过量应终止治疗，并寻找主要原因。应考虑进行适当的治疗如外科止血、血液置换、输注新鲜血浆及血浆置换。

【制剂与规格】 注射剂：每支 2.5mg。

【贮藏】 遮光，密封，不能冷冻贮存。

二、直接凝血酶抑制剂

1. 来匹卢定

【药品名称】 国际通用名：来匹卢定。商品名：重组水蛭素。英文通用名：lepirudin。

【药理作用】来匹卢定是根据水蛭素抗凝蛋白序列合成的重组水蛭素，能高亲和地与凝血酶按 1∶1 的比例结合而特异地抑制凝血酶活性，抑制凝血酶所催化和诱导的反应，且不需要 AT Ⅲ 的存在。

随后另一个重组水蛭素地西卢定也被批准用于矫形外科术后血栓形成的预防。由于水蛭素具有抗凝血作用，用于血栓形成具有良好的效果，近年发现水蛭素和重组水蛭素还具有良好的抗肿瘤转移的作用。20 世纪 60 年代，通过分离和纯化天然水蛭素，得出水蛭素由 65 个氨基酸组成，分子质量为 7kDa。其结构式中 N 端有 3 个二硫键，使 N 端肽链绕叠成密集型核心环肽结构；C 端富含酸性氨基酸残基，具亲水性，游离在分子表面；肽链中部还有一个由 Pro-Lys-Pro 组成的特殊序列，不被一般蛋白酶所降解。重组水蛭素是基因工程的产物，在 Tyr-63 位置上缺少硫酸盐基团，虽然这种结构的改变导致与凝血酶的亲和力下降，但重组水蛭素仍然是凝血酶的特异性抑制剂。

【循证证据】欧洲一项多中心研究对重组水蛭素与肝素治疗非 ST 段抬高型急性心肌缺血的疗效进行比较。共入选不稳定型心绞痛患者或疑似非 ST 段抬高型急性心肌梗死患者 909 例，其中 371 例患者随机接受肝素治疗，271 例患者随机接受低剂量水蛭素，267 例患者随机接受中等剂量重组水蛭素治疗，研究结果表明，中等剂量重组水蛭素在预防不稳定型心绞痛和急性心肌梗死的缺血事件方面优于肝素。

【药代动力学】静脉注射后迅速被清除，半衰期为 30~60min，95% 以原型经肾脏排出，口服不被吸收。

【适应证】来匹卢定是第一个被批准用于临床的凝血酶抑制剂，1997 年和 1998 年先后被欧洲医学评价机构及美国 FDA 批准用于治疗肝素诱导引起的血小板减少症患者并发的血栓形成。

【用法与用量】推荐剂量为静脉注射来匹卢定 0.4mg/kg 后，静脉滴注 0.15mg/(kg·h)。

【不良反应】出血为主要的不良反应。

【禁忌证】①有出血性的血液病；②有出血倾向的器质性疾病如十二指肠溃疡或急性出血性脑血管事件；③对本品过敏者。

【注意事项】①用药后应注意监测 APTT 值；②肝、肾功能损害者，使用本品时应减量。

【孕妇及哺乳期妇女用药】慎用。

【儿童用药】尚没有儿童用药的安全性资料。

【老年患者用药】没有必要对老年人调整剂量。

【药物过量】若应用来匹卢定过量，无特效药纠正，需停用来匹卢定。

【制剂与规格】 注射剂：每支 50mg。

【贮藏】 贮藏于 2～8℃。

2. 比伐卢定

【药品名称】 国际通用名：比伐卢定。英文通用名：bivalirudin。英文商用名：Angiomax。

【药理作用】 比伐卢定是水蛭素的衍生物，是由 20 个氨基酸组成的多肽，能高亲和地与凝血酶结合而特异地抑制凝血酶活性，抑制凝血酶所催化和诱导的反应。比伐卢定不仅能与血浆浆游离的凝血酶结合，也能与血凝块相连的凝血酶结合，此结合是可逆的，且不需要 AT Ⅲ 的存在。比伐卢定可以灭活和纤维蛋白结合的凝血酶及游离的凝血酶，具有较强的抗凝作用，其抗凝效果的可预测性比普通肝素更好。对多种动物动脉和静脉模型均有抗血栓作用。比伐卢定可使 APTT、PT 和 ACT 延长，抗凝活性与活化部分凝血活酶时间和活化凝血时间具有良好的相关性。

【循证证据】

1. ACUITY 研究　旨在观察比伐卢定为基础的抗凝治疗对中高危 NSTE-ACS 患者在行 PCI 治疗中的联合缺血终点和严重出血发生率。共入选行有创治疗的中高危 NSTE-ACS 患者 13 819 例。静脉注射比伐卢定 0.1mg/kg 后 0.25mg/（kg h）持续静脉输注。PCI 前追加，0.5mg/kg 的比伐卢定静脉注射，然后 1.75mg/（kg h）持续静脉输注直至 PCI 结束。将患者随机分为 3 组：普通肝素或低分子量肝素联合 GP Ⅱ b/Ⅲ a 受体拮抗剂组、比伐卢定联合 GP Ⅱ b/Ⅲ a 受体拮抗剂和单用比伐卢定组（仅补救性使用 GP Ⅱ b/Ⅲ a 受体拮抗剂）。比伐卢定联合 GP Ⅱ b/Ⅲ a 受体拮抗剂组 30 天联合缺血终点与普通肝素或低分子量肝素联合 GP Ⅱ b/Ⅲ a 受体拮抗剂组比较没有显著性差异（7.3% vs. 7.7%，相对风险 1.07；95% 置信区间：0.92～1.23；$P=0.39$），严重出血发生率也没有显著性差异（5.7% vs. 5.3%，相对风险 0.93；95% 置信区间：0.78～1.10；$P=0.38$）。单用比伐卢定组的联合缺血终点也不劣于普通肝素或低分子量肝素联合 GP Ⅱ b/Ⅲ a 受体拮抗剂组（7.8% vs. 7.3%，相对风险 1.08；95% 置信区间：0.93～1.24；$P=0.32$），但是显著降低了严重出血发生率（3.0% vs. 5.7%，相对风险 0.53；95% 置信区间：0.43～0.65；$P<0.0001$）。PCI 术前未使用氯吡格雷的患者，与普通肝素或低分子量肝素联合 GP Ⅱ b/Ⅲ a 受体拮抗剂组比较，比伐卢定组的联合缺血事件显著增加（9.1% vs. 7.1%，相对风险 1.29；95% 置信区间：1.03～1.63）。

2. ISAR-REACT3 研究（intracoronary stenting and anti-thrombotic regimen-rapid early action for coronary treatment）　是目前唯一一项比较比伐卢定和普通肝素

（140IU/kg）头对头的研究，入选了 4570 例计划行 PCI 的稳定型冠心病或生物标志物阴性的 NSTE-ACS 患者。结果显示，两种药物组的死亡、心肌梗死或紧急血运重建发生率相似（比伐卢定：普通肝素为 5.9% vs. 5.0%，相对风险 1.16；95% 置信区间：0.91～1.49；$P=0.23$）。但是，比伐卢定降低了出血发生率（3.1% vs. 4.6%，相对风险 0.66；95% 置信区间：0.49～0.90；$P=0.008$）。

3. EUROMAX 研究（2013 年） 对拟行 PCI 手术的 STEMI 患者转运途中使用比伐卢定的疗效和安全性进行评估。用药方案为：比伐卢定 0.75mg/kg 静脉注射，继以 1.75mg/（kg·h），持续至 PCI 后 4h［PCI 术后的给药剂量为 0.25mg/（kg·h）］。对照组：肝素（89.9%）100IU/kg（不与 GP Ⅱ b/Ⅲ a 受体拮抗剂联用），60IU/kg（与 GP Ⅱ b/Ⅲ a 受体拮抗剂联用）；依诺肝素（8.5%）0.5mg/kg 静脉注射。结果：比伐卢定组主要终点优于对照组，比伐卢定可降低大出血，但急性支架内血栓的风险更高。研究结果提示，拟行 PCI 患者在转运途中接受比伐卢定治疗可降低大出血风险，改善患者 30 天时临床预后，但是急性支架内血栓发生风险升高。

4. HEAT-PPCI 研究 是一项在英国进行的单中心、双组、前瞻性、开放标签、随机对照研究，比较肝素（70IU/kg）和比伐卢定［0.75mg/kg 静脉注射后 1.75mg/（kg·h）持续静脉输注至 PCI 手术结束］用于直接 PCI 患者的抗凝疗效和安全性；两组均为补救性应用 GP Ⅱ b/Ⅲ a 受体拮抗剂，比例分别为 13.5%、15%；结果：比伐卢定主要心血管不良事件（MACE）发生率高于肝素，两组大出血发生率相当，肝素组绝对风险下降 3%，相对风险下降 52%。从 MACE 组成看出：再发心肌梗死和急性支架内血栓对 MACE 发生率差异贡献最大，比伐卢定组支架内血栓发生率显著高于肝素组。HEAT-PPCI 研究是第一个在同等应用 GP Ⅱ b/Ⅲ a 受体拮抗剂背景下头对头比较两者的研究，结果还发现 24h 内急性支架内血栓比伐卢定组是普通肝素组的 4 倍，这与比伐卢定以往的研究（EUROMAX 研究）结果相似。

5. MATRIX 研究 该研究旨在探讨以比伐卢定为基础的抗凝治疗（常规使用，术后不延长应用时间）与以肝素为基础的抗凝治疗在行 PCI 治疗的患者中的应用效果，并确定 PCI 患者的最佳入径方法是经股动脉途径还是经桡动脉途径。

MATRIX 试验在意大利、荷兰、西班牙和瑞典的 78 家医学中心开展，共纳入了 7213 例计划接受 PCI 的 STEMI 或非 STEMI-ACS 患者。第一项试验 "MATRIX 抗凝血酶" 评估了 3610 例被随机分配至接受比伐卢定及 3603 例接受普通肝素的患者的结果。结果表明：对于接受血管造影和 PCI 的 ACS 患者，桡动脉入径比股动脉入径预后更好；与普通肝素相比，比伐卢定并未降低 MACE 的发生率，应用比伐卢定治疗的患者出血并发症发生率降低，但是支架内血栓发生率升高。

在第二项试验"MATRIX 治疗持续时间"中，比伐卢定组被进一步随机分配至接受 PCI 后比伐卢定静脉输注（1799 例）和 PCI 后不静脉输注（1811 例）。MATRIX 研究进一步评估了 PCI 后继续使用比伐卢定的重要性，得出了相互矛盾的结论。MATRIX 研究发现，PCI 后延长比伐卢定使用时间不能使患者获益。相比使用中等剂量肝素（70~100U/kg，就像 HEAT-PPCI 研究），比伐卢定并不能为患者带来显著净获益。同样，BRAVE-4 研究证实，对于 STEMI 患者，肝素（70~100U/kg）联合氯吡格雷疗效并不劣于比伐卢定联合普拉格雷（研究中 GP Ⅱb/Ⅲa 受体拮抗剂使用率为 4.6%）。

上述研究发现，当与 GP Ⅱb/Ⅲa 受体拮抗剂联用时，相比肝素，对于 PCI 患者，比伐卢定应作为首选抗凝血药。大规模研究（如 HORIZONS-AMI、ACUITY 和 EUROMAX）证实，使用比伐卢定后，患者出血并发症及缺血事件发生率下降，但支架内血栓发生率升高。

【药代动力学】比伐卢定不结合于血浆蛋白（除了凝血酶），当静脉注射比伐卢定时，剂量与血浆浓度呈线性关系。静脉注射比伐卢定 1mg/kg 和静脉滴注 2.5mg/(kg·h)，4h 后，比伐卢定血浆浓度达稳态。比伐卢定是通过肾脏以蛋白水解方式从血浆中清除，肾功能正常者的清除半衰期约为 25min，中、重度的肾功能不全患者的清除半衰期延长。25% 的比伐卢定可被透析掉，须监测 APTT 值。

【适应证】不稳定型心绞痛患者接受 PTCA 术。

【用法与用量】推荐剂量为静脉注射比伐卢定 1mg/kg 后，静脉滴注 2.5mg/(kg·h) 4h，须合用阿司匹林。

【不良反应】出血为主要的不良反应，也可出现背痛、恶心、低血压和头痛。过敏反应的发生率为 14%。用比伐卢定治疗不稳定型心绞痛患者，停药后可出现心绞痛，及时给予足量阿司匹林可避免。

【禁忌证】参见来匹卢定。

【注意事项】用药后，尤其是中、重度肾功能不全患者应注意监测 APTT 值。

【孕妇及哺乳期妇女用药】由于对妊娠及哺乳期妇女没有足够的临床研究，对妊娠期妇女只有在必须应用时才可应用。动物研究显示，本品可进入乳汁，所以应以用药对哺乳期妇女的重要性来决定是停止哺乳还是停药。

【儿童用药】尚没有儿童用药的安全性资料。

【老年患者用药】无须对老年患者调整剂量。

【药物相互作用】临床用华法林治疗时以 PT 作为监测指标，比伐卢定可延长 PT，故两药合用可影响华法林的治疗监测。肝素和阿加曲班均延长 APTT。阿司匹林与比伐卢定合用不影响阿加曲班的血浆浓度。

【药物过量】若应用比伐卢定过量，无特效药纠正，须停用比伐卢定。

【制剂与规格】注射剂：每支250mg。

3. 阿加曲班

【药品名称】国际通用名：阿加曲班。英文通用名：argatroban。英文商品名：Acova。

【药理作用】阿加曲班是精氨酸的衍生物，分子质量为526Da，能高亲和地与凝血酶催化部位相结合而特异地抑制凝血酶活性，抑制凝血酶所催化和诱导的反应。阿加曲班不仅能与血浆游离的凝血酶结合，也能与血凝块相连的凝血酶结合，此结合是可逆的。阿加曲班具有抗凝作用，对多种动物动脉和静脉模型均有抗血栓作用。它还具有纤溶活性，在家兔股动脉血栓以单链尿激酶溶栓治疗中，阿加曲班和肝素均增强单链尿激酶溶栓活性。阿加曲班对凝血酶诱导的血小板聚集有抑制作用。对健康受试者静脉滴注阿加曲班后APTT和ACT延长，终止静脉滴注后2~4h APTT和ACT恢复至原水平，肝功能不全患者停药后长达20h APTT和ACT才恢复至原水平。

【循证证据】在两项多中心临床试验（NCT01304238、NCT00861692）中，对肝素诱发血小板减少症和肝素诱发伴有血栓血小板减少症的患者，静脉滴注阿加曲班2μg/（kg·min）可较原水平延长APTT 1.5~3.0倍，且在停用肝素第3天约50%的患者血小板可恢复，但出血不良反应与对照组无区别。

【药代动力学】在静脉滴注阿加曲班40μg/（kg·min）以内，剂量与血浆浓度呈线性关系。作用出现迅速，约30min即出现。在给药2h后血浆浓度达峰值。持续静脉滴注在1~3h内血浆浓度达稳态。阿加曲班在体内分布容积是174ml/kg，主要是在细胞外分布，其血浆蛋白结合率为54%。阿加曲班主要是在肝脏代谢，约65%被代谢为4个代谢产物。主要代谢产物的抗凝活性较原型药弱3~5倍，其他3个代谢产物在尿中含量甚低，在血浆和粪便中未检测出。阿加曲班主要通过胆汁从粪便中排出，健康受试者的清除半衰期为40~50min。药物监测指标为APTT，控制在原水平的1.5~3倍。

【适应证】肝素诱发血小板减少症患者的血栓形成。

【用法与用量】对出现肝素诱发血小板减少的患者，应先停用肝素治疗，并测基础的APTT值，推荐剂量为首先以阿加曲班2μg/（kg·min）静脉滴注，此后根据APTT值调整剂量，最大不超过10μg/（kg·min）。对于中度肝功能不全患者，首先以阿加曲班0.5μg/（kg·min）静脉滴注，此后根据APTT值调整剂量。

【不良反应】出血为主要的不良反应。也可出现呼吸困难、低血压和发热。

过敏反应的发生率为 14% 。以阿加曲班治疗不稳定型心绞痛患者停药后可出现心绞痛，及时给予阿司匹林可避免。

【禁忌证】参见比伐卢定。

【注意事项】①用药后应注意监测 APTT 值。②肝功能损害者使用本品时应减量。

【孕妇及哺乳期妇女用药】、【儿童用药】、【老年患者用药】和【药物相互作用】参见比伐卢定。

【药物过量】若应用阿加曲班过量，无特效药纠正，须停用阿加曲班后 2 ~ 4h APTT 和 ACT 恢复至原水平。

【制剂与规格】注射剂：每支 250mg。

三、凝血酶生成抑制剂

1. 利伐沙班

【药品名称】国际通用名：利伐沙班。商用名：拜瑞妥。英文通用名：rivaroxaban。

【药理作用】利伐沙班是一种口服、具有生物利用度的 Xa 因子抑制剂，其高度选择性和可竞争性抑制游离和结合的 Xa 因子和凝血酶原活性，且不需要辅因子（如抗凝血酶Ⅲ）以发挥活性。通过内源性及外源性途径活化 X 因子为 Xa 因子（FXa），在凝血级联反应中发挥重要作用。

利伐沙班在人体剂量依赖性抑制 Xa 因子活性，应用 Neoplastin® 试剂测定的 PT、APTT 及 HepTest® 肝素定量检测可见剂量依赖性延长。抗 Xa 因子活性同样受利伐沙班影响。

【循证证据】

1. 预防非瓣膜性心房颤动合并脑卒中及栓塞　ROCKET-AF 研究是一项全球多中心、随机对照研究，旨在明确利伐沙班在预防非瓣膜病心房颤动合并卒中及栓塞方面是否优于华法林。该研究在全球范围内共纳入 14 264 例既往有脑卒中、短暂性脑缺血发作或体循环栓塞病史，或至少合并两种卒中独立危险因素的非瓣膜性心房颤动患者，随机分为利伐沙班组或华法林组，利伐沙班组给予利伐沙班（20mg，1 次/日），华法林组用量根据 INR 调整，目标 INR 为 2.0 ~ 3.0，中位数随访 19 年，该研究将卒中与全身性栓塞定义为主要终点。研究结果表明，利伐沙班主要终点发生率为 1.7%/年，不劣于华法林（2.2%/年，非劣效检验 $P<0.001$）。在大出血和临床相关非大出血方面，两组发生率相当（$P=0.442$），但利伐沙班组颅内出血风险显著降低达 33%（$P=0.019$），重要器官出血风险显

著降低达 31%（$P=0.007$），出血相关死亡风险显著降低 50%（$P=0.003$），相对于华法林组，利伐沙班组心肌梗死发生率有降低的趋势。

2. 治疗稳定型冠状动脉疾病的循证证据 COMPASS 研究是一项国际多中心、大样本、随机、双盲对照试验，旨在探讨利伐沙班及阿司匹林的 3 种不同治疗方案，包括联合使用利伐沙班和阿司匹林，以及单独使用利伐沙班或阿司匹林，在稳定型冠状动脉疾病（CAD）或外周动脉疾病（PAD）患者发生心肌梗死、脑卒中和心血管死亡风险的疗效和安全性，研究的主要终点为发生心肌梗死、卒中和心血管死亡所组成的复合终点。纳入来自美国北部及南部、亚洲（包括中国 1000 余例）、西欧和东欧、南非和澳大利亚等 33 个县的 558 个中心的 CAD 或 PAD 患者 27395 例。在纳入的 7470 例 PAD 患者中，1/3 为吸烟者，44% 的患者患有糖尿病，同时，吸烟和糖尿病也是发生 PAD 的两大主要危险因素。该研究始于 2013 年 2 月，原计划随访 5 年，因联合使用利伐沙班和阿司匹林治疗组患者获益显著，研究于 2017 年 2 月提前终止，平均随访 21 个月。患者随机分为 3 组：第一组是利伐沙班 2.5 mg 每日 2 次和 100 mg 阿司匹林每日 1 次联合使用；第二组是 5.0 mg 利伐沙班每日 2 次；第三组（对照组）是 100 mg 的阿司匹林每日 1 次。研究结果显示，与使用单药阿司匹林组相比，阿司匹林联合低剂量利伐沙班（每日 5mg）治疗可降低 24% 心血管死亡、卒中或心脏病发作的风险，并提高 18% 的存活率。然而，利伐沙班 5mg 每日 2 次单药治疗的效果并不优于阿司匹林单药治疗。利伐沙班联合阿司匹林治疗可增加出血的风险，最常见的出血部位是胃或肠，但是并没有显著增加死亡或脑出血的风险。

与使用单药阿司匹林组相比，阿司匹林联合低剂量利伐沙班治疗可使 PAD 患者发生心肌梗死、脑卒中和心血管死亡风险降低 31%，心血管死亡、中风或心肌梗死风险降低 28%，肢体致命性缺血（包括截肢）风险降低 46%。与阿司匹林单药治疗相比，利伐沙班单药治疗并不能降低重大不良心血管事件的发生，但可降低重大不良肢体事件的发生。

然而，在心血管不良事件与肢体不良事件的复合终点方面，利伐沙班单药治疗的效果并不优于阿司匹林。虽然阿司匹林联合少剂量利伐沙班治疗 PAD 患者可增加大出血的风险，但并没有增加致命或关键器官出血的风险，而且最重要的是大出血是可治疗的。COMPASS 研究结果表明使用阿司匹林联合低剂量利伐沙班可改善稳定型心血管疾病患者的结局。

3. 治疗急性冠状动脉综合征 ATLAS-ACS 2 TIMI51 研究是一项旨在探讨利伐沙班治疗急性冠状动脉综合征疗效的随机、多中心、双盲、对照研究，共纳入全球 15 570 例 ACS 入院患者。在每位患者均接受标准抗血小板治疗的基础上，将患者随机分为利伐沙班组和安慰剂组。利伐沙班组口服利伐沙班（2.5mg，2 次/

日或 5mg，2 次/日），共随访 13～31 个月，结果显示，利伐沙班（2 个剂量组）与标准治疗+安慰剂组比较显著降低心血管死亡、心肌梗死或卒中的复合终点相对风险达 16%（$P=0.008$），显著降低支架内血栓相对风险达 31%。利伐沙班 2.5mg，2 次/日显著降低心血管死亡和全因死亡相对风险（34%，32%）；5mg，2 次/日组显著减少心肌梗死，但未减少死亡。安慰剂组、利伐沙班 2.5mg（2 次/日）组、利伐沙班 5mg（2 次/日）组非 CABG 相关大出血发生率分别为 0.6%、1.8%、2.4%（$P<0.001$），利伐沙班组致死性出血与致死性颅内出血风险未增加。研究表明，56 例 ACS 患者在标准治疗基础上服用利伐沙班 2 年内即可避免 1 例死亡。然而，该研究入选均为相对年轻和低危的 ACS 患者，而日常临床实践中有更多高龄和合并多种疾病的高危 ACS 患者，对这些高危患者利伐沙班的效果还需进一步研究。

4. 预防下肢深静脉血栓及肺栓塞

（1）RECORD 研究：是一项大规模、多中心、随机对照研究，旨在对骨科手术后利伐沙班和依诺肝素预防下肢深静脉血栓（DVT）及肺栓塞疗效进行对比。本研究包括 4 项Ⅲ期临床试验，主要疗效终点包括 DVT、非致死性肺栓塞和全因死亡的复合终点，主要安全性终点是大出血。RECORD1 和 RECORD2 试验分别纳入了 4541 例和 2509 例 THR 患者，而 RECORD3 和 RECORD4 分别纳入了 2531 例和 3148 例全膝关节置换术 TKR 患者。RECORD1～4 研究中试验组均为口服利伐沙班 10mg，1 次/日，对照组给予皮下注射依诺肝素 40mg，1 次/日（RECORD1/2/3 研究）或 30mg，2 次/日（RECORD4 研究）。这四项研究结果均表明，主要疗效终点事件利伐沙班组均显著优于依诺肝素组，大出血发生率两组差异无统计学意义。

（2）MAGELLAN 研究：是一项国际多中心、随机平行试验，旨在比较利伐沙班与依诺肝素在内科住院的急重症药物治疗患者预防静脉血栓栓塞的有效性及安全性。该研究共入选来自 52 个国家的 8101 例患者，入选标准为：年龄≥40 岁、急症入院、活动受限且存在下肢深静脉血栓风险的患者，随机分配至利伐沙班 10mg，1 次/日（35±4 天）组或依诺肝素 40mg，1 次/日（10±4 天，以后用安慰剂）组，随访至第 90 天。主要疗效终点包括 10 天（非劣效性检验）和 35 天（优效性检验）时无症状性近端深静脉血栓、症状性深静脉血栓、症状性非致命性肺栓塞和深静脉血栓相关死亡的复合终点，主要安全性终点包括大出血和临床相关非大出血。研究结果表明：疗效终点 10 天时利伐沙班不劣于对照组，而 35 天时利伐沙班延长治疗优效于对照组（4.4% vs. 5.7%；95% 置信区间：0.62～0.96；$P=0.02$），而利伐沙班出血发生率（包括大出血及致死性出血）显著高于对照组（第 10 天：2.8% vs. 1.2%；第 35 天：4.1% vs. 1.7%，$P<$

0.001）。本研究中利伐沙班对总体人群未见到阳性临床净获益，但并不排除对某些患者仍可能有益。

（3）EINSTEIN 研究：旨在比较利伐沙班和依诺肝素治疗症状性血栓栓塞的疗效，该研究包括 3 项Ⅲ期临床试验：EINSTEIN-DVT 研究、EINSTEIN-PE 研究和 EINSTEIN-Extension 研究。主要疗效终点是症状性复发性 VTE；其中 EINSTEIN-DVT 研究的主要安全性终点是起始治疗期间大出血或临床相关非大出血和持续治疗期间大出血事件；EINSTEIN--PE 研究的主要安全性终点是大出血或临床相关非大出血事件。EINSTEIN-DVT 研究入选了 3449 例急性症状性近端 DVT 患者（除外症状性 PE），主要疗效终点利伐沙班与对照组相当（非劣效检验 $P<0.001$），主要安全性终点发生率两组均为 8.1%。EINSTEIN-PE 研究共入选 4832 例急性症状性肺栓塞患者（伴或不伴有 DVT），主要疗效终点利伐沙班组与对照组相当（非劣效检验 $P=0.003$），主要安全性终点两组无显著性差异，大出血事件利伐沙班组比对照组的相对风险下降 51%（$P=0.003$）。EINSTEIN-Extension 研究入选 1196 例已完成 6~12 个月 VTE 治疗的症状性 DVT 或 PE 患者，试验组给予利伐沙班 20mg，1 次/日，对照组给予安慰剂，治疗时间为 6 或 12 个月。结果显示利伐沙班的主要疗效终点复发性 VTE 显著优于安慰剂组（$P<0.001$），相对风险下降 82%，大出血发生率两组差异无统计学意义。

【药代动力学】

1. 吸收　利伐沙班吸收迅速，服用后 2~4h 达到最大浓度（C_{max}）。口服利伐沙班几乎完全吸收。无论是在空腹还是在饱餐状态下，10mg 片剂的绝对生物利用度高（80%~100%）。进餐对利伐沙班 10mg 片剂的 AUC 或无影响。因此，服用利伐沙班 10mg 片剂的时间不受就餐时间的限制。空腹条件下服用利伐沙班 20mg 片剂后，由于吸收程度降低，口服生物利用度为 66%。利伐沙班 20mg 片剂与食物同服之后，与空腹服药相比，平均 AUC 提高 39%，C_{max} 升高 76%，提示几乎完全吸收，有较高的口服生物利用度。利伐沙班 15mg 和 20mg 应与食物同服。

在空腹条件下，利伐沙班药代动力学几乎呈线性升高，直至达到约 15mg（每日 1 次）。在饱餐条件下，利伐沙班 10mg、15mg 和 20mg 片剂的吸收显示出与剂量成比例。在较高剂量水平时，利伐沙班的吸收受到限制；随着剂量的升高，生物利用度及吸收率均出现下降。利伐沙班药代动力学的变异性中等，个体间变异性（CV%）范围是 30%~40%，但在手术当日和术后第一天暴露量变异性高（70%）。

利伐沙班的药代动力学并不因胃部 pH 的改变而受到影响。利伐沙班（30mg，单剂量）与 H_2 受体拮抗剂雷尼替丁（150mg，每日 2 次）、氢氧化铝或氢氧化镁抗酸剂（10ml）或利伐沙班（20mg，单剂量）与质子泵抑制剂（PPI）奥美拉唑（40mg，每日1次）同时给药并未显示出对利伐沙班生物利用度及暴露量的影响。利伐沙班的吸收取决于药物在胃肠道中释放的部位。当利伐沙班颗粒在近端小肠释放时，AUC相比片剂降低29%～56%。当药物在远端小肠或升结肠中释放时，暴露量进一步降低。避免在胃远端进行利伐沙班给药，这可能导致吸收及相关药物暴露量降低。

在一项44例健康受试者的研究中，将压碎的20mg利伐沙班药片与苹果酱混合后口服，平均AUC和C_{max}与整片吞服是相似的。然而，将压碎的药片放入水中制备成混悬液，通过鼻胃管给药，随后给予流质食物，以这种方式给药后，只有平均AUC与整片吞服是相似的，而C_{max}降低18%。

2. 分布 利伐沙班与人体血浆蛋白（主要是血清白蛋白）的结合率较高，为92%～95%。分布容积中等，稳态下分布容积约为50L。

3. 生物转化和消除 在利伐沙班用药剂量中，约有2/3通过代谢降解，然后50%通过肾脏排出，另外50%通过粪便排出。其余1/3用药剂量以活性药物原型的形式直接通过肾脏在尿液中排泄，主要是通过肾脏主动分泌的方式。

利伐沙班通过CYP3A4、CYP2J2和非依赖CYP机制进行代谢。吗啉酮部分的氧化降解和酰胺键的水解是主要的生物转化部位。体外研究表明，利伐沙班是转运蛋白P-GP（P-糖蛋白）和BCRP（乳腺癌耐药蛋白）的底物。利伐沙班原型是人体血浆内最重要的化合物，尚未发现主要的或具有活性的循环代谢产物。利伐沙班全身清除率约为10L/h，为低清除率物质。以1mg剂量静脉给药后的清除半衰期约为4.5h。口服给予利伐沙班后，药物消除受到吸收率的限制。利伐沙班从血浆内消除的终末半衰期：年轻人为5～9h，老年人为11～13h。

4. 特殊人群用药

（1）性别：在药代动力学和药效学方面，男性和女性患者之间不存在有临床意义的差异。

（2）老年人：老年患者的血浆浓度比年轻患者高，其平均AUC值约为年轻患者的1.5倍，主要是由于老年患者（表观）肾脏清除率降低。老年患者的剂量需要依据出血风险、肾功能及全身状态决定，多数情况下无需调整剂量。年龄相关的肾功能变化可能在这一年龄影响中起到一定作用。在老年患者中的终末消除半衰期为11～13h。

（3）体重差异：极端体重（<50kg或>120kg）对利伐沙班的血浆浓度有轻微影响（<25%）。

（4）种族差异：在白种人、非洲裔美国人、拉丁美洲人、日本人或中国人中，未观察到利伐沙班药代动力学和药效学具有显著临床意义的种族间差异。

（5）肝功能损害：在轻度肝功能损害（Child-Pugh A 级）的肝硬化患者中，利伐沙班药代动力学仅发生轻微变化（平均 AUC 升高 1.2 倍），与健康对照组相近。在中度肝功能损害（Child-Pugh B 级）的肝硬化患者中，利伐沙班的平均 AUC 与健康志愿者相比显著升高了 2.3 倍，非结合 AUC 升高了 2.6 倍。与中度肾功能损害患者相似，中度肝功能损害患者的利伐沙班肾脏清除降低。尚无重度肝功能损害患者的数据。与健康志愿者相比，在中度肝损害患者中对 Xa 因子活性的抑制作用升高了 2.6 倍；与之类似，PT 也延长了 2.1 倍。中度肝损害患者对利伐沙班更加敏感，导致浓度和 PT 之间 PK/PD 的斜率更高。利伐沙班禁用于伴有凝血异常和临床相关出血风险的肝病患者，包括肝损害达到 Child Pugh-B 级和 C 级的肝硬化患者。

（6）肾功能损害：通过对肌酐清除率测定，发现利伐沙班血药浓度的增加与肾功能的减退相关。利伐沙班血浆浓度在轻度（肌酐清除率 50～80ml/min）、中度（肌酐清除率 30～49ml/min）和重度（肌酐清除率 15～29ml/min）肾功能损害患者中分别升高 1.4 倍、1.5 倍和 1.6 倍，药效的相应增强更为明显。与健康受试者相比，在轻度、中度和重度肾功能损害患者中对 Xa 因子的总抑制率分别增加了 1.5 倍、1.9 倍和 2.0 倍；与之类似，凝血酶原时间分别延长了 1.3 倍、2.2 倍和 2.4 倍。尚无肌酐清除率<15ml/min 的患者的数据。由于利伐沙班的血浆蛋白结合率较高，故利伐沙班不易被透析。

（7）患者药代动力学数据：在服用 10mg，每日 1 次利伐沙班预防 VTE 的患者中，给药后 2～4h 和 24h 的几何平均浓度（大致代表给药期间的最高浓度和最低浓度）分别为 101μg/L（7～273μg/L）和 14μg/L（4～51μg/L）。在使用 20mg（每日 1 次）利伐沙班治疗的急性 DVT 患者中，给药后 2～4h 及 24h 时，浓度的几何平均值（90% 预测区间）分别为 215μg/L（22～535μg/L）和 32μg/L（6～239μg/L）。

（8）药代动力学/药效学关系：宽范围剂量（5～30mg，每日 2 次）给药之后评价利伐沙班血浆浓度与多个药效学终点［Xa 因子抑制、PT、APTT、抗 Xa 因子试验（Heptest）］之间的药代动力学/药效学（PK/PD）关系。通过 E_{max} 模型可以了解利伐沙班浓度和 Xa 因子活性之间的关系。Ⅱ期和Ⅲ期研究中 PK/PD 分析结果与在健康受试者中所确定的数据一致。在患者中，基线因子 Xa 和 PT 会受到手术影响，导致手术后第一天和稳态浓度间的斜率产生差异。

【适应证】①用于择期行髋关节或膝关节置换手术的成年患者，以预防静脉血栓形成。②用于治疗成人静脉血栓形成，降低急性 DVT 后 DVT 复发和 PE 的风险。③用于具有一种或多种危险因素（如充血性心力衰竭、高血压、年龄≥75 岁、糖尿病、卒中或短暂性脑缺血发作病史）的非瓣膜性心房颤动的成年患者，以降低卒中和全身性栓塞的风险。

【用法与用量】　口服。利伐沙班 10mg 可与食物同服，也可以单独服用。利伐沙班 15mg 或 20mg 片剂应与食物同服。

1. 非瓣膜性房颤成年患者预防卒中和全身性栓塞　推荐剂量为 20mg，每日 1 次，该剂量同时也是最大推荐剂量，对于肌酐清除率为 15～49ml/min、低体重和高龄（>75 岁）患者，医师可根据患者的情况酌情调整剂量为 15mg，每日 1 次。在利伐沙班预防卒中和全身性栓塞的获益大于出血风险的情况下，患者应接受长期治疗。如果患者发生漏服，应立即服用利伐沙班，并于次日继续接受每日 1 次给药，不应为了弥补漏服的剂量而在一日之内将剂量加倍。

2. 治疗肺栓塞和 DVT 与预防急性肺栓塞和 DVT 的复发　PE 和 DVT 的初始治疗推荐剂量是前 3 周 15mg，每日 2 次，之后维持治疗及降低 DVT 和 PE 复发风险的剂量为 20mg，每日 1 次，如表 3-3 所示。

表 3-3　利伐沙班用于 PE 和 DVT 的给药方案

	剂量方案	最大日剂量
第 1～21 天	15mg，每日 2 次	30mg
第 22 天及以后	20mg，每日 1 次	20mg

在谨慎评估治疗获益与出血风险之后，应根据个体情况确定治疗持续时间。应基于一过性危险因素（如近期接受手术、创伤、制动）进行短期治疗（3 个月），并应基于永久性危险因素或特发性 DVT 进行长期治疗。对于该适应证，使用利伐沙班超过 12 个月的经验尚不充足。

如果在 15mg，每日 2 次治疗期间（第 1～21 天）发生漏服，患者应立即服用利伐沙班，以确保每日服用 30mg。这种情况下可能需一次服用两片 15mg 片剂。之后应依照用药建议继续接受常规的 15mg，每日 2 次给药。

如果在 20mg，每日 1 次治疗期间（第 22 天及以后）发生漏服，患者应立即服用利伐沙班，之后应依照推荐剂量继续接受每日 1 次给药。不应为了弥补漏服的剂量而在一日之内将剂量加倍。

3. 预防择期行髋关节或膝关节置换手术的成年患者静脉血栓形成　推荐剂量为口服利伐沙班 10mg，每日 1 次。如伤口已止血，首次用药时间应在手术后 6～10h。对于接受髋关节大手术的患者，推荐治疗疗程为 35 天。对于接受膝关节大手术的患者，推荐治疗疗程为 12 天。如果发生漏服，患者应立即服用利伐沙班，并于次日继续每日服药一次。

如果为了降低手术或其他干预过程的出血风险而必须停止抗凝治疗，则必须在干预之前的至少 24h 停止使用利伐沙班，以降低出血风险。考虑到利伐沙班起效快，在手术或其他干预过程之后，一旦确定已充分止血，应该立即重新使用利伐沙班。如果在手术干预期间或之后无法口服药物，考虑给予非口服抗凝血药。

4. 急性冠状动脉综合征后的二级预防　对于伴有心肌标志物升高的 ACS 患者，可与标准抗血小板治疗药联合使用。推荐剂量为口服利伐沙班 2.5mg，每日 2 次。

5. 电复律时预防卒中和全身性栓塞　非瓣膜性房颤成年患者在给予电复律时，给予口服利伐沙班预防卒中和全身性栓塞。

（1）经食管超声心动图指导下的电复律：在电复律前 ≥4h 开始给予口服利伐沙班，推荐剂量为 20mg，每日 1 次。心房颤动转复为窦性心律后，继续给予利伐沙班治疗 ≥4 周，每次 20mg，每日 1 次。

（2）未经食管超声心动图指导下的电复律：在电复律 ≥3 周前给予口服利伐沙班，推荐剂量为 20mg，每日 1 次。心房颤动转复为窦性心律后，继续给予利伐沙班治疗 ≥4 周，每次 20mg，每日 1 次。

6. 经导管消融术　非瓣膜性房颤成年患者在给予导管消融术治疗时，给予口服利伐沙班预防卒中和全身性栓塞。

（1）经食管超声心动图指导下的导管消融术治疗：在导管消融术治疗前 1～7 天开始给予口服利伐沙班，推荐剂量为 20mg，每日 1 次。经导管消融术治疗心房颤动转复为窦性心律后，继续给予利伐沙班治疗 ≥4 周，每次 20mg，每日 1 次。

（2）未经食管超声心动图指导下的导管消融术治疗：在经导管消融术治疗 ≥3 周前给予口服利伐沙班，推荐剂量为 20mg，每日 1 次。经导管消融术治疗心房颤动转复为窦性心律后，继续给予利伐沙班治疗 ≥4 周，每次 20mg，每日 1 次。

7. 因手术及其他干预治疗而停药　如果为了降低手术或其他干预过程的出血风险而必须停止抗凝治疗，则必须在干预之前的至少 24h 停止使用利伐沙班，以降低出血风险。考虑到利伐沙班起效快，在手术或其他干预过程之后，一旦确定已充分止血，应该立即重新使用利伐沙班。如果在手术干预期间或之后无法服用口服药物，考虑给予非口服抗凝血药。

8. 给药选择　对于不能整片吞服的患者，可在服药前将 10mg、15mg 或 20mg 利伐沙班片压碎，与苹果酱混合后立即口服。在给予压碎的利伐沙班 15mg 或 20mg 片剂后，应当立即进食。

9. 通过鼻胃管或胃饲管给药　当确定胃管在胃内的位置后，也可将 10mg、15mg 或 20mg 利伐沙班片压碎，与 50ml 水混合成混悬液，通过鼻胃管或胃饲管给药。由于利伐沙班的吸收依赖于药物释放的部位，应避免在胃远端给药，因为在胃远端给药可能会使药物吸收下降，从而降低药物的暴露量。在给予压碎的利伐沙班15mg或20mg片剂后，应当立即通过肠内营养方式给予食物。压碎的10mg、15mg或20mg利伐沙班片在水或苹果酱中可稳定长达4h。体外相容性研究表明，利伐沙班并没有从混悬液中吸附至聚氯乙烯（PVC）或硅胶鼻胃管。

10. 从VKA转换为利伐沙班　对于降低卒中和全身性栓塞风险的患者，应停用VKA，当INR≤3.0时，开始利伐沙班治疗。对于治疗DVT及降低急性DVT后DVT复发和PE风险的患者，应停用VKA，当INR≤2.5时，开始利伐沙班治疗。将患者接受的治疗从VKA转换为利伐沙班时，INR值会出现假性升高，但并不是衡量利伐沙班抗凝活性的有效指标，因此，不建议使用INR来评价利伐沙班的抗凝活性。

11. 从利伐沙班转换为VKA　利伐沙班转换为VKA期间可能出现抗凝不充分的情况。转换为任何其他抗凝血药的过程中都应确保持续充分的抗凝作用。应注意利伐沙班可促进INR值升高。对于从利伐沙班转换为VKA的患者，应联用VKA和利伐沙班，直至INR≥2.0。在转换期的前两天，应使用VKA的标准起始剂量，随后根据INR检查结果调整VKA的给药剂量。患者联用利伐沙班与VKA时，检测INR应在利伐沙班给药24h后、下一次利伐沙班给药之前进行。停用利伐沙班后，至少在末次给药24h后，可检测到可靠的INR值。

12. 从非口服抗凝血药转换为利伐沙班　对正在接受非口服抗凝血药的患者，非持续给药（如皮下注射低分子量肝素）者应在下一次预定给药时间前0～2h开始服用利伐沙班；持续给药（如静脉给药普通肝素）者应在停药时开始服用利伐沙班。

13. 从利伐沙班转换为非口服抗凝血药　停用利伐沙班，并在利伐沙班下一次预定给药时间给予首剂非口服抗凝血药。

14. 特殊人群

（1）肾功能损害的患者：轻度肾功能损害（肌酐清除率50～80ml/min）患者，无需调整利伐沙班剂量。中度（肌酐清除率30～49ml/min）或重度肾功能损害（肌酐清除率15～29ml/min）患者，推荐下列剂量。

对于择期行髋关节或膝关节置换术以预防静脉血栓形成的成年患者，中度肾功能损害（肌酐清除率30～49ml/min）者无需调整剂量。避免在肌酐清除率<30ml/min的患者中使用利伐沙班。

用于治疗DVT后降低DVT复发和PE风险时，前3周，患者应接受利伐沙班15mg，每日2次。此后，推荐剂量为20mg，每日1次。如果评估得出患者的出血风险超过DVT复发及PE的风险，必须考虑将剂量从20mg，每日1次，降为

15mg，每日 1 次。使用 15mg 的建议基于 PK 模型，尚无临床研究。在肌酐清除率<30ml/min 的患者中应避免使用利伐沙班。

用于非瓣膜性心房颤动成年患者以降低卒中和全身性栓塞风险时，推荐剂量为 15mg，每日 1 次。不建议肌酐清除率<15ml/min 的患者使用利伐沙班。

（2）肝功能损害的患者：有凝血异常和临床相关出血风险的肝病患者，包括达到 Child-Pugh B 级和 C 级的肝硬化患者，禁用利伐沙班。

（3）性别：无需调整剂量。

【不良反应】

1. 出血 使用利伐沙班时最常见的不良反应为出血，参见【注意事项】。

如下不良反应是在利伐沙班被批准上市后发现的。由于这些反应来自自发报告（群体人数不确定），往往不能准确评估它们的频率及与药物暴露的因果关系。

2. 血液及淋巴系统疾病 粒细胞缺乏症、血小板减少。

3. 胃肠道疾病 腹膜后出血。

4. 肝胆疾病 黄疸、胆汁淤积、肝炎（含肝细胞损伤）。

5. 免疫系统疾病 超敏反应、过敏反应、过敏性休克、血管性水肿。

6. 神经系统疾病 脑出血、硬膜下血肿、硬膜外血肿、轻度偏瘫。

7. 皮肤及皮下组织 Stevens-Johnson 综合征。

【禁忌证】

1. 对利伐沙班或片剂中任何辅料过敏的患者。

2. 有临床明显活动性出血的患者。

3. 具有大出血显著风险的病灶或病情，如目前或近期患有消化性溃疡，存在出血风险较高的恶性肿瘤，近期发生脑部或脊椎损伤，近期接受脑部、脊椎或眼科手术，近期发生颅内出血，已知或疑似食管静脉曲张，动静脉畸形，血管动脉瘤或重大脊椎内血管畸形。

4. 除了从其他治疗转换为利伐沙班或从利伐沙班转换为其他治疗的情况，或给予维持中心静脉或动脉导管所需的普通肝素（UFH）剂量之外，禁用任何其他抗凝血药的伴随治疗，如 UFH、低分子量肝素（依诺肝素、达肝素等）、肝素衍生物（磺达肝癸钠等）、口服抗凝血药（华法林、阿哌沙班、达比加群酯等）。

5. 伴有凝血异常和临床相关出血风险的肝病患者，包括达到 Child-Pugh B 级和 C 级的肝硬化患者。

6. 孕妇及哺乳期妇女。

【注意事项】

1. 提前停用利伐沙班将使血栓栓塞事件风险升高 在无充分的替代抗凝治疗的情况下，提前停用任何口服抗凝血药包括利伐沙班将使血栓栓塞事件风险升高。在临床试验中，非瓣膜性心房颤动患者从利伐沙班转换为华法林期间，观察到卒中发生率升高。如果因病理性出血或已完成治疗之外的原因而必须提前停用利伐沙班时，则考虑给予另一种抗凝血药。

2. 出血风险　利伐沙班将使出血的风险升高，并且可能引起严重或致死性的出血。在决定是否为具有较高出血风险的患者应用利伐沙班时，必须权衡血栓栓塞事件的风险与出血的风险。与其他抗凝血药一样，谨慎观察服用利伐沙班的患者，以发现出血体征。建议在出血风险较高的情况下谨慎使用。如果发生严重出血，必须停用利伐沙班。在临床研究中，与 VKA 治疗相比，接受利伐沙班长期治疗的患者中出现更多黏膜出血（即鼻出血、牙龈出血、胃肠道出血、泌尿生殖道出血）和贫血。因此，除进行充分的临床观察之外，对血红蛋白或血细胞比容的实验室检查结果做出恰当判断，有助于发现隐匿性出血。对于一些出血风险较高的患者，治疗开始后，要对这些患者实施密切监测，观察是否有出血并发症和贫血体征与症状。而对于术后人群，可以通过定期对患者进行体格检查，对手术伤口引流液进行密切观察及定期测定血红蛋白来及时发现出血情况。

对于任何不明原因的血红蛋白或血压降低都应寻找出血部位。应及时评估失血的体征及症状并考虑血液替代治疗的必要性。在有活动性病理性出血的患者中停用利伐沙班。在年龄 20~45 岁的健康受试者中利伐沙班的终末消除半衰期为 5~9h。

合并使用影响止血的其他药物将使出血风险升高。这些药物包括阿司匹林、P2Y12 受体拮抗剂、其他抗血栓剂、纤溶药及 NSAIDs。合并使用联合 P-gp 及强效 CYP3A4 抑制剂（如酮康唑、利托那韦）将使利伐沙班暴露量增加并可能使出血风险升高。尽管并不需要对利伐沙班治疗进行日常暴露量监测，但特定情况下，如药物过量及急诊手术时，利伐沙班的水平可使用抗 Xa 因子标准试剂盒分析测得，了解利伐沙班暴露量有助于临床决策。

3. 抗凝作用的逆转　尚无针对利伐沙班的特异性制剂。由于与血浆蛋白高度结合，利伐沙班无法透析。硫酸鱼精蛋白及维生素 K 预期不会影响利伐沙班的抗凝活性。在健康受试者中给予凝血酶原复合物浓缩剂（PCC）之后，观察到凝血酶原时间延长，有部分逆转的作用。其他促凝血逆转剂，如活化凝血酶原复合物浓缩剂（APCC）、重组Ⅶa 因子（rFⅦa），参见【药物过量】。

4. 脊椎穿刺或硬膜外麻醉　在采用硬膜外麻醉或脊椎穿刺时，接受抗血栓药预防血栓形成并发症的患者有发生硬膜外或脊柱血肿的风险，这可能导致长期或永久性瘫痪。术后使用硬膜外留置导管或伴随使用影响止血作用的药物可能增加发生上述事件的风险。创伤或重复硬膜外或脊椎穿刺也可能增加上述风险。应对患者实施经常性观察是否有神经功能损伤的症状和体征，如背痛、感觉或运动神经损害（麻木、刺痛或下肢无力）、肠或膀胱功能障碍。如果观察到神经功能损伤，必须立即进行诊断和治疗。对于接受抗凝治疗的患者及为了预防血栓计划接受抗凝治疗的患者，在实施脊椎穿刺之前，医生应意识到存在的潜在风险。利伐沙班末次给药 18h 后才能取出硬膜外导管，取出导管 6h 后才能服用利伐沙班。如果进行了创伤性穿刺，利伐沙班给药需延迟 24h。如果医生决定在硬膜外麻醉或脊髓麻醉（镇痛）或脊髓穿刺时给予抗凝血药，应当密切监测神经损伤的体征或症状。如果怀疑有脊髓血肿的体征或症状，应开始紧急诊治，包括进行脊髓减压，即便这种治疗不能预防或逆转神经系统后遗症。

5. 与其他药物的相互作用 对于应用吡咯类抗真菌药（如酮康唑、伊曲康唑、伏立康唑和泊沙康唑）或 HIV 蛋白酶抑制剂（如利托那韦）等全身用药的患者，不推荐同时使用利伐沙班。因为以上药物是 CYP3A4 和 P-gp 的强效抑制剂。因此，联合使用可能会引起有临床意义的利伐沙班血药浓度升高（平均 2.6 倍），增加出血风险。

合并使用影响止血作用药物（如 NSAIDs、阿司匹林、血小板聚集抑制剂）的患者需小心用药。对于存在溃疡性胃肠疾病发生风险的患者，应考虑采取适当的预防性治疗。

6. 其他出血风险 与其他抗血栓药物一样，不推荐以下出血风险较高的患者使用利伐沙班：先天性或获得性出血性疾病；未控制的严重高血压；其他不伴活动期溃疡但可导致出血并发症的胃肠道疾病（如炎症性肠病、食管炎、胃炎和胃食管反流病）；血管源性视网膜病；支气管扩张症或肺出血史。

7. 髋部骨折手术的静脉血栓预防 尚无利伐沙班用于髋部骨折手术患者的干预性临床研究用于评价利伐沙班的疗效和安全性。

8. 人工心脏瓣膜置换术患者 尚未在人工心脏瓣膜置换术患者中研究利伐沙班的安全性和疗效。因此，没有任何数据支持利伐沙班 20mg（中度或重度肾功能损害患者的剂量为 15mg）可为这类患者人群提供充分抗凝作用。不推荐将利伐沙班应用于此类患者。

9. 有创性操作和手术治疗之前及之后的剂量建议 如果需要接受有创性操作或手术治疗，在情况允许并基于医生的临床判断下，应在利伐沙班停药至少 24h 之后再实施干预。如不能将这一操作推迟，应权衡出血风险升高与干预的紧急性。有创性操作或手术完成之后，如临床状况允许且已达到充分止血，应尽早重新开始利伐沙班治疗。

10. 辅料信息 利伐沙班片内含有乳糖。有罕见的遗传性乳糖或半乳糖不耐受、Lapp 乳糖酶缺乏症或葡萄糖-半乳糖吸收不良的患者不能服用该药物。

11. 对驾车及操作机器能力的影响 利伐沙班对驾车和机械操作能力的影响很小。曾报道过晕厥（少见）和头晕（常见）等不良反应。患者出现这些不良反应时，不宜驾车或操作机械。

【孕妇及哺乳期妇女用药】

1. 妊娠期 尚未确定利伐沙班用于妊娠期妇女的安全性和疗效。动物研究显示其有生殖毒性。由于潜在的生殖毒性、内源性出血风险及利伐沙班可以通过胎盘，因此，利伐沙班禁用于妊娠期妇女。

2. 育龄妇女 需要抗凝治疗的育龄妇女必须咨询医师。育龄妇女在接受利伐沙班治疗期间应避孕。

3. 分娩 尚未在临床试验中研究利伐沙班在分娩期间的安全性及有效性。然而，在动物研究中，在 40mg/kg 的利伐沙班剂量下（约为在 20mg/d 的人用剂量下），母体出血、母体及胎儿死亡。

4. 哺乳期 尚未确定利伐沙班用于哺乳期妇女的安全性和疗效。动物研究的数据显示利伐沙班能进入母乳，因此利伐沙班禁用于哺乳期妇女。必须决定究竟是停止哺乳还是停止利伐沙班治疗。

5. 生育力 尚未在人体中进行过评价利伐沙班对生育力产生影响的专门研究。在对雄性和雌性大鼠生育力所做的一项研究中，未观察到任何影响。

【儿童用药】 尚无任何证据明确利伐沙班用于 0～18 岁儿童的安全性和有效性。因此，不推荐将利伐沙班用于 18 岁以下的儿童。

【老年患者用药】 老年人的剂量需要依据出血风险、肾功能及全身状态决定，多数情况下无需调整剂量。

在利伐沙班 RECORD 1～3 临床研究的所有患者中，约有 54% 为 65 岁及以上患者，其中约有 15% 大于 75 岁。

在 ROCKET-AF 研究中，约有 77% 为 65 岁及以上患者，其中约有 38% 大于 75 岁。在 EINSTEIN-DVT、PE 及 Extension 研究中，约有 37% 的患者为 65 岁及以上患者，其中约有 16% 大于 75 岁。在临床试验中，在老年人（65 岁及以上）中利伐沙班的疗效与在小于 65 岁的患者中观察到的疗效接近。在这些老年患者中，血栓形成及出血事件的发生率均较高，但风险特征在所有年龄组中评价均为获益。

【药物相互作用】

1. CYP3A4 和 P-gp 抑制剂 将利伐沙班和酮康唑（400mg，每日 1 次）或利托那韦（600mg，每日 2 次）联用时，利伐沙班的平均 AUC 分别升高了 2.6 倍/2.5 倍，平均 C_{max} 升高了 1.7 倍/1.6 倍，同时药效显著提高，可能导致出血风险增加。因此，不建议将利伐沙班与吡咯类抗真菌药（如酮康唑、伊曲康唑、伏立康唑和泊沙康唑）或 HIV 蛋白酶抑制剂全身用药时合用。

作用于利伐沙班两条消除途径之一（CYP3A4 或 P-gp）的强效抑制剂将使利伐沙班的血药浓度轻度升高。例如，被视为强效 CYP3A4 抑制剂和中度 P-gp

抑制剂的克拉霉素（500mg，每日 2 次）使利伐沙班的平均 AUC 升高 1.5 倍，使 C_{max} 升高 1.4 倍。以上升高并不视为具有临床意义。

中度抑制 CYP3A4 和 P-gp 的红霉素（500mg，每日 3 次）使利伐沙班的平均 AUC 和 C_{max} 升高 1.3 倍。以上升高并不视为具有临床意义。

与肾功能正常者相比，在轻度肾功能损害者中使用红霉素（500mg，每日 3 次）可使利伐沙班的平均 AUC 升高 1.8 倍，C_{max} 升高 1.6 倍；在中度肾功能损害者中使用红霉素可使利伐沙班的平均 AUC 增加 2.0 倍，C_{max} 升高 1.6 倍。肾功能损害程度可累加红霉素的效应。

氟康唑（400mg，每日 1 次，中度 CYP3A4 抑制剂）导致利伐沙班平均 AUC 升高 1.4 倍，平均 C_{max} 升高 1.3 倍。以上升高并不视为具有临床意义。

利伐沙班与决奈达隆联用的临床数据有限。因此，应避免两者联用。

2. 抗凝血药 联用依诺肝素（40mg，单次给药）和利伐沙班（10mg，单次给药），在抗 Xa 因子活性上有相加作用，而对凝血试验（PT、APTT）无任何相加作用。依诺肝素不影响利伐沙班的药代动力学。如果患者同时接受任何其他抗凝血药治疗，由于出血风险升高，应小心用药。

3. 非甾体类抗炎药或血小板聚集抑制剂 将利伐沙班（15mg）和萘普生（500mg）联用时，未观察到出血时间有临床意义的延长。尽管如此，某些个体可能产生更加明显的药效学作用。将利伐沙班与 500mg 阿司匹林联用，并未观察到有临床意义的药代动力学或药效学相互作用。

氯吡格雷（300mg 负荷剂量，随后 75mg 维持剂量）并未显示出与利伐沙班（15mg）有药代动力学相互作用，但是在一个亚组的患者中观察到了相关的出血时间延长，这与血小板聚集、P 选择蛋白或 GpⅡb/Ⅲa 受体水平无关。

当使用利伐沙班的患者联用非甾体类抗炎药（包括阿司匹林）和血小板聚集抑制剂时，应小心使用，因为这些药物通常会增加出血风险。

4. 华法林 患者从维生素 K 拮抗剂华法林（INR 2.0～3.0）转换为利伐沙班（20mg）或者从利伐沙班（20mg）转换为华法林（INR 2.0～3.0）治疗时，凝血酶原时间或 INR（Neoplastin®）的延长情况超过叠加效应（可能观察到个体 INR 值高达 12），而对活化部分凝血活酶时间（APTT）产生的效应、对 Xa 因子活性和内源性凝血酶生成潜力（ETP）的抑制作用具有叠加效应。若要在换药期间检测利伐沙班的药效学作用，可以采用抗 Xa 因子活性、PiCT 和 Heptest，因为这些检测方法不受华法林影响。在华法林末次给药后的第 4 天，所有检测（包括 PT、APTT、对 Xa 因子活性和 ETP 的抑制作用）都仅反映利伐沙班产生的效应。

如果要在换药期检测华法林的药效，可以在利伐沙班达谷浓度时（上一次摄入利伐沙班之后的 24h) 使用 INR 测定, 因为在此时间点该检查受到利伐沙班的影响最小。未观察到华法林和利伐沙班之间存在药代动力学相互作用。

5. CYP3A4 诱导剂 强效 CYP3A4 诱导剂利福平与利伐沙班合并使用时, 使利伐沙班的平均 AUC 下降约 50%, 同时药效也平行降低。将利伐沙班与其他强效 CYP3A4 诱导剂 (如苯妥英、卡马西平、苯巴比妥或圣约翰草) 合用, 也可能使利伐沙班血药浓度降低。因此, 除非对患者血栓形成的体征和症状进行密切观察, 否则应避免同时使用强效 CYP3A4 诱导剂和利伐沙班。

6. 其他合并用药 将利伐沙班与咪达唑仑 (CYP3A4 底物)、地高辛 (P-gp 底物) 或阿托伐他汀 (CYP3A4 和 P-gp 底物)、奥美拉唑 (质子泵抑制剂) 联用时, 未观察到有临床意义的药代动力学或药效学相互作用。利伐沙班对于任何主要 CYP 亚型 (如 CYP3A4) 既无抑制作用也无诱导作用。

【**药物过量**】 曾报道过少数用药过量病例 (最高达 600mg), 但没有出现出血并发症或其他不良反应。由于吸收程度有限, 因此给予 50mg 或更高的超治疗剂量利伐沙班之后, 预期会观察到上限效应, 平均血药暴露水平不会进一步升高。

尚无对抗利伐沙班药效的特异性拮抗剂。利伐沙班用药过量后可考虑使用活性炭减少其吸收。

出血的处理: 如果接受利伐沙班的患者发生出血并发症, 应适当延迟利伐沙班的下一次给药时间, 或者停药。利伐沙班半衰期为 5～13h。应根据出血严重程度和部位给予个体化的处理方式。应根据需要采取适当的对症治疗, 如机械压迫 (如针对重度鼻出血)、采用出血控制流程进行手术止血、补液和血流动力学支持、输入血液制品 (浓缩红细胞或新鲜冷冻血浆, 取决于相关的贫血或凝血异常) 或血糖。

如果上述措施无法控制出血, 应考虑使用特定的促凝血逆转剂, 如 PCC、APCC 或 rFⅦa。但是, 目前将这些药物用于利伐沙班治疗患者的临床经验非常有限。上述建议是基于有限的非临床数据。可根据出血改善情况, 考虑调整 rFⅦa剂量。

硫酸鱼精蛋白和维生素 K 不会影响利伐沙班的抗凝活性。尚无将抗纤维蛋白溶解药 (氨甲环酸、氨基己酸) 用于使用利伐沙班的患者的经验。对服用利伐沙班的患者使用全身止血剂 (如去氨加压素、抑肽酶) 的获益缺乏科学依据和经验。由于利伐沙班的血浆蛋白结合率较高, 不易被透析。

【**制剂与规格**】 铝塑水泡眼包装。每片: 10mg、15mg、20mg。5 片/盒, 10 片/盒。

【**贮藏**】 10～30℃密封保存。将药品置于儿童无法触及的地方。

2. 阿哌沙班

【药品名称】 国际通用名：阿哌沙班。商品名称：艾乐妥。英文通用名：apixaban。英文商品名：Eliquis。

【药理作用】 阿哌沙班是一种强效、口服有效的可逆、直接、高选择性的 X a 因子活性位点抑制剂，其抗血栓活性不依赖抗凝血酶Ⅲ。阿哌沙班可以抑制游离及与血栓结合的 X a 因子，并抑制凝血酶原活性。阿哌沙班对血小板聚集无直接影响，但间接抑制凝血酶诱导的血小板聚集。通过对 X a 因子的抑制，阿哌沙班抑制凝血酶的产生，并抑制血栓形成。在动物模型中进行的临床前试验结果显示，阿哌沙班在不影响止血功能的剂量水平下具有抗血栓作用，可预防动脉及静脉血栓。

阿哌沙班的药效作用是其作用机制（抑制 X a 因子）的体现。由于阿哌沙班抑制了 X a 因子，所以可延长凝血试验的参数，如 PT、INR 及 APTT。在预期治疗剂量下，这些凝血参数的变化幅度很小且变异大，不建议用这些参数评价阿哌沙班的药效作用。在利用多种市售的抗 X a 因子试剂盒体外研究中，可见阿哌沙班降低 X a 因子的酶活性，也提示其抗 X a 因子活性，但不同试剂盒之间研究结果不同。仅 Rotachrom 肝素发色分析法有临床试验数据，结果发现阿哌沙班的抗 X a 因子活性与其血浆浓度存在密切直接的线性相关关系，当血浆浓度达到高峰时，抗 X a 因子活性达到最大值。在一个很宽的剂量范围内，阿哌沙班的浓度与其抗 X a 因子活性都呈线性关系，Rotachrom 测试的精确度达到了临床试验室的要求。服用阿哌沙班后，其剂量及浓度变化引起的抗 X a 因子活性的变化较凝血参数变化更显著，变异更小。服用阿哌沙班 2.5mg，每日2 次后，预测其抗 X a 因子活性的稳态波峰与波谷数值分别为 1.3IU/ml（第5/第95 百分位数为 0.67～2.4IU/ml）及 0.84IU/ml（第5/第95 百分位数为0.37～1.8IU/ml），即在给药间隔内抗 X a 因子活性的波峰/波谷比值小于 1.6。虽然服用阿哌沙班时不需要对暴露量进行常规监测，但 Rotachrom 抗 X a 因子分析需要了解阿哌沙班的暴露量来帮助特殊情况下的临床决策如药物过量和急诊手术。

【毒理研究】

1. 遗传毒性 阿哌沙班 Ames 试验、中国仓鼠卵巢细胞染色体畸变试验、大鼠骨髓微核试验结果均为阴性。

2. 生殖毒性 大鼠生育力及早期胚胎发育毒性试验结果显示，阿哌沙班给药剂量达 600mg/kg，母体毒性可见对凝血参数的影响，未见对母体生育力及子代生长发育的明显影响。妊娠大鼠和妊娠家兔分别经口给予阿哌沙班达 3000mg/

（kg·d）和 1500mg/（kg·d），未见药物相关的子代生长发育的明显异常。大鼠围产期生殖毒性试验结果显示，对母体生殖功能影响的 NOAEL 为 1000mg/（kg·d），对子代生长发育影响的 NOAEL（不出现不良反应的剂量水平）为 25mg/（kg·d）。

3. 致癌性　小鼠和大鼠经口给予阿哌沙班 104 周致癌性试验，雄性和雌性小鼠给药剂量分别达 1500mg/（kg·d）和 3000mg/（kg·d），未见与给药相关的肿瘤发生率增加。大鼠经口给予阿哌沙班剂量达 600mg/（kg·d），未见与药物相关的肿瘤发生率增加。

【循证证据】

1. APPRAISE-2 研究（phase Ⅲ acute coronary syndrome，NCT00831441）是一项国际多中心、随机对照研究，旨在明确阿哌沙班联合一种或两种抗血小板药物治疗急性冠状动脉综合征患者的疗效。研究共纳入 7364 例 ACS 患者，1369例（18.6%）联用一种抗血小板药物治疗，5995 例（81.4%）联用两种抗血小板药物治疗。研究结果显示，一种抗血小板药物治疗较两种抗血小板药物治疗的心血管事件和全因死亡风险增加，两种抗血小板药物治疗较一种抗血小板药物治疗出血风险增加。与安慰剂相比，阿哌沙班无论是联合一种或两种抗血小板药物治疗，均增加出血风险，但未减少缺血事件的发生。

2. ADVANCE-2 试验（study of an investigational drug for the prevention of thrombosis-related events following knee replacement surgery，NCT00452530）　旨在评价阿哌沙班在全膝关节置换手术后预防 VTE 的疗效。共纳入 3057 例患者，给予阿哌沙班（2.5mg，口服，每日 2 次，术后 12～24h 起始治疗），并以依诺肝素 40mg，每日 1 次皮下注射（欧洲标准）作对照，持续用药 10～14 天。与依诺肝素组相比，阿哌沙班组主要疗效终点事件（治疗期间无症状和有症状的深静脉血栓形成、非致死性肺栓塞和全因死亡的复合指标）相对发生风险显著降低了 38%。此外，阿哌沙班使次要终点大静脉血栓栓塞事件（包括近端深静脉血栓形成、症状性非致死性肺栓塞和静脉血栓栓塞相关死亡的复合终点）相对发生风险显著降低50%。结果显示，阿哌沙班比依诺肝素更加有效地预防 TKR 术后患者静脉血栓栓塞事件的发生，且不增加出血风险，口服方便，有利于提高患者依从性。在 ADVANCE-2 试验中，我国 6 个研究中心共 180 例患者被随机分入双盲研究药物治疗（每治疗组各 90 例）。在 ADVANCE-3 试验中，我国 7 个研究中心共 245 名患者被随机分入双盲研究药物治疗（阿哌沙班组 121 例，伊诺肝素组 124 例）。

在我国受试者中，阿哌沙班的总体安全性特征与全球研究中的安全性特征一致。阿哌沙班在我国受试者中是最安全的，并且耐受良好，整个试验过程中报道的出血事件很少。此外，我国受试者中的总体不良反应事件率更低，没有我国受试者死亡的报道。

3. ADVANCE-3 研究（study of an investigational drug for the prevention of thrombosis-related events following hip replacement surgery，NCT00423319）　是一项评估阿哌沙班用于全髋关节置换（THR）术后血栓相关疾病预防的疗效和安全性的随机、双盲、双模拟临床试验。5407 例接受 THR 的患者接受阿哌沙班（2.5mg，口服，每日 2 次）或依诺肝素（40mg，皮下注射，每日 1 次）治疗。阿哌沙班在缝合手术切口后 12~24h 开始治疗；依诺肝素治疗在手术前 12h 开始预防性用药，持续至术后 32~38 天，随后进行双侧静脉造影。与依诺肝素组相比，阿哌沙班组主要疗效终点事件（无症状或有症状的深静脉血栓形成、非致死性肺栓塞或治疗期间任何原因所致死亡组成的复合指标）相对发生风险显著降低 64%（RR=0.36；95% 置信区间：0.22~0.54；非劣效性检验和有效性检验的 P 均< 0.001）。研究结果表明，与依诺肝素相比，阿哌沙班能更有效地预防 THR 术后患者静脉血栓栓塞事件的发生率，且不增加出血风险。

4. APROPOS 试验（study of apixaban for the prevention of thrombosis-related events following knee replacement surgery，NCT00371683）　探索了阿哌沙班用于血栓预防的剂量-反应关系。1238 例进行全膝关节置换（TKR）的患者随机分入依诺肝素组、华法林组及不同剂量的阿哌沙班组（2.5mg，每天 2 次；5mg，每天 1 次；5mg，每天 2 次；10mg，每天 1 次；10mg，每天 2 次和 20mg，每天 1 次）。结果显示，与依诺肝素和华法林相比，所有剂量的阿哌沙班组主要疗效终点事件的发生率均更低。随着阿哌沙班剂量的增加，VTE 或全因死亡复合终点发生风险随之降低，而出血事件增加。在每日总剂量相同的各阿哌沙班组中，每日 2 次组的主要终点事件点估计值均低于每日 1 次治疗组，VTE 及全因死亡的发生率更低。对于 TKR 术后患者，每天口服 5mg 阿哌沙班，无论 2.5mg，每日 2 次，还是 5mg，每日 1 次，VTE 或全因死亡复合终点发生风险更低，同时，试验还观察到 2.5mg，每日 2 次严重出血发生率低于 5mg，每日 1 次。因此，2.5mg，每日 2 次方案成为 Ⅲ 期研究的优先选择。

【药代动力学】

1. 吸收　在高至 10mg 的剂量下，阿哌沙班的绝对生物利用度大约为 50%。阿哌沙班可以被快速吸收，其最大浓度出现在服用片剂 3~4h 后。与食物同服不会影响 10mg 阿哌沙班的 AUC。因此，阿哌沙班的服用时间不受进餐影响。

2. 分布　在人体中的血浆蛋白结合率大约为 87%，分布容积大约为 21L。

3. 代谢和清除　阿哌沙班有多种代谢途径，其肾脏排泄约占总清除率的 27%。此外，在临床和非临床研究中分别观察到胆道及直接的肠道排泄。

【药代动力学与药效学关系】　已对阿哌沙班血药浓度与几个药效学终点（抗 Xa 因子活性、INR、PT、APTT）之间的 PK/PD 关系进行了评价，阿哌沙班的给药剂量范围为 0.5 ~ 50mg。阿哌沙班浓度与 Xa 因子活性之间的关系最符合线性模型。接受择期髋关节或膝关节置换术的患者中的 PK/PD 关系与健康受试者中结果一致。

【适应证】 用于髋关节或膝关节择期置换术的成年患者，预防静脉血栓栓塞事件。

【用法与用量】 本品推荐剂量为每次 2.5mg，每日 2 次口服，以水送服，不受进餐影响。首次服药时间应在手术后 12 ~ 24h，在这个时间窗里决定服药具体时间时，医生需同时考虑早期抗凝预防 VTE 的潜在益处和手术后出血的风险。

对于接受髋关节置换术的患者，推荐疗程为 32 ~ 38 天。对于接受膝关节置换术的患者，推荐疗程为 10 ~ 14 天。

如果发生一次漏服，患者应立即服用本品，随后继续每日服药 2 次。由注射用抗凝血药转换为本品治疗时，可从下次给药时间点开始（反之亦然）。

【不良反应】 在一项 II 期临床试验和三项 III 期临床试验中评价了阿哌沙班的安全性，这些试验中共有 5924 例接受下肢骨科大手术（择期髋关节或膝关节置换术）的患者，服用阿哌沙班 2.5mg，每日 2 次，最长接受 38 天的治疗，共计有 11% 的患者发生了不良反应。与其他抗凝血药物一样，当存在相关的危险因素，如易导致出血的器官损伤时，阿哌沙班治疗过程中可能出现出血。常见的不良反应包括贫血、出血、发绀及恶心。应结合手术背景对不良反应做出解释。

表 3-4 按照系统器官分类（MedDRA）和发生频率列出了上述 II 期、III 期临床试验中的不良反应。

表 3-4　择期髋关节或膝关节置换术患者治疗过程中出现的不良反应

	常见（1/100 ~ 1/10）	偶见（1/1000 ~ 1/100）	罕见（1/10 000 ~ 1/1000）
血液与淋巴系统异常	贫血（术后贫血和出血性贫血及相应的实验室参数）	血小板减少症	
免疫系统异常			过敏反应
眼部异常			眼出血（包括结膜出血）
血管性异常	出血（血肿、阴道及尿道出血）	低血压（包括术后低血压）	
呼吸系统、胸腔及纵隔异常		鼻出血	咯血
胃肠道异常	恶心	胃肠道出血（呕血及黑便）、便血	直肠出血、牙龈出血

续表

	常见（1/100～1/10）	偶见（1/1000～1/100）	罕见（1/10 000～1/1000）
肝、胆异常		氨基转移酶升高、谷草转氨酶升高、γ-谷氨酰转肽酶升高、肝功能检查异常、血碱性磷酸酶升高、胆红素水平升高	
骨骼、肌肉及结缔组织异常			肌肉出血
肾及泌尿系统异常		血尿（包括相应的实验室参数异常）	
损伤、中毒及手术并发症	发绀	术后出血（术后血肿、伤口出血、血管穿刺部位血肿及插管部位出血）、伤口分泌物、切开部位出血（包括切口部位血肿）、手术出血	

与其他抗凝血药物一样，阿哌沙班可能会引起一些组织或器官隐性或显性出血风险升高，从而可能导致出血后贫血。由于出血部位、程度或范围不同，出血的体征、症状和严重程度将有所差异。

【禁忌证】对活性成分或片剂中任何辅料过敏；有临床明显活动性出血；伴有凝血异常和临床相关出血风险的肝病。

【注意事项】

1. 出血风险　与其他的抗凝血药物一样，对服用阿哌沙班的患者，要严密监测出血征象。阿哌沙班应慎用于伴有以下出血风险的患者：先天性或获得性出血疾病；活动性消化性溃疡疾病；细菌性心内膜炎；血小板减少症；血小板功能异常；有出血性卒中病史；未控制的重度高血压；近期接受脑、脊柱或眼科手术。如果发生严重出血，应停用阿哌沙班。

2. 肾损害　轻度或中度肾损害患者无需调整剂量。在重度肾损害（肌酐清除率为15～29ml/min）患者中的有限临床数据表明，该患者人群的阿哌沙班血浆浓度升高，由于可能增加出血风险，阿哌沙班单独或联合阿司匹林用于这些患者时应谨慎。由于尚无肌酐清除率<15ml/min的患者或透析患者的临床资料，因此不推荐这些患者服用阿哌沙班。

3. 老年患者　阿哌沙班与阿司匹林联合用于老年患者的临床经验有限。因其可能增加出血风险，老年患者联合服用这两种药时应谨慎。

4. 肝损害　阿哌沙班禁用于伴有凝血异常和临床相关出血风险的肝病患者。

不推荐重度肝损害的患者服用阿哌沙班。对于轻度及中度肝损害的患者（Child-Pugh A 级或 B 级），应当谨慎服用阿哌沙班。由于肝酶升高 ALT/AST>2ULN（参考值上限）或总胆红素升高≥1.5ULN 的患者未入选临床试验，因此，阿哌沙班用于这些人群时应谨慎。术前应常规检测 ALT。

5. 与 CYP3A4 及 P-gp 抑制剂的相互作用　　服用强效 CYP3A4 及 P-gp 抑制剂进行全身性治疗的患者不推荐服用阿哌沙班。此类抑制剂包括吡格类抗真菌药（如酮康唑、伊曲康唑、伏立康唑及泊沙康唑）和 HIV 蛋白酶抑制剂（如利托那韦）。这些药物可以使阿哌沙班的平均 AUC 提高 2 倍，若同时存在造成阿哌沙班暴露量增加的其他因素（如重度肾损害），则阿哌沙班的平均 AUC 会有更大幅度的升高。

6. 与 CYP3A4 及 P-gp 诱导剂的相互作用　　阿哌沙班与 CYP3A4 及 P-gp 强诱导剂（如利福平、苯妥英、苯巴比妥或圣约翰草）合用时，可使阿哌沙班的平均暴露量降低约 50%。因此应谨慎。

阿哌沙班与抗血小板药物合用增加出血风险。当患者同时服用非甾体类抗炎药，包括阿司匹林时，应特别慎重。手术后，不推荐阿哌沙班与其他抗血小板药或抗血栓药物联合使用。

7. 髋骨骨折手术　　目前尚无临床试验评价接受髋骨骨折手术的患者服用阿哌沙班的有效性及安全性。因此，不推荐这些患者服用阿哌沙班。

8. 辅料信息　　本品中含有乳糖。有罕见的遗传性半乳糖不耐受、Lapp 乳糖酶缺乏症或葡萄糖-半乳糖吸收不良的患者，不应服用本品。

9. 对驾驶及机械操作能力的影响　　阿哌沙班对驾驶及机械操作能力无影响或该影响可以忽略。

【孕妇及哺乳期妇女用药】

1. 妊娠　　动物研究未发现本品有直接或间接的生殖毒性。目前尚无孕妇应用阿哌沙班的资料，妊娠期间不推荐应用阿哌沙班。

2. 哺乳期妇女　　尚不清楚阿哌沙班或其代谢产物是否进入人乳。现有的动物实验数据显示阿哌沙班能进入母乳。在大鼠乳汁中，发现乳汁-母体血浆药物浓度比很高（C_{max} 约为 8，AUC 约为 30），可能是因为药物向乳汁中主动转运。对新生儿及婴儿的风险不能排除，必须决定究竟是停止母乳喂养还是停止阿哌沙班治疗。

【儿童用药】　目前尚无在 18 岁以下患者中使用阿哌沙班的安全性和有效性方面的数据。

【老年患者用药】　无需调整剂量。

【药物相互作用】

1. CYP3A4 及 P-gp 抑制剂　　当阿哌沙班与 CYP3A4 及 P-gp 强效抑制剂酮

康唑（400mg，每日 1 次）合用时，阿哌沙班的平均 AUC 升高 2 倍，平均 C_{max} 升高 1.6 倍。服用强效 CYP3A4 及 P-gp 抑制剂进行全身性治疗的患者不推荐服用阿哌沙班，此类抑制剂包括吡咯类抗真菌药（如酮康唑、伊曲康唑、伏立康唑及泊沙康唑）和 HIV 蛋白酶抑制剂（如利托那韦）。中度抑制阿哌沙班的消除途径（CYP3A4 或 P-gp）的活性物质可使阿哌沙班的血药浓度轻度升高，如地尔硫草（360mg，每日 1 次），一种中度 CYP3A4 或弱 P-gp 抑制剂，可使阿哌沙班的平均 AUC 升高 1.4 倍，平均 C_{max} 升高 1.3 倍。

萘普生（500mg）是一种 P-gp 抑制剂，可使阿哌沙班的平均 AUC 升高 1.5 倍，C_{max} 升高 1.6 倍，从而使阿哌沙班引起凝血参数出现相应的延长。阿哌沙班合用萘普生后，未发现萘普生对花生四烯酸诱导的血小板聚集作用有影响，也未观察到有临床意义的出血时间延长。

2. CYP3A4 及 P-gp 诱导剂 阿哌沙班与 CYP3A4 及 P-gp 强效诱导剂利福平合用时，可使阿哌沙班的平均 AUC 降低 54%，平均 C_{max} 降低 42%。阿哌沙班与其他 CYP3A4 及 P-gp 强效诱导剂（如苯妥英、苯巴比妥或圣约翰草）合用时，也可能导致阿哌沙班的血药浓度降低。与上述药物合用时，无需调整剂量；但与一些强效 CYP3A4 及 P-gp 诱导剂合用时，应谨慎。

抗凝血药阿哌沙班（5mg，单次给药）与依诺肝素（40mg，单次给药）合用后，发现在抗 Xa 因子效应上有叠加效应。如果患者联合使用了其他任何抗凝血药物，由于出血风险增加，应加以关注。

3. 抗血小板药及非甾体类抗炎药 阿哌沙班与阿司匹林（325mg，每日 1 次）合用时未观察到药代动力学或药效学的相互作用。

在 I 期试验中，阿哌沙班与氯吡格雷（75mg，每日 1 次）合用，或与氯吡格雷（75mg，每日 1 次）及阿司匹林（162mg，每日 1 次）同时合用时，与仅用抗血小板药比较，未发现出血时间、血小板聚集及凝血参数（PT、INR、APTT）相应增加。

尽管有上述数据支持，但个别患者在联合服用抗血小板药物和阿哌沙班时，可能出现更明显的药效反应。阿哌沙班与 NSAIDs（包括阿司匹林）联合服用时应谨慎，因为这些药物一般可增加出血风险。在一项急性冠状动脉综合征患者的临床研究中，阿哌沙班、阿司匹林和氯吡格雷三联治疗可明显增加出血风险。不推荐阿哌沙班与可导致严重出血的药物合用。例如，普通肝素和肝素衍生物（包括低分子量肝素）、抑制凝血因子 Xa 的低聚糖（如磺达肝癸钠）、凝血酶 II 直接抑制剂（如地西卢定）、溶栓药、GP II b/III a 受体拮抗剂、噻吩吡啶（如氯吡格雷）、双嘧达莫、右旋糖酐、磺吡酮、维生素 K 拮抗剂和其他口服抗凝血药。

4. 其他合并服药 阿哌沙班与阿替洛尔或法莫替丁合用时，未观察到有临床显著性的药代动力学或药效学相互作用。

合用 10mg 阿哌沙班和 100mg 阿替洛尔时，未对阿哌沙班的药代动力学产生有临床意义的影响，与单独服用阿哌沙班比较，阿哌沙班的平均 AUC 及 C_{max} 分别降低了 15% 和 18%。合用 10mg 阿哌沙班和 40mg 法莫替丁时，对阿哌沙班的 AUC 或 C_{max} 无影响。

5. 阿哌沙班对其他药物的影响　　体外实验发现，在浓度远超出患者中的血浆浓度峰值时，阿哌沙班不抑制 CYP1A2、CYP2A6、CYP2B6、CYP2C8、CYP2C9、CYP2D6 或 CYP3A4 活性（$IC_{50} > 45\mu mol/L$），对 CYP2C19 活性有微弱的抑制作用（$IC_{50} > 20\mu mol/L$）。阿哌沙班浓度高达 $20\mu mol/L$ 时，不诱导 CYP1A2、CYP2B6、CYP3A4/5。因此，预期阿哌沙班不会改变以这些酶代谢的合并用药的代谢清除率。阿哌沙班不是一种显著的 P-gp 抑制剂。

6. 地高辛　　同时服用阿哌沙班（20mg，每日 1 次）和 P-gp 底物地高辛（0.25mg，每日 1 次），对地高辛的 AUC 或 C_{max} 无影响。因此，阿哌沙班不会抑制 P-gp 介导的底物的转运。

【药物过量】 尚无针对阿哌沙班的任何解毒剂。阿哌沙班过量可能导致出血风险升高。当出现出血并发症时，应立即停药，并查明出血原因，并考虑采取恰当的治疗措施，如外科手术止血、输入新鲜冰冻血浆等。

在一项对照临床试验中，健康志愿者口服高达 50mg 阿哌沙班 3～7 天（25mg，每日 2 次，服用 7 天或 50mg，每日 1 次，服用 3 天，相当于每日最大推荐剂量的 10 倍），未出现有临床意义的不良反应。

一项用犬进行的临床前试验发现：阿哌沙班给药后 3h 内口服活性炭可以降低阿哌沙班的暴露量。因此，在处理阿哌沙班过量时可以考虑使用活性炭。

如果采用上述治疗措施无法控制危及生命的出血，可以考虑给予重组凝血因子Ⅶa。然而，目前尚无将重组因子Ⅶa 用于服用阿哌沙班患者的经验。可以考虑重组凝血因子Ⅶa 重复给药，并根据出血改善情况调整剂量。

【制剂与规格】 Alu-PVC/PVDC 水泡眼包装，盒装，10 片/盒，14 片/盒，20 片/盒，60 片/盒。

【贮藏】 30℃ 以下保存。

3. 达比加群酯

【药品名称】 国际通用名：达比加群酯。商用名：泰毕全。英文通用名：pradaxa。

【药理作用】 达比加群酯作为小分子前体药物，未显示有任何药理学活性。口服给药后，达比加群酯可被迅速吸收，并在血浆和肝脏经由酯酶催化水解转化为达比加群。达比加群是强效、竞争性、可逆性、直接凝血酶抑制剂，也是血浆中的主要活性成分。

由于在凝血级联反应中，凝血酶（丝氨酸蛋白酶）使纤维蛋白原转化为纤维蛋白，因此抑制凝血酶可预防血栓形成。达比加群还可抑制游离凝血酶、与纤维蛋白结合的凝血酶和凝血酶诱导的血小板聚集。

基于动物体内外实验显示：不同血栓形成动物模型已经证实达比加群静脉给药和达比加群酯口服给药后的抗血栓形成疗效和抗凝活性。

根据Ⅱ期研究结果，达比加群血浆浓度和抗凝效果密切相关。达比加群可延长凝血酶时间（TT）、蛇静脉酶凝结时间（ECT）和APTT。

校准稀释TT（dTT）检测提供了达比加群血浆浓度的估测值，因此可与预期的达比加群血浆浓度进行对比。ECT可提供凝血酶抑制剂活性的直接测量。

APTT检查已获广泛应用，并且能够提供达比加群治疗所产生的抗凝强度的近似指示信息。但是，APTT检查的敏感度有限，而且不适用于抗凝效果的精确定量，尤其是在达比加群血药浓度较高时。解释高APTT值时应谨慎。

总之，推测抗凝活性的这些检测方法能够反映达比加群水平，并且能够为出血风险的评估提供指导。

每日2次150mg达比加群酯给药后约2h测量的稳态几何平均达比加群峰血药浓度为175ng/ml，范围为117～275ng/ml（25～75th百分位范围）。给药间隔结束时（即150mg达比加群晚上剂量给药后12h）在早晨测量的达比加群几何平均谷浓度为91.0ng/ml，范围为61.0～143ng/ml（25～75th百分位范围）。对于使用150mg达比加群酯每日2次预防脑卒中和全身性栓塞（SEE）的非瓣膜性房颤患者，90th百分位的谷值时（前次剂量10～16h后）测定的达比加群血浆浓度约为200ng/ml，ECT大约3倍于正常上限，该升高相当于观察到的90th百分位的ECT延长，其值为103s，APTT比值大于2倍正常上限，相当于观察到的90th百分位APTT延长，其值大约为80s。

【循证证据】

1. RE-LY研究 是一项多国、多中心、随机平行研究，旨年确定在伴有中度至高度脑卒中和SEE风险的心房颤动患者中，达比加群酯在减少复合终点脑卒中和SEE方面是否不劣效于华法林。同时分析其统计优效性。本研究将达比加群酯两种设盲剂量（110mg和150mg，每日2次）与开放华法林抗凝剂量比较，共纳入18 113例患者并将其随机分组（达比加群酯110mg每日2次组、150mg每日2次组和华法林治疗组），患者平均年龄为71.5岁，CHADS$_2$评分平均为2.1分。研究结果显示，达比加群酯110mg，每日2次在预防心房颤动患者脑卒中和SEE方面不劣于华法林（$P<0.001$），同时降低颅内出血、总体出血和

大出血风险（$P=0.003$）。与华法林相比，达比加群酯150mg，每日2次显著降低缺血性脑卒中、出血性脑卒中、血管性死亡、颅内出血和总体出血的风险（$P<0.001$），且该剂量的大出血发生率与华法林相当。使用达比加群酯110mg，每日2次和150mg，每日2次与华法林相比心肌梗死发生率略增加但无统计学差异（分别为RR=1.29，$P=0.0929$和RR=1.27，$P=0.1240$）。研究表明，华法林治疗组INR监测情况越差，达比加群酯相比华法林的获益越明显。

2. RE-DEEM 研究（急性冠状动脉综合征患者在双重抗血小板治疗基础上达比加群酯与安慰剂对比研究）　为多国、多中心、随机、双盲对照研究，共入选全球1861例ACS患者，在双重抗血小板治疗基础上，随机化接受达比加群酯（50~150mg，每日2次）或安慰剂治疗，结果显示达比加群酯组出血事件呈剂量依赖性升高，线性趋势检验的$P=0.001$；第1周和第4周时，所有达比加群酯剂量组D-二聚体浓度分别较安慰剂组下降达37%和45%（$P<0.001$）；但心血管死亡、心肌梗死或脑卒中的复合终点没有下降趋势。由于达比加群酯未见终点获益，且显著增加出血风险，此研究被迫停止，没有开展Ⅲ期临床研究。RE-ALIGN研究结果显示，达比加群增加心脏机械瓣膜置换患者脑卒中、心肌梗死和瓣膜的血栓形成。

3. RE-ALIGN 试验　是一项多国、多中心、随机研究，旨在比较在心脏机械瓣膜置换术后人群中达比加群酯和华法林的抗凝效果。研究入选10个国家39个中心共252例主动脉瓣和（或）二尖瓣机械瓣置换术后患者，随机分为达比加群酯组（168人）及华法林治疗组（84人），其中达比加群酯组患者口服达比加群酯150~300mg，2次/日，华法林组血栓低危患者抗凝目标为INR 2~3，高危患者抗凝目标为INR 2.5~3.5。结果达比加群酯组有5%的患者发生脑卒中，2%的患者发生心肌梗死，而华法林组上述事件发生率为0。3%的达比加群酯组患者发生有症状的瓣膜血栓，相应的，华法林组无人出现有症状的瓣膜血栓。达比加群酯组27%的患者和华法林组12%的患者发生出血事件（$P=0.01$）。因达比加群异常组栓塞及出血均高于对照组，提前停止研究。分析其原因，可能与术后早期情况复杂，包括炎症激活、血小板激活、组织因子大量产生导致凝血机制异常有关，还可能与合并用药、药物吸收和肝肾功能等诸多因素影响抗凝效果等有关。因此研究人员认为，对于机械瓣膜置换术患者，达比加群酯不适合替代华法林。

【药代动力学】　口服给药后，达比加群酯迅速且完全转化为达比加群，后者是本品在血浆中的活性成分。前体药物达比加群酯通过酯酶催化水解形成有效成分达比加群是主要代谢反应。本品口服给药后达比加群的绝对生物利用度约为6.5%。健康志愿者口服本品后，达比加群在血浆中的药代动力学特点为血药浓度迅速升高，给药后 0.5 ~ 2.0h 达到峰浓度。

【适应证】 预防存在以下一个或多个危险因素的成人非瓣膜性心房颤动患者的脑卒中和 SEE：①先前曾有脑卒中、短暂性脑缺血发作或 SEE；②左心室射血分数 <40%；伴有症状的心力衰竭，纽约心脏病协会（NYHA）心功能分级 ≥2 级；③年龄 ≥75 岁；④年龄 ≥65 岁，且伴有以下任一疾病：糖尿病、冠心病或高血压。

【用法与用量】 ①在开始本品治疗前应通过计算肌酐清除率对肾功能进行评估，并以此排除重度肾功能受损（即肌酐清除率 <30ml/min）的患者。用一大杯水送服，餐时或餐后服用均可。请勿打开胶囊。②成人的推荐剂量为每日口服 300mg，即每次 1 粒 150mg 的胶囊，每日 2 次。③存在高出血风险的患者，推荐剂量为每日口服 220mg，即每次 1 粒 110mg 的胶囊，每日 2 次。

【不良反应】

1. 在关键部位或器官发生症状性出血 眼内、颅内、椎管内或伴有骨筋膜室综合征的肌肉内出血、腹膜后出血、关节内出血或心包出血。

2. 心肌梗死 在 RE-LY 研究中，达比加群酯的心肌梗死年化事件率为 0.82%（110mg，每日 2 次）和 0.81%（150mg，每日 2 次），华法林为 0.64%。

依据系统器官分类（SOC），列出并使用以下惯用发生频率定义进行分类（表 3-5），表 3-6 为预防心房颤动患者血栓栓塞性脑卒中和 SEE 研究中所观察到的不良反应。

表 3-5 惯用发生频率定义

程度	发生频率
十分常见	≥1/10
常见	≥1/100，<1/10
偶见	≥1/1 000，<1/100
罕见	≥1/10 000，<1/1 000
十分罕见	<1/10 000
不明确	从现有数据无法估计

表 3-6 RE-LY 研究中的不良反应

SOC/优先术语	达比加群酯 110mg，每日 2 次	达比加群酯 150mg，每日 2 次
治疗患者数量（例）	5 983	6 059
血液和淋巴系统异常		
贫血	常见	常见
血红蛋白减少	偶见	偶见
血小板减少症	偶见	偶见

续表

SOC/优先术语	达比加群酯 110mg，每日 2 次	达比加群酯 150mg，每日 2 次
血细胞比容减少	罕见	罕见
免疫系统异常		
药物过敏反应	偶见	偶见
皮疹	偶见	偶见
瘙痒	偶见	偶见
荨麻疹	罕见	罕见
支气管痉挛	不明确	十分罕见
血管性水肿	罕见	罕见
过敏反应	不明确	不明确
神经系统异常		
颅内出血	偶见	偶见
血管异常		
血肿	偶见	偶见
出血	偶见	偶见
呼吸系统、胸部和纵隔异常		
鼻出血	常见	常见
咯血	偶见	偶见
胃肠道异常		
胃肠道出血	常见	常见
腹痛	常见	常见
腹泻	常见	常见
消化不良	常见	常见
恶心	常见	常见
直肠出血	偶见	偶见
痔疮出血	偶见	偶见
消化性溃疡	偶见	偶见
胃食管炎	偶见	偶见

续表

SOC/优先术语	达比加群酯 110mg，每日 2 次	达比加群酯 150mg，每日 2 次
胃食管反流性疾病	偶见	偶见
呕吐	偶见	偶见
吞咽困难	偶见	偶见
肝胆系统异常		
谷丙转氨酶升高	偶见	偶见
谷草转氨酶升高	偶见	偶见
肝功能异常/肝功能检查异常	常见	常见
肝酶升高	罕见	罕见
高胆红素血症	罕见	罕见
皮肤和皮下组织异常		
皮肤出血	偶见	偶见
肌肉、结缔组织和骨骼异常		
关节血肿	罕见	罕见
肾脏和泌尿系统异常		
泌尿生殖系统出血	偶见	常见
血尿	偶见	偶见
全身性和给药部位异常		
注射部位出血	罕见	罕见
导管部位出血	罕见	罕见
损伤、中毒和手术并发症		
切口出血	偶见	偶见
创伤性出血	偶见	偶见

表 3-7 列出了心房颤动患者血栓栓塞性脑卒中和 SEE 预防的关键研究中分类为大出血和任何出血的出血事件。

表 3-7　RE-LY 研究中的出血事件数量及年化事件率（%）

	达比加群酯 110mg，每日 2 次	达比加群酯 150mg，每日 2 次	华法林
随机化受试者	6 015	6 076	6 022
大出血	342（2.87%）	399（3.32%）	421（3.57%）
颅内出血	27（0.23%）	38（0.32%）	90（0.76%）
胃肠道出血	134（1.14%）	186（1.57%）	125（1.07%）

续表

	达比加群酯110mg，每日2次	达比加群酯150mg，每日2次	华法林
致死性出血	23（0.19%）	28（0.23%）	39（0.33%）
小出血	1566（13.16%）	1787（14.85%）	1931（16.37%）
任何出血	1754（14.74%）	1993（16.56%）	2166（18.37%）

【禁忌证】

1. 已知对活性成分或本品任一辅料过敏者。

2. 重度肾功能受损（肌酐清除率<30ml/min）患者。

3. 临床上显著的活动性出血：①有大出血显著风险的病变或状况，如当前或近期消化道溃疡，高出血风险的恶性赘生物，近期脑或脊髓损伤，近期脑、脊髓或眼部手术，近期颅内出血，已知或可疑的食管静脉曲张，动静脉畸形，血管动脉瘤或主要脊柱内或脑内血管异常。②联合应用任何其他抗凝血药物，如普通肝素（UFH）、低分子量肝素（依诺肝素、达肝素等）、肝素衍生物（磺达肝癸钠等）、口服抗凝血药（华法林、利伐沙班、阿哌沙班等）。在由该种治疗转换至本品或反之（参见【用法用量】），以及 UFH 用于维持中心静脉或动脉置管通畅的必要剂量（参见【药物相互作用】）的情况下可以应用本品。

4. 肝功能受损：心房颤动相关性卒中和 SEE 预防的临床试验中排除了肝酶升高>2ULN（正常值上限）的患者。对这一患者亚组无治疗经验，所以不推荐该人群使用本品。

5. 联合应用选择性5-羟色胺再摄取抑制剂（SSRIs）或选择性5-羟色胺去甲肾上腺素再摄取抑制剂（SNRIs）的患者，出血风险可能增加。建议在整个治疗期内进行密切临床监测（监测出血或贫血的体征），尤其是当存在合并危险因素时。

【孕妇及哺乳期妇女用药】

1. 妊娠 尚无关于妊娠女性暴露于本品的充分数据。动物毒理研究已表明其有生殖毒性，但是对人类的潜在风险未知。除非确实必需，否则妊娠女性不应接受本品治疗。

2. 哺乳 尚无达比加群酯对哺乳期婴儿影响的临床数据。使用本品治疗期间应停止哺乳。

3. 生育 尚无人体试验数据。在动物研究中，对雌性动物生育力的影响表现为70mg/kg（比患者血浆暴露量水平高5倍的水平）时着床数下降和着床前损失增加。未观察到对雌性动物生育力有其他影响。对雄性动物生育力没有影响。

在对母体有毒性的剂量下（比患者血浆暴露量水平高 5 ~ 10 倍的水平）观察到大鼠和家兔胎仔体重和胚胎胎仔存活能力下降，而且胎仔变异性增加。在出生前和出生后研究中，在对母体有毒性的剂量水平下（比患者血浆暴露量水平高 4 倍的水平）观察到胎仔死亡率增加。

【儿童用药】由于缺乏 18 岁以下患者使用本品的安全性和有效性数据，所以不推荐本品用于 18 岁以下患者。

【老年患者用药】80 岁及以上年龄的患者治疗剂量为每日 220mg，即每次 1 粒 110mg 的胶囊，每日 2 次。

【药物相互作用】

1. 抗凝血药和抗血小板药　本品与以下药物联合使用时可能会增加出血风险，且治疗经验有限：抗凝血药物如普通肝素、低分子量肝素、肝素衍生物（磺达肝癸钠、地西卢定）、溶栓药物、维生素 K 拮抗剂、利伐沙班或其他口服抗凝血药，以及抗血小板药如 GPⅡb/Ⅲa 受体拮抗剂、噻氯匹定、普拉格雷、替格瑞洛、右旋糖苷、磺吡酮。

从 RE-LY 研究收集到心房颤动患者的数据发现，无论达比加群酯还是华法林，联合使用其他口服或注射用抗凝血药物时，均使大出血发生率增加约 2.5 倍，联合使用抗血小板药物阿司匹林或氯吡格雷均可导致大出血发生率加倍。

（1）氯吡格雷：在一项纳入健康青年男性志愿者的临床 Ⅰ 期研究中，与氯吡格雷单药治疗相比，联合使用达比加群酯和氯吡格雷并未导致毛细血管出血时间进一步延长。此外，与两者的单药治疗相比，在联合用药时，用于评估达比加群效应的凝血指标或用于评估氯吡格雷效应的指标、血小板聚集抑制作用等指标基本保持不变。在使用 300mg 或 600mg 氯吡格雷负荷量时，达比加群的 AUC 和 C_{max} 增加 30% ~ 40%。

（2）阿司匹林：在一项心房颤动患者中的 Ⅱ 期临床研究观察了达比加群酯和阿司匹林联合使用对患者出血风险的影响，该项研究中随机联合使用阿司匹林。基于 Logistic 回归分析，81mg 或 325mg 阿司匹林和达比加群酯 150mg，每日 2 次联合使用，可能会使出血风险从 12% 分别增至 18% 和 24%。

（3）NSAIDs：用于围术期间短期镇痛治疗的 NSAIDs 与达比加群酯联合给药已显示与出血风险增加无关。在 RE-LY 研究中，长期使用 NSAIDs 会使达比加群酯和华法林的出血风险增加约 50%。因此，由于出血的风险，尤其是使用消除半衰期>12h 的 NSAIDs 时，建议对出血的体征进行密切观察。

（4）低分子量肝素：未对低分子量肝素（如依诺肝素）和达比加群酯的联合使用进行专门研究。从每日 1 次 40mg 依诺肝素皮下给药 3 天转为达比加群酯，依诺肝素最后一次给药 24h 后的达比加群暴露量稍微低于达比加群酯单独给药后

（单次剂量220mg）。依诺肝素预治疗后给予达比加群酯观察到的抗 FXa/FⅡa 活性高于达比加群酯单独给药时。这可能是由于依诺肝素治疗的后遗作用，被认为无临床相关性。依诺肝素预治疗未使其他达比加群相关抗凝血检查产生显著变化。

（5）替格瑞洛：当将75mg单次剂量的达比加群酯与起始剂量为180mg的替格瑞洛同时服用时，达比加群的 AUC 和 C_{max} 可分别增至1.73倍和1.95倍。在给予90mg，每日2次的多次剂量替格瑞洛后，达比加群暴露量 C_{max} 和 AUC 则分别增至1.56倍和1.46倍。

2. 达比加群酯和达比加群代谢特性相关的药物 达比加群酯和达比加群不通过细胞色素 P450 系统代谢，而且对人细胞色素 P450 酶无体外作用。因此，预期不会发生与达比加群相关的药物相互作用。

3. 转运蛋白相关的药物

（1）P-gp 抑制剂：达比加群酯是外流转运体 P-gp 的底物。预计与强效 P-gp 抑制剂（如胺碘酮、维拉帕米、奎尼丁、酮康唑、决奈达隆、克拉霉素等）联合使用会导致其血药浓度升高，故应谨慎。禁止与环孢素、全身性酮康唑、伊曲康唑、他克莫司和决奈达隆联合作用。

如果另外没有专门描述，当达比加群酯与强效 P-gp 抑制剂联合使用时，要求进行密切的临床监测（监测出血或贫血的体征）。凝血检查有助于发现因达比加群暴露量增加而导致出血风险增加的患者。

1）酮康唑：单次 400mg 给药可使达比加群总体 $AUC_{0\sim\infty}$ 和 C_{max} 分别增加138%和135%；酮康唑400mg，每日1次连续给药可使达比加群总体 $AUC_{0\sim\infty}$ 和 C_{max} 分别增加153%和149%。酮康唑不影响本品达峰时间、终末半衰期和平均停留时间。

2）决奈达隆：当同时给予本品和决奈达隆时，决奈达隆400mg，每日2次连续给药可使达比加群总体 $AUC_{0\sim\infty}$ 和 C_{max} 分别增加2.4倍和2.3倍；决奈达隆400mg单次给药可使达比加群总体 $AUC_{0\sim\infty}$ 和 C_{max} 分别增加2.1倍和1.9倍。达比加群的终末半衰期和肾脏清除率不受决奈达隆的影响。当服用达比加群酯2h后单剂量和多剂量给予决奈达隆，达比加群 $AUC_{0-\infty}$ 和 C_{max} 分别增加1.3倍和1.6倍。

3）胺碘酮：当本品与单剂600mg胺碘酮口服联合使用时，胺碘酮及其活性代谢产物 DEA 吸收程度和吸收率基本无改变。达比加群的 AUC 和 C_{max} 则分别增高约60%和50%。相互作用的机制尚未完全阐明。鉴于胺碘酮的半衰期较长，在胺碘酮停药后数周还存在药物相互作用的可能性。当达比加群酯与胺碘酮联合使用时，尤其在发生出血时，建议进行密切的临床监测，轻度至中度肾功能受损患者尤其需要进行监测。

　　4）奎尼丁：200mg，每2h给药一次至总剂量为1000mg，达比加群酯每日2次，连续用药超过3天，在第3天与奎尼丁联用或不联用。以上联合使用奎尼丁的情况下，达比加群AUC和C_{max}分别平均增加53%和56%。当达比加群酯与奎尼丁联合使用时，尤其在发生出血时，建议进行密切的临床监测，对轻度至中度肾功能受损患者尤其需要进行监测。

　　5）维拉帕米：当达比加群酯（150mg）与口服维拉帕米联合使用时，达比加群的C_{max}和AUC升高，但其变化幅度因维拉帕米给药时间和剂型不同而存在差异。

　　在达比加群酯给药前1h口服给予首剂维拉帕米速释剂型，达比加群暴露量出现最大升高（C_{max}升高约180%，AUC增加约150%）。给予缓释剂型（C_{max}升高约90%，AUC增加约70%）或维拉帕米多次给药（C_{max}升高约60%，AUC增加约50%），该效应则依次下降。

　　当达比加群酯与维拉帕米联合使用时，尤其在发生出血时，建议进行密切的临床监测，对于轻度至中度肾功能损害患者尤其需要进行监测。

　　在达比加群酯给药2h后给予维拉帕米则未观察到有意义的相互作用（C_{max}升高约10%，AUC增加约20%）。这可以被解释为达比加群在给药2h后已被完全吸收。

　　6）克拉霉素：当健康志愿者克拉霉素500mg，每日2次与达比加群酯联合使用时，观察到AUC增加约19%，C_{max}升高约15%，无任何临床安全性问题。但是，服用达比加群酯的患者联合使用克拉霉素时，不能排除临床相关的相互作用。因此，当达比加群酯与克拉霉素联合使用时，尤其在发生出血时，应进行密切的监测，对于轻度至中度肾功能受损患者尤其需要进行密切监测。

　　未对以下强效P-gp抑制剂进行临床研究，但根据体外研究结果，预计与酮康唑有相似效果：伊曲康唑、他克莫司和环孢素，这些药物禁止与本品同时使用。未获得泊沙康唑的临床和体外研究结果，不建议泊沙康唑与本品联合使用。

　　（2）P-gp诱导物：预计与P-gp诱导物［如利福平、贯叶连翘（金丝桃）、卡马西平和苯妥英等］联合使用会降低达比加群的血药浓度，因此应该避免联合使用。

　　在达比加群酯给药前给予诱导物利福平600mg，每日1次，连续7天，可使达比加群暴露峰值和暴露总量分别降低65.5%和67%。在利福平停药后第7天，诱导效应减小，从而使得达比加群暴露量接近参比值。再过7天之后，未发现生物利用度出现进一步的升高。

4. 影响 P-gp 的其他药物　蛋白酶抑制剂（包括利托那韦及其与其他蛋白酶抑制剂的复方制剂）会影响 P-gp（作为抑制剂或诱导物），未对它们进行过研究，因此不建议与本品联合使用。

在一项纳入 24 名健康人的研究中，当本品与地高辛联合使用时，未观察到对地高辛产生影响，也未观察到达比加群暴露量产生具有临床相关性的改变。

5. 胃内 pH

（1）泮托拉唑：当达比加群酯与泮托拉唑联合使用时，曾经观察到达比加群血药浓度时间曲线下面积出现约 30% 的下降。临床研究中曾经将泮托拉唑和其他 PPI 与本品联合使用，并未观察到对本品疗效方面的影响。

（2）雷尼替丁：与达比加群酯联合使用未对达比加群吸收程度产生临床相关性影响。

【药物过量】达比加群酯超出推荐剂量会使患者的出血风险增加。在疑似药物过量的情况下，凝血检查有助于测定出血风险。dTT 检查或重复性 dTT 检查可预测达到特定达比加群水平的时间，即使已经开始采取其他措施（如透析）。

如果出现过度抗凝，可能需要中断本品的治疗。尚无针对达比加群的特定解毒剂。如果发生出血并发症，必须终止治疗，并查找出血来源。由于达比加群主要经由肾脏途径排泄，故必须维持适度利尿。应该在医师的指导下采取合适的支持性治疗，如给予外科止血和补充血容量。

可考虑使用活化的凝血酶原复合浓缩物（如 FEIBA）或重组Ⅶa 因子，或凝血因子Ⅱ、Ⅸ或Ⅹ浓缩物。有一些实验证据支持这些药物逆转达比加群抗凝效果的作用，但其在临床实践中的有效性及导致血栓栓塞反弹的潜在风险数据有限。给予这些逆转药物后，抗凝检测可能不可靠，因此进行这些检测时应谨慎。对于存在血小板减少症或已经使用长效抗血小板药物的病例，应考虑给予血小板浓缩物。所有对症治疗应根据医生的判断给予。

发生大出血时，如有条件应考虑请抗凝专家会诊。因其蛋白结合率较低，达比加群可经透析清除，但在此情况下使用透析治疗的临床经验有限。

【制剂与规格】剂型：胶囊。规格：每片 110mg（以达比加群酯计），每片 150mg（以达比加群酯计）。包装：双铝泡罩包装，每盒 10 粒（1×10 粒/板），每盒 30 粒（3×10 粒/板）。

【贮藏】密封，在 25℃以下干燥保存。

4. 依度沙班

【药品名称】国际通用名：依度沙班。英文通用名：edoxaban。英文商品名：Lixiana、Savaysa。2015 年 6 月美国 FDA 和欧盟分别批准依度沙班作为新型口服抗凝血药上市。

【药理作用】

1. 作用机制　本品为一种每日 1 次口服的选择性凝血因子 X a 抑制剂，无需抗凝血酶Ⅲ拮抗凝血因子 X a。在凝血级联反应中 X a 因子的抑制作用可减少凝血酶生成和血栓形成。

2. 药效动力学　本品通过抗凝血因子 X a 的抑制作用延长 PT 和 APTT。在预计治疗剂量时，可观察到在 PT、INR 和 APTT 的变化。在给予口服 1 ~ 2h 后达峰浓度（C_{max}）和相应的药效动力学效应。

3. 心脏电生理学　在一项年龄为 19 ~ 45 岁健康人群的 QT 研究中，应用依度沙班（90mg 和 180mg）未观察到 QTc 间隔延长。

4. 药效动力学相互作用　阿司匹林（100mg 或 325mg）和依度沙班共同给药相对单独给药可增加出血时间。NSAID（萘普生 500mg）和依度沙班共同给药相对单独给药可增加出血时间。

5. 致癌、致突变、生育力受损作用　依度沙班及其他特异性代谢物 M-4，在体外染色体畸变试验有遗传毒性，但在体外细菌回复突变（Ames 试验）、体外人淋巴细胞微核试验、体内大鼠骨髓微核试验、体内大鼠肝微核试验、DNA 合成试验无遗传毒性。依度沙班在大鼠试验中剂量至 1000mg/（kg·d）显示对生育力和早期胚胎发育并无影响。

【循证证据】2015 年欧盟已批准本品用于伴有一个或多个风险因素的非瓣膜性心房颤动（non-valvular atrial fibrillation，NVAF）成人患者预防脑卒中和全身性栓塞，并用于治疗 DVT 和 PE 及预防 DVT 和 PE 的复发。

1. ENGAGE AF-TIMI 48 试验［global study to assess the safety and effectiveness of edoxaban（DU-176b）vs standard practice of dosing with warfarin in patients with atrial fibrillation］　是一项多国、双盲、非劣效性研究，旨在比较两个治疗剂量依度沙班（60mg 和 30mg）与华法林（静脉滴注调整剂量至 INR 2.0 ~ 3.0）预防卒中和系统性栓塞的疗效和安全性。研究共纳入 21 105 例非瓣膜性心房颤动患者，研究数据显示，依度沙班的疗效优于华法林（60mg 依度沙班 vs. 华法林为 1.18% vs. 1.5%，$P<0.001$），而大出血及心血管死亡风险显著降低（60mg 依度沙班 vs. 华法林为 2.75% vs. 3.43%，$P<0.001$）。

2. Hokusai-VTE 研究［comparative investigation of low molecular weight（LMW）heparin/edoxaban tosylate vs（LMW）heparin/warfarin in the treatment of symptomatic deep-vein blood clots and/or lung blood clots，NCT00986154］　纳入 8292 例有症状的 DVT 和（或）PE 患者，比较依度沙班和华法林治疗和预防症状性 VTE（包括 DVT 和 PE）复发的疗效和安全性。数据显示，依度沙班在群体患者中能够有效降低复

发性 VTE（包括 DVT 和致死及非致死 PE）风险（60mg 依度沙班 vs. 华法林为 3.2% vs. 3.5%，$P<0.001$）；此外，与华法林相比，依度沙班使 VTE 患者临床相关出血风险显著降低 19%（8.5% vs. 10.3%，$P=0.004$）。依度沙班Ⅲ期临床数据结果显示，依度沙班在预防脑卒中及特定血液栓塞方面比华法林更安全，同时也是抗凝血药物中出血事件风险较少的药物。随着抗血栓新药依度沙班的问世，将使更多的血栓患者改善生存质量。

【药代动力学】在健康受试者中分别以剂量 15～150mg 和 60～120mg 单次和重复给药，依度沙班显示剂量成正比例的药代动力学。

1. 吸收 口服给药后，1～2h 观察到依度沙班血浆浓度达峰，绝对生物利用度是 62%。食物对依度沙班总全身暴露量没有影响。ENGAGE AF-TIMI 48 和 Hokusai VTE 试验在有或无食物状态下给予 SAVAYSA。关于依度沙班片破碎和（或）与食物、液体混合或通过胃食管对生物利用度没有可靠数据。

2. 分布 双相处置。稳态分布容积（V_{dss}）是 107L。体外血浆蛋白结合约 55%。每天一次给药没有临床相关依度沙班的积蓄，在 3 天内达稳态浓度。

3. 代谢 依度沙班原型是血浆中的主要形式。其部分通过羧酸酯酶 1 介导水解成代谢产物或被 CYP3A4 氧化，主要代谢物是 M-4。

4. 消除 依度沙班主要是以尿液形式被消除。药物原型经肾的总清除率为 50%，其余由胆和小肠排泄。口服给药后依度沙班的消除半衰期为 10～14h。

5. 特殊人群

（1）肝受损：在一项专门致力于药代动力学的研究中，有轻度或中度肝受损患者（Child-Pugh A 级或 B 级）与其匹配的健康对照组表现出相似的药代动力学和药效动力学。没有在有严重肝受损患者中使用依度沙班的临床经验。

（2）肾损害：在一项专门致力于药代动力学的研究中，50ml/min＜CrCl＜80ml/min、30ml/min＜CrCl＜50ml/min、CrCl＜30ml/min 或正在进行腹膜透析的受试者对依度沙班的全身总暴露量相对于 CrCl≥80ml/min 受试者分别增加 32%、74%、72% 和 93%。

（3）血液透析：4h 血液透析可使依度沙班总暴露量减少 7%。

（4）年龄：在一项群体药代动力学分析中，在考虑肾功能和体重的情况下，年龄对依度沙班药代动力学没有附加的临床影响。

（5）体重：在一项群体药代动力学分析中，中位低体重（55kg）患者与中位高体重（84kg）患者比较总暴露量增加 13%。

（6）性别：在一项群体药代动力学分析中，体重、性别对依度沙班药代动力学没有附加的临床显著影响。

（7）种族：在一项群体药代动力学分析中，亚洲患者和非裔亚洲患者依度沙班暴露量相似。

【适应证】 ①用于伴有一个或多个风险因素的 NVAF 成人患者预防卒中和全身性栓塞；②作为一种肠道外抗凝血药用于成人患者治疗 DVT 和 PE 及预防 DVT 和 PE 的复发。

【用法与用量】

1. NVAF 的治疗 开始治疗前评估 CrCl，在 CrCl>50～95ml/min 患者中推荐剂量是 60mg/d。CrCl>95ml/min 患者不宜使用本品。在 CrCl 15～50ml/min 患者中降低剂量至 30mg/d，每日一次。

2. DVT 和 PE 的治疗 推荐剂量是 60mg/d。对 CrCl 15～50ml/min 或体重≤60kg 或使用某些 P-gp 抑制剂的患者推荐剂量是 30mg/d。

【警告】 抗凝血药、抗血小板药和溶栓剂共同给药可能增加出血风险，应及时评价任何失血体征或症状。如患者同时使用抗凝血药、阿司匹林及其他抗血小板药和（或）NSAIDs 治疗，建议不要长期用本品和其他抗凝血药同时治疗，因为出血的风险增加。

【不良反应】 ①治疗 NVAF 时的最常见不良反应（≥5%）：出血和贫血。②治疗 DVT 和 PE 时的最常见不良反应（≥1%）：出血、皮疹、肝功能异常和贫血。③重大出血事件最常见的部位是胃肠（GI）道。④其他不良反应。

间质性肺病（ILD）是另一种严重不良事件。

【禁忌证】 ①活动性病理学出血；②对本品任何成分过敏者；③CrCL>95ml/min 的患者不宜使用本品。因为本品在最高剂量（60mg）与华法林比较时缺血性卒中的风险增加。

【注意事项】 ①出血：重度和潜在的致命性出血；②机械性心瓣膜或中度至重度二尖瓣狭窄患者不建议使用。③有 NVAF 患者使用本品可增加卒中风险。④在脊髓或硬膜麻醉或穿刺时使用本品将会导致最严重的出血，故应慎用。

【孕妇及哺乳期妇女用药】 妊娠类别 C。

1. 妊娠 妊娠期间只有潜在获益大于对胎儿的潜在危害时才可使用本品。

2. 阵痛和分娩 在临床研究中尚未研究阵痛和分娩期间本品的安全性和有效性，在这个情况下考虑使用依度沙班应平衡出血风险与血栓形成事件的风险。

3. 哺乳 尚不了解依度沙班是否排泄至人乳汁中。由于许多药物被排泄至人乳汁中，哺乳婴儿有受到本品潜在不良反应影响的可能，应依据药物对母亲的重要性，决定终止哺乳或停服药物。

【儿童用药】 尚未确定在儿童患者中的安全性和有效性。

【老年患者用药】 在临床试验中，65 岁或以上老年人和较年轻患者的疗效和安全性相似。

【药物相互作用】

1. 抗凝血药 避免本品与抗凝血药同时使用。本品与阿司匹林（剂量≤100mg/d）或噻吩并吡啶类和 NSAIDs 同时使用会导致临床相关出血率增加。

2. P-gp 诱导剂 避免本品与利福平同时使用。

3. P-gp 抑制剂 ENGAGE AF-TIMI48 临床研究表明，NVAF 患者同时接受低剂量 P-gp 抑制剂会导致依度沙班血药浓度降低。因此，建议同时使用 P-gp 抑制剂时，无需降低剂量。

4. 对其他药物的影响 依度沙班同时给予地高辛，地高辛的 C_{max} 为 28%，但 AUC 未受影响；依度沙班对奎尼丁没有影响；依度沙班同时给予维拉帕米，C_{max} 和 AUC 分别降低 14% 和 16%。

【药物过量】 本品过量时无特异性逆转剂并可导致出血风险增加。硫酸鱼精蛋白、维生素 K 不能逆转依度沙班的抗凝效应。血液透析对依度沙班清除作用有限。

【制剂与规格】 片剂：每片 60mg（黄色圆形，薄膜衣片）、30mg（粉红色圆形，薄膜衣片）和 15mg（橙色圆形，薄膜衣片）。

【贮藏】 贮存在 20～25℃；外出允许至 15～30℃。

四、维生素 K 依赖性抗凝血药

华法林

【药品名称】 国际通用名：华法林钠。商品名：华法林、可密定。英文通用名：warfarin。

【药理作用】 凝血因子 Ⅱ、Ⅶ、Ⅸ、Ⅹ 需经过 γ-羧化后才具有生物活性，而这一过程需要维生素 K 参与。华法林是一种双香豆素衍生物，通过抑制维生素 K 及其 2，3-环氧化物（维生素 K 环氧化物）的相互转化而发挥抗凝血作用。羧基化能够促进凝血因子结合到磷脂表面，进而加速血液凝固。此外，华法林还因可抑制抗凝蛋白调节素 C 和 S 的羧化作用而具促抗凝血作用。华法林的抗凝作用能被维生素 K_1 拮抗。香豆素类药物还可以干扰在骨组织中合成的谷氨酸残基的羧化作用，可能导致孕期服用华法林的胎儿骨质异常。

【药代动力学】 华法林是两种不同活性的消旋异构体 R 和 S 型异构体的混合物。华法林口服后经胃肠道吸收迅速而完全，生物利用度高达 100%。服药后 12～18h 起效，36～48h 达抗凝高峰，维持 3～6 天，半衰期 36～42h，吸收后与血浆蛋白结合率达 98%～99%（主要是白蛋白），能透过胎盘，母乳中极少。主要在肺、肝、脾和肾中储积。由肝脏代谢，在肝脏中两种异构体通过不同途径代谢，代谢产物由肾脏排泄。华法林的量效关系受遗传和环境因素影响。

（1）遗传因素：达到同一 INR 水平，白种人和黄种人对华法林的耐受剂量明显不同，主要遗传因素包括以下几点：①华法林相关的药物基因多态性。国内外均有大量研究发现编码细胞色素 P450 2C9 和 VKORC1 某些位点的多态性可导致对华法林的需求量减少，还可能与副作用增加有关。②华法林的先天性抵抗，先天性华法林抵抗的患者需要高出平均 5~20 倍的剂量才能达到抗凝血疗效，可能与华法林对肝脏受体的亲和力改变有关。③凝血因子的基因突变。

（2）环境因素：药物、饮食、各种疾病状态均可改变华法林的药物动力学。因此，服用华法林的患者在加用或停用任何药物包括中药时应加强监测 INR。$S-$华法林异构体比 $R-$华法林异构体的抗凝血效率高 5 倍。因此，干扰 $S-$华法林异构体代谢的因素更为重要。保泰松、磺吡酮、甲硝唑及磺胺甲氧嘧啶抑制 $S-$华法林异构体代谢，均可明显增强华法林对 PT 的作用。而西咪替丁和奥美拉唑抑制 $R-$华法林异构体的清除，仅轻度增强华法林对 PT 的作用。胺碘酮是 R 和 S 两种华法林异构体代谢清除的强抑制剂，可以增强华法林的抗凝作用。增强肝脏对华法林清除的药物如巴比妥、利福平、卡马西平可抑制其抗凝作用。长期饮酒可增加华法林清除，但是饮用大量葡萄酒却几乎对患者的 PT 不产生影响。饮食中摄入维生素 K 是长期服用华法林患者的主要影响因素之一，应建议患者保持较为稳定的维生素 K 摄入，发生明显变化时应该加强监测。

【适应证】

1. 预防和治疗静脉血栓栓塞症

（1）如果 VTE 的发生为外科手术或一过性因素所致，推荐抗凝 3 个月。

（2）首次发生的 VTE，如果出血危险高，也建议抗凝治疗 3 个月。

（3）复发的 VTE，出血危险高的患者，应抗凝治疗 3 个月；出血危险不高，应长期抗凝。

（4）首次发生的没有原因的 VTE，出血危险不高，应长期抗凝。

（5）VTE 合并活动性肿瘤的患者，出血危险不高，应长期抗凝。

（6）有血栓形成倾向和复发的患者抗凝治疗时间也应该延长。

（7）所有慢性血栓栓塞性肺动脉高压（CTPH）患者，应华法林终生治疗。

2. 心脏瓣膜病 心脏瓣膜病合并下列情况时应给予华法林抗凝。

（1）风湿性二尖瓣病合并窦性心律的患者，如左心房>55mm 或已经发现左心房血栓的患者。

（2）风湿性二尖瓣病合并心房颤动的患者或发生过栓塞的患者。

（3）原因不明的卒中合并卵圆口未闭或房间隔膜部瘤，如服用阿司匹林卒中复发的患者。

（4）植入人工生物瓣膜的患者，二尖瓣置换术后建议服用华法林3个月。

（5）植入人工机械瓣膜的患者，根据不同类型的人工瓣膜及伴随血栓栓塞的危险来进行抗凝。主动脉瓣置换术后INR目标为2.0~3.0，而二尖瓣置换术后建议INR目标为2.5~3.5，植入两个瓣膜的患者，建议INR目标为2.5~3.5。

（6）植入人工瓣膜发生感染性心内膜炎的患者，应该停用华法林。

3. 非瓣膜性心房颤动　　在确定患者是否适于进行抗凝治疗前应评估其获益风险比，当预防血栓栓塞事件的获益超过出血性并发症的风险时方可启动抗凝治疗。CHADS2评分系统是临床应用最为广泛的评估工具。若无禁忌证，所有CHADS2评分≥2分的心房颤动患者均应长期口服华法林。

4. 心腔内血栓形成

（1）前壁心肌梗死合并左心室血栓形成患者的抗血栓治疗并没有直接的临床研究证据，基于观察性研究和华法林联合阿司匹林的临床证据推荐华法林联合抗血小板药物，但是联合治疗时间应该尽量短，即裸金属支架后1个月，药物涂层支架3~6个月。

（2）前壁心肌梗死伴左心室血栓或左心室血栓高危（左心室射血分数<40%，心尖前壁运动异常）的患者。

（3）未植入支架：前3个月应用华法林联合低剂量阿司匹林75~100mg/d。此后停用华法林，双联抗血小板治疗至12个月。

（4）植入裸金属支架：推荐三联治疗（华法林、低剂量阿司匹林、氯吡格雷75mg/d）1个月。第2~3个月，应用华法林加一种抗血小板药物治疗，此后停止华法林治疗，继续应用双联抗血小板治疗12个月。

（5）置入DES：建议三联治疗（华法林、低剂量阿司匹林、氯吡格雷75mg/d）3~6个月，此后停用华法林，继续应用双联抗血小板治疗至12个月。

（6）特殊情况下的治疗

1）外科围术期的处理，临床上经常会遇到长期服用华法林的患者需要进行有创检查或外科手术。此时，患者继续或中断抗凝治疗都有危险，应综合评估患者的血栓和出血危险。完全停止抗凝治疗将使血栓形成的风险增加。正在接受华法林治疗的患者在外科手术前需暂时停药，并应用肝素进行桥接。桥接治疗是指在停用华法林期间短期应用普通肝素或低分子量肝素替代的抗凝治疗方法。

若为非急诊手术，多数患者一般术前5天停用华法林，根据血栓栓塞的危险程度可采取以下几种方法：①血栓栓塞风险较低的患者，可不采用桥接，停药后术前INR可恢复到接近正常范围（INR<1.5）；②中度血栓栓塞风险的患者，术前应用低剂量UFH 5000U皮下注射或预防剂量的LMWH皮下注射，术后再开始

低剂量 UFH 或 LMWH 与华法林重叠；③具有高度血栓栓塞风险的患者，当 INR 下降时（术前 2 日）开始全剂量 UFH 或 LMWH 治疗；④术前持续静脉内应用 UFH，至术前 6h 停药，或皮下注射 UFH 或 LMWH，术前 24h 停用。

2）进行牙科操作的患者，可以用氨甲环酸、氨基己酸漱口，不需要停用抗凝血药物或术前 2~3 天停用华法林。

3）外科术后根据手术出血的情况，术后 12~24h 重新开始肝素抗凝治疗，出血风险高的手术可延迟到术后 48~72h 再重新开始抗凝治疗，并重新开始华法林治疗。

【用法与用量】华法林给药有维持量给药法和饱和量给药法两种。

1. 维持量给药法 适用于不需要紧急抗凝的患者，术后 1~2 天开始每天用小剂量（2.5~3mg）华法林，2~3 天后根据检验结果调整用药量，一般 7~14 天后可达到稳定抗凝效果。

2. 饱和量给药法 适用于抗凝治疗比较紧迫的患者，术后 1~2 天开始使用肝素和华法林抗凝，华法林每天 5~10mg，连续应用 3 天，当 4~5 天后 PT 达到治疗范围时停用肝素，以后华法林改为维持给药，再根据检验结果调整用药量。由于术后早期患者体内凝血因子仅为正常的 46%~62%，维持给药量的华法林并无栓塞的危险，而饱和量给药法可使凝血因子Ⅶ活性迅速降低，容易引起患者用药过量，在治疗的最初几天患者有抗凝出血的危险，所以华法林抗凝采用维持量给药法更为安全和简便。通常于术后第 1 天或第 2 天患者能进食时开始每天口服华法林 2.5mg，2~3 天后根据检查结果调整用药量，每 2 天测定 1 次，每次增减 1/4 或 1/3，一般 2 周左右即可达到稳定量。对于术后不能早期进食的患者，术后第 2 天开始使用肝素抗凝，每次静脉推注 0.5mg/kg，每 4~6h 一次。待患者可进食后，再开始口服华法林同前。

【不良反应】

1. 出血 华法林导致出血事件的发生率因治疗人群不同而异。在非瓣膜性心房颤动患者的前瞻性临床研究中，华法林目标 INR 为 2~3 时，严重出血的发生率为每年 1.4%~3.4%，颅内出血的发生率为 0.4%~0.8%。出血可以表现为轻微出血和严重出血，轻微出血包括鼻出血、牙龈出血、皮肤黏膜瘀斑、月经过多等；严重出血可表现为肉眼血尿、消化道出血，最严重的可发生颅内出血。肠壁血肿可致亚急性肠梗阻，也可见硬膜下颅内血肿和穿刺部位血肿。在心房颤动抗凝和风险因素（ATRIA）注册研究中，心房颤动患者服用华法林颅内出血的年发生率为 0.58%，未抗凝治疗的患者为 0.32%。

服用华法林患者的出血风险与抗凝强度有关，还与患者是否为初始用药、是否长期抗凝和是否监测凝血有关。此外，与患者相关的最重要的出血危险因素为出血病史、年龄、肿瘤、肝肾功能不全、卒中、酗酒、合并用药尤其是抗血小板药物。目前有多种评估方法应用于临床，其中 HAS-BLED 评分系统被推荐用于心房颤动患者。评分为 0~2 分者属于出血低风险患者，评分≥3 分时提示患者出血风险增加。

出血风险增加者发生血栓栓塞事件的风险往往也增加，这些患者接受抗凝治疗的获益可能更大。因此，只要患者具备抗凝治疗适应证，仍应进行抗凝血药物治疗，而不应将出血危险因素视为抗凝治疗禁忌证。

2. 非出血不良反应　除出血外，华法林还有罕见的其他不良反应：急性血栓形成，包括肢体坏疽。通常在用药的第 3~8 天出现，可能与蛋白 C 和蛋白 S 缺乏有关。此外华法林还可干扰骨蛋白的合成，导致骨质疏松和血管钙化。偶见不良反应有恶心、呕吐、腹泻、瘙痒性皮疹、过敏反应及皮肤坏死。大量口服甚至出现双侧乳房坏死、微血管病或溶血性贫血及大范围皮肤坏疽。

【禁忌证】　肝肾功能损害、严重高血压、凝血功能障碍伴有出血倾向、活动性溃疡、外伤、先兆流产、近期手术者禁用。妊娠期禁用。经期应慎用。

【注意事项】　严格掌握禁忌证，在无凝血酶原测定的条件时，切不可滥用本品。个体差异较大，治疗期间应严密观察病情，并依据 INR 值调整用量。治疗期间还应严密观察口腔黏膜、鼻腔、皮下出血及大便隐血、血尿等，用药期间应避免不必要的手术操作，择期手术者应停药 7 天，急诊手术者需纠正 INR 值≤1.6，避免过度劳累和易致损伤的活动。若发生轻度出血，或凝血酶原时间已显著延长至正常的 2.5 倍以上，应立即减量或停药。严重出血可静脉注射维生素 K_1 10~20mg，用以控制出血，必要时可输全血、血浆或凝血酶原复合物。由于本品系间接作用抗凝血药，半衰期长，给药 5~7 天后疗效才可稳定，因此，维持量足够与否务必观察 5~7 天后方能定论。

1. 使用剂量和监测　华法林的有效性和安全性同其抗凝效应密切相关，而剂量-效应关系在不同个体有很大差异，因此必须密切监测，防止过量或剂量不足。PT 反映凝血酶原、因子Ⅶ、因子Ⅹ的抑制程度。在华法林治疗最初几天内，PT 主要反映半衰期为 6h 的凝血因子Ⅶ的减少。随后，PT 主要反映凝血因子Ⅹ和因子Ⅱ的减少。华法林抗凝强度的评价采用 INR，INR 是不同实验室测定的 PT 经过 ISI 校正后计算得到的。因此，不同实验室测定的 INR 可以比较。

2. 抗凝强度　华法林最佳的抗凝强度为 INR 2.0~3.0，此时出血和血栓栓塞的危险均最低。不建议低强度（INR<2.0）的抗凝治疗。在 VTE 和心房颤动患者进行的低强度抗凝与标准强度抗凝比较的临床随机对照研究很少。大规模的病例对照研究提示 INR<2.0 时心房颤动并发卒中的危险明显增加。本书除特殊说明外，华法林的强度均为 INR 目标范围 2.0~3.0。

3. 初始剂量　随华法林剂量不同，口服 2～7 天后出现抗凝作用。美国胸科医师学会抗血栓治疗指南建议，对于较为健康的门诊患者，华法林初始剂量10mg，两天后根据 INR 调整剂量，主要来源于 VTE 的治疗研究。与西方人比较，中国人华法林肝脏代谢酶存在较大差异，平均华法林剂量低于西方人。中国人心房颤动的抗栓研究中华法林的维持剂量大约为 3mg。

为了减少过度抗凝的情况，《华法林抗凝治疗中国专家共识》不建议给予负荷剂量。治疗不紧急（如慢性心房颤动）而在门诊用药时，由于院外监测不方便，为保证安全性，也不建议给负荷剂量。

《华法林抗凝治疗中国专家共识》推荐中国人的初始剂量为 1～3mg（国内华法林主要的剂型为 2.5mg 和 3mg），可在 2～4 周达到目标范围。某些患者如老年、肝功能受损、充血性心力衰竭和出血高风险患者，初始剂量可适当降低。

如果需要快速抗凝，如 VTE 急性期治疗，给予普通肝素或低分子量肝素与华法林重叠应用 5 天以上，在给予肝素的第一天或第二天即给予华法林，并调整剂量，当 INR 达到目标范围并持续 2 天以上时，停用普通肝素或低分子量肝素。

美国 FDA 2008 年对华法林的说明书进行了更新，建议可通过基因多态性检测来帮助进行初始剂量的选择。基因多态性只能解释30%～60%的华法林个体差异，还需综合考虑患者的体表面积、肝肾功能和合并用药等因素来选择合适的剂量。目前，国外指南还不推荐对所有服用华法林的患者常规进行基因检测来决定用药剂量。

4. 剂量调整

（1）治疗过程中剂量调整应谨慎，频繁调整剂量会使 INR 波动。

（2）如果 INR 连续测得结果位于目标范围之外再开始调整剂量，则一次升高或降低可以不急于改变剂量而需寻找原因。

（3）华法林剂量调整幅度较小时，可以计算每周剂量，相比调整每日剂量更为精确。

（4）INR 如超过目标范围，可升高或降低原剂量的 5%～20%，调整剂量后注意加强监测。

（5）如 INR 一直稳定，偶尔波动且幅度不超过 INR 目标范围±0.5，则可不必调整剂量，酌情复查 INR 数天或 1～2 周。

5. 频率监测　治疗监测的频率应该根据患者的出血风险和医疗条件灵活掌握。

（1）住院患者口服华法林 2～3 天后开始每日或隔日监测 INR，直到 INR 达到治疗目标并维持至少两天。此后，根据 INR 结果的稳定性数天至 1 周监测一次，根据情况可延长，出院后可每 4 周监测一次。

（2）门诊患者剂量稳定前应数天至1周监测一次，当INR稳定后可以每4周监测一次。如果需调整剂量，应重复前面所述的监测频率直到剂量再次稳定。

（3）由于老年患者华法林清除减少，合并其他疾病或合并用药较多，应加强监测。长期服用华法林患者INR的监测频率受患者依从性、合并疾病、合并用药、饮食调整等因素影响。服用华法林INR稳定的患者最长可以3个月监测一次INR。

【孕妇及哺乳期妇女用药】

1. 妊娠期间抗凝　华法林能通过胎盘并造成流产、胚胎出血和胚胎畸形，可致"胎儿华法林综合征"，在妊娠最初3个月华法林相对禁忌。遗传性易栓症孕妇应用本品治疗时，可给予小剂量肝素并接受严密的实验室监控。肝素不通过胎盘，是妊娠期较好的选择。妊娠期间有以下几种治疗选择。

（1）妊娠全程应用普通肝素或低分子量肝素。

（2）妊娠全程应用华法林，分娩时应用普通肝素或低分子量肝素。

（3）妊娠前期应用肝素，而中后期应用华法林，直至分娩前再转换为普通肝素和低分子量肝素。

（4）分娩前12h停用肝素和低分子量肝素，分娩后与华法林重叠使用4~5天，华法林对哺乳期婴儿没有抗凝作用。

但是，瓣膜病心房颤动的妊娠患者血栓栓塞风险很高，应该在最初3个月和后3个月分别给予肝素抗凝，中间3个月可给予华法林，此时INR应该控制在2.0~2.5，以减少对胚胎的影响。而对于植入人工机械瓣膜的患者，最佳的策略是给予华法林并严密监测INR，因为普通肝素和低分子量肝素的疗效均不确切。欧洲指南认为妊娠期间华法林的剂量如果不超过5mg/d，发生胚胎病的风险很低，可以应用华法林直至孕36周。美国指南推荐只在妊娠患者的血栓风险极高时全程给予华法林抗凝，如二尖瓣置换术或有栓塞病史的患者。如果患者的华法林用量较大，也可考虑在孕第6~12周时给予普通肝素或低分子量肝素。此期间应用华法林应该每周监测。妊娠期间VTE的预防和治疗应该给予低分子量肝素，但是分娩后可以给予华法林。

2. 哺乳期妇女用药　少量华法林可由乳汁分泌，哺乳期妇女每日口服5~10mg，血药浓度一般为0.48~1.8μg/ml，乳汁及婴儿血浆中药物浓度极低，对婴儿影响较小。

【儿童用药】　应按个体所需调整剂量。

【老年患者用药】　老年人应慎用，且用量应适当减少并个体化。

【药物相互作用】　增强本品抗凝作用的药物：阿司匹林、水杨酸钠、胰高血糖素、奎尼丁、吲哚美辛、保泰松、奎宁、依他尼酸、甲苯磺丁脲、甲硝唑、别嘌醇、红霉素、氯霉素、某些氨基糖苷类抗生素、头孢菌素类、苯碘达隆、西咪替丁、氯贝丁酯、右旋甲状腺素、对乙酰氨基酚等。降低本品抗凝作用的药物：苯妥英钠、巴比妥类、口服避孕药、雌激素、考来烯胺（消胆胺）、利福平、维生素 K 类、氯噻酮、螺内酯、扑痛酮、糖皮质激素等。不能与本品合用的药物：盐酸肾上腺素、阿米卡星、维生素 B_{12}、间羟胺、缩宫素、盐酸氯丙嗪、盐酸万古霉素等。本品与水合氯醛合用，其药效和毒性均增强，应减量慎用。维生素 K 的吸收障碍或合成下降也影响本品的抗凝作用。

【药物过量】 过量易引起出血。中等以上出血者可用维生素 K_1 维持输注或新鲜血浆纠正。

【制剂与规格】 片剂：华法林钠，每片 2.5mg、3mg；可密定，每片 1mg、2mg、3mg、5mg。

第五节　抗凝血药的未来发展方向

由于抗凝血药作用于保护性止血功能所必需的通路，所以它们的应用增加了出血并发症的风险。近年来，对新型抗凝血药物的研究重点聚焦在直接凝血酶抑制剂和 Xa 因子抑制剂。Xa 因子是外源性及内源性凝血通路的交汇处，Xa 因子抑制剂可选择性抑制 Xa 因子，延长凝血时间，减少凝血酶生成而达到抗凝作用。新型 Xa 因子抑制剂包括直接和间接抑制 Xa 因子的药物。Xa 因子直接抑制剂直接与 Xa 因子的活性位点相结合，从而抑制它与其底物的相互作用，而间接抑制剂通过抑制抗凝血酶Ⅲ发挥抑制作用。

传统药物如华法林在抗凝治疗中伴随的大出血风险极大地限制了其广泛应用。因此，未来的抗凝血药将会在安全性和有效性方面寻求平衡，未来的研究将会集中在提供保护作用的同时尽可能减少出血并发症，包括减少联合疗法、优化剂量和治疗的持续时间。新型抗凝血药物应该具备以下特征：针对单个凝血因子的特异性抑制作用，具有良好的生物利用度、安全性高，药代动力学与药效学可预测，有效治疗窗口宽，口服途径给药，无需监测，不存在与食物或药物的交叉反应，不良反应少。

利伐沙班和达比加群酯是最前沿的新一代口服抗凝血药物，用于预防非瓣膜性心房颤动患者的卒中和全身性栓塞，并可提供有效、可预测、稳定的抗凝效果，同时较少发生药物相互作用，无药物或食物相互作用，无需常规进行凝血功能监测或剂量调整。

目前新型口服抗凝血药在抗凝领域的应用发展迅速，在疗效、安全性、成本效益及依从性等方面优势明显，可作为传统抗凝血药物的替代治疗，具有广阔的临床应用前景。针对抗凝治疗过程中出现的出血及其他突发事件，抗凝治疗前对特殊人群进行有效的风险评估至关重要。随着对特异性拮抗剂的研究不断取得进展和新型抗凝血药物的研发不断成功，抗凝治疗将进入百花齐放的新时代。

参 考 文 献

Anderson JA, Hirsh J, Yusuf S, et al. 2010. Comparison of the anticoagulant intensities of fondaparinux and enoxaparin in the organization to assess strategies in acute ischemic syndromes (OASIS) -5 trial. J Throm Haemost, 8 (2): 243-249.

Bassand JP. 2013. Current antithrombotic agents for acute coronary syndromes: focus on bleeding risk. Int J Cardiol, 163 (1): 5-18.

Bounameaux H. 2009. The novel anticoagulants: entering a new era. Swiss Med Wkly, 139 (5-6): 60-64.

Di Nisio M, Middeldorp S, Buller HR, et al. 2005. Direct thrombin inhibitors. New Eng J Med, 353 (10): 1028-1040.

Ganetsky VS, Hadley DE, Thomas TF. 2014. Role of novel and emerging oral anticoagulants for secondary prevention of acute coronary syndromes. Pharmacotherapy, 34 (6): 590-604.

Hirsh J, O'Donnell M, Eikelboom JW, et al. 2007. Beyond unfractionated heparin and warfarin: current and future advances. Circulation, 116 (5): 552-560.

Huber K, Bates ER, Valgimigli M, et al. 2014. Antiplatelet and anticoagulation agents in acute coronary syndromes: what is the current status and what does the future hold? Am Heart J, 168 (5): 611-621.

Jennings LK. 2009. Mechanisms of platelet activation: need for new strategies to protect against platelet-mediated atherothrombosis. Thromb Haemost, 102 (2): 248-257.

Knoderer CA, Knoderer HM, Turrentine MW, et al. 2006. anticoagulation for heparin-induced thrombocytopenia after cardiac surgery in a pediatric patient. Pharmacotherapy, 26 (5): 709-712.

Lassen MR, Laux V. 2008. Emergence of new oral antithrombotics: a critical appraisal of their clinical potential. Vasc Health Risk Manag, 4 (6): 1373-1386.

Weitz JI, Hirsh J, Samama MM, et al. 2008. New antithrombotic drugs: American college of chest physicians evidence-based clinical practice guidelines (8th edition). Chest, 133 (6 Suppl): 234S-256S.

第四章　溶血栓药

血栓形成是指血管中血凝块形成，阻塞循环系统中的血流。正常情况下当血管受损时，血小板及纤维蛋白组成血凝块以止血，是整个凝血过程的最终一环。而在血管未受损的状况下，在某些特殊情况下也能形成血凝块并随着血液循环至全身，这称为血栓。当血栓在特定部位形成或循环到特定部位而阻碍这里的血流时，便会造成组织缺氧，甚至造成组织坏死。这种情况发生在脑血管就是脑梗死，发生在冠状动脉就是心肌梗死。一旦发生梗死，往往都是紧急的情况，而溶栓药物可以激活纤溶系统，使得血栓溶解，能够有效治疗血栓栓塞性疾病，及时恢复重要脏器的供血供氧。溶栓治疗通过溶解动脉或静脉血管中的新鲜血栓使血管再通，从而部分或完全恢复组织和器官的血流灌注，最大限度地减轻心肌坏死，达到减轻患者症状并改善患者预后的目的。

纤溶酶除能使纤维蛋白水解外，还能干扰纤维蛋白的单聚合作用，妨碍正常的血液凝固，还可水解凝血因子Ⅴ及Ⅶ，因此也可发生血液失凝及出血反应。由于现有溶栓药仍存在许多不足，因而促进了新一代溶栓药的开发，即在传统溶栓药物中研制其突变体（mutant）、变异体（variant），组成新的复合物、嵌合体（chimera）等，均致力于提高溶栓剂的效果、耐受性及使用的方便性。目前新型溶血栓药物的研制正朝向与纤维蛋白亲合力更强、冠状动脉再通率更高、半衰期更长、适用单次或反复的弹丸式注射及出血发生率更低的方向发展。

第一节　溶血栓药的分类、作用机制及药理学特性

血栓的主要成分之一是纤维蛋白原，溶血栓药物能够直接或间接激活纤维蛋白溶解酶原（纤溶酶原）变成纤维蛋白溶解酶（纤溶酶），纤溶酶能够降解不同类型的纤维蛋白（原），包括纤维蛋白原、单链纤维蛋白，促进血栓的裂解并达到开通血管的目的，但纤溶酶对交链纤维蛋白多聚体作用较弱。同时，纤溶酶原激活剂抑制物也参与调节该过程，活化的纤溶酶受 α-抗纤溶酶的抑制以防止纤溶酶原过度激活。溶血栓药物多为纤溶酶原激活物或纤溶酶原类似物。

一、根据溶血栓药与纤维蛋白结合有无选择性分类

溶血栓药物的发展历程是从非选择性纤溶酶原激活剂到选择性纤溶酶原激活

剂，从静脉持续滴注药物到静脉注射药物的过程。

1. 非选择性纤溶酶原激活剂　常用的代表性药物有：链激酶和尿激酶。链激酶进入机体后与纤溶酶原结合成链激酶-纤溶酶原复合物而发挥纤溶活性，链激酶-纤溶酶原复合物对纤维蛋白的降解无选择性，常导致全身性纤溶活性增高。链激酶为异种蛋白，可引起过敏反应和毒性反应，应避免再次用链激酶。尿激酶是从人尿或肾细胞组织培养液中提取的一种双链丝氨酸蛋白酶，可以直接将循环血液中的纤溶酶原转变为活性的纤溶酶，无抗原性和过敏反应，与链激酶一样对纤维蛋白无选择性。

2. 选择性纤溶酶原激活剂　临床最常用的为阿替普酶（重组组织型纤溶酶原激活剂，rt-PA），系通过基因工程技术制备，具有快速、简便、易操作、安全性高、无抗原性的特点（半衰期 4 ~ 5min）。可选择性激活血栓中与纤维蛋白结合的纤溶酶原，对全身性纤溶活性影响较小。因此，出血风险降低。目前，其他特异性纤溶酶原激活剂还包括基因工程改良的天然溶栓药物及 t-PA 的衍生物，主要特点是纤维蛋白的选择性更强，血浆半衰期延长，适合弹丸式静脉推注，药物剂量和不良反应均减少，使用方便。已用于临床的 t-PA 突变体有瑞替普酶（r-PA）、兰替普酶（n-PA）和替奈普酶（TNK-tPA）等。GUSTO 研究显示，rt-PA 加速给药组开通冠状动脉优于链激酶，每治疗 1000 例患者减少死亡 10 例。临床研究提示 r-PA 和 TNK-tPA 与 t-PA 加速给药疗效相似，但是其给药方便，更适合院前溶栓。

二、根据发现溶血栓药的时间顺序和药物作用特点分类

根据其发现时间的顺序和药物作用特点分类，可将溶栓制剂分为四代，主要溶血栓药物的特征比较见表 4-1。

表 4-1　主要溶血栓药的特征比较

项目	尿激酶 （UK）	链激酶 （SK）	阿替普酶 （rt-PA）	瑞替普酶 （r-PA）	替奈普酶 （TNK-tPA）
剂量	150 万 U 30min	150 万 U 30 ~ 60min	100mg/90min 根据体重	10MU×2 次 每次>2min	30 ~ 50mg 根据体重
负荷剂量	无需	无需	需要	弹丸式静脉推注	弹丸式静脉推注

（一）第一代溶栓药

1. 尿激酶（urokinase，UK）　UK 是从人尿或肾细胞组织培养液中提取的一种蛋白水解酶。本品能直接激活纤溶酶原成为纤溶酶，从而使纤维蛋白水

解，血栓溶解。其与链激酶的主要区别在于：尿激酶是直接作用于纤溶酶原激活因子，从而使纤溶酶原被激活为纤溶酶。但链激酶则是作用于纤溶酶原激活因子的前体物。尿激酶用途和链激酶类似，但是作用稍弱。尿激酶克服了链激酶一个很大的缺点，其抗原性很弱，临床引发过敏反应少见。但是仍然存在与纤维蛋白结合无选择性，会引起全身纤溶状态，溶栓速度慢，开通效率低，容易引发出血等问题。UK 无抗原性和过敏反应，且价格低廉，目前是国内常用的溶栓药物之一。

2. 链激酶（streptokinase，SK）　SK 发现于 1949 年，是世界上最早发现的纤溶酶原激活剂，也是最早应用于临床治疗血栓性疾病的溶血栓药物。链激酶是溶血性链球菌分泌的胞外酶，是从 B 型溶血链球菌培养液中提取的一种非蛋白酶的外源性纤溶酶原激活剂，能够与纤溶酶原以 1∶1 形成 SK-纤溶酶原复合物，催化纤溶酶原转化为纤溶酶，促使纤维蛋白溶解。SK 并不具有纤维蛋白的选择性，它对血液循环中及与血凝块结合的纤维蛋白（原）都起作用，有可能引起出血并发症。链激酶疗效明确，价格便宜，但是也有一个重要的缺点，其具有抗原性，几乎每个人都被链球菌感染过。因此，体内一般都存在有抗链激酶抗体，使用链激酶易引发抗原抗体反应，从而降低链激酶作用，甚至引发出血综合征。近年来临床使用渐少。

（二）第二代溶栓药

1. 组织型纤溶酶原激活剂（tissue type plasminogen activator，t-PA）　又称为组织型纤溶酶原激活物。t-PA 最初是从人黑色素瘤细胞培养液中提取的，目前临床上应用的阿替普酶（rt-PA）是用基因工程技术制备的重组 t-PA。阿替普酶的结构中含有两个环饼状结构（K 区），对纤维蛋白具有特异性的亲和力，故可选择性地激活血凝块中的纤溶酶原，使阿替普酶具有较强的局部溶栓作用。阿替普酶无抗原性，但由于半衰期短，且具有纤维蛋白选择性，一般不会引起循环系统纤维蛋白原和纤溶酶耗竭，因而不会出现全身纤溶状态。但是当大剂量应用时仍然可以引起纤维蛋白和纤溶酶原减少。由于其半衰期与第一代溶栓药物一样仍然较短，需要持续静脉给药。阿替普酶是一种生理性溶栓药，可以防止血栓形成和增大。它是治疗冠状动脉血栓、肺血栓和缺血性卒中最常用的溶栓药。至今仍然是美国 FDA 唯一批准用于缺血性脑卒中的溶栓药物，被认为是脑卒中溶栓药物的"金标准"。阿替普酶不是从生物中提取，故没有抗原性，可以反复使用。

2. 乙酰化纤溶酶原-链激酶激活剂复合物（acylated plasminogen- streptokinase activator complex，APSAC）　APSAC 是人工制备的乙酰化纤溶酶原和链激酶的复合

物，在纤溶酶原的活性中心人工接上一个乙酰基团，这种冻干的乙酰化基团在血液中会逐步水解而去乙酰化，纤溶酶活性中心暴露继而产生纤溶作用。虽然链激酶没有纤维蛋白特异性，但复合物中的纤溶酶原能够选择性与纤维蛋白结合，因此 APSAC 可发挥局部溶栓作用而不产生全身纤溶亢进，临床出血较少。

3. 单链尿激酶型纤溶酶原激活剂（single chain urokinase type plasminogen activator，scu-PA）　scu-PA 亦称尿激酶原（u-PA），可从人尿或肾胚细胞培养液中提取，也可采用基因工程技术制备，称为重组 scu-PA。scu-PA 并无特异性纤维蛋白结合位点，但 scu-PA 与纤溶酶原具有很强的亲和力，纤溶酶原对纤维蛋白具有高度亲和力，scu-PA 通过纤溶酶原间接获得纤维蛋白特异性，scu-PA 无抗原性，无过敏反应。

（三）第三代溶栓药

1. 瑞替普酶（reteplase，r-PA，重组人组织型纤溶酶原激酶衍生物）　是第三代溶栓药物的代表。相比前两代药物优势明显，其溶栓快速，对纤维蛋白特异性高，血浆中半衰期长，适合单次或多次快速静脉注射，不需要根据体重调整剂量。瑞替普酶是阿替普酶的中间缺失突变体，去除了与肝内灭活相关的部分结构。经过这一改造，瑞替普酶半衰期延长，可以通过静脉推注直接给药而无需持续静脉滴注，使用更加方便。其与血栓结合力较弱，在一处发挥作用后可在其他部位再发挥作用，从而提高了溶栓活性。

2. 替奈普酶（tenecteplase，TNK-tPA）　TNK-tPA 是 t-PA 的突变体，分子中 3 个位点 Th103、Asn117 和 Lys296-His-Arg-Arg299 分别被 Asn、Glu 和 Ala-Ala-Ala-Ala 代替。TNK-tPA 血浆清除呈双相性，起初半衰期为 20~24min，终末半衰期为 90~130min，临床上可单次静脉推注给药。TNK-tPA 对纤维蛋白特异性较 t-PA 强，对血凝块有较高的亲和力，拮抗纤溶酶原激活抑制剂-1（PAI-1）的能力也较 t-PA 强。

三代溶血栓药物的比较见表 4-2。

表 4-2　三代溶血栓药物的比较

溶栓药的发展		纤维蛋白特异性	非纤维蛋白特异性
第一代	—		尿激酶
	—		链激酶
第二代		重组型组织纤溶酶原激活剂（t-PA）	尿激酶原（u-PA）
		阿替普酶（alteplase）	乙酰化纤溶酶原-链激酶激活剂复合物（APSAC）

续表

溶栓药的发展		纤维蛋白特异性	非纤维蛋白特异性
第三代	替奈普酶（TNK-tPA）	—	
	瑞替普酶	—	
	孟替普酶	—	
	拉诺普酶	—	
	帕米普酶	—	
	葡激酶	—	
	去氨普酶（Bat-PA）	—	
	嵌合溶栓	—	

（四）第四代溶栓药

第四代纤溶酶原激活剂具有直接溶解网状的纤维蛋白，同时稳定血栓，而不需要纤维蛋白溶解酶原的帮助，对末梢动脉等处形成的较持久的血栓供应量有限，有待进一步考证。

第四代溶栓药物主要为PAI-1抑制剂，从海洋微生物中提取，可抑制血小板脱颗粒，使血浆中t-PA浓度升高，增强溶栓活性。特点为可口服、药物半衰期长、不良反应少，但目前仍处于实验阶段，尚未应用于临床。

三、溶血栓药的作用机制

溶血栓药物常用于治疗多种静脉和动脉血栓栓塞性疾病，尤其是对急性心肌梗死有着良好的治疗效果。溶血栓药物是一种通过将纤溶酶原转变为纤溶酶，从而激活纤溶系统，将已经形成的血栓溶解的药物。溶血栓药本质上是一类纤溶酶原激活物，其通过促进血管系统内血栓纤溶系统中的活性酶（纤溶酶原、纤溶酶和自然纤溶剂等）的活性而使纤维蛋白水解，血栓溶解。这些溶栓药物也表现出了良好的再灌注效果。

链激酶和尿激酶降解纤维活性的发现使得它们用于溶栓治疗，但是存在系统性出血的问题。第二代纤维蛋白溶解酶原激活剂，如阿尼普酶（anistreplase）和t-PA部分缓解了出血问题。第三代溶栓药物主要采用分子生物学及基因工程技术研制出重组的t-PA突变体、嵌合体（两种PA有效成分融合）及抗体靶向药物，从而提高对纤维蛋白的特异性，延长药物半衰期，减少出血，提高溶栓药物的安全性和疗效。

四、溶血栓药的药理学特性

不同溶血栓药的药理学特性比较见表4-3。

表 4-3 不同溶血栓药物的比较

溶血栓药	分子质量(kDa)	免疫原性	血浆半衰期(min)	剂量	血浆清除率(mL/min)	血浆激活	纤维蛋白特异性	通畅率(TIMI-3级血流)	级别
链激酶	47	无	18	1.5MU/h	10.8±8.8	间接	(−)	90min时30%	心肌梗死证实、卒中试验
复合纤溶链激酶	131		90~112	?	65±25	间接	(−)	90min时50%	心肌梗死证实
尿激酶	32~54		15	3MU/h		直接	(−)	—	心肌梗死证实
沙芦普酶	47	无	6~9	20mg+60mg/60min	594±160	直接	(−)	60min时71.8%	卒中试验
阿替普酶	70	无	4~8	15mg+3h输注至85mg	572±132	直接	(+)	90min时46%~75%	卒中证实、心肌梗死证实
瑞替普酶	40	无	11~14	10U+10U,30min部分	103±138	直接	(+)	90min时60%~63%	卒中证实、心肌梗死证实
替奈普酶	70	无	20	0.5mg/kg	105	直接	(++)	90min时63%	卒中临床前试验、心肌梗死证实
兰替普酶	54	?	37±11	120KU/Kg	51±16	直接	(−)	90min时57%~83%	心肌梗死概念确认
孟替普酶	?	?	23	0.22mg/kg	?	直接	(−)	60min时53%~69%	临床前试验
去氨普酶	52	有	190	0.125mg/kg	23±62	直接	(+++)	?	卒中临床前注册试验
葡激酶	16.5	有	6	15mg+15mg	270±100	间接	(+++)	90min时68%	卒中、心肌梗死注册临床试验

第二节　溶血栓药的临床应用

20 世纪 80 年代早期证实冠状动脉内血栓形成是急性心肌梗死的主要原因，随后展开了一系列有关抗栓及溶栓治疗的大规模临床试验。在欧美发达国家的急性心肌梗死再灌注治疗中溶栓治疗与直接 PCI 治疗的比例相当。国际上多项注册研究显示，虽然 PCI 治疗率近年来增长迅速，但仍有近 40% 的患者接受溶栓治疗。经皮冠状动脉介入治疗技术的快速发展使溶栓治疗在心肌梗死急性期治疗中的应用有所减少，但溶栓治疗具有快速、简便、经济、易操作的特点，在我国目前经济和医疗资源分布尚不均衡的条件下，其仍是 STEMI 再灌注治疗的重要手段。

一、治疗急性心肌梗死的循证证据

1. ISIS-2 试验（second international study of infarct survival，第二次国际心肌梗死生存率研究）　该研究是一项随机、双盲、对照研究，旨在评价链激酶治疗急性心肌梗死的疗效。该研究共纳入急性心肌梗死患者 17 187 例。研究结果显示，链激酶溶栓联合阿司匹林治疗可使急性心肌梗死患者 35 天死亡率由 13.2% 下降到 8.0%，由此而确立溶栓治疗在急性心肌梗死治疗中的核心地位，标志着急性心肌梗死进入"再灌注治疗"时代。

2. GUSTO 试验（global utilization of streptokinase and t-PA for occluded coronary artery trial，全球使用链激酶和组织纤维蛋白溶酶原激活物治疗闭塞性冠状动脉疾病的研究）　该研究是一项随机、双盲对照研究，共纳入 4 万多例急性心肌梗死患者，治疗组给予组织型纤维蛋白溶酶原激活物（t-PA）100mg，90min 静脉滴注，同时静脉滴注肝素辅助治疗，30 天死亡率为 6.3%；对照组予以 150 万单位链激酶 60min 静脉滴注，辅以皮下注射或静脉滴注肝素对比，其 30 天死亡率为 7.3%。同时 t-PA 治疗的患者溶栓后 60min 和 90min 的血管再通率高于链激酶治疗的患者。在 180min 及以后时间的血管再通率两组没有差异。t-PA 治疗的患者比未经溶栓治疗的患者 30 天死亡率低。与未经溶栓治疗的患者相比，t-PA 治疗的患者总体心室功能及局部心肌壁运动功能受损较轻。

3. LATE 试验（late assessment of thrombolytic efficacy study with alteplase 6～24h after onset of acute myocardial infarction，LATE）　该试验是一项随机、双盲、安慰剂对照研究。目的在于评估急性心肌梗死后 6～24h 开始应用 rt-PA 溶栓治疗的疗效。共入选 5711 例，其中治疗组 2836 例，安慰剂对照组 2875 例，随访至少 6 个月。随机分为两组，治疗组静脉注射 rt-PA，首剂 10mg，继以 1h 内给

予 50mg，而后 2h 中每小时静脉滴注 20mg，合计 100mg；对照组应用安慰剂。所有病例均在治疗即刻给予阿司匹林 75~360mg，随后每天服用同样剂量。推荐尽量应用肝素，采用两种方案：方案 A，先静脉注射 5000U（治疗前），溶栓完成后再给 5000U，继以 1000U/h；方案 B，治疗前先静脉注射 5000U，继以 1000U/h，和 rt-PA（或安慰剂）同时进行。

采用意图处理原则作分析表明，rt-PA 组的存活率（397 例死亡）较对照组（444 例死亡）呈非显著性降低。rt-PA 组和对照组的 35 天死亡率分别为 8.86% 和 10.31%，相对降低 14.1%（95% 置信区间：0~28.1%）。但 12h 内治疗的分析表明，rt-PA 组死亡率显著降低，两组 35 天死亡率分别为 8.90% 和 11.97%，相对降低 25.6%（95% 置信区间：6.3%~45.0%，$P = 0.0229$）。12~24h 治疗的死亡率分别为 8.7% 和 9.2%，无明显差异。研究结果表明，发病后 6~12h 内给予治疗，经本品 100mg 3h 治疗的患者 30 天死亡率比对照组低。对于某些出现明显心肌梗死症状的病例，发病后 24h 内的溶栓治疗也有获益。

二、溶栓和 PCI 的合理结合

近年 AHA 及 ESC 最新指南均推荐将直接 PCI 作为 STEMI 患者再灌注治疗的首选策略（Ⅰa 类推荐），而溶栓则是短时间内无法行直接 PCI 的重要补充治疗手段。溶栓后是否应进行早期 PCI 仍有争议。关于溶栓与 PCI 的结合，2013 年 AHA 指南指出对于溶栓成功且临床稳定的低危患者转运 PCI 的指征需进一步研究，而 2014 年 ESC 血运重建指南推荐无 PCI 条件的医院溶栓治疗后判断溶栓失败可转运至 PCI 医院补救（Ⅰa 类推荐），溶栓成功后 3~24h 可行冠状动脉造影检查（Ⅰa 类推荐）。

溶栓与 PCI 的结合经历了几个历史阶段，早期研究表明，溶栓后接受 PCI 的患者不良事件发生率可能增加，因此不主张溶栓后立即行球囊扩张治疗，建议在 7~10 天后择期行冠状动脉造影。早期小规模 BRAVE 研究表明，易化 PCI 可行，但较大规模的随机对照试验 FINESSE 研究提示易化 PCI 治疗并不优于直接 PCI。易化 PCI 在 2007 年及以后的 AHA 指南更新中推荐级别仅为 ⅡB。更大规模的 CARESS-in-AMI 研究结果表明，溶栓后立即转行 PCI 组的患者主要终点事件显著降低，大出血和卒中的发生情况在两组间并无显著差异。

三、急性肺栓塞的循证证据

急性大面积肺栓塞伴血流动力学不稳定的患者使用本品溶栓可迅速缩小血栓，并降低肺动脉压，但是死亡率相关的资料有限。

四、治疗急性缺血性脑卒中的循证证据

美国国立神经疾病和卒中研究所 rt-PA 静脉溶栓试验（NINDS I ~ II）是针对急性缺血性脑卒中静脉应用 rt-PA 的随机、双盲、安慰剂试验，该试验时间为 1991 年 1 月到 1994 年 10 月，分两部分进行：第一部分（291 例患者）通过基线 NIHSS（美国国立卫生院神经功能缺损评分）分数减少 4 分或脑卒中发作后 24h 内神经功能障碍改善来验证 rt-PA 是否有效；第二部分（333 例患者）通过全面的统计数据来评估发病后 3 个月的临床结局，包括 Barthel 指数，改良 Rankin 评分、Glasgow 评分和 NIHSS 评分。最终结论：尽管会增加症状性脑出血的发生率，但缺血性脑卒中发病 3h 内静脉应用 rt-PA 能改善发病后 3 个月的临床结局。随后美国 FDA 于 1996 年批准了急性脑梗死患者发病 3h 内的 rt-PA 静脉溶栓治疗。

ECASS 研究（急性半球缺血性卒中重组组织型纤溶酶原激活剂静脉溶栓治疗—欧洲急性卒中协作研究 I 期试验）是一项前瞻性国际多中心、随机、双盲临床对照研究，欧洲 14 个国家 75 个中心参与了该研究，时间为 1992 ~ 1994 年。旨在评价静脉注射 rt-PA 进行溶栓治疗的安全性和有效性，共有 109 例患者参加了该研究。ECASS I 试验使用 rt-PA 的剂量为 1.1mg/kg。研究结果表明：对伴有中度到重度神经功能缺损，初次 CT 没有大面积梗死早期征象的急性缺血性卒中患者，静脉溶栓是一种有效的治疗措施，可以有效改善神经功能缺损。但如何定义适宜人群比较困难，这取决于如何识别 CT 脑梗死的早期征象。不适宜人群进行静脉溶栓会引起严重的出血并发症，并且死亡率升高，所以此试验结果仍不能推荐对未进行选择的急性缺血性卒中患者进行静脉溶栓。

ECASS II 期试验应用较低剂量的 rt-PA（0.9mg/kg），对于发病 6h 之内的患者静脉给药，严格控制急性脑梗死入组标准，严格遵守血压管理指南。其目的是证实使用阿替普酶治疗发病 6h 之内的患者比给予安慰剂的患者临床预后更好。研究结论：尽管使用 0.9mg/kg 剂量的 rt-PA 可使症状性颅内出血增加 2 ~ 5 倍，但并不增加死亡率和致残率。选择较低剂量的 rt-PA 既可提高安全性，也可降低有效性。此安全数据得到 NINDA 试验的认同，因此可将 rt-PA 作为发病 3h 之内的急性卒中常规治疗的一部分。

我国进行的小剂量 rt-PA 与尿激酶治疗急性心肌梗死对比（TUCC）研究，以 50mg rt-PA 配合静脉应用肝素，90min 冠状动脉造影通畅率为 79.3%，TIMI3 级 48.2%，明显高于尿激酶组（分别为 53% 和 28%），轻度出血的发生率 rt-PA 组高于尿激酶，但需要输血的出血及脑出血发生率两组差异无显著性。

第三节　临床常用的溶血栓药

一、纤溶酶原激活剂

1. 链激酶

【药品名称】 国际通用名：链激酶。英文通用名：streptokinase（SK）。

【药理作用】 本品是从 β 溶血性链球菌培养液中提纯精制而成的一种高纯度酶，具有促进体内纤维蛋白溶解系统活力的作用，使纤维蛋白溶酶原转变为活性的纤维蛋白溶酶，使血栓内部崩解和血栓表面溶解。当静脉使用时，其纤维蛋白亲和性不高。本品先与纤维蛋白溶酶原形成复合物，此复合物再激活纤溶酶原成为纤溶酶，溶解血凝块，对整个凝血系统各组分也有系统性作用。本品具抗原性，一年内不可重复使用。

【循证证据】 GISSI 试验开创了溶栓时代，此研究在 11 712 例急性心肌梗死患者中评价了链激酶（150 万 U，60min 内静脉滴注）的疗效。与标准治疗相比，在症状出现后 12h 内给予链激酶的患者，住院期间总死亡率降低 18%，统计学上差别非常显著。这种效益与开始治疗时间的早晚有关，在症状出现后 1h 和 3h 治疗的患者，住院期间死亡率分别降低 47% 和 23%。

【药代动力学】 静脉注射后主要分布于肝脏，其代谢产物主要从肾脏经尿液排泄。链激酶的半衰期约为 25min。

【适应证】 急性心肌梗死、急性肺栓塞、深静脉栓塞、周围动脉栓塞、血管外科手术后的血栓形成、视网膜中央动脉栓塞等。

【用法与用量】 对于急性心肌梗死患者，在无禁忌证情况下，发病 6h 内静脉给予链激酶 100 万～150 万 U，1h 内输完，然后以肝素静脉滴注维持 24～48h。本品也可用于急性肺栓塞，链激酶负荷量 25 万 U，静脉滴注 30min，随后以每小时 10 万 U 持续静脉滴注 24h。

【不良反应】 出血是常见的不良反应，如穿刺部位出血，皮肤瘀斑，胃肠道、泌尿道或呼吸道出血和脑出血。还可出现发热、寒战和皮疹等过敏反应。低血压、过敏性休克罕见。也可发生恶心、呕吐、肩背痛。偶可引起溶血性贫血、黄疸、谷丙转氨酶升高和继发性栓塞（如肺栓塞、脑栓塞或胆固醇栓塞）。

【禁忌证】 2 周内有出血、手术、外伤史、心肺复苏或不能实施压迫止血的血管穿刺患者，近期有溃疡病史、食管静脉曲张、溃疡性结肠炎或出血性视网膜病变患者，未控制的高血压（血压≥160/110mmHg）或疑为主动脉夹层者，凝血障碍及出血性疾病患者，严重肝、肾功能障碍患者，近期患过链球菌感染者禁用。二尖瓣狭窄合并心房颤动伴左心房血栓者、感染性心内膜炎患者及妊娠期妇女禁用。

【注意事项】 如出现过敏反应可给予抗过敏药，重症者可用氢化可的松或地塞米松，一般不在溶栓前常规给予抗过敏药治疗。治疗结束后 12h 用抗凝血药（如低分子量肝素皮下注射）以防血栓再形成。应避免肌内注射及动脉穿刺，以防血肿。溶解时轻摇，以防止效价降低。急性心肌梗死溶栓治疗应尽早开始。使用链激酶后 5 天至 12 个月内不能重复使用。若再次发生心肌梗死，可用其他溶栓药。

【孕妇及哺乳期妇女用药】 禁用。

【儿童用药】 尚未见报道。

【老年患者用药】 尚不清楚。

【药物相互作用】 与阿司匹林同时使用治疗急性心肌梗死具有良好的效果。同时或事先使用抗凝血药或右旋糖酐可增加出血危险。

【药物过量】 如使用药物过量，易发生出血，如出血量过大，可用 6-氨基己酸止血、输新鲜血浆或全血。

【制剂与规格】 注射剂：每支 10 万 U、50 万 U、150 万 U。

【贮藏】 遮光、密封，2～8℃保存。

2. 重组链激酶

【药品名称】 国际通用名：重组链激酶。商品名：思凯通。英文通用名：recombinant streptokinase。

【药理作用】 本品与纤溶酶原以 1：1 分子比结合成复合物，然后把纤溶酶原激活成纤溶酶，纤溶酶催化纤维蛋白水解，从而使血栓溶解，血管再通，同时其溶栓作用因纤维蛋白的存在而增强，因此能有效特异地溶解血栓或血凝块，治疗以血栓形成为主要病理变化的疾病。

【循证证据】 重组链激酶急性心肌梗死溶栓治疗临床试验是一项随机、单盲、对照试验，旨在观察国产重组链激酶在急性心肌梗死静脉溶栓治疗中的临床疗效和不良反应，评价其有效性及安全性。研究共纳入 173 例患者，分为重组链激酶组、链激酶组及重组链激酶开放组。研究显示，重组链激酶与链激酶的血管再通率相近，过敏反应及低血压发生率低，出血并发症少，安全性好。

重组链激酶与天然链激酶在急性心肌梗死患者中的研究（indigenous recombinant streptokinase vs natural streptokinase in acute myocardial infarction patients）是一项Ⅲ期多中心随机双盲对照试验，比较了重组链激酶和天然链激酶在心肌梗死患者中使用的安全性及有效性。试验共入组 150 例患者。结果显示重组链激酶与天然链激酶的血管再通率相似，副作用发生率相似。

【药代动力学】静脉给药，进入体内后迅速分布于全身，15min 后主要分布在肝（34%）、肾（12%）、胃肠（7.3%），在血浆中的浓度呈指数衰减。从血浆中的消除有快慢两个时相，半衰期分别为 5～30min 和 83min，主要从肝脏经胆道排出，仍保留生物活性。

【适应证】急性心肌梗死等血栓性疾病。

【用法与用量】急性心肌梗死静脉溶栓治疗：一般推荐本品 150 万 U 溶解于 5% 葡萄糖溶液 100ml，静脉滴注 1h。对于特殊患者（如体重过低或明显超重者），医生可根据具体情况适当增减剂量（按 2 万 U/kg 体重计）。

【不良反应】、【禁忌证】、【注意事项】、【孕妇及哺乳期妇女用药】、【儿童用药】、【老年患者用药】、【药物相互作用】和【药物过量】参见链激酶。

【制剂与规格】注射剂：每支 10 万 U、50 万 U、150 万 U。

【贮藏】2～8℃保存。

3. 尿激酶

【药品名称】国际通用名：尿激酶。英文通用名：urokinase（UK）。

【药理作用】本品是一种糖蛋白，当静脉使用时，其纤维蛋白亲和性不高。可直接激活纤溶酶原成为纤溶酶，溶解血凝块，对整个凝血系统各组分也有系统性作用。本品不具抗原性，可重复使用。

【循证证据】急性缺血性脑卒中 6h 内的尿激酶静脉溶栓治疗试验分为两个阶段。第一阶段开放试验初步证实国产 UK 的安全性，确定了 UK 使用剂量为 100 万～150 万 U。第二阶段为多中心随机、双盲、安慰剂对照试验，将 465 例发病 6h 内的急性缺血性脑卒中患者随机分为 3 组，静脉给予 UK（150 万 U 组 155 例，100 万 U 组 162 例）组和安慰剂组（148 例）。结果显示 6h 内采用 UK 溶栓相对安全、有效。然而，Wardlaw 等的 Cochrane 系统评价用随访期末的死亡率或残疾率作为疗效指标时，上述临床试验未显示尿激酶可以显著降低随访期末死亡或残疾的风险（OR=0.95，95% 置信区间 0.64～1.62）。美国 AHA《成人缺血性卒中早期管理指南》认为尿激酶只应限于在临床试验中使用（Ⅲ类推荐，证据水平 C）。《中国急性缺血性脑卒中诊治指南 2010》指出发病 6h 内的缺血性脑卒中患者，如不能使用 rt-PA，可考虑静脉给予尿激酶，应根据适应证严格选择患者。用药期间应如前述严密监护患者（Ⅱ类推荐，证据水平 B）。

【药代动力学】静脉注射后迅速起效，15min 达高峰，可持续 6h。本品在肝脏中代谢清除。

【适应证】急性心肌梗死、急性肺栓塞、脑栓塞、视网膜中央动脉栓塞及高凝、低纤溶状态如肾病综合征、肾功能不全等。

【用法与用量】

1. 急性心肌梗死 静脉滴注：2.2 万 U/kg 尿激酶溶于生理盐水或 5% 葡萄糖溶液 100ml，于 30min 内静脉滴注，配合肝素皮下注射 7500～10 000 U，每 12h 1 次或低分子量肝素皮下注射，每日 2 次。冠状动脉输注：（20～100）万 U，溶于生理盐水或 5% 葡萄糖溶液 20～60ml，以（1～2）万 U/min 的速度输入，剂量可依患者体重、体质情况及溶栓效果等作调整。

2. 急性肺栓塞 尿激酶负荷量 4400U/kg，静脉注射 10min，随后以 2200U/（kg·h）持续静脉滴注 12h。另可考虑 2h 溶栓方案：2 万 U/kg 持续静脉滴注 2h。急性脑血栓、脑栓塞及外周动静脉血栓：（2～4）万 U/d，1 次或分 2 次给药，溶于 20～40ml 生理盐水中，静脉注射，或溶于 5% 葡萄糖溶液或低分子右旋糖酐 500ml 中静脉滴注。疗程一般为 7～10 日，剂量可根据病情增减。

【不良反应】剂量过大时，可见轻度出血，如皮肤黏膜出血、肉眼及镜下血尿、血痰或小量咯血、呕血等；严重出血，如大量咯血或消化道大出血、腹膜后出血及颅内、脊髓、纵隔内或心包出血等。少数患者可出现过敏反应、发热（可用对乙酰氨基酚作退热药，不可用阿司匹林或其他有抗血小板作用的退热药）。其他不良反应有恶心、呕吐、食欲不振、疲劳和谷丙转氨酶升高。

【禁忌证】14 日内有活动性出血，如胃与十二指肠溃疡、咯血、痔疮，做过手术、活体组织检查、心肺复苏、不能实施压迫部位的血管穿刺及外伤史；控制不满意的高血压（血压 ≥160/110mmHg），疑为主动脉夹层者；有出血性脑卒中史者；对扩容和血管加压药无反应的休克患者；细菌性心内膜炎、二尖瓣病变合并心房颤动且高度怀疑左心腔内有血栓者；糖尿病合并视网膜病变者；出血性疾病或出血倾向、严重的肝肾功能障碍及进展性疾病患者；意识障碍患者；妊娠期妇女。

【注意事项】应定时测定凝血时间，严重肝功能障碍、低纤维蛋白原血症及易出血者禁用。本品应新鲜配制，不宜用酸性溶液稀释。

【孕妇及哺乳期妇女用药】禁用。

【儿童用药】迄今尚无对儿童使用本品的经验。

【老年患者用药】尚不清楚。

【药物相互作用】与肝素同用时尿激酶活性受抑制，可交替给药。

【药物过量】可用氨基己酸或氨甲苯酸等抗纤溶药救治。

【制剂与规格】注射剂：每支 25 万 U、50 万 U。

【贮藏】遮光、密闭、阴凉处保存。

4. 乙酰化纤溶酶原链激酶激活剂复合物

【药品名称】国际通用名：乙酰化纤溶酶原链激酶激活剂复合物。英文通用名：anisoylated plasminogen streptokinase activator complex（APSAC）。

【药理作用】APSAC 是一种新型纤溶酶原激活剂。其特点是通过乙酰化使纤溶酶原的活性部位得到保护，这样可避免注射时非特异性激活，进入体内缓慢脱乙酰而生效，也有抗原性。

【循证证据】

1. GREAT 研究（grampian region early anistreplase trial）　是一项随机、双盲、对照试验，旨在研究早期使用 APSAC 是否可降低急性心肌梗死的死亡率。研究共入组 311 例患者。结果显示，早期院外给予 APSAC 组一年后的死亡率较院内溶栓治疗明显降低。

2. TEAM-2 研究［effects of early thrombolytic therapy（anistreplase versus streptokinase）on enzymatic and electrocardiographic infarct size in acute myocardial infarction］　是一项随机、双盲、对照研究，旨在对比 APSAC 和链激酶治疗急性心肌梗死溶栓后心肌标志物及心电图变化情况。研究显示 APSAC 组患者的心肌标志物水平较链激酶组低，达峰时间及心电图变化无统计学差异，提示早期使用 APSAC 及链激酶均可以有效减少梗死面积。

3. TEAM-3 研究（anistreplase versus alteplase in acute myocardial infarction：comparative effects on left ventricular function，morbidity and 1-day coronary artery patency）　是一项多中心、随机、双盲、对照研究，旨在对比 APSAC 和 rt-PA 用于急性心肌梗死患者溶栓治疗后左心室功能恢复、死亡率、冠状动脉再通率。研究共纳入 325 例患者。结果显示 APSAC 和 rt-PA 使用后血管再通率及死亡率二者并无明显差异，但 APSAC 组的左心室功能恢复率较 rt-PA 组低。

根据 TEAM-2 研究（APSAC 溶栓治疗急性心肌梗死临床试验-2），APSAC 5mg 于 2～5min 内静脉注射，其早期冠状动脉再通率为 72.1%。

【药代动力学】本品血浆半衰期为 120min 左右，作用持续 4～6h，主要经肝脏代谢，随尿排出。

【适应证】急性心肌梗死、急性肺栓塞、深静脉栓塞、周围动脉栓塞、血管外科手术后的血栓形成、视网膜中央动脉栓塞等。

【用法与用量】静脉滴注，一次静脉注射 30mg 就能产生较好的溶栓效果。

【不良反应】、【禁忌证】、【注意事项】、【孕妇及哺乳期妇女用药】、【儿童用药】、【老年患者用药】、【药物相互作用】和【药物过量】参见链激酶。

【制剂与规格】注射剂：每支 30mg。

5. 重组单链尿激酶型纤溶酶原激活剂

【药品名称】 国际通用名：重组单链尿激酶型纤溶酶原激活剂。英文通用名：r-scu-PA。

【药理作用】 本品是一种从天然存在的生理性蛋白酶获得的前体药，现已由基因重组技术制造。其为一含有411个氨基酸的单链多肽，在体内被纤溶酶部分转化成含有276个氨基酸的、有活性的、双链、低分子量形式的尿激酶。另外，其未被转化的部分也可直接激活纤溶酶原。

【循证证据】

1. PASS 研究（practical applicability of saruplase study） 该研究是一项开放标签研究。研究探索了重组单链尿激酶型纤溶酶原激活剂在急性心肌梗死患者中使用的安全性及有效性。所有患者均接受了20mg重组单链尿激酶型纤溶酶原激活剂静脉注射后持续60mg泵入1h，重组单链尿激酶型纤溶酶原激活剂使用前后均加用肝素抗凝。使用重组单链尿激酶型纤溶酶原激活剂后53.1%的患者取得了TIMI3级血流，17.4%的患者取得了TIMI2级血流，5.4%的患者使用时出现了出血，其中1.2%因大出血需要输血治疗，颅内出血发生率0.5%，溶栓后1年死亡率8.4%，研究显示重组单链尿激酶型纤溶酶原激活剂在临床使用中安全且有效。

2. SESAM 研究（the study in europe with saruplase and alteplase in myocardial infarction） 该研究是一项随机对照研究。研究对比了重组单链尿激酶型纤溶酶原激活剂和阿替普酶在急性心肌梗死患者中应用的有效性。研究共纳入473例患者，随机使用重组单链尿激酶型纤溶酶原激活剂和阿替普酶溶栓，45min、60min及90min时两组血管通畅率无统计学差异，安全性指标两组无明显差异。研究显示，重组单链尿激酶型纤溶酶原激活剂在急性心肌梗死患者中使用与阿替普酶具有相同的安全性及有效性。

【药代动力学】 在体内的半衰期为7~8min，其主要经肝脏代谢，随尿排出。r-scu-PA的纤溶活性小于SK，高于rt-PA。

【适应证】 急性心肌梗死。

【用法与用量】 首次静脉注射20mg，然后于60min内静脉滴注60mg。

【不良反应】、【禁忌证】、【注意事项】、【孕妇及哺乳期妇女用药】、【儿童用药】、【老年患者用药】、【药物相互作用】和【药物过量】参见尿激酶。

【制剂与规格】 注射剂：每支10mg。

6. 阿替普酶

【药品名称】国际通用名：阿替普酶（重组组织型纤溶酶原激活剂）。商用名：艾通立、爱通立。英文通用名：alteplase（recombinant tissue plasminogen activator，rt-PA）。

【药理作用】本品的活性成分是一种糖蛋白，可直接激活纤溶酶原转化为纤溶酶。当静脉给予时，本品在循环系统中表现出相对非活跃状态，一旦与其纤维蛋白结合后，本品被激活，诱导纤溶酶原转化为纤溶酶，导致纤维蛋白降解，血凝块溶解。由于本品具有纤维蛋白的相对特异性，100mg 的本品可能导致循环中纤维蛋白原在 4h 内减少至 60% 左右，但一般 24h 后可恢复到 80% 以上。4h 后纤溶酶原和 α_2-抗纤溶酶分别减少至 20% 和 35% 左右，24h 后可恢复到 80% 以上。只有少数患者出现明显的较长时间的循环纤维蛋白原水平下降。

毒理研究：在大鼠和南美猴的亚急性毒理研究中，未发现其他预期之外的不良反应。致突变试验中未发现有致突变倾向。

【循证证据】

1. 急性心肌梗死的循证证据 GUSTO 试验（global utilization of streptokinase and t-PA for occluded coronary artery trial，全球使用链激酶和组织纤维蛋白溶酶原激活物治疗闭塞性冠状动脉疾病的试验）是一项随机、双盲对照研究。该研究共纳入 4 万余例急性心肌梗死患者。结果表明，治疗组给予 100mg 本品 90min 静脉滴注，静脉滴注肝素辅助治疗，30 天死亡率为 6.3%；对照组予以 150 万 U 链激酶 60min 静脉滴注，辅以皮下或静脉滴注肝素对比，其 30 天死亡率为 7.3%。同时 t-PA 治疗的患者溶栓后 60min 和 90min 的血管再通率高于链激酶治疗的患者。在 180min 及以后时间的血管再通率两组没有差异。t-PA治疗的患者比未经溶栓治疗的患者 30 天死亡率低。与未经溶栓治疗的患者相比，t-PA 治疗的患者总体心室功能及局部心肌壁运动功能受损较轻。

2. 急性肺栓塞的循证证据 急性大面积肺栓塞伴血流动力学不稳定的患者使用本品溶栓，可迅速缩小血栓，并降低肺动脉压。无死亡率的资料。

一项前瞻性、单组、多中心、超声引导导管低剂量 t-PA 治疗急性大面积和次大面积肺栓塞试验西雅图 II 研究（a prospective，single-Arm，multicenter trial of ultrasound-Facilitated，catheter-directed，low-dose fibrinolysis for acute massive and submassive pulmonary embolism：the sEATTLE II study）纳入急性肺栓塞全身性纤溶降低心血管衰竭患者 150 例，其中急性大面积肺栓塞 31 例、急性次大面积肺栓塞 119 例，分为 t-PA 24mg（1mg/h）组和单导管（1mg/h，24h）或双侧导管（1mg/h，12h）组。主要安全结果是术后 72h 内大出血。主要疗效终点是胸部

CT 测量的右心室/左心室直径比值（RV/LV）的变化。结果表明，超声导管低剂量 t-PA 治疗组可减少右心室扩张，降低肺动脉高压（平均肺动脉收缩压由51.4mmHg 降低至 36.9mmHg；$P<0.0001$），改良 Miller 指数评分（由 22.5 降至15.8）和降低解剖血栓负荷，并减少颅内出血。

3. 急性缺血性脑卒中中的循证证据　在两项美国试验（NINDS A/B）中，与安慰剂相比，使用本品预后良好（无功能缺陷或轻微功能缺陷）的患者比例明显增高。在两个欧洲试验和另外一个美国试验中未能证实上述发现，然而在这三个试验中，大部分患者未能在脑卒中发作的 3h 内接受治疗。随后的分析表明，在脑卒中发作 3h 内接受本品治疗的疗效是肯定的。尽管严重的和致命性的颅内出血风险增高，但与安慰剂相比，预后良好的差值为 14.9%（95% 置信区间：8.1% ~21.7%），此数据无法给出关于治疗对死亡率影响的确切结论。然而总体来说，如果在卒中症状发作的 3h 内给予本品且遵循本品说明书描述的各注意事项，应用本品的收益还是大于可能的风险的。随后进行的对所有临床数据的分析显示，与症状发作 3h 内即给予本品治疗的患者相比，在症状发作 3h 后（36h内）才接受本品治疗的患者疗效差，而且风险增高，这导致其收益或风险比值位于原来 0~3h 内可接受的值以外。我国进行的 TUCC 研究以 50mg rt-PA 配合静脉应用肝素，90min 冠状动脉造影通畅率为 79.3%，TIMI 3 级 48.2%，明显高于尿激酶组（分别为 53% 和 28%）；轻度出血的发生率，rt-PA 组高于尿激酶组，但需要输血的出血率及脑出血发生率两组差异无显著性。

【**药代动力学**】本品可从血液循环中迅速清除，主要经肝脏代谢（血浆清除率为 550~680ml/min），经尿排出。相对 $t_{1/2\alpha}$ 是 4~5min，这意味着 20min 后，血浆中本品的含量不到最初值的 10%，$t_{1/2\beta}$ 为 40min。

有 5 项关于 rt-PA 药代动力学特点的试验，包括 3 项健康受试者的试验和 2 项急性心肌梗死患者的试验。

健康受试者：在这些研究中，rPA 的剂量范围为 0.1125~6MU，当剂量增加时，rt-PA 的血浆活性降低，并呈单指数方式下降；其半衰期为 11~16min，较阿替普酶长 4~7 倍。AUC 和 C_{max} 的增加与剂量呈线性正相关。

在较高剂量时，血浆中 rt-PA 的抗原浓度降低，呈一双指数形式，较其活性的降低需更长的时间。其抗原性的半衰期为 0.94~2.7h。这一结果是可以推测的，因为抗原测定的是总的 rt-PA 而不是有活性的 rt-PA。在健康受试者中，rPA 的药代动力学在不同种族改变似乎不大，其中一项试验表明在日本人和高加索人之间，rPA 的活性及抗原性的药代动力学参数无明显不同。

急性心肌梗死患者：将急性心肌梗死患者随机分组。在两项临床研究中均测定 rt-PA 的药代动力学。在第 1 项试验中，以 3 种方式分别给药：①10MU

（18mg）+5MU（9mg），2次间隔30min，静脉注射；② 10MU + 10MU，间隔30min，静脉注射；③ 15MU静脉注射。在给予rPA 10MU后，测定①②组的平均血浆浓度、最大及最小血浆浓度；另外，在给予第二次静脉注射后，测定血浆浓度增加的平均值。在给予全部剂量15MU（10MU+5MU及15MU）后，测得AUC分别为684MU及719MU。在健康受试者中，发现这些药代动力学数据的个体差异不大，且具有合理的线性关系，患者rt-PA的活性呈双指数下降，平均终末半衰期为1.63~4.15h；与前述健康受试者的活性呈单指数下降不同，这一差别可能是由于用药剂量高的结果。在一长期的血浆浓度及肝功能或肾功能受损时，可导致排泄减少。在健康受试者中，观察到与排泄半衰期一致的平均血浆半衰期（$t_{1/2}$）0.22~0.27h（12~16min）可以作为rt-PA的有效半衰期，相当于总AUC的80%以上，能够更好地反映全部rt-PA的分布。尽管抗原及生化活性的减少速率都较低，但是rt-PA的抗原活性较生化活性持续时间更长。

在第2项研究中，rt-PA10MU或15MU静脉注射，平均血浆浓度和药代动力学参数在15MU组与第1项试验结果相同，且血浆浓度C_{max}和AUC在10MU组与15MU组相同，排泄半衰期（约为12min）与第1项试验中观察到的一致。

健康受试和患者比较：尽管给予患者的剂量为健康受试的3倍，但观察到AUC及C_{max}与剂量间有相同的相关性。总之，rt-PA的药代动力学似乎与受试者的疾病情况无关。

【适应证】

1. 急性心肌梗死　对于症状发生6h以内的患者，采取90min加速给药法；对于症状发生6~12h的患者，采取3h给药法。本品已被证实可降低急性心肌梗死患者30天死亡率。

2. 血流动力学不稳定的急性大面积肺栓塞　可能的情况下应借助客观手段明确诊断，如肺血管造影或非侵入性手段如核素肺灌注扫描等。尚无证据显示本品对与肺栓塞相关的死亡率和晚期发病率有积极作用。

3. 急性缺血性脑卒中　必须预先经过恰当的影像学检查排除颅内出血之后，在急性缺血性脑卒中症状发作后的3h内进行治疗。

【用法与用量】

1. 急性心肌梗死的溶栓治疗

（1）心肌梗死发病6小时内：采取90分钟加速给药法（即GUSTO方案）。静脉推注15mg，其后30分钟内静脉滴注50mg，剩余的35mg在60分钟内静脉滴注完毕，直至最大剂量达100mg。

（2）心肌梗死发病6~12小时：采取3小时给药法。静脉推注10mg，其后1小时内静脉滴注50mg，剩余的按10mg每30分钟，至3小时末静脉滴注完毕，直至最大剂量达 100mg。体重<65kg 的患者，给药总剂量不应超过 1.5mg/kg。

鉴于东西方人群凝血活性可能存在差异，以及我国脑出血发生率高于西方人群，我国进行的 TUCC 临床试验证实，应用 50mg rt-PA（8mg 静脉注射，42mg 在 90 分钟内静脉滴注，配合肝素静脉应用，方法同上）也取得较好疗效，需要输血的出血及脑出血发生率与尿激酶无显著差异。

辅助治疗：症状发生后尽快给予阿司匹林，并在心肌梗死发生后的第 1 个月内持续给药，推荐剂量为 160～300mg/d。同时给予肝素 24 小时或更长时间（加速给药法中至少应伴随给药 48 小时）。建议在溶栓治疗前静脉注射 5000IU，然后以 1000IU/h 持续静脉滴注。肝素剂量应根据反复测定的 APTT 值调整，APTT 值应为用药前的 1.5～2.5 倍。

2. 急性肺栓塞　本品 100mg 应持续 2 小时静脉滴注。最常用的给药方法为：10mg 在 1～2 分钟内静脉推注，终浓度为 1mg/ml 的溶液 10ml，或终浓度为 2mg/ml 的溶液 5ml。90mg 在随后 2 小时持续静脉滴注，终浓度为 1mg/ml 的溶液 90ml，或终浓度为 2mg/ml 的溶液 45ml。体重不足 65kg 的患者，给药总剂量不应超过 1.5mg/kg。

辅助治疗：静脉滴注本品后，当 APTT 值低于正常上限 2 倍时，应给予（或再次给予）肝素。静脉滴注肝素剂量应根据 APTT 值调整，APTT 值应为用药前的 1.5～2.5 倍。

3. 急性缺血性脑卒中　推荐剂量为 0.9mg/kg（最大剂量为 90mg）。总剂量的 10% 先从静脉推入，剩余剂量在随后 60 分钟持续静脉滴注。治疗应在症状发作后的 3 小时内开始。无菌条件下将一小瓶阿替普酶干粉（10mg、20mg 或 50mg）用注射用水溶解为 1mg/ml 或 2mg/ml 的浓度。使用爱通立 20mg 或 50mg 包装中的移液套管完成上述溶解操作。

辅助治疗：在症状发生的最初 24 小时内，此治疗方案与肝素和阿司匹林合用的安全性和有效性尚未进行系统研究。在本品治疗后的 24 小时以内应避免使用阿司匹林或静脉给予肝素。若给予肝素以防止其他症状（如防止深静脉栓塞发生），则剂量不得超过 10000IU，并由皮下注射给药。

【不良反应】

1. 出血　使用本品后的最常见不良反应是出血，导致红细胞比容和（或）血红蛋白下降。与溶栓治疗相关的出血可分为两种类型：①表面出血：常为穿刺部位或血管损伤处出血；②内出血：为胃肠道、泌尿生殖道、后腹膜、中枢神经系统或实质脏器出血。

死亡和永久残疾的报道见于发生卒中（包括颅内出血）和其他严重出血事件的患者。以下不良反应（根据 MedDRA 系统脏器分类列表）是在与本品治疗可能有关的不良事件报道基础上获得，其发生频率源自于一项包含 8299 例患者的使用本品治疗心肌梗死的临床研究。胆固醇结晶栓塞形成的分类未见于临床试验人群，而基于自发性报告数据所得。在临床试验中，因肺栓塞和脑卒中（治疗时间窗：发作后 0～3h）而入选接受治疗的患者数量远少于上述因心肌梗死而入选的患者数量。因此，与来自大样本的心肌梗死研究的数据相比，那些数据缺乏明显差异可能是因样本较小所致。

　　除了治疗脑卒中时发生的颅内出血和治疗心肌梗死时发生的再灌注后心律失常外，没有医学依据能够假设本品在治疗肺栓塞和急性缺血性脑卒中时的副作用与其治疗心肌梗死时所发生的副作用在数量和程度上有所不同。很常见：>10%；常见：>1%但≤10%；不常见：>0.1%但≤1%；罕见：>0.01%但≤0.1%；非常罕见：≤0.01%。

　　2. 心血管系统异常　　很常见，再灌注后心律失常，可能危及生命并需要常规抗心律失常治疗。

　　3. 神经系统异常　　不常见，颅内出血。

　　神经系统异常：常见，颅内出血，以症状性脑内出血为主（可多至 10% 的患者），但并未显示整体致残率或死亡率因此上升。

　　4. 免疫系统异常　　不常见，过敏样反应，通常为轻度，但在个别病例可危及生命。其表现可以是皮疹、荨麻疹、支气管痉挛、血管源性水肿、低血压、休克和其他与过敏反应有关的症状。一旦出现上述异常，应给予常规抗过敏治疗。在发生过敏样反应的患者中，有相对较大比例者同时服用血管紧张素转换酶抑制剂。在极少数病例中曾观察到一过性、低滴度本品抗体形成，但无法确立与之相关的临床意义。

　　5. 血管异常　　很常见，出血；常见，瘀斑；不常见，血栓栓塞，可导致相关脏器发生相应后果；罕见，实质性脏器出血，胆固醇结晶栓塞，可导致相关器官发生相应后果；非常罕见，眼出血。

　　6. 呼吸、胸部与纵隔异常　　常见，鼻出血。

　　7. 胃肠道异常　　常见，出血至胃肠道管腔内、恶心、呕吐，恶心和呕吐也是心肌梗死发作时的症状；不常见，腹膜后出血，牙龈出血。

　　8. 肾脏与尿道异常　　常见，泌尿生殖道出血。

　　9. 全身和注射部位异常　　很常见，体表出血，通常发生于穿刺处或血管损伤部位。

　　10. 未分类的不良反应　　很常见，血压下降；常见，体温升高。

　　11. 需要手术和其他医学处理　　常见，需要输血。

　　12. 关于某些严重或常见事件的其他信息　　在临床试验中，根据临床常规治疗的患者，亦即不行急诊左心导管插入术者，则偶需输血。如果有潜在的出血危险尤其是脑出血，则应停止溶栓治疗。因本品的半衰期短，对凝血系统影响轻微，所以一般不必给予凝血因子。大多数出血患者可经中断溶栓、抗凝治疗、扩容及人工压迫损伤血管来控制出血。如在出血发生的 4h 内已使用肝素，则应考虑使用鱼精蛋白。对于少数保守治疗无效的患者，可输注血液制品，包括冷沉淀物、新鲜冻干血浆和血小板，每次使用后应做临床及实验室再次评估。纤维蛋白原为 1g/L 时可输注冷沉淀物。抗纤维蛋白溶解剂可作为最后一种治疗选择。心肌梗死或肺栓塞患者可能会经历与疾病相关的其他不良事件，如心力衰竭、再缺血、心绞痛、心脏停搏、心源性休克、再梗死、瓣膜功能异常（如主动脉瓣破裂）和肺栓塞。在溶栓治疗中这些不良事件也曾有报道，可能有生命危险甚至导致死亡。

13. 具有同类药理学活性物质的不良反应 与其他溶栓剂相同，个别病例报道发生中枢神经系统事件（如惊厥），这些事件通常与发生的缺血性或出血性脑血管事件有关。

【禁忌证】本品不可用于有高危出血倾向的下列患者。

1. 已知出血体质。

2. 口服抗凝血药，如华法林。

3. 目前或近期有严重的或危险的出血。

4. 已知有颅内出血史或疑有颅内出血。

5. 疑有蛛网膜下隙出血或处于因动脉瘤而导致蛛网膜下隙出血状态。

6. 有中枢神经系统病变史或创伤史（如肿瘤、动脉瘤及颅内或椎管内手术）。

7. 最近（10 天内）曾进行有创的心外按压、分娩或非压力性血管穿刺（如锁骨下或颈静脉穿刺）。

8. 严重的未得到控制的动脉高血压。

9. 细菌性心内膜炎或心包炎。

10. 急性胰腺炎。

11. 最近 3 个月有胃肠溃疡史、食管静脉曲张、动脉瘤或动脉（静脉）畸形史。

12. 出血倾向的肿瘤。

13. 严重的肝病，包括肝功能衰竭、肝硬化、门静脉高压（食管静脉曲张）及活动性肝炎。

14. 最近 3 个月内有严重的创伤或大手术。

15. 治疗急性心肌梗死时的补充禁忌：有脑卒中史。

16. 治疗急性肺栓塞时的补充禁忌：有脑卒中史。

17. 治疗急性缺血性脑卒中时的补充禁忌：①缺血性脑卒中症状发作已超过3h 尚未开始静脉滴注治疗或无法确知症状发作时间；②开始静脉滴注治疗前神经学指征不足或症状迅速改善；③经临床（NIHSS 评分>25 分）和（或）影像学检查评定为严重脑卒中；④脑卒中发作时伴随癫痫发作；⑤CT 扫描显示有颅内出血迹象；⑥尽管 CT 扫描未显示异常，但仍怀疑蛛网膜下隙出血；⑦48h 内曾使用肝素且凝血酶原时间高于实验室正常值上限；⑧有脑卒中史并伴有糖尿病，近3 个月内有脑卒中发作；⑨血小板计数<100×10⁹/L；⑩收缩压>185mmHg 或舒张压>110mmHg，或需要强力（静脉内用药）治疗手段以控制血压；⑪血糖<2.8mmol/L（50mg/dl）或>22.2mmol/L（400mg/dl）。

【注意事项】 必须有足够的监测手段才能进行溶栓或纤维蛋白溶解治疗。只有经过适当培训且有溶栓治疗经验的医生才能使用本品，并且需要有适当的设备来监测使用情况。建议在备有标准复苏装置和药物的地点使用爱通立进行治疗。老年患者颅内出血的危险增加，因此，对老年患者应仔细权衡使用本品的风险及收益。到目前为止，本品用于儿童的经验还很有限。如同其他所有溶栓剂，应该慎重权衡预期治疗收益和可能出现的危险，特别是对于以下患者：较小的近期损伤，如活组织检查、主要血管的穿刺、肌内注射及心外按压；在禁忌中未曾提及的出血倾向。避免使用硬质导管。

1. 治疗急性心肌梗死时的补充注意事项 本品的用量不应超过 100mg，否则颅内出血的发生率可能升高。应确保本品的剂量遵从说明书中用法用量的规定。本品重复用药的经验有限，使用本品一般不引起过敏反应。如发生过敏样反应，应停止静脉滴注本品并给予相应的治疗。应该慎重权衡预期治疗收益和可能出现的危险，特别是对于收缩压>160mmHg 的患者。

2. 治疗急性肺栓塞时的补充注意事项 同治疗急性心肌梗死时的补充注意事项。

3. 治疗缺血性脑卒中时的补充注意事项 需特别注意，只有已经经过神经专科培训且有经验的医师才能进行相应治疗。

4. 特殊注意事项 与治疗其他禁忌证相比，本品用于急性缺血性脑卒中治疗时颅内出血的风险明显增加，因为出血主要发生在梗死部位。需特别注意以下情况：所有禁忌中包括的事项及所有可能增加出血风险的情况；微小的尚无症状的脑动脉瘤；预先经阿司匹林治疗且症状发生后没有及时给予本品治疗的患者可能有更大的脑出血风险。在这种情况下，本品的用量不得超过 0.9mg/kg（最大剂量 90mg）。如果症状发生已超过 3h，则患者不得再用本品治疗（参见【禁忌证】），因为不良的收益或风险比值主要基于以下情况：随着时间推移，预期的阳性治疗效果会下降；预先经阿司匹林治疗的患者其死亡率增加；症状性出血的风险增加。临床经验证明，应当在治疗过程中进行血压监测且需延长至24h。如果收缩压>180mmHg 或舒张压>105mmHg，建议进行静脉内抗高血压治疗。在有卒中史或其糖尿病未得到控制的患者中，本品治疗的获益降低，但是这些患者仍然可以从治疗中受益。对于非常轻度的脑卒中患者，治疗风险大于收益。对于非常严重的脑卒中患者，其脑出血风险和死亡率均升高，不得使用本品治疗。广泛性梗死的患者其预后不良的风险很高，包括可能出现严重出血和死亡。对于这些患者，应仔细权衡收益或风险比。随着患者年龄、脑卒中严重性和血糖水平的升高，其预后良好的可能性下降而发生严重功能缺陷、死亡或脑出血的可能性增加，与治疗本身无关。年龄80岁以上、严重脑卒中（经临床诊断或影像学诊断）及血糖基础值<50mg/dl 或>400mg/dl 的患者不得使用本品治疗。

缺血部位的再灌注可诱发梗死区域的水肿。由于可能导致出血风险增加，在本品溶栓后的24h 内不得使用血小板聚集抑制剂治疗。

【孕妇及哺乳期妇女用药】孕妇和哺乳期妇女使用本品的经验非常有限。对于急性危及生命的疾病，应权衡收益与潜在危险。静脉给予药理上的有效剂量对妊娠期动物无致畸作用。每天按超过3mg/kg 体重给药，可诱发家兔胚胎毒性反应（胚胎死亡、发育迟滞）。剂量超过每日10mg/kg 体重，对大鼠围产期发育或生殖参数没有影响。目前尚不知晓爱通立是否能够泌入乳汁。

FDA 妊娠分级：C 级。动物研究证明药物对胎儿有危害性（致畸或胚胎死亡等），但尚无设对照的孕妇研究，尚未对孕妇及动物进行研究。本类药物只有在权衡对孕妇的益处大于对胎儿的危害之后，方可使用。

【儿童用药】儿童使用本品的经验还很有限。本品不能用于18岁以下的急性脑卒中患者治疗。

【老年患者用药】本品不能用于80岁以上的急性脑卒中患者治疗。

【药物相互作用】在应用本品治疗前、治疗时或治疗后24h 内使用香豆素类衍生物、口服抗凝血药、血小板聚集抑制剂、普通肝素、低分子量肝素和其他影响凝血的药物可增加出血危险。同时使用血管紧张素转换酶抑制剂可能增加过敏样反应的危险。在出现如此反应的患者中，有大部分患者正在同时使用血管紧张素转换酶抑制剂治疗。

【药物过量】尽管本品具有相对纤维蛋白特异性，但过量后仍会出现显著的纤维蛋白原及其他凝血因子的减少。大多数情况下，停用本品治疗后，生理性再生足以补充这些因子。然而，如发生严重的出血，建议输入新鲜冻干血浆或新鲜全血，如有必要可使用合成的抗纤维蛋白溶解剂。

【制剂与规格】 注射剂：每支 50mg。

【贮藏】 避光，低于 25℃储存。溶液配制后，推荐立即使用。已经证实配制好的溶液能够在 2 ~ 8℃保持稳定 24h，勿冷冻。

7. 瑞替普酶

【药品名称】 国际通用名：瑞替普酶。商用名：派通欣。英文通用名：reteplase（r-PA）。

【药理作用】 r-PA 是非糖基化组织型纤溶酶原激活物的变异体，含有铰链区 2（kringle 2）及人组织型纤溶酶原激活物的酶结合点，含有天然组织型纤溶酶原激活物 527 个氨基酸中的 355 个（氨基酸 1 ~ 3 和 176 ~ 527）。这种蛋白获取于大肠杆菌的无活性包涵体，其在体外折叠后（空间结构改变）转为活性形式。这些突变导致 rPA 半衰期延长，从而使瑞替普酶可用静脉注射法给药。本品可以使纤维蛋白溶解酶原激活为有活性的纤溶蛋白溶解酶，以降解血栓中的纤维蛋白而发挥溶栓作用。

【毒理作用】

1. 生殖毒性 家兔给予人用剂量 3 倍（0.86MU/kg）时，r-PA 有致流产作用；大鼠剂量达人用剂量 15 倍（4.31MU/kg）时，对胎儿未见引起异常；但妊娠家兔给予 r-PA 可引起生殖道出血而致妊娠中期流产。

2. 遗传毒性 多项染色体畸变、基因突变、微核试验试验结果均为阴性。

【循证证据】

1. 治疗急性心肌梗死的循证证据

（1）RAPID-1 研究（recombinant plasminogen activator angiographic phase Ⅱ international dose-finding study，瑞替普酶血管造影Ⅱ期国际剂量探索研究）：是一项国际多中心、随机、双盲、平行对照试验。入选了 606 例 AMI 患者，以阿替普酶（rt-PA）作对照探讨不同瑞替普酶给药方案的优劣，结果显示第一方案（10U+10U，分 2 次间隔 30min 静脉推注）溶栓疗效优于一次静脉注射 15U 或第一次静脉注射 10U，第二次静脉注射 5U 的方案。瑞替普酶第一方案与阿替普酶相比较（100mg/3h 静脉滴注），用药后 90min 两者血管再通率分别为 85.2% 及 77.2%，瑞替普酶疗效略高，但差异无显著性；用药后 90min 血管完全再通率两者分别为 62.7% 及 49%（$P<0.05$），出院时血管再通率分别为 87.8% 及 70.7%（$P<0.001$），瑞替普酶均显著优于阿替普酶。

（2）RAPID-2 研究［reteplase（r-PA）vs alteplase patency investigation during myocardial infarction］：是一项国际多中心、随机、双盲、平行对照试验。研究进一步比较了瑞替普酶（10U+10U，分两次间隔 30min 静脉推注）与阿替普酶加速

给药方案（100mg/90min 加速给药法）的优劣。324 例 AMI 患者用药后 90min 时瑞替普酶组 TIMI 达到 2 级及 3 级者，分别为 83.4%和 59.9%，阿替普酶组仅为 73.3%和 45.2%（$P<0.05$），瑞替普酶组比阿替普酶组再通率更高。瑞替普酶组与阿替普酶组死亡率分别为 4.1%和 8.4%，再梗死率为 4.7%和 4.5%，充血性心力衰竭发生率为 9.5%和 12.3%，心肌梗死后心绞痛发生率为 29%和 34%，两组之间均无显著性差异。两组在溶栓后 6h 需施行 PTCA 的比例分别为 12.4%和 23.9%（$P<0.01$），瑞替普酶优于阿替普酶。

（3）INJECT 试验（international joint efficacy comparison of thrombolytics）：是一项多中心、随机、平行对照临床试验。试验受试者为发病在 12h 内的 AMI 患者。试验组给予瑞替普酶（10U+10U，分两次间隔 30min 静脉推注），对照组给予链激酶（150 万 U 静脉滴注）。共入选患者 6010 例，用药 35 天后，瑞替普酶组死亡率为 9.02%，链激酶组为 9.53%；用药 6 个月后两组死亡率分别为 11.02%和 12.05%，两组之间没有显著性差异。两组再梗死率、梗死后心绞痛发生率及房室传导阻滞、室上性心动过速、室性心动过速、心室纤颤的发生率相近，而心源性休克、心力衰竭、低血压、心房颤动的发生率瑞替普酶组低于链激酶组。

（4）国内瑞替普酶（重组组织型纤溶酶原激酶衍生物）Ⅱ期临床研究：是一项多中心、随机、单盲、平行对照试验。国内有 12 家单位参与，入选 240 例 AMI 患者随机分为瑞替普酶组和阿替普酶组。给药方式分别为：瑞替普酶首次静脉推注 18mg，30min 后再静脉推注 18mg，阿替普酶以加速给药的方式静脉滴注 100mg。试验结果显示，瑞替普酶组溶栓 90min 时，梗死相关血管的再通率（TIMI2 级+TIMI3 级）为 78.7%，完全再通率（TIMI3 级）为 56.5%，阿替普酶组梗死相关血管的再通率为 77.8%，完全再通率为 56.5%，两组之间无统计学差异，但瑞替普酶组 60min 的再通率为 50.9%，明显优于阿替普酶组的 39.3%（$P<0.05$）。溶栓后 35 天随访期间，瑞替普酶组死亡率为 3.63%，阿替普酶组死亡率为 1.80%；与药物相关的严重不良事件瑞替普酶组为 0.9%，阿替普酶组为 2.7%，两组之间均无统计学差异。瑞替普酶组脑出血的发生率为 0.91%，阿替普酶组为 0.89%，两组之间没有统计学差异。瑞替普酶与阿替普酶相比增加了早期梗死相关冠状动脉再通率，临床使用疗效及安全性总体均无统计学差异。

2. 瑞替普酶 STEMI 溶栓治疗的中国专家共识　瑞替普酶适用于成人 STEMI 患者的溶栓治疗，可缩小心肌梗死面积，改善心肌梗死患者心脏功能，减少充血性心力衰竭的发生，并降低死亡率。溶栓适应证如下所述：

（1）胸痛时间>30min，并且至少 2 个相邻胸导联或至少 2 个邻近肢体导联 ST 段抬高超过 0.1mV。

1）发病 12h 以内到不具备急诊 PCI 治疗条件的医院就诊、不能迅速转运、无溶栓禁忌证的患者应进行溶栓治疗。

2）发病 12～24h 仍有进行性缺血性疼痛和至少 2 个相邻胸导联或 2 个邻近肢体导联有 ST 段抬高>0.1mV 的患者，若无急诊 PCI 条件，经过选择的患者也可溶栓治疗。

3）具备急诊 PCI 治疗条件，若患者就诊早（发病≤3h）而不能及时进行介入治疗（就诊至球囊扩张时间与就诊至溶栓开始时间相差>60min），则应优先考虑溶栓治疗。

（2）对症状发生时间 12h 以内并且新出现或推测新出现左束支传导阻滞的 STEMI 患者可进行溶栓治疗。

【药代动力学】其血浆半衰期为 14～18min，由于化学结构中缺乏葡萄糖及生长因子区等部分，因此肝脏代谢的特异性降低，需通过肝脏及肾脏两种途径代谢，清除率低，半衰期较长。

【适应证】适用于成人由冠状动脉梗死引起的急性心肌梗死的溶栓治疗，能够改善心肌梗死后的心室功能。本品应在症状发生后 12h 内尽可能早期使用。发病后 6h 内比发病后 7～12h 使用治疗效果更好。

【用法与用量】急性心肌梗死静脉溶栓治疗：一般推荐本品 10MU 静脉推注，30min 后再予 10MU 静脉推注，发病 6～12h 开始治疗。

r-PA 应该 10MU+10MU 分 2 次静脉注射，每次取本品 10MU 溶于 10ml 注射用水中，缓慢推注 2min 以上，2 次间隔 30min。注射时应该使用单独的静脉通路，不能与其他药物混合后给药，也不能与其他药物使用共同的静脉通路。尚无多于两次给药的重复用药经验。尽管没有足够的资料表明，在用药中或用药后合并使用抗凝或抗血小板药是否有利，但 99% 的患者在溶栓治疗期间同时使用肝素，用药期间或用肝素后可合并使用阿司匹林。

关于不合并使用肝素或阿司匹林对于 r-PA 的安全性及效果的影响的研究还未进行。当配制溶液时，肝素和 r-PA 是有配伍禁忌的，不能在同一静脉通路给药，如需共用一条静脉通路先后注射时，使用两种药之前应该用生理盐水或 5% 葡萄糖溶液冲洗管道。

【不良反应】

1. 出血　与溶栓治疗有关的出血可分为两种主要类型。

（1）内脏出血：包括颅内、腹膜后或消化道、泌尿道、呼吸道出血。

（2）浅表或体表出血：主要有穿刺或破损部位（如静脉切开插管部位、动脉穿刺部位、新近外科手术部位）。

根据国外临床研究结果报道，在 INJECT 临床试验中接受瑞替普酶的住院患者颅内出血的发生率为0.8%，与其他溶栓药一样，颅内出血的风险随年龄的增长和血压的升高而增加。除颅内出血外，其他各种类型的出血总发生率约为21.1%。在各次试验中，出血的范围不同，并且与动脉导管插入及其他侵入性治疗的使用明显相关。一旦关键部位（颅内、消化道、呼吸道、心包）发生严重出血，立即停用肝素、抗凝或抗血栓治疗，如第2次静脉注射r-PA还未进行，应立即停用。发生脑卒中（包括颅内出血）和其他严重出血事件的患者有可能导致死亡或永久性残疾。在r-PA治疗期间，由于注射部位形成血栓的纤维蛋白被溶解，所以必须仔细观察潜在出血部位（动脉穿刺、导管插入等部位）。

2. 过敏反应　在INJECT试验中，接受r-PA治疗的3例患者出现严重过敏反应，其中1例出现呼吸困难和低血压。

在早期临床试验的3856例患者中，无过敏反应发生。GUSTO Ⅲ的早期结果表明，在10 000例接受r-PA治疗的患者中，有3例发生过敏反应。

3. 其他不良反应　心肌梗死患者在使用r-PA治疗时也会出现许多心肌梗死本身也具有的其他症状，无法分清是否由r-PA引起。这些事件包括：心源性休克、心律失常（窦性心动过缓、室上性心动过速、加速性室性心律、早期复极综合征、期前收缩、室性心动过速、心室纤颤、房室传导阻滞）、肺水肿、心力衰竭、心脏停搏、再发性心绞痛、再梗死、心脏穿孔、二尖瓣反流、心包渗出、心包炎、急性心脏压塞、静脉血栓形成及栓塞和电机械分离。有些并发症十分凶险，可以导致死亡，其他不良反应也有报道，如恶心、呕吐、发热及低血压。

【禁忌证】　以下患者禁用注射用瑞替普酶：①活动性内出血；②出血性脑卒中病史及6个月内的缺血性脑卒中；③新近（2个月内）颅脑或脊柱手术及外伤史；④颅内肿瘤、动静脉畸形或动脉瘤；⑤已知的出血体质；⑥严重的未控制的高血压。

【注意事项】

1. 瑞替普酶引起的出血处理　一旦发生严重出血（局部无法加压止血），必须立即停用肝素、抗凝血药及抗血栓治疗。另外，如果出血发生在第一次静脉注射后，第二次静脉注射应该停用。

需用该药治疗的所有患者，用药前应仔细权衡治疗效果与潜在的危险性。有下列情况的患者用药危险性可能增加，应该慎用。

（1）最近（10天内）大的外科手术：冠状动脉搭桥、分娩、器官移植、组织活检及不可压迫血管的穿刺。

（2）脑血管疾病。

（3）新近消化道或泌尿道出血（10天内）。

（4）新近外伤（10天内）。

（5）高血压：收缩压≥180mmHg和（或）舒张压≥110mmHg。

（6）高度怀疑存在左心栓子（二尖瓣狭窄伴心室纤颤）。

（7）急性心包炎。

（8）亚急性细菌性心内膜炎。

（9）止血功能障碍，包括继发于严重肝肾疾病的凝血功能障碍。

（10）严重的肝肾功能衰竭。

（11）妊娠。

（12）糖尿病引起的出血性视网膜病变或其他出血性眼病。

（13）败血症、栓塞性静脉炎，或在严重感染部位存在动静脉瘘。

（14）高龄（>70 岁）。

（15）患者长期使用口服抗凝血药（华法林等）。

（16）其他：如潜在的难以止血的出血部位，或可能明显增加出血机会的各种情况。

2. 胆固醇栓塞形成　经溶栓治疗的患者罕有胆固醇栓塞的报道，确切的发生率尚不清楚，最严重的情况可以是致死性的，也可发生于侵入性检查及治疗过程中（心脏导管插入术、造影、血管外科等）。胆固醇栓塞可能的临床表现为：网状（青）斑块、蓝趾综合征、高血压、急性肾功衰竭、坏疽性指（趾）、心肌梗死、胰腺炎、脑梗死、脊髓梗死、肾动脉栓塞、肠动脉栓塞和横纹肌溶解。

3. 心律失常　溶栓治疗可能引起再灌注型心律失常，这种心律失常（如窦性心动过缓、室上性心动过速、室性期前收缩、室性心动过速）与心肌梗死本身并发的心律失常无任何不同，应该采用常规的抗心律失常药治疗，建议在给药时合并使用抗心动过缓和（或）室性心律失常的药物。

【孕妇及哺乳期妇女用药】当给予人用剂量 3 倍 r-PA 时对家兔有致流产作用（0.86MU/kg）。重复试验表明，在给予人用剂量 15 倍（4.31 MU/kg）时，家兔的胎儿未发生异常。但是，给予妊娠家兔 r-PA 可引起生殖道出血，导致孕中流产。对于妊娠期妇女，没有充分的良好对照研究。最常见的溶栓治疗并发症是出血，对于某些患者，包括妊娠可以增加出血的危险性，故在妊娠期间 r-PA 必须在权衡效果及可能引起的风险后慎用。

不能确定 r-PA 是否与人乳一同分泌，因为许多药物可由人乳分泌，故 r-PA 用于哺乳期时有可能随乳汁分泌。因此，哺乳期妇女使用本品应极为慎重。

【儿童用药】尚无 r-PA 在儿童使用时的安全性及疗效的研究资料。

【老年患者用药】患者 ≥70 岁时，尤其是收缩压 ≥160mmHg 时，使用 r-PA 应特别注意。

【药物相互作用】r-PA 与其他心脏活性药物的相互作用尚没有研究。在 r-PA 治疗前及治疗后使用肝素、维生素 K 拮抗剂及抗血小板药（阿司匹林、双嘧达莫等）可能增加出血的危险。

【药物过量】尚没有 r-PA 用药过量的经验。使用 r-PA 时纤维蛋白原水平下降，可以预先监测纤维蛋白原的水平。纤维蛋白原及其他凝血成分的减少增加了出血的危险。如有严重出血发生，应立即停用肝素及其他抗凝、抗血栓药，必要时输入新鲜全血或血浆及抗纤溶药物。对抗肝素的作用可使用鱼精蛋白。

【制剂与规格】注射剂：每支 5.0MU。

【贮藏】置室温或冰箱（2 ~8℃）密封保存，切勿冷冻，避光保存。

8. 替奈普酶

【药品名称】国际通用名：替奈普酶。英文通用名：tenecteplase（TNK-tPA）。

【药理作用】替奈普酶是 t-PA 的突变体，具有高度的纤维蛋白选择性。其苏氨酸 103 被门冬酰胺所取代，赖氨酸 296-组氨酸-精氨酸序列突变为甘氨酸-甘氨酸-甘氨酸-甘氨酸序列。对 PAI-1 的抵抗作用及动脉血栓的溶解作用较强。若再将门冬酰胺 117 替换为谷胺酰胺，将使清除率减慢 8 倍，对凝血酶原激活物抑制剂的抵抗作用增强 200 倍。经上述 3 种变化后即形成 TNK-tPA。动物研究表明：TNK-tPA 对富含血小板的血栓有更强的溶栓作用，同时对纤维蛋白原有稳定作用。

【循证证据】

TIMI-10B 试验（the thrombolysis in myocardial infarction -10B）　是一项多中心、随机、平行对照研究。该研究比较了不同剂量的替奈普酶与阿替普酶对急性心肌梗死患者冠状动脉再通率的影响。886 例急性心肌梗死患者随机分为 A 组（冲击量 30mg）、B 组（冲击量 40mg）和 C 组（rt-PA 治疗组），结果表明，90min 时，A 组、B 组和 C 组血管再通率（TIMI-血流 3 级）分别为 55%、63% 和 63%。

【药代动力学】半衰期为 15 ~ 19min，主要经肝脏代谢，随尿排出，随着剂量的增加，由于肝脏受体的饱和，血浆清除率下降。

【适应证】急性心肌梗死等血栓性疾病。

【用法与用量】根据体重，在 5 ~ 10s 内单次冲击量给药，推荐量是体重 <60kg 的患者给予 30mg；体重为 60 ~ 69.9kg 者给予 35mg；体重为 70 ~ 79.9kg 的患者给予 40mg；体重为 80 ~ 89.9kg 的患者给予 45mg；体重 >90kg 的患者给予 50mg。

【不良反应】、【禁忌证】参见重组组织型纤溶酶原激活剂。

【注意事项】严重肝功能不良的患者，如凝血功能显著下降，则不应使用本品。

【孕妇及哺乳期妇女用药】、【儿童用药】、【老年患者用药】、【药物相互作用】和【药物过量】参见重组组织型纤溶酶原激活剂。

【制剂与规格】注射剂：每支 10mg。

9. 兰替普酶

【药品名称】国际通用名：兰替普酶。英文通用名：lanoteplase（n-PA）。

【药理作用】兰替普酶是野生 t-PA 的缺失突变体和点突变体，其结构缺失纤维蛋白指状域和内皮生长因子结构域，Asn117 被 Gln117 取代，导致环状糖基化结构域缺失，与纤维蛋白亲合力强。因此，可以避免肝脏糖代谢的清除作用，延长半衰期。动物实验表明，兰替普酶与阿替普酶相比，其溶栓作用是传统 t-PA 的 10 倍。本品在人体的活化半衰期为 37min，故适用于单次静脉注射给药。与阿替普酶相比，在临床试验中其表现出更好的血流再通疗效，但是其发生出血性卒中的风险明显高于阿替普酶。因此，现已停止投入市场使用。

【循证证据】InTIME 试验（静脉注射 n-PA 早期治疗心肌梗死）是一项多中心、随机、平行对照研究。该研究比较了不同剂量的兰替普酶与阿替普酶对急性心肌梗死患者冠状动脉再通率、30 天病死率、严重出血、非致命性再梗死及心力衰竭发生率的影响。临床观察 n-PA 3U/kg、15U/kg、20U/kg、60U/kg 和 120U/kg 与加速给药的 rt-PA 的血管通畅率，发现 n-PA 有明显量-效关系，最高剂量时 90min TIMI 3 级血流（57%）高于 rt-PA（46%），30 天病死率、严重出血、非致命性再梗死及心力衰竭发生率两者差别无显著性。

【药代动力学】血浆半衰期为 23~37min，主要经肝脏代谢，随尿排出，不被纤溶酶原激活剂的抑制物所抑制，适合于冲击量给药。

【适应证】急性心肌梗死等血栓性疾病。

【用法与用量】根据体重在 5~10s 内冲击量给药（120kU/kg）。

【不良反应】、【禁忌证】、【注意事项】、【孕妇及哺乳期妇女用药】、【儿童用药】、【老年患者用药】、【药物相互作用】和【药物过量】参见重组组织型纤溶酶原激活剂。

【制剂与规格】注射剂：每支 1200kU。

10. 孟替普酶

【药品名称】国际通用名：孟替普酶。商品名：蒙泰普酶。英文通用名：monteplase。

【药理作用】孟替普酶也是一种 t-PA 的单氨基酸点突变体，在内皮生长因子结构域中 Cys84 位点被 Ser 代替，可以用于单次静脉注射给药。孟替普酶与导管结合治疗血栓栓塞性疾病非常安全、有效，目前常用于急性肺栓塞的治疗。

【循证证据】在日本的一项旨在比较孟替普酶（0.22mg/kg 冲击量给药）与 t-PA（60min 内持续静脉给予 28.8mg）对冠状动脉再通率的随机、双盲对照研究中发现，孟替普酶治疗组的 60min 冠状动脉再通率高于 t-PA 治疗组。

COMA 研究（combining monteplase with angioplasty）是一项随机、双盲对照研究，旨在比较急性心肌梗死患者中联合孟替普酶及冠状动脉血运重建术与直接冠状动脉血运重建术后的有效性。研究共纳入 154 例患者。研究结果显示，联合使用孟替普酶及冠状动脉血运重建术对急性心肌梗死患者有效。

【药代动力学】其血浆半衰期为 23min，使单次冲击量给药成为可能，可被纤溶酶原激活剂的抑制物所抑制。

【适应证】急性心肌梗死、急性肺栓塞等血栓性疾病。

【用法与用量】根据体重在 5~10s 内冲击量给药（0.22mg/kg）。

【不良反应】、【禁忌证】、【注意事项】、【孕妇及哺乳期妇女用药】、【儿童用药】、【老年患者用药】、【药物相互作用】和【药物过量】参见重组组织型纤溶酶原激活剂。

【制剂与规格】注射剂：每支 2.2mg。

11. 葡激酶

【药品名称】国际通用名：葡激酶。英文通用名：staphylokinase（SAK）。

【药理作用】葡激酶由某种金黄色葡萄球菌培养产生，也可经基因克隆技术获得（r-SAK），具有抗原性。使用后抗体可持续 1~2 周，但其两种 SAK 变异体几乎不产生抗体。SAK 与 SK 的区别在于它对纤维蛋白具有高度的选择性，当存在纤维蛋白时，它先与血栓处纤溶酶结合成 SAK-纤溶酶复合物，该复合物将与血栓结合的纤溶酶原活化为纤溶酶，从而使血栓溶解。由于 SAK 不激活血液循环中的纤溶酶原，当无纤维蛋白时此复合物即被 $\alpha2$ 抗纤溶酶中和，故很少产生全身纤溶激活状态。葡激酶对肺动脉内富含血小板血栓的溶栓效力强于 SK。

【循证证据】不同剂量的葡激酶与 rt-PA 对急性心肌梗死患者进行溶栓治疗，观察两药对冠状动脉再通率的影响，100 例急性心肌梗死患者随机分为 A 组（葡激酶 10mg）、B 组（葡激酶 20mg）和 C 组（rt-PA 治疗组），结果表明 90min 时 A 组、B 组和 C 组的血管再通率（TIMI-3 级）分别为 50%、74% 和 62%。

1. 重组葡激酶与重组组织型纤溶酶原激活剂治疗急性心肌梗死的随机多中心临床试验 是一项多中心、随机、平行对照研究，旨在研究两种药物治疗急性心肌梗死的效果。研究共纳入 210 例患者。研究结果显示，重组葡激酶组与重组组织型纤溶酶原激活剂组冠状动脉再通率、非致死性心肌梗死、1 个月内死亡、心肌缺血再发及复合终点两组无统计学差异，出血及致命性大出血风险两组也无统计学差异，重组葡激酶在急性心肌梗死患者中使用安全且有效。

2. STAR 研究（recombinant staphylokinase）　是一项随机、对照、开放标签研究，旨在比较重组葡激酶及重组组织型纤溶酶原激活剂在急性心肌梗死患者治疗中的作用。研究共纳入 100 例患者。研究结果显示，葡激酶组及重组组织型纤溶酶原激活剂组在冠状动脉再通率、死亡率、并发症方面没有统计学差异，葡激酶在急性心肌梗死患者中使用安全且有效。

【药代动力学】 静脉滴注后迅速自血浆清除，半衰期为 6min 左右，主要经肝脏代谢，随尿排出。

【适应证】 急性心肌梗死等血栓性疾病。

【用法与用量】 推荐剂量：30min 内静脉滴注葡激酶 15～30mg，使用总量为 15mg 时，首剂先静脉注射 3mg，后 12mg 在 30min 内静脉滴注完成。

【不良反应】、**【禁忌证】**、**【注意事项】**、**【孕妇及哺乳期妇女用药】**、**【儿童用药】**、**【老年患者用药】**、**【药物相互作用】** 和 **【药物过量】** 参见链激酶。

【制剂与规格】 注射剂：每支 10mg。

二、去纤维蛋白药

1. 去纤酶

【药品名称】 国际通用名：去纤酶。英文通用名：defibrinogenase。

【药理作用】 本品是从蛇毒中提取的蛋白水解酶，是由 17 种氨基酸、263 个残基所组成的糖蛋白，相对分子量为 33 500，pH 7.4 时较为稳定。能切断纤维蛋白原的 α 链，形成可溶性的纤维蛋白，血液中纤维蛋白原降低使血液趋于低凝状态。应用 1～3 日后，血浆纤维蛋白原减少，优球蛋白溶解试验时间缩短，凝血酶原时间和凝血时间延长，停用后 3～12 日恢复正常。本品对出血时间无影响。

【适应证】 血栓栓塞性疾病，如脑血栓、四肢动静脉血栓、视网膜静脉栓塞等；冠心病、心绞痛。

【用法与用量】 先做皮试，皮试阴性者方可用药。静脉滴注：每次 0.25～1NIH 凝血酶单位/kg，溶于 250～500ml 0.9% 氯化钠注射液或 5% 葡萄糖盐水中，静脉滴注 4h，每 4～7 日 1 次，3～4 次为 1 个疗程。

【不良反应】 不良反应少见，很少引起出血。有抗原性，可发生过敏反应。

【禁忌证】 肝肾功能损害、严重高血压、凝血功能障碍伴有出血倾向、活动性溃疡、外伤、先兆流产、近期手术者禁用。对本品过敏者禁用。

【注意事项】①少数人有头晕、乏力、齿龈出血、皮下出血点、瘀斑及荨麻疹等，多在24~48h出现，3~5日自行消失。②用药后5~10日，应少活动，以防意外创伤。

【孕妇及哺乳期妇女用药】禁用。

【制剂与规格】注射剂：每支20NIH凝血酶单位（2ml）。

2. 降纤酶

【药品名称】国际通用名：降纤酶。英文通用名：defibrase。

【药理作用】①降纤酶能直接作用于纤维蛋白原α链，释放出A肽，生成非交联的纤维蛋白。②分解纤维蛋白原，抑制血栓形成。③诱发t-PA的释放，增强t-PA的作用，促进纤维蛋白溶酶的生成。④间接溶解血栓。⑤改变血液流变学的某些因素，如降低血液黏度，抑制红细胞聚集，抑制红细胞沉降，增强红细胞的血管通透性及变形能力，使血液流动性增强。⑥降低血管阻力，改善微循环。⑦对血小板计数、出血时间无影响。

【适应证】急性脑梗死，包括脑血栓、脑栓塞；短暂性脑缺血发作（TIA）；心肌梗死、不稳定型心绞痛；四肢血管病，包括股动脉栓塞、血栓闭塞性脉管炎、雷诺氏病；血液呈高黏、高凝、血栓前状态，突发性耳聋和肺栓塞。

【用法与用量】灭菌注射用水适量溶解，而后用100~250ml生理盐水稀释。急性发作期：静脉滴注，一次10U，1日1次，连用2~3日。非急性发作期：静脉滴注，一次5~10U，1日或隔日1次，2周为1疗程。

【不良反应】个别患者用药后可能出现少量瘀斑、牙龈出血、有一过性谷草转氨酶或谷丙转氨酶轻度上升，停药后自行消失。

【禁忌证】正在使用抗凝血药物及抑制血小板药物者、正在使用抗纤溶制剂者、严重肝肾功能不全者。

【注意事项】本品有较强的降纤维蛋白原作用，如降至800mg/L以下或有出血者停止用药。用药期间及后数天，尽量减少静脉穿刺，穿刺部位应延长压迫止血时间，避免损伤性操作（如胸穿、骨穿等）。高血压患者血压需控制在160/100mmHg以下方可使用；70岁以上高龄患者慎用。用药前原则上不做皮试，鉴于本品属异性蛋白，高度过敏体质患者有可能出现过敏，故应作抗过敏治疗，很快恢复。

【孕妇及哺乳期妇女用药】妊娠期或有妊娠可能的妇女使用本品时，应治疗获益大于危险才能使用。哺乳期一般应避免使用本品，如果必须使用，应停止哺乳。

【儿童用药】本品对儿童用药后的安全性尚未进行实验研究。

【老年患者用药】慎用。

【药物相互作用】使用本品时应避免与水杨酸类药物（如阿司匹林）合用。抗凝血药可加强本品的作用，引起意外出血，抗纤溶药可抵消本品的作用，故禁止联用。

【制剂与规格】注射剂：每支 5U、10U。

【贮藏】遮光、密封、10℃以下保存。

3. 巴曲酶

【药品名称】国际通用名：巴曲酶。商品名：东菱迪芙。英文通用名：batroxobin。

【药理作用】本品能降低血液中纤维蛋白原的含量。静脉给药后能降低全血黏度、血浆黏度，使血管阻力下降，增加血流量。

【药代动力学】健康成人静脉滴注给药，每次 10BU，隔日 1 次，共 3 次。测定半衰期：首次给药为 5.9h，第 2 次给药为 3.0h，第 3 次给药为 2.8h。与初次给药相比，第 2 次给药后的半衰期随纤维蛋白原浓度的下降而缩短，在纤维蛋白原浓度恢复后，给药半衰期与初次给药相同。动物实验表明，用 Wistar 大鼠静脉注射本品，检查其体内分布情况，结果在肝、肾中分布较高，血液、脾、肺中亦有分布，脑、脂肪、肌肉中分布较低，雌雄大鼠间无显著差异。胎儿有一过性肝功能障碍现象。健康成人静脉给药（10BU）后，大部分代谢产物由尿排出。

【适应证】急性脑梗死、闭塞性动脉硬化症、突发性耳聋、振动病等末梢及微循环障碍疾病。

【用法与用量】成人用量：首次剂量为 10BU，以后的维持剂量可减为 5BU，隔日 1 次，使用前用 100ml 以上的生理盐水稀释，静脉滴注 1h 以上。下列情况首次使用量应为 20BU，以后的维持剂量可减为 5BU：给药前血纤维蛋白原浓度达 400mg/ml 以上和突发性耳聋重症患者。通常疗程为 1 周，必要时可增至 3 周，慢性期治疗要增至 6 周，但在此期间每次用量减至 5BU，隔日静脉滴注。

【不良反应】不良反应多为轻度。主要为注射部位出血、创面出血、头痛、头晕、耳鸣，偶有轻度皮下瘀斑、鼻出血、恶心、呕吐、上腹不适、皮疹、发热、血谷草转氨酶、谷丙转氨酶、尿素氮升高及尿潜血阳性。罕有引起休克的情况，故应仔细观察病情，发现异常时终止给药，并采取输血等措施。

【禁忌证】有出血的患者（凝血障碍性疾病、血管障碍所致出血倾向、活动性消化道溃疡、疑有颅内出血者等）、新近手术患者、有出血可能的患者（内脏肿瘤、消化道憩室炎、亚急性细菌性心内膜炎、重症高血压、重症糖尿病患者等）、正在使用具有抗凝作用及抑制血小板机能药物（如阿司匹林）者和正在使用抗纤溶性制剂者、用药前血纤维蛋白原浓度低于 100mg/dl 者、重度肝或肾功能障碍者，其他如乳头肌断裂、室间隔穿孔、心源性休克、多脏器功能衰竭者和对本品有过敏史者。

【注意事项】本品具有降低血纤维蛋白原的作用，用药后可能有出血或止血延缓现象。因此，治疗前及给药期间应对患者进行血纤维蛋白原和包含血小板凝集情况的检查，并密切注意临床症状。如患者有动脉或深静脉损伤，本品有可能引起血肿。

【孕妇及哺乳期妇女用药】慎用。

【儿童用药】慎用。

【老年患者用药】慎用。

【制剂与规格】注射剂：每支 0.5ml，5BU。

【贮藏】避光、5℃保存（但应避免冻结）。

第四节　溶血栓药的未来发展方向

链激酶和尿激酶降解纤维活性的发现使得它们可用于溶栓治疗，但是存在系统性出血的问题。第二代纤维蛋白溶酶原激活剂，如阿尼普酶（anistreplase）和 t-PA 部分缓解了出血问题。第三代溶栓药物主要是 t-PA 的变异体，稳定性、安全性和疗效及对纤维蛋白的特异性都有所提高。理想的溶栓药应有如下特点：纤维蛋白有选择性；良好的血管再通作用；血管再栓塞和出血发生率低或无；抗 PAI-1 作用；无抗原性和价格合理。

虽然目前临床上已批准的溶栓治疗药物可以显著降低急性心肌梗死后的死亡率，并常用于治疗其他各种血栓栓塞性疾病，但这些药物也有显著的缺点，包括治疗剂量过大、有限的纤维蛋白特异性和出血倾向及血管再栓塞。一些与溶栓药一起使用的辅助药物也有相关的副作用。目前一半或更多的患者将无法实现早期和完整的再灌注效果。为了解决这些问题，利用基因工程研发出的第三代溶栓药物不仅可以改善溶栓的治疗效果，同时还增强了纤维蛋白的特异性，延长了血浆半衰期和抵抗 PAI-1 的抑制作用，显著提高了药物安全性。

至今为止溶栓药物仍然无法使患者达到 100% 完全恢复冠状血流及微循环再灌注的治疗效果，也无法完全避免全身出血和再栓塞等并发症的发生。因此，需要进一步研究出理想的溶栓药。开发纤维蛋白溶酶（plasmin）变异体作为直接纤溶药物并结合脂质体技术的靶向给药是未来溶栓药的一个发展方向。鉴于其相对安全和给药方便，使用微生物、植物和动物来源的分子有望开发出新型直接溶栓药物。

参 考 文 献

Angeja BG, de Lemos J, Murphy SA, et al. 2002. Impact of diabetes mellitus on epicardial and microvascular flow after fibrinolytic therapy. Am Heart J, 144 (4): 649-656.

Angeja BG, KermgardS, Chen MS, et al. 2002. The smoker's paradox: insights from the angiographic substudies of the TIMI trials. J Thromb Thrombolysis, 13 (3): 133-139.

Armstrong PW, Burton J, Pakola S, et al. 2003. Collaborative angiographic patency trial of recombinant staphylokinase (CAPTORS II). Am Heart J, 146 (3): 484-488.

Dunn CJ, Goa KL. 2001. Tenecteplase: a review of its pharmacology and therapeutic efficacy in patients with acute myocardial infarction. Am J Cardiovasc Drugs, 1 (1): 51-66.

Fuller TJ, Paprzycki CM, Zubair MH, et al. 2017. Initial experiences with endovascular management of submassive pulmonary embolism: is it safe? Ann Vasc Surg, 38: 158-163.

Gibson CM, Bigelow B, James D, et al. 2004. Association of lesion complexity following fibrinolytic administration with mortality in ST- elevation myocardial infarction. Am J Cardiol, 94 (1): 108-111.

Gibson CM, Cannon CP, Murphy SA, et al. 1999. Weight-adjusted dosing of TNK-tissue plasminogen activator and its relation to angiographic outcomes in the thrombolysis in myocardial infarction 10B trial. TIMI 10B Investigators. Am J Cardiol, 84 (9): 976-980.

Gibson CM, Cannon CP, Murphy SA, et al. 2002. Relationship of the TIMI myocardial perfusion grades, flow grades, frame count, and percutaneous coronary intervention to long- term outcomes after thrombolytic administration in acute myocardial infarction. Circulation, 105 (16): 1909-1913.

Gibson CM, Chen M, Angeja BG, et al. 2002. Precordial ST- segment depression in inferior myocardial infarction. J Thromb Thrombolysis, 3 (1): 9-12.

Gibson CM, Karha J, Murphy SA, et al. 2003. Early and long-term clinical outcomes associated with reinfarction following fibrinolytic administration in the thrombolysis in myocardial infarction trials. J Am Coll Cardiol. 42 (1): 7-16.

Inoue T, Nishiki R, Kageyama M, et al. 2004. Therapeutic potential of monteplase in acute myocardial infarction as a powerful thrombolytic agent for pretreatment of coronary intervention. Cardiovasc Drug Rev, 22 (4): 320-333.

Inoue T, Nishiki R, Kageyama M, et al. 2005. Therapeutic potential of monteplase in acute myocardial infarction. Am J Cardiovasc Drugs, 5 (4): 225-231.

Inoue T, Yaguchi I, Takayanagi K, et al. 2002. A new thrombolytic agent, monteplase, is independent of the plasminogen activator inhibitor in patients with acute myocardial infarction: initial results of the combining monteplase with angioplasty (COMA) trial. Am Heart J, 144 (4): E5.

Karagounis L, Moreno F, Menlove RL, et al. 1991. Effects of early thrombolytic therapy (anistreplase versus streptokinase) on enzymatic and electrocardiographic infarct size in acute myocardial infarction.

TEAM-2 Investigators. Am J Cardiol, 68 (9): 848-856.

Karagounis L, Moreno F, Menlove RL, et al. 1996. Patency trials with reteplase (r-PA): what do they tell us? Am J Cardiol, 78 (12A): 16-19.

Karha J, Murphy SA, Kirtane AJ, et al. 2003. Evaluation of the association of proximal coronary culprit artery lesion location with clinical outcomes in acute myocardial infarction. Am J Cardiol, 92 (8): 913-918.

Karmpaliotis D, Turakhia MP, Kirtane AJ, et al. 2004. Sequential risk stratification using TIMI risk score and TIMI flow grade among patients treated with fibrinolytic therapy for ST-segment elevation acute myocardial infarction. Am J Cardiol, 94 (9): 1113-1117.

Nicolau JC, Marin-Neto JA, Giraldez RR, et al. 2007. A comparison of percutaneous coronary intervention and surgical revascularization after fibrinolysis for acute myocardial infarction. Insights from the InTIME-2 trial. Int J Cardiol, 116 (116): 383-388.

Piazza G, Hohlfelder B, Jaff MR, et al. 2015. A prospective, single-arm, multicenter trial of ultrasound-facilitated, catheter-directed, low-dose fibrinolysis for acute massive and submassive pulmonary embolism: the SEATTLE II study. JACC Cardiovasc Interv, 8 (10): 1382-1392.

Schweiger MJ, Cannon CP, Murphy SA, et al. 2001. Early coronary intervention following pharmacologic therapy for acute myocardial infarction (the combined TIMI 10B- TIMI 14 experience). Am J Cardiol, 88 (8): 831-836.

Shukla AN, Thakkar B, Jayaram AA, et al. 2014. Efficacy and safety of tenecteplase in pulmonary embolism. J Thromb Thrombolysis, 38 (1): 24-29.

Steering Committee. 2012. Single-bolus tenecteplase plus heparin compared with heparin alone for normotensive patients with acute pulmonary embolism who have evidence of right ventricular dysfunction and myocardial injury: rationale and design of the pulmonary embolism thrombolysis (PEITHO) trial. Am Heart J, 163 (1): 33-38.

第五章　抗血栓药在冠心病中的联合应用策略

抗血小板治疗是冠心病患者治疗和预防的基石，也是 PCI 围术期及术后防治血栓病情的重要环节。冠心病患者长期接受抗凝治疗亦存在出血风险。因此，抗凝血药物在冠心病患者中的应用需谨慎。许多循证研究表明，新型口服抗凝血药联合一种或两种抗血小板药物可用于冠心病患者的获益治疗。有研究结果显示，一种抗血小板药物治疗较两种抗血小板药物治疗的心血管事件和全因死亡风险增加，两种抗血小板药物治疗较一种抗血小板药物治疗出血风险增加。RE-LY 试验研究探讨了冠心病 PCI 术患者随机接受达比加群酯联合 P2Y12 受体拮抗剂或华法林联合 P2Y12 受体拮抗剂和肠溶阿司匹林胶囊（ASA）的治疗对主要终点事件（支架内血栓事件及支架术后临床相关出血事件）的影响；TIMI 51 研究了受试者在使用双联抗血小板药物基础上随机应用利伐沙班与安慰剂治疗对主要终点事件的影响，这些结果均显示新型口服抗凝血药可以降低心肌梗死的发生率，且颅内出血及缺血性卒中发生率也有所降低。

第一节　稳定型缺血性心脏病的抗血栓药联合应用策略

2016 年 3 月 AHA 及 ACC 发布了关于冠心病患者双联抗血小板治疗的更新指南。该指南对稳定型缺血性心脏病、非 ST 段抬高型急性冠状动脉综合征和 PCI 术后 DAPT 治疗时间、剂量进行了推荐。

一、稳定型缺血性心脏病患者 PCI 术后 DAPT 时间

1. 稳定型缺血性心脏病（SIHD）患者 BMS 植入术后行 DAPT 治疗，P2Y12 受体拮抗剂氯吡格雷推荐不少于 1 个月（Ⅰ类推荐）。

2. SIHD 患者 DES 植入术后的 DAPT 治疗，P2Y12 受体拮抗剂氯吡格雷推荐使用时间应不少于 6 个月（Ⅰ类推荐）。

3. SIHD 患者 DES 植入术后的 DAPT 治疗，患者若有高危出血风险或明显出血，推荐治疗 3 个月后中断 P2Y12 受体拮抗剂的使用（Ⅱb 类推荐）。

二、稳定型缺血性心脏病抗血小板治疗方案推荐

1. BMS 植入后的 SIHD 患者，建议 DAPT 中的 P2Y12 受体拮抗剂治疗应至少

使用 1 个月（Ⅰ类推荐）。

2. DES 植入后的 SIHD 患者，DAPT 中的 P2Y12 受体拮抗剂治疗推荐至少使用 6 个月（Ⅰ类推荐）。

3. 推荐阿司匹林治疗剂量为 81mg（75～100mg）（Ⅰ类推荐）。

4. 既往 1～3 年有心肌梗死病史的 SIHD 患者 DAPT 后如无明显出血倾向或出血风险不高，推荐延长 DAPT 时间（Ⅱb 类推荐）。

5. BMS 或 DES 治疗的 SIHD 患者如耐受 DAPT 治疗，推荐 BMS 治疗患者的氯吡格雷治疗时间至少 1 个月，而 DES 植入患者氯吡格雷治疗时间至少 6 个月（Ⅱb 类推荐）。

6. DES 植入后的 SIHD 患者如处于高危出血风险，或者发生明显出血事件，推荐在治疗 3 个月后中断 P2Y12 受体拮抗剂治疗（Ⅱb 类推荐）。

7. 稳定型缺血性心脏病患者 CABG 术后行为期 12 个月的 DAPT 可提高移植静脉效能（Ⅱb 类推荐）。

8. 既往无 ACS 病史、冠状动脉支架植入或近期行 CABG 手术（近 12 个月）的患者，DAPT 治疗并无明显益处（Ⅲ类推荐）。

第二节　非 ST 段抬高型急性冠状动脉综合征的抗血栓药联合应用策略

口服抗血小板药物的起效时间与血小板抑制程度存在一定局限性，并存在血小板抵抗现象。因此，临床需应用更快速、强效的抗血小板药物进行院内强化治疗，从而进一步降低行 PCI 手术时高危 ACS 患者的 MACE 风险和死亡率。

静脉注射类抗血小板药物属于快速、强效的抗血小板药物，血小板 GPⅡb/Ⅲa 受体拮抗剂替罗非班作为静脉注射的代表药物之一，在 PCI 围术期应用中有明显优势。PCI 围术期需快速、强效达到血小板抑制状态，以避免血栓形成，减少缺血事件的发生。应用 GPⅡb/Ⅲa 受体拮抗剂后血小板抑制率与 PCI 术后不良心血管事件发生风险相关。GPⅡb/Ⅲa 受体拮抗剂静脉推注后 10min 血小板抑制率≥95% 的患者与 <95% 的患者相比，MACE 风险下降 55%。替罗非班 10μg/kg 静脉推注，0.15μg/（kg·min）维持，10min 血小板抑制率可达 97%，能够充分满足强化抗血小板治疗的需求。

一、2011 年 ACCF/AHA 的 UA/NSTEMI 指南抗血小板治疗方案推荐

对于选择早期有创策略的中高危 UA/NSTEMI 患者，在实施 PCI 术前或术中

应运用阿司匹林+GPⅡb/Ⅲa受体拮抗剂（ⅠA类推荐）。我国指南也有类似的推荐。

二、2014年ACCF/AHA对非ST段抬高型急性冠状动脉综合征患者管理指南抗血小板治疗推荐

该指南将NSTE-ACS替代不稳定型心绞痛和NSTEMI，由于不稳定型心绞痛和NSTEMI的病理生理过程连续，临床表现无异，其联合抗血栓药治疗策略亦相同，包括干预危险因素、双联抗血小板治疗、抗凝治疗和胆固醇管理等多方面干预。指南推荐将无禁忌证的所有NSTE-ACS患者无论是接受早期介入治疗还是缺血指导的治疗策略，均应给予P2Y12受体拮抗剂（氯吡格雷或替格瑞洛）和阿司匹林12个月的双联抗血小板治疗。接受PCI术治疗的患者亦应使用P2Y12受体拮抗剂（氯吡格雷、普拉格雷或替格瑞洛）治疗至少12个月。

三、2015年ESC非ST段抬高型急性冠状动脉综合征管理指南抗血小板治疗推荐

（一）阿司匹林剂量推荐

阿司匹林可以不可逆地抑制环氧酶或血小板前列腺素内过氧化物合酶1的活性，进而抑制血栓烷A_2的产生。不稳定型心绞痛患者应用阿司匹林可以获益。建议阿司匹林的口服负荷剂量为普通片剂（非肠溶片）150~300mg，静脉负荷剂量为150mg。不需要监测阿司匹林的效果。双联抗血小板治疗患者推荐阿司匹林剂量为81mg（75~100mg）（Ⅰ类推荐）。

该指南权衡出血和缺血风险，推荐采用个体化的双联抗血小板治疗（DAPT）时间：①一般情况下，PCI术后DAPT 1年（Ⅰ，A）；②出血风险高的患者推荐DAPT 3~6个月（Ⅱb，A）；③缺血风险高的患者DAPT可延长至30个月（Ⅱb，A）。

（二）P2Y12受体拮抗剂治疗推荐

P2Y12受体拮抗剂治疗推荐见表5-1。

表 5-1　2015 年 ESC 推荐治疗 NSTE-ACS 的 P2Y12 受体拮抗剂

	氯吡格雷	普拉格雷	替格瑞洛	坎格雷洛
化学分类	噻吩并吡啶类	噻吩并吡啶类	环戊基三唑嘧啶类	ATP 稳定类
用法	口服	口服	口服	静脉注射
剂量	300~600mg 口服后，75mg 每日 1 次	60mg 口服后，10mg 每日 1 次	180mg 口服后，90mg 每日 2 次	30μg/kg 静脉推注后，4μg/（kg·min）持续输注
慢性肾病患者剂量调整				
·3 期 [eGFR 30~59mL/(min·1.73m²)]	剂量无需调整	剂量无需调整	剂量无需调整	剂量无需调整
·4 期 [eGFR 15~29mL/(min·1.73m²)]	剂量无需调整	剂量无需调整	剂量无需调整	剂量无需调整
·5 期 [eGFR<15mL/(min·1.73m²)]	仅用于选择性的指征（如预防支架内血栓）	不建议	不建议	剂量无需调整
结合可逆性	不可逆	不可逆	可逆	可逆
激活	药物前体，经肝脏代谢后可变	药物前体，具有可预知的肝脏代谢	活性药物，额外的活性代谢	活性药物
首次负荷剂量后起效时间[a]	2~6h[b]	30min[b]	30min[b]	2min
药效持续时间	3~10h	7~10d	3~5d	1~2h
外科手术前停药	5d[c]	7d[c]	5d[c]	1h
P2Y12 受体拮抗剂活性产物血浆半衰期[d]	30~60min	30~60min[e]	6~12h	5~10min
对腺苷再摄取的抑制	否	否	是	是

eGFR, 肾小球滤过率；a: 抑制 ADP 诱导的血小板聚集达 50%；b: 如果肠道吸收延迟（如通过阿片类药物），起效时间可能延迟；c: 如果根据血小板功能监测和低危出血风险，可以考虑缩短该时间；d: 影响血小板输注时间；e: 因为它很可能反映相关临床的血浆水平持续时间，而相应的消除相半衰期约为 7h。

（三）ACS 患者 PCI 术后 DAPT 时间

无论采取何种治疗策略，一旦诊断 NSTE-ACS，应尽快给予 P2Y12 受体拮抗剂。这就意味着需要提前给药，即对于准备接受有创治疗的患者，在冠状动脉造影前就应当给予 P2Y12 受体拮抗剂。

1. BMS 或 DES 植入的 ACS 患者 DAPT，推荐服用 P2Y12 受体拮抗剂至少 12 个月（Ⅰ类推荐）。

2. DAPT 患者推荐的阿司匹林剂量为 81mg（75～100mg）（Ⅰ类推荐）。

3. 冠状动脉支架植入术后的 ACS 患者 DAPT，建议使用替格瑞洛代替氯吡格雷作为 P2Y12 受体拮抗剂维持治疗（Ⅱa 类推荐）。

4. 冠状动脉支架植入术后的 ACS 患者行 DAPT，若患者出血风险不高且既往脑卒中或 TIA 病史，推荐使用普拉格雷代替氯吡格雷作为 P2Y12 受体拮抗剂维持治疗（Ⅱa 类推荐）。

5. 冠状动脉支架植入术后的 ACS 患者 DAPT，若出血风险不高且无出血并发症，推荐>12 个月的 DAPT（Ⅱb 类推荐）。

6. 药物支架植入术后行 DAPT 的 ACS 患者，如果具有高出血风险或合并重度出血并发症，推荐 DAPT 6 个月后中断 P2Y12 受体拮抗剂治疗（Ⅱb 类推荐）。

7. 既往有脑卒中或 TIA 病史的患者不应服用普拉格雷（Ⅲ类推荐）。

对于早期接受 PCI 治疗的 NSTE-ACS 患者，在选用 P2Y12 受体拮抗剂时替格瑞洛优先于氯吡格雷。对于接受 PCI 且非出血高危的 NSTE-ACS 患者，在选用 P2Y12 受体拮抗剂时普拉格雷应优先于氯吡格雷。

对于所有 NSTE-ACS 患者均应推荐给予抗凝血药联合抗血小板药治疗。对于 NSTE-ACS 患者，PCI 治疗后应停止抗凝治疗，除非有令人信服的理由需要继续该治疗。

疑似 ACS 的患者应基于 ACS 可能性和不良预后进行危险分层，无禁忌证的 ACS 患者应在首个 24h 内口服 β 受体阻滞剂；无禁忌证的 NSTE-ACS 患者均应开始或继续高强度他汀类药物治疗。

ACCOAST 研究（comparison of prasugrel at the time of percutaneous coronary intervention or as pretreatment at the time of diagnosis in patients with non-ST elevation myocardial infarction）是一项评估 NSTE-ACS 患者提前给予 P2Y12 受体拮抗剂是否获益的随机对照研究，研究入选了 4033 例接受早期有创治疗的 NSTE-MI 患者，比较提前给予 30mg 普拉格雷和冠状动脉造影术后、PCI 术前给予 60mg 普拉格雷的不同结果。提前给药的中位时间为 4.3h。69% 的患者接受了 PCI 术，6% 的患者需要外科手术，其余患者则接受药物保守治疗。7 天（OR1.02；95% 置信

区间：0.84~1.25；$P=0.81$）和30天的主要终点事件（心血管死亡、反复心肌梗死、卒中、紧急血运重建和补救性使用血小板 GPⅡb/Ⅲa 受体拮抗剂）两组没有显著性差异。然而，提前给药组7天时的 TIMI 严重出血发生率显著高于对照组。尚缺乏对于计划接受有创治疗的 NSTE-ACS 患者应用替格瑞洛或氯吡格雷的最佳相关研究，该指南不能给出支持还是反对提前使用此类药物的建议。根据 ACCOAST 的研究结果，不建议提前给予普拉格雷。对于计划接受保守治疗的 NSTE-ACS 患者，如果无禁忌，一旦确诊应当尽早给予 P2Y12 受体拮抗剂（首选替格瑞洛）。

根据 CURE（clopidogrel in unstable angina to prevent recurrent events）研究的结果，无论采取何种血运重建策略及何种类型的支架，均建议 NSTE-ACS 患者接受1年的阿司匹林联合氯吡格雷的双联抗血小板治疗。TRITON-TIMI38 和 PLATO 研究则分别建议使用普拉格雷和替格瑞洛替代氯吡格雷。入选了2116例患者的 CREDO 研究（clopidogrel for the reduction of events during observation）显示，与接受1个月的 DAPT（阿司匹林+氯吡格雷）治疗比较，接受一年的 DAPT 治疗可以降低26.9%的死亡、心肌梗死或卒中的相对风险（8.6% vs. 11.8%；$P=0.02$）。但是，该研究仅包括了稳定型冠心病和低危 NSTE-ACS 患者（各占50%），并没有涉及 ACS 和 DAPT 之间的关系。

支持延长 NSTE-ACS 患者药物洗脱支架后 DAPT 时间超过1年的证据有限（表5-2）。

DAPT 研究将 PCI 术后1年内未发生不良心血管事件的患者随机分为延长18个月的噻吩并吡啶类药物（氯吡格雷或普拉格雷）治疗或安慰剂治疗。延长噻吩并吡啶类药物的治疗时间可以降低支架内血栓（0.4% vs. 1.4%；风险比0.29；$P<0.001$）和主要不良心脑血管事件（4.3% vs. 5.9%；风险比0.71；$P<0.001$）的发生率。延长药物治疗组的心肌梗死发生率也显著低于安慰剂组（2.1% vs. 4.1%；风险比0.47；$P<0.001$）。延长药物治疗组的全因死亡率为2.0%，而安慰剂组为1.5%（风险比1.36；$P=0.05$）。延长药物治疗组的中、重度出血发生率也更高（2.5% vs. 1.6%；风险比1.61；$P=0.001$）。一项荟萃分析汇总了共32 287例患者的10项随机对照研究，比较了不同的 DAPT 时间对临床结果的影响。其中，近50%的患者为稳定型冠心病。为了避免将经12个月 DAPT 的患者同时纳入两组，该荟萃分析根据对照组的 DAPT 时间进行了分组。因此分组后即可比较缩短或延长（超过12个月）DAPT 时间与12个月的 DAPT 时间对临床结果的不同影响。与12个月的 DAPT 时间比较，缩短 DAPT 时间可以显著地降低严重出血（风险比0.58；$P=0.02$）的发生率；虽然缩短治疗组的缺血性事件和支架内血栓的发生率有轻中度增加的趋势，但是没有显著性差异。延

长 DAPT 时间则显著地降低了心肌梗死（风险比 0.53；$P<0.001$）和支架内血栓（风险比 0.33；$P<0.001$）的发生率，但是增加了严重出血的发生率（风险比 1.30；$P=0.03$），心血管死亡率两组没有显著性差异。

PEGASUS-TIMI54 研究（prevention of cardiovascular events in patients with prior heart attack using ticagrelor compared to placebo on a backgronud of aspirin-thrombolysis in myocardial infarction 54）将 21 162 例 1~3 年内发生过心肌梗死的患者随机分为 90mg，每天 2 次的替格瑞洛组；60mg，每天 2 次的替格瑞洛组和安慰剂组。随访的中位时间为 33 个月，结果显示替格瑞洛组可以降低心血管死亡、心肌梗死或卒中的发生率（90mg 替格瑞洛组比安慰剂组的 OR 0.85；$P=0.008$；60mg 替格瑞洛组比安慰剂组的 OR 0.84，$P=0.004$），但是增加了严重出血发生率（90mg 替格瑞洛组为 2.60%，60mg 替格瑞洛组为 2.30%，安慰剂组为 1.06%，$P<0.001$）。两组治疗剂量之间全因死亡率没有显著性差异。总之，建议 NSTE-ACS 患者接受 1 年的 DAPT，根据缺血或出血风险的不同，经选择的患者可以缩短（3~6 个月）或延长（直至 30 个月）DAPT 的时间。

（四）血小板 GPⅡb/Ⅲa 受体拮抗剂推荐

静脉应用血小板 GPⅡb/Ⅲa 受体拮抗剂可以抑制血小板的聚集。一项荟萃分析汇总了共 29 570 例患者的 6 项随机对照研究（主要接受药物治疗），与普通肝素联合使用，GPⅡb/Ⅲa 受体拮抗剂将死亡或非致死性心肌梗死的相对风险降低 9%（10.7% vs. 11.5%，$P=0.002$），其中，接受 PCI 术的患者获益最大。GPⅡb/Ⅲa 受体拮抗剂增加了严重出血并发症，但是颅内出血并没有显著增加。关于 P2Y12 受体拮抗剂联合 GPⅡb/Ⅲa 受体拮抗剂的有效性和安全性，目前尚缺乏相关的前瞻性研究。在接受普拉格雷或替格瑞洛治疗的患者中，GPⅡb/Ⅲa 受体拮抗剂仅限于补救性使用，或当 PCI 术中出现血栓性并发症时使用。

肾功能不全患者的剂量调整详见表 5-3。

NSTE-ACS 患者抗血小板治疗的建议详见表 5-4。

（五）单药或双联抗血小板药联合抗凝血药治疗 NSTE-ACS 的循证证据

与阿司匹林单药治疗相比，12 个月的 DAPT 已被证明可显著减少 ACS 患者的缺血性事件。ACS 2-TIMI 51 试验结果表明，DAPT 加 Ⅹa 因子抑制剂利伐沙班可显著减少心血管死亡的复合事件中心肌梗死和脑卒中风险，并导致心血管死亡率降低。然而，"三联疗法"可显著增加出血事件。

表5-2　PCI术后双联抗血小板时间研究总结

研究（年度）	N（ACS%）	DAPT时间（月）	开始时间	支架类型	主要终点	出血事件
RESET（2012）	2117（55%）	3：12	PCI	ZES 3个月 DAPT：SES 12个月 DAPT	心血管死亡、心肌梗死、支架血栓、靶血管重建、严重或轻微出血：阿司匹林组4.7%比DAPT组4.7%（差异0，$P=0.84$，P非劣效<0.001）（支架术后1年）	TIMI严重出血：阿司匹林组0.2%比DAPT组0.6%，差异-0.4%（$P=0.18$）
OPTIMIZE（2013）	3119（32%）	3：12	PCI	E-ZES（100%）	死亡、心肌梗死、卒中、严重出血：阿司匹林组6%比DAPT组5.8%（HR 1.03，$P=0.84$，P非劣效$=0.002$）（支架术后1年）	TIMI严重出血：阿司匹林组0.6%比DAPT组0.9%（HR 0.71，$P=0.41$）
EXCELLENT（2012）	1443（52%）	6：12	PCI	1：1随机 EES（75%）：SES（25%）	靶血管失败：阿司匹林组4.8%比DAPT组4.3%（HR 1.14，$P=0.60$；绝对风险差异0.5%；单侧95%置信区间上限2.4%；P非劣效<0.001）（支架术后1年）	TIMI严重出血：阿司匹林组4.8%比DAPT组0.3%比DAPT组（HR 0.50，$P=0.42$）
PRODIGY（2012）	1970（75%）	6：24	PCI后1个月	1：1：1：1随机 BMS（25%）：E-ZES（25%）：PES（25%）：EES（25%）	死亡、心肌梗死、卒中：阿司匹林组10%比DAPT组10.1%（HR 0.98，$P=0.91$）（支架术后2年）	BARC5、3或2型出血：阿司匹林组3.5%比DAPT组7.4%（HR 0.46，$P<0.001$）
SECURITY（2014）	1399（38%）	6：12	NR	E-ZES（41%）、EES（20%）、其他（33%）	12个月时心源性死亡、心肌梗死、明确或可能ST、BARC3或5型出血：阿司匹林组4.5%比DAPT组3.7%（风险差异0.8%，$P=0.47$，P非劣效<0.05）（支架术后1年）	BARC3或5型出血：阿司匹林组0.6%比DAPT组1.1%（风险差异-0.5%，$P=0.28$）
SAR-SAFE（2015）	4000（40%）	6：12	PCI后12个月	PES（2%）、SES（8%）、EES（48%）、ZES（15%）、BES（8%）、BMS（0.3%）	9个月死亡、心肌梗死、支架血栓、卒中和TIMI严重出血：阿司匹林组1.5%比DAPT组1.6%（HR 0.91，$P=0.70$，P非劣效<0.001）（支架术后2年）	TIMI严重出血：阿司匹林组0.3%比DAPT组0.2%（HR0.80，$P=0.74$）

续表

研究（年度）	N（ACS%）	DAPT时间（月）	开始时间	支架类型	主要终点	出血事件
ITALIC/ITALIC+ (2015)	1850 (23%)	6：24	PCI	EES (100%)	死亡、心肌梗死、紧急靶血管重建、卒中和严重出血：阿司匹林组1.6%比DAPT组1.5%（风险差异0.11，P=0.85，P非劣效=0.0002）（支架术后2年）	轻微出血：DAPT组0.4%比阿司匹林组0.5%（HR1.247，P=0.74）
DESLATE (2014)	5045 (61%)	12：24	PCI术后12个月	SES (44%)、PES (20%)、ZES (19%)、EES (6%)、其他 (6%)	心血管死亡、心肌梗死或卒中：阿司匹林组2.4%比DAPT组2.6%（HR 0.94，P=0.75）（支架术后2年）	TIMI严重出血：阿司匹林组1.1%比DAPT组1.4%（HR0.71，P=0.20）
ARTIC-INTERRUPTION (2014)	1259 (30%)	12：24	PCI术后12个月	第一代DES4.3%	死亡、卒中、支架血栓或紧急血运重建：DAPT组4%比阿司匹林组4%（HR 1.17，P=0.58）（支架术后2年）	STEEPLE严重性：DAPT组1%比阿司匹林组<0.5%（HR0.15，P=0.07）
DAPT (2014)	9961 (43%)	12：30	PCI术后12个月	PES26%、SES11%、EES47%、ZES12%	死亡、心肌梗死或卒中：DAPT组4.3%比阿司匹林组5.9%	GUSTO中度出血：DAPT组2.5%比阿司匹林组1.6%（HR1.61，P=0.001）

表 5-3 正常和肾功能损害患者 GP II b/III a 受体拮抗剂的剂量调整

药物	建议			
	肾功能正常或CKD 1~2期 [eGFR≥60ml/(min·1.73m²)]	CKD3期 [eGFR 30~59ml/(min·1.73m²)]	CKD4期 [eGRF 15~29ml/(min·1.73m²)]	CKD5期 [eGFR<15ml/(min·1.73m²)]
依替巴肽	180μg/kg 静脉推注，然后以2μg/(kg·min)持续静脉滴注	无需调整负荷剂量，如果eGFR<50ml/(min·173m²)，将输注速度降低至1μg/(kg·min)	不建议	不建议
替罗非班	25μg/kg 或10μg/kg 静脉推注，然后以0.15μg/(kg·min)持续静脉滴注	无需调整剂量	无需调整负荷剂量，将滴注速度降低至0.05μg/(kg·min)	不建议
阿西单抗	0.25mg/kg 静脉推注，然后以0.125μg/(kg·min)（最大2μg/kg·min）持续静脉滴注	对阿西单抗的应用无具体建议，肾功能衰竭患者的剂量调整亦无具体建议。需谨慎评估出血风险		

表 5-4 NSTE-ACS 患者抗血小板治疗推荐

建议	推荐类别	证据水平
建议所有无禁忌证患者阿司匹林口服首剂负荷 150~300mg（未服用过阿司匹林的患者），并且以每日 75~100mg 的维持剂量长期服用，无论采用何种治疗策略	I	A
建议在阿司匹林基础上，联合应用一种 P2Y12 受体拮抗剂 12 个月，除非有极高出血风险等禁忌	I	A
建议所有发生缺血事件中至高危（如肌钙蛋白升高）并且无禁忌证的患者应用替格瑞洛（180mg 负荷剂量，90mg 每日 2 次维持剂量），无论起始治疗策略如何，包括之前应用氯吡格雷（替格瑞洛治疗开始时应中止）治疗的患者	I	B
建议将要接受 PCI 并且无禁忌证的患者应用普拉格雷（负荷剂量 60mg，每日剂量 10mg）	I	B
建议不能应用替格瑞洛、普拉格雷或需要口服抗凝治疗的患者应用氯吡格雷（负荷剂量 300~600mg，每日 75mg 维持剂量）	I	B
可以考虑在认为高出血风险的患者置入药物洗脱支架后较短期应用 P2Y12 受体拮抗剂治疗 3~6 个月	IIb	A
不建议对冠状动脉解剖关系不清楚的患者使用普拉格雷	III	B
应当考虑 GP IIb/IIIa 受体拮抗剂应用于 PCI 过程中的补救性治疗或血栓并发症	IIa	C
应当考虑坎格雷洛用于未经 P2Y12 受体拮抗剂治疗而接受 PCI 的患者	IIb	A
不建议对冠状动脉解剖关系不清楚的患者使用 GP IIb/IIIa 受体拮抗剂	III	A
谨慎评估患者缺血及出血风险后，应当考虑服用 P2Y12 受体拮抗剂和阿司匹林一年以上	IIb	A
建议胃肠道出血风险高于平均水平的患者联合应用双联抗血小板治疗和质子泵抑制剂（如消化性溃疡或出血史，正在应用抗凝血药物治疗，长期服用非甾体类抗炎药或糖皮质激素，或存在两种及以上下列情形：年龄 ≥65 岁，消化不良，胃、食管反流病，幽门螺杆菌感染和长期饮酒）	I	B
对于服用 P2Y12 受体拮抗剂且需进行非急诊非心脏手术的大手术患者，应当考虑手术前至少停服替格瑞洛或氯吡格雷 5 天，普拉格雷至少停服 7 天，除非患者有高危缺血风险	IIa	C
一般建议		
在有不能推迟的非心脏手术或存在出血并发症的情况下，应当考虑植入金属裸支架最短 1 个月后停用 P2Y12 受体拮抗剂，或新一代药物洗脱支架最短 3 个月后停用	IIb	C

血小板和凝血系统激活是 ACS 患者血栓形成过程中具有决定性作用的两个关键环节。尽管临床已广泛开展 PCI，并采取以 DAPT、β 受体阻滞剂和他汀类等药物治疗为基础的二级预防措施，但是，ACS 患者 5 年随访时心血管死亡和 MI

发生率高达 24% ~31% 。现有的欧美 ACS 管理指南仅建议采用单药抗血小板治疗。但是，难以达到完全抗血栓治疗的效果。在 ACS 后的二级预防中联合口服抗凝治疗应当是合理的选择。20 世纪 90 年代初许多研究探讨了长期口服华法林在 ACS 二级预防中的作用。多项华法林荟萃分析表明，与单用阿司匹林比较，联用华法林和阿司匹林使 MI 年复发率降低 44% ，缺血性卒中和再次血运重建的年发生率分别降低 54% 和 20% 。同时严重出血风险增加 2.5 倍，其中中低危出血风险患者的心血管获益超过出血风险。然而，由于华法林血药浓度易受食物、遗传、药物相互作用、治疗窗口窄、频繁取血监测国际标准比值等多种因素的影响，使其服药依从性极差。

PCI 术后发生心房颤动患者的治疗是临床上面临的一个挑战。PCI 术后心房颤动患者在预防卒中接受抗凝治疗的同时，需进行双联抗血小板治疗，但如何更好地治疗这类患者的数据非常有限。NSTE-ACS 患者接受长期抗凝治疗可能存在出血风险。因此，长期抗凝血药物的应用需谨慎。

1. APPRAISE-2 研究 是一项国际多中心、随机对照研究，旨在了解一种或两种抗血小板药物联合阿哌沙班治疗 ACS 患者的疗效。研究共纳入 7364 例 ACS 患者，其中 1369 例（18.6%）联用一种抗血小板药物治疗，5995 例（81.4%）联用两种抗血小板药物治疗。研究结果显示，一种抗血小板药物治疗较两种抗血小板药物治疗的心血管事件和全因死亡风险增加，两种抗血小板药物治疗较一种抗血小板药物治疗出血风险增加。与安慰剂相比，阿哌沙班无论是联合一种或两种抗血小板药物治疗，均增加出血风险，但未减少缺血事件的发生。

2. PIONEER AF-PCI 研究 是第一个评估利伐沙班对比华法林治疗心房颤动患者 PCI 术后三联抗栓相对出血并发症风险的随机对照研究。研究表明阵发性心房颤动、持续性心房颤动、永久性心房颤动患者 PCI 术后抗凝抗血小板三联疗法中使用利伐沙班安全、可靠。该研究有助于解决心房颤动合并 PCI 抗栓这一重要临床问题，为治疗这类高危患者提供临床决策信息及利伐沙班添加到指南推荐的心房颤动治疗基础药物提供了依据，也为利伐沙班的临床应用提供了循证依据。

另外一项荟萃分析对 Xa 因子抑制剂联合抗血小板药物治疗近期发生的急性冠状动脉综合征的疗效进行了评价。共入选 8 项随机临床研究、42 898 例患者。与标准治疗相比，Xa 因子抑制剂显著降低了心血管事件（$P=0.003$）、心肌梗死（$P=0.002$）和支架内血栓事件（$P=0.003$），同时，全因死亡和卒中风险呈降低趋势，但显著增加大出血的风险（$P<0.0001$）。因此，在常规治疗的基础上加用 Xa 因子抑制剂，对于近期发生的 ACS 患者的长期治疗可能获益。

新型口服抗凝血药在抗凝领域发展迅速，在疗效、安全性、成本效益及依从性等方面优势明显，可作为传统抗凝血药物的替代治疗。针对抗凝治疗过程中出现的出血及其他突发事件，抗凝治疗前对特殊人群进行有效的风险评估至关重要，随着特异性拮抗剂的不断发展，医生在临床实践中可更放心地使用新型口服抗凝血药（表5-5）。

表5-5 正常和肾功能损害患者抗凝血药的剂量选择

药物	肾功能正常或 CKD1～3 期 $[eGFR \geqslant 30ml/(min \cdot 1.73m^2)]$	CKD4 期 $[eGFR15～29ml /(min \cdot 1.73m^2)]$	CKD5 期 $[eGFR<15ml /(min \cdot 1.73m^2)]$
普通肝素	冠状动脉造影前预先给予 60～70U/kg 静脉推注（最大 500U），然后输注 12～15U/(kg·h)（最大 1000U/h），目标 aPTT 值：正常参考值的 1.5～2.5 倍；PCI 期间：70～100U/kg 静脉推注(50～70U/kg，如果联合使用 GP Ⅱb/Ⅲa 受体拮抗剂)	无需剂量调整	无需剂量调整
依诺肝素	1mg/kg 皮下注射，每日 2 次	1mg/kg 皮下注射，每日 1 次	不建议
磺达肝癸钠	2.5mg/kg 皮下注射，每日 1 次	不建议［如果 eGRF <20ml/(min·1.73m²)]	不建议
比伐卢定	0.75mg/kg 静脉推注，然后以 1.75mg/(kg·h) 持续输注	无需调整负荷首剂，降低输注速度至 1mg/(kg·h)	透析治疗时，无需调整负荷剂量，降低输注速度至 0.25mg/(kg·h)

（六）NSTE-ACS 抗凝治疗推荐（表5-6）

表5-6 NSTE-ACS 患者抗凝治疗的建议

建议	推荐类别	证据水平
根据缺血和出血风险，建议确诊时服用肠外抗凝血药	Ⅰ	B
无论采用何种治疗策略，建议磺达肝癸钠（每日 2.5mg，皮下注射）作为具有最好的药效和安全性特征的药物	Ⅰ	B
建议 PCI 时比伐卢定［静脉推注 0.75mg/kg，然后以 1.75mg/(kg·h) 维持至术后最长 4h] 替代普通肝素联合 GP Ⅱb/Ⅲa 受体拮抗剂	Ⅰ	A
建议接受 PCI 且未接受任何抗凝治疗的患者应用普通肝素 70～100U/kg（如果联合应用 GP Ⅱb/Ⅲa 受体拮抗剂则给予 50～70U/kg 剂量）	Ⅰ	B

续表

建议	推荐类别	证据水平
正在接受磺达肝癸钠治疗的患者 PCI 时，建议术中一次性静脉推注普通肝素 70~85U/kg，或联合应用 GP Ⅱ b/ Ⅲ a 受体拮抗剂 50~60U/kg	I	B
如果磺达肝癸钠不可用，建议使用依诺肝素（1mg/kg，每日 2 次，皮下注射）或普通肝素	I	B
对于之前皮下注射依诺肝素的患者，PCI 时应当考虑依诺肝素作为抗凝血药	Ⅱ a	B
初始普通肝素治疗后，PCI 术中应当考虑在 ACT 指导下静脉弹丸式推注普通肝素	Ⅱ b	B
应当考虑 PCI 术后停用抗凝血药物，除非有其他治疗指征	Ⅱ a	C
不建议普通肝素与低分子量肝素交叉使用	Ⅲ	A
无卒中或短暂性脑缺血发作、高缺血风险，同时低出血风险的 NSTE-MI 患者，可以考虑停用肠外抗凝血药物后接受阿司匹林和氯吡格雷，以及低剂量的利伐沙班（2.5mg，每日 2 次，持续大约 1 年）治疗	Ⅱ b	B

　　抗凝治疗目的是抑制凝血酶的生成和（或）活化，减少血栓相关事件的发生。研究表明，抗凝治疗可以有效地减少 NSTE–ACS 的缺血性事件，抗凝治疗联合抗血小板治疗比任何一种单一治疗均更有效。

　　（七）NSTE–ACS 患者长期口服抗凝血药联合抗血小板药的抗血栓治疗建议（表 5-7）

表 5-7　NSTE–ACS 患者长期口服抗凝血药联合抗血小板药的抗血栓治疗推荐

建议	推荐类别	证据水平
对于有口服抗凝血药强烈指征的患者（如心房颤动 CHA_2DS_2 –VASc 评分 ≥2 分、近期静脉血栓栓塞、左心室血栓或机械瓣膜），建议口服抗凝血药与抗血小板治疗联合使用	I	C
对于中危至高危患者，应当考虑早期（24h 内）有创冠状动脉造影，不管是否口服抗凝血药，均应尽快制订治疗策略和决定最佳抗栓方案	Ⅱ a	C
不建议冠状动脉造影前，起始阿司匹林和 P2Y12 受体拮抗剂双联抗血小板治疗联合口服抗凝血药	Ⅲ	C
患者进行冠状动脉支架术抗凝治疗		
建议 PCI 术中额外给予肠外抗凝血药，无论最近一次任何一种新型口服抗凝血药服用时间如何或维生素 K 拮抗剂治疗的患者 INR<2.5	I	C
应当考虑围术期不间断地使用维生素 K 拮抗剂或新型口服抗凝血药	Ⅱ a	C

续表

建议	推荐类别	证据水平
抗血小板治疗		
冠状动脉支架术后，对于 NSTE-ACS 且 CHA_2DS_2-VASc 评分 1 分（男性）或 2 分（女性）的心房颤动患者，应当考虑包含新型 P2Y12 受体拮抗剂在内的双联抗血小板治疗作为三联抗血栓治疗的替代治疗	Ⅱa	C
如果出血风险低危（HAS-BLED 评分≤2 分），应当考虑应用口服抗凝血药、阿司匹林（75～100mg/d）和氯吡格雷（75mg/d）三联治疗 6 个月，然后口服抗凝血药联合阿司匹林（75～100mg/d）或氯吡格雷（75mg/d）维持至 12 个月	Ⅱa	C
如果出血风险高危（HAS-BLED 评分≥3 分），应当考虑口服抗凝血药、阿司匹林（75～100mg/d）和氯吡格雷（75mg/d）三联治疗维持 1 个月，然后口服抗凝血药联合阿司匹林（75～100mg/d）或氯吡格雷（75mg/d）维持至 12 个月，无论支架为何种类型（金属裸支架或新一代药物洗脱支架）	Ⅱa	C
对于有选择的患者（HAS-BLED 评分≥3 分和支架内血栓风险低危），可以考虑口服抗凝血药和氯吡格雷（75mg/d）作为三联抗血栓治疗的替代治疗	Ⅱb	B
不建议三联治疗中使用替格瑞洛或普拉格雷	Ⅲ	C
血管路径和支架类型		
冠状动脉造影和 PCI 时，建议桡动脉路径首选股动脉路径	Ⅰ	A
需口服抗凝血药的患者，应当考虑新一代药物洗脱支架首选金属裸支架	Ⅱa	B
药物治疗		
应当考虑一种抗血小板药物联合口服抗凝血药使用 1 年	Ⅱa	C

四、2016 年 AHA 及 ACC 冠心病患者双联抗血小板治疗指南更新与推荐

该指南对 P2Y12 拮抗剂和阿司匹林的治疗时间及剂量进行了如下推荐：

（一）P2Y12 拮抗剂推荐

1. 支架植入术后的 ACS 患者双联抗血小板治疗和单纯药物治疗的 ACS 患者，可使用替格瑞洛替代氯吡格雷治疗（Ⅱa 类推荐）。

2. 支架植入术后双联抗血小板治疗维持的 ACS 患者如若不是出血高危患者且既往无卒中或 TIA 病史，可考虑选用普拉格雷代替氯吡格雷治疗（Ⅱa 类推荐）。

3. 既往有卒中或 TIA 病史的患者不应使用普拉格雷治疗（Ⅲ类推荐）。

（二）DAPT 中的阿司匹林剂量推荐

对于 DAPT 患者，推荐阿司匹林剂量为 81mg（75～100mg）（Ⅰ类推荐）。

（三）ACS 患者 PCI 术后 DAPT 时间

1. BMS 或 DES 植入的 ACS 患者 DAPT，推荐服用 P2Y12 受体拮抗剂至少 12 个月（Ⅰ类推荐）。

2. DAPT 的患者推荐的阿司匹林剂量为 81mg（75～100mg）（Ⅰ类推荐）。

3. 冠状动脉支架植入术后的 ACS 患者 DAPT，建议使用替格瑞洛代替氯吡格雷作为 P2Y12 受体拮抗剂维持治疗（Ⅱa 类推荐）。

4. 冠状动脉支架植入术后的 ACS 患者行 DAPT，若患者出血风险不高且既往无脑卒中或 TIA 病史，推荐使用普拉格雷代替氯吡格雷作为 P2Y12 受体拮抗剂维持治疗（Ⅱa 类推荐）。

5. 冠状动脉支架植入术后的 ACS 患者，若患者出血风险不高且无出血并发症，推荐大于 12 个月的 DAPT（Ⅱb 类推荐）。

6. 药物支架植入术后行 DAPT 的 ACS 患者，如果患者具有高出血风险或合并重度出血并发症，推荐 DAPT 6 个月后中断 P2Y12 受体拮抗剂治疗（Ⅱb 类推荐）。

7. 既往有脑卒中或 TIA 病史的患者不应服用普拉格雷（Ⅲ类推荐）。

（四）PPIs 和 DAPT

1. 既往有消化道出血的患者进行 DAPT 时应服用 PPIs（Ⅰ类推荐）。

2. 具有高危消化道出血风险的患者（包括老年人，服用华法林、激素或非甾体类抗炎药等），推荐服用 PPIs（Ⅱa 类推荐）。

3. 不推荐低危消化道出血患者服用 PPIs（Ⅲ类推荐）。

五、2017 年 ESC 冠心病患者双联抗血小板治疗指南更新与推荐

2017 年欧洲心脏病学会（ESC）再次更新了《ESC 冠心病患者双联抗血小板治疗指南》，该指南由 ESC 与欧洲心胸外科学会（EACTS）共同编写。21 年来，共纳入 225 000 余例患者的 35 项 RCT 研究，使得双联抗血小板治疗成为心血管病药物治疗领域证据最坚实的策略之一。最为重要的是，DAPT 已经从仅仅为了术后预防血栓事件，逐渐上升至二级预防策略的高度。

（一）2017 年 ESC 冠心病患者 DAPT 指南更新建议

1. 拟行 PCI 前预先使用 P2Y12 受体拮抗剂（Ⅰ类推荐）。

2. 使用 PPI 以减少胃肠道出血风险（Ⅰ类推荐）。

3. 支架植入后若拟行择期外科手术，至少要在 P2Y12 受体拮抗剂使用 1 个月以后（Ⅱa 类推荐）。

4. 择期外科手术前替格瑞洛至少停用 3 天（Ⅱa 类推荐）。

5. 当出血风险大于缺血风险时，双联抗血小板治疗可以作为三联抗血栓治疗的代替（Ⅱb 类推荐）。

6. 服用口服抗凝血药的患者在 DAPT 满 12 个月后应考虑停用抗血小板药物（Ⅱb 类推荐）。

7. 不推荐常规血小板功能监测来调整用药（Ⅲ类推荐）。

（二）冠心病患者 DAPT 的药物选择

在 DAPT 药物选择方面，新版指南再次强调了替格瑞洛在 ACS 的优先地位，同时基于 PEGASUS–TIMI 54 研究增加了替格瑞洛在稳定型冠心病及心肌梗死患者中的相关推荐。

1. 对于无禁忌的 ACS 患者，无论初始治疗策略如何，均推荐替格瑞洛（180 mg 负荷剂量，90 mg bid）与阿司匹林联用，包括使用氯吡格雷预治疗的患者（Ⅰ类推荐，证据水平 B）。

2. 拟行侵入性治疗的 NSTE–ACS 患者，诊断明确后尽快给予替格瑞洛，在不能使用替格瑞洛时才给予氯吡格雷（Ⅱa 类推荐，证据水平 C）。

3. NSTE–ACS 患者预治疗优先推荐，确诊后应尽快给予替格瑞洛。在该指南中 PCI 术前 P2Y12 受体拮抗剂预治疗提升为 Ia 类推荐。

4. PCI 术后的稳定型冠心病（SCAD）患者，在考虑缺血和出血风险后，可考虑给予替格瑞洛或普拉格雷替代氯吡格雷（Ⅱb 类推荐，证据水平 C）。

5. 高缺血风险的心肌梗死患者，若可耐受 DAPT 且无出血，推荐替格瑞洛 60 mg bid 联合阿司匹林用于 12 个月以上延长治疗（Ⅱb 类推荐，证据水平 B）。

（三）动态调整和评估 DAPT 时程

推荐综合考虑患者的缺血与出血风险以决定 DAPT 的时程（Ia 类推荐），指南推荐使用预测模型来评估患者 DAPT 的出血风险，同时主张根据患者的缺血和出血风险制订个体化治疗策略。推荐进行动态调整和评估 DAPT 时长。DAPT 疗程的判断需评估 DAPT 获益与风险，指南强调不应由植入支架的类型决定 DAPT 时程。

1. 推荐考虑使用不同 DAPT 持续时间的获益与危害的风险评分来指导疗程（Ⅱb 类推荐，证据水平 A）。

2. 依据新的风险评分——PRECISE-DAPT 评分（由 Hb、WBC、年龄、CrCl、出血史 5 个变量组成）决定 DAPT 时程。高出血风险（如 PRECISE-DAPT 评分 ≥ 25 分）的 SCAD 患者，应考虑 3 个月的 DAPT（Ⅱa 类推荐，证据水平 B）。

3. 对于高出血风险的 ACS 支架术后患者（如 PRECISE-DAPT 评分 ≥ 25 分），应考虑 6 个月后停用 P2Y12 受体拮抗剂（Ⅱa 类推荐，证据水平 B）。

4. 无论 ACS 患者接受了哪种方式的血运重建（PCI 或 CABG），均推荐 DAPT 时程 12 个月。

5. 无论植入 DES/BMS 或 DCB（药物涂层球囊）类型如何，ACS 患者均推荐阿司匹林+P2Y12 受体拮抗剂的 DAPT 持续 12 个月。稳定型冠心病患者推荐 DAPT 持续 6 个月（Ⅰ类推荐，证据水平 A）。

6. 植入可吸收支架（BRS）的 ACS 或 SCAD 患者，DAPT 推荐至少 12 个月（Ⅱa 类推荐，证据水平 C）。

7. 对既往有心肌梗死的 ACS 患者，如处于高缺血风险、能耐受 DAPT、无出血并发症，DAPT 推荐延长至 12 个月以上（Ⅱb 类推荐，证据水平 B）。

8. DAPT 期间出现活动性出血，说明需要重新考虑 DAPT 的药物选择和疗程（Ⅰ类推荐）。

9. 对于男性或女性患者及有无糖尿病，推荐的 DAPT 类型及时程相同（Ⅰ类推荐，证据水平 A）。

10. 在有或无糖尿病的患者中，DAPT 的时间和类型是相似的（Ⅱa 类推荐，证据水平 B）。

11. 行侵入性治疗策略的 NSTE-ACS 患者应早期使用替格瑞洛或氯吡格雷（Ⅱa 类推荐）。

除了以上普遍遵循的原则外，指南还对特殊人群的治疗进一步具体化：对于有过支架内血栓形成的患者、下肢动脉疾病患者、接受过复杂 PCI 术的患者等，DAPT 用药时程也应该考虑延长。

（四）DAPT 中 P2Y12 受体拮抗剂间的转换

1. 推荐使用指导 DAPT 疗程的危险评分——PRECISE DAPT 评分（Ⅱb 类推荐，证据水平 A）。

2. 对于之前服用氯吡格雷的 ACS 患者，不论其之前服用氯吡格雷的时间和剂量如何，在入院早期均推荐其改用替格瑞洛 180 mg 负荷剂量，除非其有替格瑞洛禁忌证（Ⅰ类推荐，证据水平 B）。

3. 对于出院后慢性期的患者，从氯吡格雷换为替格瑞洛无需给予负荷剂量，在服用氯吡格雷 24 小时后直接给予替格瑞洛 90mg bid。

4. 对于 ACS 患者不推荐替格瑞洛换为氯吡格雷，但如果有一些特殊情况，也可从替格瑞洛转换为氯吡格雷，不论是在院内急性期还是出院后慢性期，需要替格瑞洛给药后 24 小时给予负荷氯吡格雷 600mg。

5. 对 CABG 术前 P2Y12 受体拮抗剂的停药时间进行了更新，正在使用 P2Y12 受体拮抗剂的患者，若需行非急诊心脏手术，术前需停用替格瑞洛至少 3 天，氯吡格雷至少 5 天，普拉格雷至少 7 天（Ⅱa 类推荐，证据水平 B）。

6. 对于 CABG 术后接受 DAPT 尚缺乏充分证据支持 DAPT 获益，指南建议评估个体出血和缺血风险，指导 CABG 时机和抗栓管理。

7. 尚无充分证据推荐接受 CABG 治疗的稳定型冠心病患者接受 DAPT。

8. 对于心肌梗死患者 12 个月后持续 DAPT，替格瑞洛 60mg bid 不优于其他口服 P2Y12 受体拮抗剂（Ⅲ类推荐）。

（五）行 PCI 术的高出血风险 SCAD 患者的 DAPT 疗程

1. 高出血风险（如 PRECISE-DAPT 评分≥25 分）的 CAD 患者，PCI 术后 DAPT 建议 3 个月（Ⅱa 类推荐，证据水平 B）。其证据源于两项植入佐他莫司涂层支架后 DAPT 3 个月的研究。

2. 如果 SCAD 患者 3 个月 DAPT 安全顾虑较多，可予考虑 DAPT 1 个月（Ⅱb 类推荐，证据水平 C）。在相同 DAPT 1 个月情况下，植入佐他莫司涂层支架或无聚合物涂层药物支架 BioFreedom 较裸支架可以减少再次介入、心肌梗死及支架内血栓形成的风险。尚不清楚该结论是否适用于其他现有的 DES。

（六）DAPT 在口服抗凝血药适应证患者中的应用策略

在抗凝治疗的基础上加用 DAPT 会使冠心病患者出血并发症风险增加 2 倍。医生应重新评估患者的口服抗凝适应证，且仅在有明确适应证（如房颤、机械瓣或近期复发深静脉血栓或肺栓塞）时继续抗凝。三联抗血栓治疗（DAPT+口服抗凝血药）应限制在 6 个月以内，或是根据缺血和出血风险在出院时取消。

1. 对于接受 PCI 术，存在口服抗凝适应证的 SCAD 患者，以及禁用替格瑞洛或普拉格雷的 ACS 患者，指南强调 PCI 围术期的双联抗血小板治疗推荐阿司匹林和氯吡格雷，氯吡格雷是唯一可以使用的 P2Y12 受体拮抗剂（Ⅰ类推荐，证据水平 C）。

2. 对于植入支架的患者，无论何种支架均需接受 1 个月的阿司匹林、氯吡格雷和新型口服抗凝血药的联合治疗（Ⅱa 类推荐，证据水平 B）。

3. 对于出血风险大于缺血风险的患者，应考虑应用氯吡格雷（75mg，qd）联合口服抗凝血药组成双联抗血栓治疗，代替1个月的三联抗血栓治疗（Ⅱa类推荐，证据水平A）。

4. 接受口服抗凝血药治疗的患者应考虑在12个月内结束抗血小板治疗（Ⅱa类推荐，证据水平B）。

5. 新型口服抗凝血药与阿司匹林或氯吡格雷联合使用时，应选用经证明预防房颤导致脑梗死的最低有效剂量（Ⅱa类推荐，证据水平C）。

6. 当利伐沙班与阿司匹林或氯吡格雷联合使用时，利伐沙班的剂量应为15mg，qd，而非20mg，qd（Ⅱb类推荐，证据水平B）。

7. 不推荐将替格瑞洛或普拉格雷和阿司匹林抗凝血药组合进行抗血栓治疗（Ⅲ类推荐，证据水平C）。

（七）PCI术后患者接受DAPT行择期非心脏手术的时机

1个月内均不建议停止DAPT行择期手术（Ⅲ类推荐），如果有特殊情况，围术期必须停止DAPT，建议使用静脉内抗血小板药物，尤其是对于支架植入1月以内的患者（Ⅱb类推荐，证据水平C）。

（八）择期非心脏手术围术期抗血小板药物的治疗策略

有血栓史的患者，特别是不存在相关原因（缺乏坚持服药或支架相关问题的机制）的患者中，DAPT的持续时间（>12个月）需要延长（Ⅱa类推荐，证据水平C）。

（九）DAPT合并或不合并OAC治疗期间的出血事件及对策

1. 轻微出血事件

（1）定义：不需要药物干预或进一步评估的出血事件（皮肤擦伤、瘀斑、自愈性的鼻出血、少量的结膜出血）。

（2）对策：①继续双抗治疗；②继续口服OAC或跳过一次再服用OAC；③其他措施：缓解患者焦虑、与患者谈论和确定可能的预防策略、告诉患者药物治疗依从性的重要性。

2. 严重出血事件

（1）定义：任何严重的威胁患者生命的出血（大量泌尿系统、呼吸系统、上/下消化道出血、活动性颅内出血、眼内出血、任何出血引起的血流动力学不稳定）。

（2）对策：①立刻停用全部抗血栓药物；②一旦出血停止，再次评估DAPT或单独抗血小板治疗的需要情况，在上消化道出血患者中优先使用P2Y12受体拮抗剂；③停止 OAC 药物并使用 OAC 的拮抗剂；④其他措施：如果低血压，需关注出入量；不需考虑 Hb 的值而输入红细胞；输入血小板；如果发生消化道出血，考虑静脉滴注 PPI；如有可能，询求急诊外科或内窥镜治疗出血。

第三节 急性 ST 段抬高型心肌梗死的抗血栓药联合应用策略

一、抗血小板联合抗凝血药治疗急性 ST 段抬高型心肌梗死的循证证据

（一）急性 ST 段抬高型心肌梗死抗血小板联合抗凝血药治疗的循证证据

RE-LY 试验结果表明达比加群酯使用者的心肌梗死发生率并未增加，而且颅内出血及缺血性卒中发生率也有所减少，但消化道出血增加，丹麦对达比加群酯（$n=4978$）与华法林（$n=8936$）的回顾性研究也未发现达比加群酯使用者的心肌梗死风险增加。

TIMI 51 研究受试者在使用 DAPT 基础上随机应用利伐沙班与安慰剂，半年后治疗组患者 MACE 明显减少（8.9% vs. 10.7%），但大出血风险增加（约 2% vs. 1%）。

（二）ACS 患者抗血小板联合抗凝血药治疗的循证证据

1. AXIOM-ACS Ⅱ期试验 纳入了 2753 例 ACS 患者，研究旨在应用多种剂量（10～120mg，每日 2 次或 40～160mg，每日 1 次）的 Letaxaban 或安慰剂治疗，以 TIMI 严重出血作为研究终点来探讨在抗血小板治疗基础上加用 Letaxaban 的安全性和疗效。研究结果显示，与对照组相比，Letaxaban 没有增加 TIMI 严重出血事件的发生率，但采用更敏感的 TISH 出血标准时，Letaxaban 所致出血风险的增加呈剂量依赖性。另一方面，两组间 ACS 后缺血事件的发生率并无显著性差异。目前尚未对该药进行后续研究。

2. REDEEM Ⅱ期试验 评价了达比加群酯在 DAPT 基础上预防 ACS 后复发缺血事件的疗效和安全性。结果显示，与安慰剂相比，达比加群酯呈剂量依赖性增加严重出血和临床相关非严重出血的风险，心血管死亡、MI 和卒中发生率并无下降趋势。因无疗效获益且出血风险增加，该研究提前终止。

3. APPRAISE-1 Ⅱ期试验 共入选 1715 例近期 ACS 患者，按是否 DAPT 分层后随机分为安慰剂组和阿哌沙班 4 个剂量组，疗程 6 个月。结果显示，阿哌沙班呈剂量依赖性增加严重和临床相关非严重出血的风险，因此两个高剂量组被提

前终止。与安慰剂相比，阿哌沙班两个低剂量组（2.5mg，每日 2 次和 10mg，每日 1 次）的缺血事件发生率仅有降低的趋势。

目前大多数 NOAC 联用抗血小板治疗 ACS 试验结果显示可使出血风险增加。但是，ATLAS ACS2-TIMI51 试验显示疗效获益。上述研究表明，抗凝获益与出血风险因使用抗血小板药物的种类和数量而有差异。DAPT 患者的出血风险更高而缺血事件减少程度更低。因此，ACS 患者在使用抗血小板药物的基础上应用新型口服抗凝血药物是否能够长远获益仍需更多循证证据。

总之，目前的研究显示，单一抗血小板治疗基础上联合 NOAC 对于 ACS 患者获益最佳。

二、2014 年欧洲心脏病学会 ST 段抬高型 MI 管理指南抗血小板联合抗凝血药治疗推荐

2013 年欧盟委员会已批准利伐沙班联合抗血小板药物治疗预防 ACS 事件后动脉粥样硬化血栓形成事件。这项用于二级预防的批准依据是涉及 15 500 多例患者的 ATLAS ACS2-TIMI51（抗 Xa 治疗联合阿司匹林或阿司匹林+噻吩并吡啶类药物减少急性冠状动脉综合征患者心血管事件）研究结果。欧盟委员会已批准小剂量利伐沙班（2.5mg，每日 2 次）的禁忌证拓展到心肌标志物升高的 ACS 成人患者动脉粥样硬化血栓性事件的预防，但要避免与替格瑞洛或普拉格雷联用，禁用于有卒中和 TIA 病史的患者。

2014 年英国国家卫生医疗质量标准署（NICE）的独立评估委员会支持利伐沙班作为 ACS 患者二级预防策略中的一部分。在回顾该研究的数据中，NICE 的独立评估委员会表示，对于无卒中或短暂性脑缺血发作病史且已被生物标记确认的 ACS 患者，2.5mg，一天 2 次利伐沙班联合阿司匹林或联合阿司匹林+氯吡格雷或噻氯匹定是治疗的一个选择。在治疗前，临床医师应该谨慎评估患者的出血风险。

目前美国 FDA 尚未批准利伐沙班用于 ACS 的二级预防，理由是缺乏足够令人信服的证据。美国 FDA 拒绝批准新型口服抗凝血药利伐沙班的两项新适应证：用于预防 ACS 患者新的心肌梗死、卒中及死亡，以及用于预防心脏支架内血栓形成。FDA 认为利伐沙班应与标准抗血小板治疗联合使用。利伐沙班目前获批的主要适应证是预防心房颤动患者的血栓及卒中，这种症状主要发生在老年人中。

三、2016 年 ACC 和 AHA 推荐 STEMI 患者溶栓后双联抗血小板治疗的时间

1. DAPT 的 STEMI 患者如联合溶栓，推荐使用 P2Y12 受体拮抗剂至少 14 天，最佳时间是 12 个月（Ⅰ类推荐）。

2. DAPT 的患者，阿司匹林剂量为 81mg（75mg～100mg）（Ⅰ类推荐）。

3. 能耐受 DAPT 的 STEMI 患者，推荐 DAPT 时间至少为 12 个月（Ⅱb类推荐）。

四、2017 年 ESC ST 段抬高型 MI 管理指南推荐的抗血栓药物治疗策略

2017 年 ESC 更新了 ST 段抬高型急性心肌梗死（STEMI）管理指南，根据新证据对 2012 年版指南抗血栓药物治疗方面进行了补充，同时对以往的部分推荐进行了修订。指南认为部分患者可考虑双联抗血小板治疗 12 个月以上。比伐卢定的推荐等级由Ⅰ变为Ⅱa，依诺肝素则由Ⅱb变为Ⅱa。2012 版指南未提及坎格瑞洛，而新指南推荐该药可作为部分患者的治疗选择。

第四节 冠状动脉旁路移植术及围术期的抗血栓药联合治疗策略

一、冠状动脉旁路移植术双联抗血小板治疗策略

1. PCI 术后 DAPT 且行 CABG 治疗的患者，术后应重新恢复 P2Y12 受体拮抗剂治疗，直至完成疗程（Ⅰ类推荐）。

2. DAPT 的 ACS 患者行 CABG 手术，术后应重新开始 P2Y12 受体拮抗剂治疗，直至治疗时间窗达到 12 个月（ACS 后）（Ⅰ类推荐）。

3. DAPT 的患者，推荐阿司匹林剂量为 81mg（75～100mg）（Ⅰ类推荐）。

4. 在 SIHD 患者中，推荐 CABG 术后至少行 DAPT 12 个月（Ⅱb类推荐）。

二、围术期抗血小板治疗策略

PCI 和 DAPT 患者非心脏手术治疗时机推荐如下。

1. 非心脏手术应推迟至 BMS 植入 30 天后，DES 植入 6 个月后（Ⅰ类推荐）。

2. DAPT 的冠状动脉支架植入术后患者，如需中断 P2Y12 受体拮抗剂治疗，

应推荐继续阿司匹林治疗，且术后尽早启用 P2Y12 受体拮抗剂治疗（Ⅰ类推荐）。

3. P2Y12 受体拮抗剂治疗中的患者如行非心脏手术，需根据临床评估结果决定是否中断或继续抗血小板治疗（Ⅱa 类推荐）。

4. DES 植入术后需中断 P2Y12 受体拮抗剂治疗的非心脏治疗术应推迟 3 个月（Ⅱb 类推荐）。

5. BMS 术后 30 天内及 DES 至术后 3 个月内不宜进行需停止 DAPT 的非心脏手术（Ⅲ类推荐）。

第六章　抗凝血药在心房颤动治疗中的应用

心房颤动（atrial fibrillation，AF）简称房颤，是最常见的快速心律失常之一，其发病率随年龄增长逐年升高，在普通人群中发病率大约为1%，在80岁以上人群的发病率高达10%，据统计，房颤患者的卒中发生率是正常人群的5倍。由于房颤能导致血流动力学紊乱，容易在左心房内形成血栓，故其具有较高的血栓栓塞风险，房颤亦是脑卒中的独立危险因素。脑卒中是房颤最危险而严重的并发症，而抗凝治疗可显著降低房颤患者的卒中风险，改善患者预后，因而成为房颤治疗的核心策略之一。在欧美发达国家的房颤治疗指南中，房颤的抗凝治疗地位已跃居为其治疗策略的首位。抗凝血药物在心房颤动治疗中发挥着越来越重要的作用。通过应用抗凝血药物治疗，能够明显地降低血栓栓塞发生率，尤其是脑卒中的发生率，降低致残率，提高患者的生活质量。

VKA是我国目前常用的抗凝治疗药物，华法林则是具有代表性的抗凝治疗药物，在20世纪50年代已用于房颤的抗凝治疗。华法林的特点是疗效可靠，但起效缓慢，药物代谢个体差异大，易受食物的影响，治疗窗口较窄，并需定期监测国际标准化比值（INR）以调整其用量，这使其临床应用受限。

PINNACLE研究是在美国38个州144家诊所429 417例患者的注册研究分析，研究发现，美国房颤患者使用口服抗凝血药并不达标，仅有44.9%的房颤患者使用OAC预防卒中，25.9%使用阿司匹林，5.5%使用阿司匹林+一种噻吩并吡啶，23.8%不使用任何抗血栓治疗。在高危人群中OAC的处方率小于50%。

长久以来房颤患者卒中预防的抗凝血药应用不足是一个全球性的棘手问题，我国在房颤治疗中抗凝血药使用不足20%，远低于欧美等发达国家。在相关研究中我国在抗凝血药物治疗数据中没有发现随 CHA_2DS_2-VASc 评分增加抗凝治疗率上升的现象。我国医生仍习惯于给予阿司匹林预防房颤卒中高危人群，PINNACLE注册表分析显示，美国医师在房颤患者卒中预防中的阿司匹林使用率仍达25.9%。然而，房颤患者90%的血栓来源于左心耳，凝血因子在房颤的血栓形成中起主导作用。因此，使用抗凝血药而非抗血小板药在房颤治疗中更加有效。在已有的房颤国际管理指南和国内治疗共识中，阿司匹林的房颤卒中预防地位均已很低，在许多卒中预防的研究中，阿司匹林的预防作用也不明确。

医疗环境差、顾虑出血风险较多是我国抗凝血药使用不足的另一个重要因素。加之患者服用华法林依从性不佳，华法林影响因素较多，对于大部分医疗落后地区患者，INR 难以达标。而 NOACs 虽然抗凝作用良好，但价格较贵，加之我国抗凝血药物治疗整体管理水平不科学、不到位，使得我国目前房颤抗凝治疗现状严重滞后。

第一节　抗凝血药在心房颤动治疗中的应用策略

欧美等发达国家早已对房颤抗凝治疗制订出指南，且每隔数年对其进行修订、完善。而我国在对房颤抗凝治疗的基础研究与临床研究方面则相对落后，这也明显制约了抗血栓药物在我国的临床应用。只有加强对房颤抗凝治疗的规范化，才能使得更多的房颤患者获益。下面介绍近年来 ESC/AHA/ACC/HRS 的心房颤动患者治疗指南推荐变化和国内房颤抗凝治疗共识要点。

一、2012 年 ESC 心房颤动指南对新型抗凝血药的推荐

对于非瓣膜性心房颤动 CHA_2DS_2-VASc 评分 ≥2 分的患者，推荐口服抗凝血药物治疗，如 VKA（INR 2.0～3.0）、达比加群酯、利伐沙班等。CHA_2DS_2-VASc 评分 =1 分的患者，在评价出血风险和患者意愿后，推荐口服抗凝血药物治疗。

二、2013 年心房颤动抗凝治疗中国专家共识推荐

许多循证证据表明利伐沙班在预防非瓣膜性心房颤动患者血栓栓塞事件方面的疗效不劣于甚至优于华法林，且具有更好的安全性。

在心房颤动患者中应用达比加群酯（150mg，每日 2 次）的疗效优于华法林，其出血并发症与华法林相似；达比加群酯剂量为 110mg，每日 2 次时出血并发症有所减少，而其疗效与华法林相似。

有研究表明，阿哌沙班与调整剂量的华法林相比，能够更为有效地降低脑卒中或体循环血栓发生率与出血事件危险性，并降低全因病死率。在现阶段，新型口服抗凝血药主要适用于非瓣膜性心房颤动患者。

三、2014 年美国神经病学会对非瓣膜性心房颤动预防卒中的指南推荐

对于非瓣膜性心房颤动需要用口服抗凝血药物的患者，为了减少其卒中的危险，临床医生应该选择下列方案之一：华法林、目标 INR 2.0～3.0；利伐沙班 15mg/d（如果肌酐清除率 30～49ml/min）或 20mg/d；达比加群酯 150mg，每日 2 次（如果肌酐清除率 >30ml/min）；阿哌沙班 5mg，每日 2 次（如果血清肌酐 <

1.5mg/d1）或 2.5mg，每日 2 次［如果 1.5mg/dl<血清肌酐<2.5mg/dl，且体重<60kg 和（或）年龄≥80 岁］。

对于非瓣膜性心房颤动需要用抗凝血药物治疗且颅内出血风险更高的患者，临床医生应该给予达比加群酯、利伐沙班或阿哌沙班。对于不愿意或不能依从检测 INR 的患者，建议给予利伐沙班、达比加群酯或阿哌沙班。对于不愿意或不适合华法林治疗的患者，建议给予阿哌沙班，若没有阿哌沙班，也可用利伐沙班或达比加群酯。

四、2014 年 AHA/ACC/HRS 心房颤动患者治疗指南推荐

1. Ⅰ 类推荐　对于有卒中病史、TIA 或 CHA_2DS_2-VASc 评分≥2 分的非瓣膜性心房颤动患者，建议口服抗凝血药物，可选择华法林（INR 2.0～3.0）、利伐沙班、达比加群酯或阿哌沙班。对于使用华法林而不能维持治疗作用的 INR 水平，则建议应用直接凝血酶抑制剂和 Xa 因子抑制剂（利伐沙班、达比加群酯或阿哌沙班）。在开始直接凝血酶抑制剂和 Xa 因子抑制剂治疗前应该先评价肾功能，而且应该每年至少再评价一次。

2. Ⅱb 类推荐　对于中到重度慢性肾病患者，当 CHA_2DS_2-VASc 评分≥2 分时可以考虑应用减少剂量的直接凝血酶抑制剂和 Xa 因子抑制剂（达比加群酯、利伐沙班或阿哌沙班）治疗，但其安全性和有效性还不确定。

对于适宜应用 NOAC 的患者，优先推荐 NOAC（Ⅰ类推荐，证据水平 A）。对于没有其他危险因素的患者，不推荐抗凝或抗血小板治疗（Ⅲ类推荐，证据水平 B）。至于左心耳封堵和外科切除方面，指南推荐左心耳封堵可用于长期抗凝禁忌的患者（Ⅱb 类推荐，证据水平 B）；对于外科堵闭或切除左心耳的患者，仍然推荐长期抗凝治疗（Ⅰ类推荐，证据水平 B）。

五、2016 年 ESC 心房颤动管理指南推荐

1. 心房颤动诊断及一般性治疗（表6-1）

表6-1　心房颤动诊断与治疗推荐

推荐	推荐类别	证据水平
确诊房颤需要心电图检查结果		
推荐≥65 岁患者通过脉搏或心电图节律伺机性筛查房颤	Ⅰ	B
推荐 TIA 或缺血性卒中患者行短期心电图检查后完成连续 72h 心电图监测	Ⅰ	B
快速心房率事件（AHRE）患者在启动房颤治疗前需行心电图监测以记录房颤	Ⅰ	B

续表

推荐	推荐类别	证据水平
一般性房颤管理		
对患者进行个体化的房颤知识教育	I	C
所有患者需要进行完整的心血管评估（精神病史、临床检查及合并症评估）	I	C
推荐使用改良的欧洲心律协会（EHRA）症状量表以量化房颤相关症状	I	C
进行经胸超声以指导管理	I	C
评估肾功能以检测肾脏疾病并校正房颤治疗中的用药剂量	I	C
卒中预防		
推荐使用 CHA_2DS_2-VASc 评分预测卒中风险	I	A
启动维生素 K 拮抗剂治疗前不推荐基因检测	III	B
计划怀孕女性避免使用 NOAC 治疗	III	C
房扑患者卒中风险与房颤患者相似，同样需抗血栓治疗	I	B
发生房颤的肥厚型心肌病（HCM）患者需终身服用口服抗凝血药治疗	I	B
不推荐房颤患者在缺血性卒中后使用肝素或低分子量肝素治疗	III	A
不推荐患者在 TIA 或卒中后联合 OAC 与抗血小板药物治疗	III	B
不推荐 INR>1.7 的患者使用重组组织型纤维蛋白酶原激活剂进行溶栓治疗（或达比加群酯使用者 APTT 超过正常范围）	III	C

2. 心房颤动患者卒中预防推荐　　卒中预防的研究显示，阿司匹林的作用并不明确。指南推荐华法林或 NOAC 为房颤患者卒中高危人群的预防药物（表6-2）。

表6-2　心房颤动患者卒中预防推荐

推荐	推荐类别	证据水平
所有 CHA_2DS_2-VASc 评分≥2 的男性房颤患者均需口服抗凝血药以预防血栓	I	A
所有 CHA_2DS_2-VASc 评分≥3 的女性房颤患者均需口服抗凝血药以预防血栓	I	A
CHA_2DS_2-VASc 评分为 1 的男性房颤患者可考虑口服抗凝血药，参考个体指征和患者意愿	IIa	B
CHA_2DS_2-VASc 评分为 2 的女性房颤患者可考虑口服抗凝血药，参考个体指征和患者意愿	IIa	B
推荐中度至重度二尖瓣狭窄或机械瓣患者使用维生素 K 拮抗剂（INR 2.0~3.0）预防卒中	I	B
若房颤患者可以使用 NOAC，则优先选 NOAC 药物	I	A
使用维生素 K 拮抗剂治疗时应保持较高的 TTR，并密切监测	I	A

续表

推荐	推荐类别	证据水平
使用维生素 K 拮抗剂治疗的房颤患者 TTR 控制不良时可转为 NOAC，或无 NOAC 禁忌证时参考患者意愿	Ⅱb	B
对无血小板抑制剂适应证的房颤患者，避免联用口服抗凝血药与血小板抑制剂	Ⅲ	A
无额外卒中风险因素的房颤患者不需要抗凝或抗血小板治疗	Ⅲ	B
无论卒中风险如何，均不推荐房颤患者单用抗血小板药物	Ⅲ	A
不推荐机械瓣或中度至重度二尖瓣狭窄患者应用 NOAC	Ⅲ	B/C

3. 与抗血小板药联合治疗推荐（表 6-3）

表 6-3　心房颤动患者抗凝与抗血小板联合治疗推荐

推荐	推荐类别	证据水平
有卒中风险且合并稳定型冠心病的房颤患者在置入支架后应考虑 1 个月的三联治疗（阿司匹林+氯吡格雷+口服抗凝血药）	Ⅱa	B
房颤患者发生 ACS 并植入支架后应考虑 1~6 个月的三联治疗	Ⅱa	C
房颤患者发生 ACS 并植入支架后应考虑 12 个月的双联抗血栓治疗（阿司匹林或氯吡格雷+口服抗凝血药）	Ⅱa	C
注意限制联合治疗时程（尤其是三联治疗），权衡出血与缺血风险	Ⅱa	B
部分患者可考虑使用口服抗凝血药+氯吡格雷 75mg/d 替代三联治疗	Ⅱb	C

4. 心房颤动患者节律控制推荐（表 6-4）

表 6-4　心房颤动患者节律控制推荐

推荐	推荐类别	证据水平
综合推荐		
节律控制有助于改善房颤患者症状	Ⅰ	B
进行节律控制的患者应同时管理心血管风险因素并避免房颤触发因素	Ⅱa	B
鉴于房颤可能与血流动力学不稳定相关，应根据患者意愿及医生建议选择电复律或药物复律治疗	Ⅱa	C
房颤电复律		
推荐急性血流动力学不稳定的患者进行电复律治疗	Ⅰ	B
推荐电复律治疗作为症状性持续性房颤患者节律控制的一部分	Ⅰ	B
胺碘酮、伊布利特和普罗帕酮可用作电复律治疗	Ⅱa	B

续表

推荐	推荐类别	证据水平
无缺血性或结构性心脏病史的新发患者可使用氟卡尼、普罗帕酮或维纳卡兰进行药物复律	I	A
无缺血性或结构性心脏病史的患者可使用伊布利特进行药物复律	IIa	B
无明显缺血性或结构性心脏病史的新发患者可口服单次氟卡尼或普罗帕酮进行药物复律	IIa	B
无缺血性或结构性心脏病史的患者推荐使用胺碘酮进行药物复律治疗	I	A
对于无低血压、严重心衰或结构性心脏病的房颤患者，维纳卡兰可作为胺碘酮的备用选择	IIb	B
复律患者的卒中预防		
房颤或房扑复律前应用肝素或 NOAC 治疗	IIa	B
复律前至少进行 3 周有效抗凝治疗	I	B
推荐使用经食管超声（TOE）排除心脏血栓，以替代术前抗凝	I	B
房颤持续<48h 者可早期复律治疗，无需 TOE	IIa	B
有卒中风险的患者应在复律后进行长期抗凝治疗，无卒中风险者应在复律后抗凝 4 周	I	B
通过 TOE 确定血栓的患者至少抗凝 3 周	I	C
复律前需通过 TOE 确定血栓溶解	IIa	C
抗心律失常药物（AAD）		
AAD 的选择需要谨慎评估，考虑合并症、心血管风险及促心律失常的可能性、心脏外毒性、患者意愿及症状负担	I	A
推荐左心室功能正常且无病理性左心室肥厚的患者使用决奈达隆、氟卡尼、普罗帕酮或索他洛尔预防症状反复发作	I	A
合并稳定型冠心病无心力衰竭的房颤患者应用决奈达隆预防症状反复发作	I	A

5. 心房颤动患者导管消融治疗的建议（表 6-5）

表 6-5　心房颤动患者导管消融治疗推荐

推荐	推荐类别	证据水平
应用药物后仍反复出现症状的阵发性房颤患者可行导管消融治疗	I	A
导管消融应作为预防反复性房颤和改善阵发性房颤症状的一线治疗，同时考虑患者选择、风险和获益	IIa	B
所有患者在导管消融后至少口服抗凝 8 周	IIa	B/C
卒中高危患者在成功消融后仍需无限期地进行抗凝	IIa	C

续表

推荐	推荐类别	证据水平
计划行导管消融时，应该在手术期间继续口服抗凝治疗	Ⅱa	B/C
导管消融的目标是隔离肺静脉	Ⅱa	B
合并射血分数下降的心力衰竭（HFrEF）房颤患者可能存在心动过速性心肌病，应考虑房颤消融	Ⅱa	C
房颤相关心动过缓者考虑房颤消融以避免植入起搏器	Ⅱa	C
药物耐受的症状性永久房颤或长期永久性房颤考虑导管消融治疗，考虑患者选择、获益及风险	Ⅱa	C
导管消融失败者考虑微创性心外膜肺静脉隔离手术，该决策需得到心脏治疗团队的支持	Ⅱa	B
心脏治疗团队可考虑 maze 手术来改善永久性房颤或消融后房颤症状	Ⅱa	C

6. 对遗传性心肌病患者的推荐（表6-6）

表 6-6　遗传性心肌病合并房颤的治疗推荐

推荐	推荐类别	证据水平
预激（WPW）综合征		
导管消融有助于 WPW 合并房颤者预防心源性猝死	Ⅰ	B
从心源性猝死幸存的 WPW 患者需立即行导管消融	Ⅰ	C
有明显预激的无症状房颤患者应考虑在谨慎咨询医生后进行消融	Ⅱa	B
肥厚型心肌病（HCM）		
有房颤的 HCM 患者需终身抗凝	Ⅰ	B
HCM 伴新发症状性房颤患者需要通过电复律恢复窦律	Ⅰ	B
血流动力学稳定的 HCM 伴房颤患者需使用 β 受体阻滞剂及地尔硫䓬或维拉帕米控制心室率	Ⅰ	C
HCM 伴房颤的患者需治疗左心室流出道梗阻以改善症状	Ⅱa	B
伴 HCM 的复发性房颤患者需要用胺碘酮控制节律	Ⅱa	C
遗传性心肌病		
怀疑遗传性心肌病或通道病的房颤患者考虑靶向遗传检测	Ⅱa	A

7. 对先天性心脏病合并房颤患者的推荐（表6-7）

表6-7　对先天性心脏病合并房颤的治疗推荐

推荐	推荐类别	证据水平
年龄小于40岁者应考虑房间隔缺损封堵术来减少房扑或房颤可能性	Ⅱa	C
需行房间隔缺损外科封堵且有症状性房性心律失常病史的患者，可在外科手术同时考虑房颤消融	Ⅱa	C
有先天性心脏缺陷的症状性房颤患者可考虑 Cox maze 手术，但应在经验丰富的中心进行手术	Ⅱa	C
行心脏内修复、发绀、房颤病史、房扑或心房内折返性心动过速者需要口服抗凝治疗	Ⅱa	C
在经验丰富的中心，考虑对先心病相关房性心律失常进行房颤消融	Ⅱb	C
对于先天性心脏病患者，复律前3周的抗凝可考虑结合经食管心脏超声	Ⅱb	C

第二节　新型口服抗凝血药治疗心房颤动患者的循证证据

心房颤动是世界范围内高发病率、高致残率和高死亡率的三高疾病。国际上针对房颤管理的相关研究结果层出不穷，这将为临床医师在房颤患者抗凝血药选择方面提供更多可靠的临床依据，这些研究结果也将影响未来指南的更新和制订。已有多项研究证实，NOACs 在预防非瓣膜性房颤患者卒中或栓塞性事件中的疗效及安全性。根据以下临床试验结果，ESC 对房颤治疗指南做出更新建议：对于有抗凝适应证的非瓣膜性房颤患者，若不宜或不愿使用华法林抗凝且无NOACs 禁忌证，则可直接选择任意一种 NOACs 进行抗凝治疗（Ⅰ类推荐，证据水平 B）。

1. RE-LY 研究（2009）　是一项前瞻性、大样本、随机对照临床试验，旨在证实达比加群酯在预防非瓣膜性房颤患者卒中或栓塞性事件中的疗效及安全性。试验共入选非瓣膜性房颤患者18 113例，随访中位数2年，结果显示，达比加群酯抗凝疗效不劣于，甚至优于华法林，而总出血并发症少于华法林。

2. RELY-ABLE 研究　旨在观察长期服用达比加群酯对房颤患者的缺血性卒中及主要出血事件风险的影响。观察对象来源于 RE-LY 试验结束后继续服用达比加群酯的非瓣膜性房颤患者共5851例，继续随访中位数为2.3年，研究结果显示，继续服用达比加群酯患者的缺血性卒中及主要出血事件风险与 RE-LY 试验结果相仿，该试验首次证实了长期使用达比加群酯预防非瓣膜性房颤患者卒中或栓塞性事件的有效性及安全性。

3. ROCKET-AF 研究（2010 年）　　是一项前瞻性、大样本、随机对照临床试验，旨在证实利伐沙班在预防非瓣膜性房颤患者卒中或栓塞性事件中的疗效及安全性。试验共纳入全球 45 个国家和地区 1178 个研究中心 14 264 例卒中高危房颤患者（平均 $CHADS_2$ 评分为 3.5 分），随机接受利伐沙班或华法林抗凝 590 天，随访 707 天。结果表明利伐沙班预防卒中或全身性栓塞不劣于华法林，治疗期间较华法林显著降低卒中或全身性栓塞事件达 21%。ROCKET-AF 研究亚组分析数据显示卒中高危患者，如充血性心力衰竭、高血压、高龄、糖尿病、既往卒中或 TIA 患者使用利伐沙班后卒中或全身性栓塞事件风险均呈降低趋势。研究还纳入肾功能不全患者，结果表明利伐沙班肝肾双通道代谢可有效保护肾功能不全患者，显著降低中度肾功能不全患者致死性出血发生率，致死性出血相对风险降低 61%，其他威胁生命安全的重要器官出血和颅内出血均呈现降低趋势，显著降低颅内出血达 33%。

4. ARISTOTLE 研究（2011 年）　　是一项前瞻性、大样本、随机对照临床试验，旨在证实阿哌沙班在预防非瓣膜性房颤患者卒中或栓塞性事件中的疗效及安全性。研究共纳入非瓣膜性房颤患者 18 201 例，随访中位数 1.8 年，结果表明阿哌沙班在预防非瓣膜性房颤患者卒中疗效和安全性方面优于华法林。

5. AVERROES 研究（2011 年）　　是一项前瞻性、大样本、随机对照临床试验，旨在比较服用阿哌沙班与因不能耐受或有华法林禁忌而服用阿司匹林的房颤患者预防卒中的疗效及安全性。研究共纳入 5599 例房颤患者，平均随访 1.1 年，因中期随访分析表明阿哌沙班疗效显著优于阿司匹林而提前终止。

6. XANTUS 研究　是第一个在心房颤动患者中进行的非维生素 K 拮抗剂类 NOAD 的国际多中心、前瞻性、真实世界研究，该研究在欧洲部分国家、加拿大和以色列的 311 个中心进行，共纳入 6784 例非瓣膜性心房颤动患者，旨在评价利伐沙班对非瓣膜性房颤患者卒中预防的安全性和有效性。结果表明，利伐沙班对有抗凝需求的房颤患者安全、有效。试验肯定了利伐沙班在房颤患者中的获益情况，其脑出血和致命性出血的发生率显著低于华法林。

第三节　心房颤动合并慢性肾病的抗血栓治疗

房颤伴终末期肾病患者是否使用抗凝血药物是一个临床难题。这种情况下医师对患者决策过程的第一步骤应该是解释抗凝的好处、潜在的危害及不同的治疗方案。在考虑使用抗凝血药物时，应坚持 ACC、AHA、HRS 和 ESC 指南使用风险评分的建议（CHA_2DS_2-VASc、HAS-BLED）。

AHA、ACC、HRS 指南推荐开始直接使用凝血酶抑制剂（如达比加群酯）或

Xa因子抑制剂（如利伐沙班、阿哌沙班或依度沙班）治疗前应评估肾功能，至少每年重新评估一次。NOACs 的关键研究排除了终末期肾病（ESRD）（CrCl<15 ml/min）而非肾脏替代治疗的患者。对于这些患者，联合指南推荐华法林调整剂量治疗，治疗目标为 INR 2.0~3.0。如上所述，依度沙班 30mg 被批准用于严重肾功能不全（CrCl 15~50 ml/min）患者。达比加群酯降低剂量 75mg 被批准用于治疗 CrCl 15~30ml/min 的患者，然而，该剂量是基于药物动力学模型数据而被批准的，并未在实际中得到验证。ESC 的实践指南和临床声明也建议严重肾功能损害患者 CrCl 虽然处于稍高水平（CrCl<30ml/min），但是仍应避免使用 NOACs。

2014 年 AHA、ACC、HRS 心房颤动患者管理指南不推荐 ESRD（CrCl<15ml/min）患者使用达比加群酯和利伐沙班，因为这些药物有较高的肾脏清除率，在具有里程碑意义的研究（RE-LY 试验和 ROCKET-AF 研究）中这些患者已被排除。另一方面，阿哌沙班具有较低的肾脏清除率（约 27%），并已被 FDA 批准用于 ESRD 患者，采用标准剂量 5mg，每日 2 次；如果患者年龄≥80 岁或体重<60kg，则减少剂量为 2.5mg，每日 2 次。

NOACs 的肾功能损害作用：4 种 NOACs 都需要根据患者的肌酐清除率和肾功能损害程度调整给药剂量。

ESC 指南对合并慢性肾病时新型口服抗凝血药的推荐剂量：①利伐沙班 15mg，每日 1 次，用于 CrCl 15~50 ml/min；②达比加群 75mg，每日 2 次，用于 CrCl 15~30 ml/min；③依度沙班 30mg，每日 1 次，用于 CrCl 15~50 ml/min；④阿哌沙班 2.5mg，每日 2 次。

依度沙班用于肾功能损害患者的适合剂量引起广泛关注。依度沙班用于非瓣膜性房颤患者具有里程碑意义的研究（RE-LY 试验和 ENGAGE AF-TIMI 48 研究）对比了依度沙班两种给药策略。用于中度至重度肾功能损害（CrCl 30~50 ml/min）的患者时，依度沙班的剂量降低到 30mg，每日 1 次（高剂量组）或 15mg，每日 1 次（低剂量组）。在这个肾功能损害水平，依度沙班 30mg 用于预防卒中或栓塞事件不劣于华法林。同时，在这些患者中，与华法林相比依度沙班 30mg 不需要降低剂量，且患者大出血事件减少（$P=0.02$）。

唯一获批用于血液透析患者的 NOACs 是阿哌沙班。2014 年，FDA 发表声明赞成在血液透析患者中使用阿哌沙班（阿哌沙班 5mg，每日 2 次或降低剂量 2.5mg，每日 2 次用于年龄≥80 岁或体重<60kg 的患者）。这种降低剂量的方案依据药物动力学数据得出，并没有在前瞻性研究中得到验证，欧洲机构还没有批准这些药物用于透析患者。

第七章　抗凝血药在人工心脏瓣膜置换术后的应用

人工心脏瓣膜与心脏自体瓣膜一样，植入心脏后起着一种阀门的作用，以保证血流的单向性。人工心脏瓣膜由一个供血流通过的瓣口和一个启闭瓣口的阀体装置组成。根据其结构材料的不同可以分为两种类型：一类是机械瓣，其阀体由硬质的合成材料组成；另一类是生物瓣，由来自动物或人体柔软组织制成柔软瓣叶。人工心脏瓣膜置换术后主要内科治疗为抗凝治疗。

第一节　人工心脏瓣膜置换术后抗凝治疗

一、人工心脏瓣膜置换术后抗凝治疗推荐

1. I 类推荐　人工机械瓣膜置换的患者，推荐使用华法林抗凝治疗及监测INR。置入主动脉瓣位人工机械瓣（双叶机械瓣或单叶侧倾碟瓣）的患者，无血栓栓塞的风险因素，推荐华法林抗凝治疗并使 INR 达到 2.5。置入主动脉瓣位人工机械瓣的患者，有合并其他血栓栓塞事件的风险因素（心房颤动、既往血栓栓塞、左心室功能障碍、高凝状态）或老一代的主动脉瓣位人工机械瓣（如笼球瓣），使用华法林抗凝治疗，并使 INR 达到 3.0。置入二尖瓣瓣位人工机械瓣的患者，使用华法林抗凝治疗，要求使 INR 达到 3.0。人工机械瓣膜置换的患者，除华法林抗凝治疗外，推荐阿司匹林 75～100mg，每日 1 次。

2. IIa 类推荐　所有已接受主动脉瓣位或二尖瓣位人工生物瓣置换的患者，使用阿司匹林 75～100mg/d 是合理的。二尖瓣瓣位人工生物瓣或二尖瓣成形术后最初 3 个月，华法林抗凝治疗是合理的，并使 INR 达到 2.5。

3. IIb 类推荐　主动脉瓣位人工生物瓣术后最初 3 个月，应接受华法林抗凝治疗并使 INR 达到 2.5 可能合理。经导管主动脉瓣置换（TAVR）后最初 6 个月，除终身阿司匹林服用 75～100mg/d 外，服用氯吡格雷 75mg/d 亦是合理的。

4. III 类推荐　人工机械瓣膜置换术患者，抗凝治疗不应使用口服直接凝血酶抑制剂或 Xa 因子抑制剂。

对于主动脉瓣位生物瓣置换术后的患者，术后 3 个月抗凝治疗的必要性已经受到挑战，目前赞成使用低剂量阿司匹林作为替代。尽管缺乏循证证据，目前在

TAVR 和经皮缘对缘修补术（MitralClip）后仍联合使用低剂量阿司匹林和噻氯匹定，随后单独使用阿司匹林或噻氯匹定。对于心房颤动患者，通常联合使用维生素 K 拮抗剂和阿司匹林或噻氯匹定，但这种方法应考虑会增加出血风险。

二、人工瓣膜置换术后联合使用口服抗凝血药和抗血小板药

人工瓣膜置换后的患者在常规抗凝血药物治疗期间仍发生卒中，此时需要联合使用口服抗凝血药和抗血小板药同时进行治疗。

1. 临床推荐　应用抗凝血药物仍发生卒中而无出血高风险的患者，在华法林基础上可加阿司匹林 100mg/d，保持 INR 2.0～3.0。

2. 临床证据　一项随机、对照研究使患者分别服用 6 个月不同剂量华法林与包括阿司匹林在内的两种不同的血小板抑制剂。与抗血小板治疗组比较，抗凝组血栓栓塞事件明显减少，但出血发生率更高。另一项临床试验表明，阿司匹林（100mg/d）联合华法林（INR 2.0～3.0）的抗血栓治疗效力明显优于单独使用华法林。低剂量阿司匹林加华法林显著降低全因死亡率、心血管死亡率和卒中死亡率，但增加次要出血事件风险。

第二节　维生素 K 拮抗剂过量和出血的处理

一、高 INR 或抗凝治疗中出血的处理

1. INR 高于治疗范围但<5.0 且无明显出血的处理　将华法林减量或停用一次并加强监测，当 INR 降至治疗范围后使用较小剂量治疗。如果仅轻微高出治疗范围，则可以不需降低剂量。

2. INR≥5.0 但<9.0 而无明显出血的处理　停服华法林 1～2 次，加强监测INR，INR 降至治疗范围后使用较小剂量治疗，或停服华法林一次并口服维生素 K_1 1～2.5mg，特别是处于出血高风险的患者。如果由于外科手术需要迅速纠正，可口服维生素 K_1（≤5mg），使 INR 在 24h 内下降。如果 INR 仍高，再口服维生素 K_1 1～2mg。

3. INR≥9.0 而无明显出血的处理　停服华法林并口服维生素 K_1 5～10mg，使 INR 在 24～48h 内明显下降。频繁监测 INR，必要时再次口服维生素 K_1。当INR 降至治疗范围后使用较小剂量治疗。

4. 任何高 INR 的严重出血处理　停服华法林并缓慢静脉滴注维生素 K_1 10mg，根据情况的紧急程度补充新鲜血浆、凝血酶原浓缩物或重组凝血因子Ⅶa。

维生素 K_1 可每 12h 重复给药。

5. 威胁生命的出血处理　立即停服华法林并缓慢静脉输注维生素 K_1 10mg，同时给予凝血酶原浓缩物或重组凝血因子 VIIa，根据情况的紧急程度补充新鲜血浆。根据 INR 水平，必要时重复以上处理。

二、人工瓣膜置换术后手术操作时的口服抗凝治疗

当人工瓣膜置换术后长期抗凝治疗的患者需要进行有创操作时，继续或中断抗凝治疗均可能出现潜在的人工瓣血栓形成或术中大出血风险。而采取其他措施如在围术期住院进行肝素替代治疗将增加医疗费用，此时应根据临床情况综合判定停止服用华法林的获益与风险。首先应重点评估停止抗凝治疗使人工瓣血栓形成的风险程度。可以根据情况选择以下方法。

1. 术前停止华法林治疗，当 INR 恢复至安全范围时实施手术操作　静脉给予足量肝素抗凝；皮下注射足量低分子量肝素抗凝或给予预防剂量的 UFH 或 LMWH。静脉肝素有强效的抗凝作用且半衰期短，术前中断肝素治疗即可快速逆转抗凝作用，此种方法主要的不便之处在于治疗过程较为复杂。低分子量肝素可以在家使用，从而避免了住院费用的增加。许多前瞻性研究结果表明，低分子量肝素对于人工瓣膜置换术后抗凝患者需要进行有创手术操作起重要的替代治疗作用。

2. 中危血栓栓塞患者的处理　术前约 4 天停止华法林治疗，使 INR 下降，术前 2 天应用小剂量 UFH［5000U，皮下注射（SC）］或预防剂量的 LMWH，术后开始小剂量 UFH（或 LMWH）和华法林治疗。一些患者可能需要较大剂量的UFH 或足量 LMWH 治疗。

3. 高危血栓栓塞患者的处理　术前约 4 天应停止华法林治疗，使 INR 恢复至正常水平；当 INR 下降时（约术前 2 天）应用足量 UFH 或 LMWH；UFH 可以在门诊皮下注射给药，继而在入院后准备手术期间持续静脉输入，在术前约 5h 停止用药即可使抗凝作用在手术时消失；或者可以 SC 使用 UFH 或 LMWH，术前12～24h 停止用药可以使手术时的抗凝作用非常小或消失。

4. 中危出血患者的处理　继续予以较小剂量华法林治疗，调整 INR 为 1.3～1.5，此抗凝强度是整形外科和妇产科手术中的安全抗凝强度。在患者进行手术前 4 天或 5 天可以将华法林减量；术后重新开始华法林治疗，必要时可补充小剂量的 UFH（5000U，SC）或预防剂量的 LMWH。

当 INR 超过 4.5，并以指数方式增加超过 6.0 时，大出血的风险显著增加。因此，INR≥6.0 时需要给予快速的逆转抗凝治疗。未发生出血情况下采取何种处理，取决于 INR 的目标值、INR 实际值和所使用的维生素 K 拮抗剂。

三、人工瓣膜置换术患者脑出血后的抗凝治疗

人工瓣膜置换术患者发生脑出血后如何抗凝治疗、何时启动抗凝治疗是临床上亟待解决的难题。过早再次启动抗凝治疗可能会增加脑出血复发的风险。首先要对临床上有脑出血病史的患者进行血栓栓塞风险评估，并评估维生素 K 拮抗剂抗凝的临床获益与风险。一项对有脑出血病史患者重启口服抗凝血药治疗后评估脑出血复发风险的研究，共纳入首次脑出血后使用维生素 K 拮抗剂抗凝治疗的患者 267 例（其中男性 163 例，中位年龄 73.9 岁）。随访期内 20 例患者发生了复发性脑出血（7.5%），其中 5 例复发性脑出血为致命性（25%）。高血压、男性、人工心脏瓣膜置换术、既往缺血性卒中、肾衰竭、癌症及自发事件均和复发性脑出血风险相关。但上述因素单独作用时均无统计学意义。多于 1/3 的自发性复发性脑出血与创伤事件有关。研究表明，有脑出血病史的患者使用维生素 K 拮抗剂进行抗凝治疗时，复发性脑出血的风险显著增高。发生创伤事件的患者会有复发性脑出血的风险，但是相关程度较低。

临床上对于有脑出血病史的患者应进行血栓栓塞风险评估，从而对使用维生素 K 拮抗剂抗凝带来的临床收益及风险进行权衡。

第三节　　抗凝选择原则与注意事项

一、抗凝选择原则

1. 机械瓣置换术后需终身抗凝。主动脉瓣位双叶瓣和单叶侧倾瓣置换术后，国外 INR 要求维持在 2.0~3.0，而国内可在 1.6~2.2。而单独二尖瓣置换或主动脉瓣与二尖瓣双瓣置换术后，国外 INR 维持在 2.5~3.5，国内维持在 1.8~2.5。

2. 生物瓣置换术后应抗凝 3~6 个月。抗凝强度 INR 在 1.8 左右（1.6~2.2）。

二、抗凝注意事项

华法林片剂：3mg/片。用法：口服。抗凝治疗目标 INR：①人工心脏瓣膜患者预防血栓栓塞并发症：2.5~3.5；②其他适应证：2.0~3.0。副作用及注意事项如下：

1. 华法林治疗普遍报道 1%~10% 的不良反应为出血并发症。

2. 下列情况禁用本品：妊娠、出血倾向、严重肝功能不足及肝硬化、未经

治疗或不能控制的高血压、最近颅内出血、倾向于颅内出血、有跌倒倾向、中枢神经系统或眼部手术、胃肠道或泌尿道出血、憩室病或肿瘤、心内膜炎、心包炎或心包积液、痴呆、精神病、酗酒及其他情况患者无法满意地依从剂量指示及无法安全地进行抗凝治疗。

3. 华法林与很多药物有相互作用。

4. 术前 1～5 日停止华法林治疗。若患者有血栓的高风险，皮下注射治疗剂量低分子量肝素以预防。

5. 若轻微过量，一般只需停止华法林治疗，直至 INR 恢复到目标范围。当患者服用剂量过大时，避免洗胃以防大出血，重复给予药用炭防止华法林被进一步吸收及肝肠再循环。若已用药用炭，必须静脉注射维生素 K。若出现出血并发症，给予维生素 K、凝血因子浓缩液或新鲜冰冻血浆可逆转华法林作用。若将来还是适合口服抗凝，应避免维生素 K 剂量超过 10mg。否则，患者将会对华法林抗药至 2 周。

三、华法林抗凝治疗的常用监测方法

PT 是华法林抗凝最常用的监测方法，其主要反映 Ⅱ、Ⅶ、Ⅸ、Ⅹ 四种维生素 K 依赖的凝血因子活性受抑制情况，但 PT 检验过程中因试剂、方法、技术等因素会不同程度地影响其准确性，因此，根据某次 PT 值判断抗凝治疗不足或过量时须慎重，应参照患者近期内食物结构、是否患有其他疾病、合用何种药物、是否有出血倾向和血栓形成表现等综合分析，必要时应重复多次检测。此外，由于用于测定 PT 的促凝血酶原激酶试剂各不相同，导致 PT 值的参考意义受到很大限制。例如，不同的实验室报道的 PT 一致，但抗凝强度却有很大不同，或同一试剂于同一抗凝程度在不同的实验室可能产生不同的 PT 结果，这使得长期华法林抗凝的患者因 PT 测定不确切而致出血或栓塞的危险。

1982 年世界卫生组织建议用国际敏感指数（international sensitivity index，ISI）校正 PT 值，所得结果称为国际标准比率（international normalized ratio，INR），即 INR =（患者 PT/标准 PT）ISI，其中 ISI 越低，试剂越敏感。世界卫生组织推荐的试剂的 ISI = 1，即 INR = PTR（PTR = 患者 PT/标准 PT）。北美常用的试剂的 ISI 为 2.3～2.6。应用 INR 后，不同实验室的抗凝效果具有了可比性和参考性。1985 年，国际血栓抗凝协会和国际血液标准协会联合要求不能再用 PT 出报告，除非同时出具 INR 结果。

1989 年美国胸外科医师学会（ACCP）推荐 INR 3.0～4.5，PTR 1.5～2.0 倍于正常对照为机械瓣膜置换术后最佳抗凝标准。

1992 年又修改 INR 值为 2.5～3.5。随着材料和设计上的改进，机械瓣膜具

有了良好的抗血栓性能。近年来研究表明，低于此抗凝标准的抗凝治疗不仅没有导致血栓发生率升高，反而使出血发生率明显降低。

2001 年美国胸外科医师学会建议人工机械瓣膜置换术后患者宜采用较低强度抗凝。对于主动脉瓣位人工机械瓣置换患者 INR 为 2.0 ~ 3.0 即可，对于二尖瓣位人工机械瓣置换患者 INR 为 2.5 ~ 3.5 即可，若有左心房扩大或伴有房颤，无论主动脉瓣位人工机械瓣置换或二尖瓣位人工机械瓣置换 INR 均为 2.5 ~ 3.5。由于国内抗凝治疗出血的发生率远远高于栓塞率，抗凝治疗的主要危险是出血而不是栓塞。目前国内多数学者认为机械瓣置换术后抗凝治疗的 PTR 应控制在1.5 ~ 3.0：主动脉瓣替换者 1.5 ~ 2.0，二尖瓣及双瓣替换者 2.0 ~ 2.5，三尖瓣替换者 2.5 ~ 3.0。华法林抗凝治疗中国专家共识推荐对 Carbomedics 双叶机械瓣置换者维持主动脉瓣位人工机械瓣置换 INR1.4 ~ 1.9，二尖瓣位人工机械瓣置换及双瓣替换 INR1.5 ~ 2.0 的抗凝强度对国内患者较为理想，既可减少出血事件的发生率，又可避免血栓事件的发生，是一个较安全的范围。

第四节　新型口服抗凝血药在机械瓣置换术后的作用

在过去十年，新型口服抗凝血药在房颤卒中预防领域的引入十分成功，包括利伐沙班、达比加群酯、阿哌沙班和依度沙班。传统的口服抗凝血药华法林作用确切，但药物代谢个体差异大，需要定期抽血检测凝血酶原时间的 INR，而新型抗凝血药不需要抽血检查，服用方便，在预防房颤卒中时可代替华法林。对于置换机械瓣的患者，能否使用新型抗凝血药代替华法林呢？2012 年 FDA 发表声明禁止达比加群酯用于机械瓣膜患者的抗凝，其依据为被迫提前终止的 Ⅱ 期试验RE-ALIGN。该研究发现，与服用华法林患者相比，服用达比加群酯患者发生机械瓣膜相关并发症更多，包括卒中、心肌梗死及瓣膜血栓形成等。迄今尚无研究支持 NOACs 可用于机械瓣置换术后患者的抗凝治疗。

2014 AHA 和 ACC 瓣膜病管理指南再次对新型抗凝血药能否代替华法林给出答案：目前不能！推荐级别：Ⅲ级（有害）。新型抗凝血药不能用于人工机械瓣置换术后抗凝的主要依据来自 RE-ALIGN 试验。RE-ALIGN 试验（randomized,phase Ⅱ study to evaluate the safety and pharmacokinetics of oral dabigatran etexilate inpatients after heart valve replacement）是一项大型达比加群酯全球临床研究，共入选 55 000 例患者，涉及骨科 VTE 一级预防、VTE 急性治疗、房颤、ACS 及人工机械瓣膜等方面。利伐沙班研究的规模则更大，共入选 271 000 例患者，分为 4期，部分研究还在进行之中。对比分析 RE-LY、ROCKET-AF、ARISTOTLE 等研究后发现，达比加群酯、利伐沙班、阿哌沙班及依度沙班对房颤患者的卒中预防效果不劣于甚至优于华法林，大出血事件也并不多于华法林，同时减少出血性卒中与颅内出血。RE-ALIGN 试验拟在机械瓣置换术后患者中比较达比加群酯或华法林的效果，但因血栓和出血事件增多，基于伦理学提前终止。因此，在机械瓣植入者中更倾向使用华法林。在 RE-ALIGN 试验中，9 人（5%）发生了缺血和栓塞事件，华法林组未发生此类事件。15 人（9%）达到复合终点（卒中、TIA，系统栓塞、心肌梗死、死亡），而华法林组为 4 人（5%）。更重要的是：出血事件并未减少，达比加群酯组 7 人（4%），华法林组 2 人（2%）。

第八章 非瓣膜性心房颤动合并缺血性脑卒中或短暂性脑缺血发作的抗血栓治疗及临床研究

第一节 心房颤动合并脑卒中的抗血栓治疗

对于既往脑卒中或 TIA 史，或 CHA_2DS_2-VASc 评分 ≥2 分的非瓣膜性房颤患者，建议使用口服抗凝血药（Ⅰ类推荐），药物选择包括华法林（INR 2.0～3.0，证据水平 A）、利伐沙班（证据水平 B）、达比加群酯（证据水平 B）或阿哌沙班（证据水平 B）。

对于 INR 不能维持在有效治疗范围者，建议使用新型口服抗凝血药（Ⅰ类推荐，证据水平 C）。

新型口服抗凝血药不能用于机械瓣的患者（Ⅲ类推荐）。

抗血小板联合抗凝血药物治疗应遵循个体化的原则，在充分讨论发生卒中与出血的绝对与相对风险，以及患者的评价与意愿的基础上共同决策（Ⅰ类推荐，证据水平 C）。

左心耳封堵器是一项突破性的研究成果，在有效降低卒中率的前提下，使长期服用抗凝血药物的患者获益。它不仅可以有效预防卒中，还可以使大部分患者植入左心耳封堵器后停用抗凝血药物。

2012 年 ESC 房颤指南将左心耳封堵列为 Ⅱb 类适应证（证据水平 B）。PROTECT-AF 研究的长期随访结果显示左心耳封堵疗效优于华法林，并且降低全因死亡率。

2014 年 WATCHMAN 左心耳封堵系统已通过国家食品药品监督管理总局的审批，左心耳封堵系统主要使非瓣膜性房颤患者降低左心耳形成血栓的风险。该疗法为符合 $CHADS_2$ 和 CHA_2DS_2-VASc 血栓风险评估、经临床医师判断需长期接受华法林等抗凝血药物治疗且适合寻求非药物手段的患者提供了一个安全、有效的新选择。

2015 年左心耳封堵系统正式获得美国 FDA 批准。WATCHMAN 左心耳封堵系统可替代长期口服抗凝血药物，为非瓣膜性房颤患者降低卒中风险提供了新的治疗方案。

1. 房颤合并缺血性卒中急性期的处理　对于急性缺血性卒中患者，不推荐
rt-PA 溶栓治疗。对于接受抗凝治疗的患者，若无法估计前次服药时间，APTT 或
PT 延长提示不应该溶栓；若缺血性卒中急性发作于新型口服抗凝血药末次给药
48h 内，且无法评估抗凝效果，可对闭塞血管进行机械再通治疗。

2. 房颤合并急性出血性卒中的处理　立即停用抗凝血药，VKAs 本身是一种
抗凝血药，但起效慢，导致脑出血面积扩大。因此，建议给予凝血酶原复合物或
新鲜冷冻血浆替代 VKAs，无明显持续出血指征时，按大出血评价和处理方法进
行处理。

3. 房颤合并卒中恢复期的处理

（1）缺血性卒中的治疗：当梗死面积不增加继发颅内出血风险时，推荐继
续使用新型口服抗凝血药治疗。

（2）短暂性脑缺血发作的治疗：推荐 1 天后开始使用新型口服抗凝血药
治疗。

（3）梗死面积小，且为非致残性缺血性卒中的治疗：推荐 3 天后开始使用新
型口服抗凝血药治疗。

（4）中度缺血性卒中的治疗：推荐 6 天后开始新型口服抗凝血药治疗。

（5）大面积梗死缺血性卒中的治疗：推荐 12 天后开始新型口服抗凝血药
治疗。

（6）出血性卒中的治疗：如果心脏血栓风险增高且颅内出血再发风险降低
时，可在颅内出血 10 ~ 14 天后重新开始新型口服抗凝血药治疗，但应注意颅内
出血本身是抗凝禁忌证。

（7）心源性短暂性脑缺血发作的治疗：推荐尽快开始新型口服抗凝血药
治疗。

（8）心源性缺血性脑卒中的治疗：新型口服抗凝血药起效快，无需桥接，
可代替 VKAs 治疗。

4. 房颤合并颈动脉狭窄的处理　推荐行颈动脉内膜切除术治疗，不推荐放
置支架，以避免三联抗栓出血风险。

第二节　心房颤动合并脑卒中抗血栓治疗的临床研究

一项研究显示，在 24 467 例新诊断的非瓣膜性心房颤动患者中，12 579 例预
先给予新型口服抗凝血药，11 888 例给予华法林治疗。经过平均 1.2 年的随访，
1 年后有 54.3% 的患者仍在服用华法林，而 80.7% 的患者仍在服用新型口服抗
凝血药。研究结果表明，新型口服抗凝血药用于治疗非瓣膜性心房颤动患者血栓

事件的依从性高于华法林。口服抗凝血药可降低心房颤动患者的血栓风险，但相对增加出血风险。另一项研究评价了利伐沙班和达比加群酯对比华法林用于非瓣膜性心房颤动患者的疗效。32 918 例患者服用达比加群酯，3301 例服用利伐沙班，92 633 例服用华法林。经过 13 个月的随访，共发生 1035 例缺血性卒中、225 例颅内出血和 1842 例胃肠道出血。利伐沙班和达比加群酯与华法林相比，缺血性卒中发生率相当，利伐沙班和达比加群酯引起的颅内出血发生率较华法林低，但达比加群酯导致的胃肠道出血风险较华法林高。

ENGAGE AF-TIMI 48 研究是一项随机、双盲、平行对照研究，共有 46 个国家的 1393 个研究中心参与，纳入房颤卒中及体循环栓塞患者 21 105 例，平均随访 2.8 年。该研究旨在比较依度沙班 60mg/d、30mg/d 与华法林对房颤卒中及体循环栓塞预防的有效性及安全性影响。研究纳入 CHADS$_2$ 评分 ≥2 分的中高危栓塞风险房颤患者，按 1∶1∶1 的比例随机分至不同剂量依度沙班组和调整剂量华法林组（INR 2.0~3.0）。

研究证实，与控制良好的华法林治疗（TTR 68.4%）相比，大剂量依度沙班在减少卒中或体循环栓塞发生方面不劣于华法林；大、小剂量依度沙班治疗均可显著减少主要出血、颅内出血、出血性卒中和心血管死亡的发生，临床净效益达到优效。

第九章　抗血栓药在心房颤动复律和导管射频消融围术期的应用

传统口服抗凝血药华法林在心房颤动复律和导管消融（catheter ablation, CA）围术期的作用确切，但其有效剂量受食物、基因等因素的影响，并需定期抽血检测凝血酶原时间和 INR。许多研究表明，新型口服抗凝血药可显著降低心房颤动患者的卒中发生率。VENTURE-AF 研究也对利伐沙班与华法林在房颤消融患者中的应用进行了分析，患者术前未停止用药，以大出血事件为主要终点，结果发现两治疗组大出血及其他出血事件无显著差异。

第一节　心房颤动复律患者的抗凝策略

心房颤动（简称房颤）是最常见的持续性心律失常之一，亦是全球高发病率、高致残率和高死亡率的心律失常。预计我国有 800 万房颤患者，其卒中总体发生风险为正常人的 5 倍，1 年内死亡率最高达 50%。房颤抗血栓治疗是心房颤动管理的重要组成部分。许多研究表明，增加抗凝血药的使用率可显著降低房颤患者的卒中发生率。2016 年 ACC 公布房颤抗凝血治疗新的循证证据，为房颤患者抗凝血药的选择上提供了更多证据。

一、房颤导管消融围术期抗血栓治疗及循证证据

房颤导管消融治疗术前应用低剂量（5000U）普通肝素皮下注射，或预防剂量的低分子量肝素皮下注射，术后再开始低剂量普通肝素（或低分子量肝素）与华法林重叠。术前持续静脉内应用普通肝素，至术前 6h 停药，或皮下注射普通肝素或低分子量肝素，术前 12～24h 停用。根据手术出血的情况，术后 12～24h 重新开始肝素抗凝治疗；出血风险高的手术可延迟到术后 48～72h 重新开始抗凝治疗，并重新开始给予华法林或新型口服抗凝血药治疗。

有研究比较了高龄房颤患者导管消融围术期三种抗凝方案的安全性和有效性。传统抗凝方法是消融前停用华法林，以低分子量肝素桥接，术中用普通肝素抗凝，术后桥接低分子量肝素联合华法林过渡到单用华法林；第二种方案是消融术前正常使用华法林，术中使用普通肝素抗凝治疗；第三种方案是消融术前使用新型口服抗凝血药物组术后 4h 开始服用利伐沙班或达比加群抗凝治疗。比较三

组抗凝治疗方案围术期到术后 3 个月的出血和栓塞事件发生率及其他并发症。结果表明，高龄房颤患者行导管消融治疗，总体安全有效。与传统抗凝治疗方案对比，持续使用华法林方案或采用新型口服抗凝血药物均能进一步降低出血并发症风险，并未增加血栓栓塞的风险。

1. VENTURE-AF 试验　是一项关于新型口服抗凝血药物用于房颤导管射频消融围术期的前瞻性、随机、对照研究，旨在比较导管消融的非瓣膜性心房颤动（non-valvular atrial fibrillation，NVAF）患者不间断使用利伐沙班与不间断使用维生素 K 拮抗剂的疗效。该试验的样本量为 250 例，发生的事件由临床终点委员会独立盲判。在进行 CA 之前和之后的 4 周内，将 248 例 NVAF 患者随机分为不间断使用利伐沙班组（20mg，每日 1 次）和不间断使用维生素 K 拮抗剂组。主要终点是 CA 后的大出血事件，次要终点包括血栓栓塞事件（由卒中、全身性栓塞、心肌梗死和血管性死亡组成的复合终点）和其他事件或手术引起的事件。患者平均年龄为（59.5±10）岁，71% 为男性，74% 的患有阵发性房颤，CHA_2DS_2-VASc 评分为 1.6分。利伐沙班组和 VKA 组相比，用于达到目标活化凝血时间（ACT）的平均总肝素剂量略高（13.871 vs. 10.964，$P<0.001$），达到的平均 ACT 水平略低（302 vs. 332，$P<0.001$），研究中大出血总体发生率为 0.4%（利伐沙班组事件数量 0次，华法林组发生 1 次出血事件），血栓栓塞复合事件发生率为 0.8%（利伐沙班组事件数量 0 次，华法林组发生 2 次出血事件）。同样，血栓栓塞时间的发生率也很低（0.8%，1 例缺血性卒中和 1 例血管性死亡）。所有事件均发生在 VKA 组和 CA 后。两组间任何判定时间的数量（26 vs. 25）、任何出血事件（21 vs. 18）和任何其他手术引起的事件（5 vs. 5）均相似。研究证实了利伐沙班在房颤消融患者中的疗效和安全性。在因 AF 而进行 CA 的患者中，不间断使用口服利伐沙班是可行的，事件发生率与不间断使用 VKAs 治疗的患者相似。

在一项纳入 11 个研究的荟萃分析中，利伐沙班组纳入 634 例患者，其中 410例围术期继续使用利伐沙班，利伐沙班治疗至术前 12~48h，术后 6~24h 重启利伐沙班治疗，224 例停用利伐沙班；华法林组纳入 479 例患者。分析结果表明，利伐沙班可能是华法林用于房颤射频消融患者的安全替代治疗选择。另一项多中心、观察性研究共纳入来自北美 8 个研究中心的 642 例房颤消融患者，围术期分别接受持续利伐沙班（$n=321$）或华法林抗凝治疗（$n=321$）评估房颤消融围术期利伐沙班持续抗凝治疗的可行性及安全性，持续利伐沙班与华法林用于射频消融患者的血栓栓塞及出血风险相当。

2. RE-LY 试验　在 RE-LY 研究心房颤动复律亚组分析中，共有 1270 例患者接受了心脏电复律（1983 次），电复律前后未改变随机分组，结果发现达比加群酯（110mg，每日 2 次与 150mg，每日 2 次）组血栓发生率与华法林组无明显差异，这奠定了 NOAC 在心房颤动电复律患者中的应用基础。ROCKET-AF 与 ATRISTOTLE（利伐沙班与阿哌沙班）电复律亚组也得出了相似的结论。

3. X-VERT 研究　前瞻性研究 X-VERT 将受试者分为早期复律组及晚期复律组，两组患者均按照 2∶1 比例接受利伐沙班或华法林治疗，两种治疗方法带来的卒中预防效果及出血风险无明显差异。在晚期复律组中，服用利伐沙班患者的 INR 更早达标，利伐沙班组患者与华法林组患者在目标时间范围内接受电复律的比例分别为 77% 与 36.3%。

总之，心房颤动患者在抗心律失常药物试验性治疗之前，应权衡药物与导管射频或冷冻消融治疗的风险与获益，导管消融可作为节律控制的合理初始策略（Ⅱa 类推荐，证据水平 B）。

二、心房颤动患者抗凝治疗中联合用药的风险及循证证据

心房颤动患者在抗凝治疗期间经常联合使用多种其他药物，对于联合用药的疗效和安全性目前尚未完全确定。

1. ROCKET-AF 研究　是一项国际多中心、随机、双盲、平行对照研究。共纳入卒中或全身性栓塞患者 14 264 例，平均随访 2.8 年。该研究旨在评价华法林与利伐沙班的疗效及安全性。研究发现，年轻患者和老年患者在达到 INR 治疗范围的时间上没有差异。该研究将患者随机分为利伐沙班 20mg，每日 1 次或华法林组，后者经调整剂量使目标 INR 值为 2.0~3.0。患者平均 CHADS$_2$ 评分为 3.5 分，55% 有卒中史，90% 合并高血压。在根据年龄的意向性分析中，利伐沙班组和华法林组中均有 3082 例患者的年龄≥75 岁，两组分别有 3999 例和 4008 例患者年龄<75 岁。结果表明，年龄较大的患者比较年轻的患者卒中或全身性栓塞发生率更高（$P=0.0068$），出血事件也较多。年龄较大的患者（≥75 岁）和较年轻患者（<75 岁）的利伐沙班组和华法林组风险比（卒中或全身性栓塞和出血性终点）是相似的。尽管新型口服抗凝血药物发生主要事件的风险及药物本身风险较高，但它们可能比华法林更适合老年患者，因为其有着独特的优点：不需要常规监测血药浓度，起效更快，受药物和食物影响少。尽管如此，在给老年患者（≥75 岁）使用这些药物时仍需非常谨慎，因为该组患者发生卒中和出血的风险较高，而且要注意药物之间的相互作用。

在 14 264 例患者中，5101 例（36%）患者联合应用 0~4 种药物，7 296 例（51%）患者联合应用 5~9 种药物，1867 例（13%）患者联合应用至少 10 种药物（多药合用）。对比利伐沙班治疗组和华法林治疗组，在预防栓塞事件的发生和导致出血方面差异无统计学意义，但对于利伐沙班联合多药合用者，其大出血事件发生率显著增加。研究结果提示，对于利伐沙班联合应用多种药物的患者，

应关注其出血风险。

2. PINNACLE 注册研究（心房颤动合并其他心血管病患者的抗凝治疗）旨在评估临床医生在治疗心肌梗死或接受支架植入合并心房颤动患者时，在选择抗凝和抗血小板治疗上的强度。研究共纳入 79 875 例在过去 12 个月内均有心肌梗死或接受支架植入合并心房颤动的患者。根据下列标准评价抗血栓治疗的强度：抗凝血联合抗血小板治疗积 3 分、抗凝血或抗血小板治疗积 2 分、既不抗凝又不抗血小板治疗积 1 分。在校正患者因素后，抗血栓治疗的强度中位数为 2.0（1.78～2.21），提示临床医生在遇到上述情况时，在选择抗血栓治疗强度方面存在较大的不确定性。未来仍需要进行更多抗凝联合抗血小板治疗的临床研究。

3. GARFIELD–AF 注册研究　是一项全球性的多中心、前瞻性注册研究，共在 30 个国家随机纳入了 858 个研究中心。2010～2013 年，有 17 184 例 6 周前诊断为非瓣膜性房颤的患者，其中 43.8% 为女性，主要终点为卒中预防的抗凝血药使用率。抗凝血药包括维生素 K 拮抗剂、Xa 因子抑制剂和直接凝血酶抑制剂。在非瓣膜性心房颤动患者中，20% 的患者合并心力衰竭。根据 $CHADS_2$ 评分预测卒中风险，女性患者的中、高危（$CHADS_2 \geqslant 2$ 分）者所占比例高于男性（65.1% vs.54.7%）。总体上，男性和女性患者抗凝血药使用率无差异（男性 60.9%，女性 60.8%）。$CHADS_2 \geqslant 2$ 分的患者中抗凝血药使用率亦无性别差异（女性 vs. 男性：调整的 OR＝1；95% 置信区间：0.92～1.09）。研究显示，女性房颤患者在抗凝治疗预防卒中方面和男性相似。然而，卒中、高风险患者未充分治疗，而低危患者却被过度治疗。男性和女性房颤患者的抗凝治疗处方及管理仍需改善。与无心力衰竭的患者相比，合并心力衰竭的患者更多地接受了抗血栓治疗。

2014 年 AHA、ACC、HRS 房颤指南旨在制订满足大多数情况下大多数患者需要的治疗方案，通过全面衡量患者卒中和出血风险及患者的偏好来选择抗血栓治疗方案。

复律是心房颤动管理的有效手段，包括药物复律及电复律。最常用于症状性或新诊断房颤患者。药物复律指使用抗心律失常药物恢复心脏的正常节律。电复律是通过在患者胸部和背部皮肤使用特殊电极板，使同步电流从胸壁传送到心脏的一种复律方法。许多研究证实，未经抗凝或抗凝不足的房颤患者经复律后发生卒中的风险很高，发生栓塞的危险性为 5%。在心房颤动复律前进行充分的抗凝治疗，则发生栓塞的危险性<0.5%，故 2014 年 AHA、ACC、HRS 房颤指南关于房颤电转复预防血栓栓塞做出如下推荐。

（1）房颤或房扑≥48h 或时间不明，无论 CHA_2DS_2–VASc 积分多少和使用何种方法转律（电复律或药物复律），复律前至少使用华法林抗凝 3 周，转律后使用 4 周，并维持 INR 2.0～3.0（Ⅰ类推荐、证据水平 B）。

（2）房颤或房扑>48h或时间不明伴血流动力学不稳定需立即复律者，除非有禁忌证，否则应尽早开始抗凝并在复律后继续抗凝至少4周（Ⅰ类推荐，证据水平C）。

（3）任何时间的房颤转律后，应评估血栓栓塞风险决定是否长期抗凝治疗（Ⅰ类推荐，证据水平C）。

（4）房颤或房扑≥48h或时间不明，患者未经3周抗凝治疗，可在复律前行经食道超声检查，如无左心房血栓（包括左心耳）再行电转复，随后抗凝至少4周（Ⅱa类推荐，证据水平B）。

（5）房颤或房扑≥48h或时间不明，可使用达比加群酯、利伐沙班或阿哌沙班抗凝至少3周，复律后至少4周（Ⅱa类推荐，证据水平C）。

（6）对于发作持续时间<48h的房颤转律患者的抗凝，指南建议栓塞高危患者复律前抗凝治疗除了应用肝素或低分子量肝素之外，还增加了新型口服抗凝血药物（Ⅰ类推荐）。

（7）对于栓塞风险低危患者，复律前可以应用肝素或低分子量肝素或新型口服抗凝血药，也可以不用抗凝血药（Ⅱb类推荐）。

新型口服抗凝血药起效快，可迅速发挥抗凝作用，指南建议应用于急性期抗凝。

三、房颤导管消融围术期抗血栓药联合应用策略及指南推荐

经导管射频消融已成为治疗心房颤动的重要手段，如何减少导管消融围术期卒中及出血并发症、房颤导管消融治疗围术期不中断华法林抗凝、新型抗凝血药的应用、消融术后抗凝策略是临床医师密切关注的问题，其中优化围术期抗凝方案是关键。

1. 对于药物治疗无效的阵发性房颤患者，行导管消融（Ⅰ类推荐，证据水平A）。

2. 对于药物治疗无效的阵发性房颤患者，导管消融可作为一线治疗方案（Ⅱa类推荐，证据水平B）。

3. 持续性房颤患者，可考虑导管消融治疗（Ⅱa类推荐，证据水平C）。

4. 房颤合并收缩性心力衰竭患者，可考虑导管消融治疗（Ⅱa类推荐，证据水平C）。

5. 消融可采用射频或冷冻球囊方法，以实现肺静脉隔离的目标（Ⅱa类推荐，证据水平B）。

6. 对于卒中高危患者，即使消融术后维持窦律，仍应接受NOACs治疗（Ⅱa推荐，证据水平C）。

第二节　房颤射频消融围术期患者的抗凝策略

　　房颤的消融治疗是心房颤动管理的重要手段。目前指南推荐对于症状明显的阵发性房颤及病史较短、药物治疗无效、无明显器质性心脏病的持续性房颤，导管消融可以作为首选治疗。由于在射频消融治疗房颤过程中，射频能量损伤内膜，激活凝血系统活化血小板，增加了血栓形成风险，使射频消融治疗房颤围术期的血栓形成及栓塞风险增加。转复窦性心律后心房顿抑未给予合适的抗凝也增加了栓塞风险。

　　目前使用心腔内超声和 CT 筛选左心房血栓的报道结果并不一致。一些研究认为，与经食管超声比较，心腔内超声和 CT 等方法检出左心房血栓的敏感性较低，而其他研究显示，这些方法筛选左心房血栓的敏感性较好，但特异性一般。国内心房颤动管理专家共识推荐使用经食管超声心动图来筛选左心房血栓。

　　对持续时间 ≥48h 或时间不明的房颤，无论使用何种方法转律（电复律或药物复律），复律前至少抗凝 3 周和转律后抗凝 4 周。

　　一项来自 24 个国家 521 家中心共计 16 309 例患者的研究表明，导管消融术后的主要并发症是卒中和 TIA 发作，分别占 0.23% 和 0.71%。卒中和 TIA 发作的主要原因仍由脱落的血栓引起，故消融术后应进行适当的抗凝治疗。

　　另一项共纳入 565 例接受射频消融房颤患者的研究，旨在评价 $CHADS_2$ 和 CHA_2DS_2-VASc 评分用于房颤患者射频消融后危险分层的效力。主要临床终点为血栓栓塞事件（缺血性卒中、TIA、周围性栓塞或肺栓塞及导管消融术后随访期间死亡）的发生率，经过（39.2±22.6）个月的随访，共有 27 例患者（4.8%）出现不良事件。该研究结果表明，$CHADS_2$ 和 CHA_2DS_2-VASc 评分高的患者，导管消融术后栓塞风险也更高。

　　华法林仍是目前房颤射频消融围术期最常使用的药物。一项包括 9 项临床研究的荟萃分析，共纳入 27 402 例患者，其中 6400 例患者在导管消融期间接受持续华法林治疗，其余患者导管消融期间停用华法林而使用肝素桥接治疗。结果发现，与停用华法林而使用肝素桥接治疗相比，持续使用华法林可显著降低围术期卒中和 TIA 的风险达 90%。该研究结果提示持续使用华法林可显著降低导管消融围术期的卒中风险。尽管华法林用于导管消融围术期的有效性及安全性得到证实，但华法林的局限性仍然影响了其在临床的应用，这些局限性包括：抗凝疗效不可预测、治疗窗狭窄、药物间及药物与食物相互作用多、需要定期监测抗凝效果及频繁调整剂量、起效缓慢、停药后作用维持时间长。

　　新型口服抗凝血药（达比加群酯、利伐沙班及阿哌沙班）与华法林相比，就有效性、安全性及便利性方面综合考虑优于华法林，可以成为大多数房颤患者的抗凝选择，但是需要定期评估肾功能、监测药物使用安全性。NOAC 使得未抗凝的患者比例有所降低。房颤导管消融围术期有发生卒中或 TIA 的风险，抗凝防止血栓栓塞措施包括手术时静脉肝素和术后 ≥2 个月的口服抗凝血药物。此后，应当根据血栓栓塞风险决定是否继续抗凝治疗。

　　房颤患者在导管消融术中、术后数周至数月血栓栓塞的危险性增加，这个时期即使术前评分为低危的患者，也会导致较高、一过性的血栓栓塞危险，因而在术前、术中及术后认真抗凝是防止这类事件发生的关键。

一、房颤消融术前患者的抗凝策略

　　1. 对于 CHA_2DS_2-VASc 评分（≥2 分）高危患者或持续 ≥48h 或时间不详的房颤，应当有效抗凝至少 3 周或行经食管超声排除心房内血栓；对窦性心律或持续时间 <48h 的房颤，可以考虑行经食管超声排除心房内血栓。

　　2. 对于消融前是窦性心律或房颤持续 <48h 的患者，建议行经食管超声排除左心房血栓，但这不是必需的。

　　目前系统性抗凝血药物有华法林、直接凝血酶抑制剂和 Xa 因子抑制剂。消融前可不停用华法林抗凝，直至开始消融手术，左心房血栓是导管消融的禁忌证。

二、房颤消融术中患者的抗凝策略

　　在房间隔穿刺前或穿刺后即刻给予静脉肝素，调整及维持 ACT 在 300～400s。华法林抗凝达标者继续服用华法林不影响普通肝素的应用。手术结束可考虑用鱼精蛋白中和肝素。

三、房颤消融术后患者的抗凝策略

　　1. 针对消融术中未服用华法林抗凝的患者，房颤消融术后应给予华法林抗凝的同时给予低分子量肝素（0.5mg/kg）或普通肝素抗凝。

　　2. 房颤消融术后推荐应用华法林、直接凝血酶抑制剂或 Xa 因子抑制剂抗凝治疗至少 2 个月。2 个月之后是否继续抗凝由患者是否存在卒中危险因素决定，而与房颤类型无关。

　　3. 不建议 $CHADS_2$ 或 CHA_2DS_2-VASc 评分 ≥2 分者术后停止抗凝。不推荐卒中高危患者消融术后停止系统性抗凝。应用 $CHADS_2$ 或 CHA_2DS_2-VASc 系统评定卒中风险大小。

　　4. 在停止抗凝血药物前需行持续心电图监测观察有无无症状性房颤、心房扑动或房性心动过速。经食管超声检查是可选择的排除血栓的方法。

5. 对于考虑停止系统性抗凝的患者，应当给予连续的心电监护，以排除无症状性房颤、房扑或房性心动过速。

关于房颤导管消融围术期 NOACs 的使用，迄今为止仅有关于达比加群酯的几个观察性试验及病例对照研究，故指南未给出十分具体的建议，仅谨慎指出围术期肝素过渡并适时重启 NOACs 抗凝是可行的，但同时也指出，与围术期不间断服用华法林策略相比，停用 NOACs 时间过短和（或）无肝素过渡均可导致出血或血栓风险升高。既往研究表明，心房颤动消融围术期持续应用华法林可降低血栓栓塞风险，心房颤动消融与围术期血栓栓塞性事件风险相关。

四、利伐沙班是华法林用于房颤射频消融的安全替代治疗

一项纳入 11 个研究的荟萃分析，利伐沙班组纳入 634 例患者，其中 410 例围术期继续使用利伐沙班治疗至术前 12 ~ 48h，术后 6 ~ 24h 重启利伐沙班治疗，224 例停用利伐沙班；华法林组纳入 479 例患者。荟萃分析结果表明，利伐沙班可能是华法林用于心房颤动接受射频消融治疗患者的安全替代选择。

另一项心房颤动接受射频消融治疗的多中心、观察性研究共纳入来自北美 8 个研究中心的 642 例心房颤动接受射频消融治疗的患者，围术期分别持续接受利伐沙班（$n=321$）或华法林抗凝治疗（$n=321$），评估心房颤动接受射频消融治疗患者围术期利伐沙班持续抗凝治疗的可行性及安全性。研究结果表明，持续利伐沙班抗凝治疗与华法林用于射频消融患者的血栓栓塞及出血风险并无差异。

一项荟萃分析评估了利伐沙班用于心房颤动消融患者的疗效和安全性，共纳入 5 项研究 1691 例非瓣膜性心房颤动患者，其中 736 例使用利伐沙班。结果显示，利伐沙班与华法林相比，卒中、全身性栓塞事件及轻微出血事件无差异，但利伐沙班有降低大出血风险的趋势。因此，对于接受射频消融的心房颤动患者，利伐沙班和华法林一样安全有效。

五、抗凝血药在房颤患者围术期的应用

正在服用 NOACs 的房颤患者若需接受外科手术，何时停用 NOACs 应由手术本身出血风险决定：对于一般无临床意义的出血风险（如拔牙及青光眼手术）或少量出血风险的手术，术前停用 NOACs 18 ~ 24h 即可；有大出血风险的手术，则至少停药 48h；对于急诊手术，应尽可能将手术推迟至最后一次用药后至少12h，能推迟至用药后 24h 更佳。除少数即刻完全止血的手术外，一般至少在手术48 ~ 72h 后重启 NOACs 抗凝，期间若有必要，可在术后 6 ~ 8h 且无活动性出血时开始给予肝素过渡抗凝。

第十章　急性肺栓塞的抗血栓治疗

以肺栓塞（pulmonary embolism）为代表的肺血管疾病是临床常见的严重危害人类健康的疾病。及时、准确地诊断，快速、有效地溶解血栓，减少闭塞的血管床数量，恢复肺动脉前向血流，减小肺动脉压力和肺血管阻力，改善右心功能和心脏射血，减少或避免因急性肺栓塞导致的死亡是治疗急性肺栓塞的根本处理措施。

第一节　急性肺栓塞的风险评估及抗血栓治疗策略

2014 年 ESC 年会发布的新版《急性肺栓塞诊断和处理指南》涵盖了近年来肺栓塞领域的循证医学意见，提出急性肺栓塞的风险评估及抗血栓治疗策略。

急性肺栓塞确诊后，强调早期危险评估分层，治疗方案应根据病情严重程度而定，必须迅速准确地对患者进行危险度分层，然后制订相应的治疗策略。这将使肺栓塞患者从中获益。

首先根据是否出现休克或持续性低血压对疑诊或确诊急性肺栓塞患者进行初始危险度分层，识别早期死亡高危患者（Ⅰ类推荐，证据水平 B）。出现休克或持续性低血压的血流动力学不稳定为高危患者，应立即进入紧急诊断流程，尽快确诊。不伴休克或低血压为非高危患者，需应用有效的临床预后风险评分，推荐肺栓塞严重指数（pulmonary embolism severity index，PESI），或其简化版 sPESI（表 10-1），以区分中危和低危患者（Ⅱb 类推荐，证据水平 B）。PESI 分级Ⅲ~Ⅳ级即为中危患者。对中危患者需进一步进行危险分层，超声心动图或 CT 血管造影证实右心室功能障碍，同时伴有心肌损伤生物标志物肌钙蛋白升高者为中高危，对这类患者应进行严密监测，以早期发现血流动力学失代偿，一旦发现立即启动补救性再灌注治疗（Ⅰ类推荐，证据水平 B）。右心室功能和（或）心脏标志物正常者为中低危。

急性肺栓塞早期预后风险评估应包括 PE 相关风险、患者临床状态和合并症。

表 10-1　PESI 及 sPESI 评估肺栓塞早期死亡风险

项目	PESI	sPESI
年龄	以年龄数值为分数	1 分（年龄>80 岁）
男性	+10	-

续表

项目	PESI	sPESI
肿瘤	+30	1
慢性心力衰竭	+10	1
慢性肺部疾病	+10	–
脉搏≥110 次/分	+20	1
收缩压<100mmHg	+30	1
呼吸频率>30 次/分	+20	–
体温<36℃	+20	–
精神状态改变	+60	–
动脉血氧饱和度<90%	+20	1
总分		

注：PESI 分级方法：≤65 分为 Ⅰ 级，66～85 分为 Ⅱ 级，86～105 分为 Ⅲ 级，106～125 分为 Ⅳ 级，>125 分为 Ⅴ 级。sPESI 分级方法：<1 分为低危，相当于 PESI 分级 Ⅰ～Ⅱ 级；≥1 分为中危，相当于 PESI 分级 Ⅲ～Ⅳ 级。

一、高危急性肺栓塞患者的抗血栓治疗策略

高危急性肺栓塞（合并休克或持续性低血压）患者出现休克或持续性低血压时，住院期间死亡风险极高，尤其是在入院后数小时。应及时给予血流动力学和呼吸支持。起始抗凝推荐立即静脉用普通肝素（Ⅰ类推荐，证据水平 C）。推荐溶栓治疗（Ⅰ类推荐，证据水平 B），溶栓禁忌或失败者，推荐行肺动脉血栓切除术，也可经皮导管介入治疗（Ⅰ类推荐，证据水平 C）。

二、中高危或低危急性肺栓塞患者的抗血栓治疗策略

中高危或低危急性肺栓塞（不伴休克或持续性低血压的急性肺栓塞）患者，不推荐行常规全身溶栓治疗（Ⅲ类推荐，证据水平 B）。

中危肺栓塞患者溶栓治疗需谨慎，ESC 指南不推荐对中危肺栓塞患者进行溶栓治疗。对于中危尤其是中高危肺栓塞患者是否进行溶栓、溶栓药采用何种剂量，尚需进一步研究，对于此类患者的溶栓治疗务必高度谨慎，充分权衡利弊。中高危患者应严密监测，以早期发现血流动力学失代偿，必要时启动补救性再灌注治疗。对于中低危患者，建议给予住院抗凝治疗。

PESI 分级 Ⅰ 级或 Ⅱ 级及 sPESI 评分为 0 的低危患者，如能提供有效的院外管理及抗凝治疗，应早期出院行家庭治疗（Ⅱa 类推荐，证据水平 B）。

对于急性肺栓塞抗凝治疗3个月后仍合并呼吸困难、体力减退或右心衰竭的患者，均应评估是否存在慢性血栓栓塞性肺高血压（chronic thromboembolic pulmonary hypertension，CTEPH）。急性肺栓塞后2年内0.1%~9.1%的患者会演变为CTEPH。

第二节　急性肺栓塞的抗血栓治疗措施

一、抗凝治疗

急性肺栓塞（acute pulmonary embolism，APE）患者抗凝治疗的目的是预防早期死亡和复发或致命性静脉血栓栓塞（Venous thromboembolism，VTE）。标准的抗凝疗程至少为3个月。肺栓塞高度或中度临床可能性患者，在诊断过程中即推荐启动抗凝治疗，不必延迟（Ⅰ类推荐）。

1. 早期肠道外抗凝治疗

（1）普通肝素：首先给予负荷剂量2000~5000U或按80U/kg静脉注射，继之以18U/（kg·h）持续静脉滴注。抗凝必须充分，否则将严重影响疗效，导致血栓复发率明显增高。

（2）低分子量肝素：临床疑诊肺栓塞为中至高概率的患者，在等待检查结果时就应开始肠外给予抗凝血药。通常选择低分子量肝素或磺达肝癸钠（Ⅱ类推荐）（表10-2）。

表10-2　常用治疗肺栓塞的低分子量肝素和磺达肝癸钠给药剂量和给药间隔

	给药剂量	给药间隔
依诺肝素	1.0~1.5mg/kg	2次/日或1次/日
达肝素	100~200U/kg	2次/日或1次/日
磺达肝癸钠	7.5mg/kg（50~100kg）	1次/日
	10mg/kg（>100kg）	1次/日

2. 长期口服抗凝治疗

（1）华法林：推荐口服VKA，与注射抗凝治疗同步进行，使INR达到目标值2.5（Ⅰ类推荐）。华法林起始剂量为2.5~3.0mg/d，3~4日后开始测定INR，当INR稳定在2.0~3.0时停止使用低分子量肝素，继续予华法林治疗。

（2）新型口服抗凝血药：临床研究证实新型口服抗凝血药临床疗效非劣于肝素或VKA。2014年ESC急性肺栓塞治疗指南推荐4种新型口服抗凝血药：利伐沙班、达比加群酯、阿哌沙班及依度沙班均可替代华法林用于初始抗凝治疗

（Ⅰ类推荐）。利伐沙班（15mg，每日2次，持续3周，随后20mg，每日1次），或阿哌沙班（10mg，每日2次，持续7天，随后5mg，每日2次）可作为注射抗凝血药与VKA联合抗凝治疗的替代治疗，而达比加群酯（150mg，每日2次，2岁及以上患者或合用维拉帕米者110mg，每日2次）或依度沙班须在急性期注射抗凝血药治疗后，仅作为VKA的替代抗凝治疗。严重肾功能损害的患者不推荐使用新型口服抗凝血药（Ⅲ类推荐，证据水平A）。CrCl<30 ml/min不推荐利伐沙班、达比加群酯、依度沙班，CrCl<25 ml/min不推荐阿哌沙班（Ⅲ类推荐、证据水平A）。

二、溶 栓 治 疗

美国胸科医师学院（ACCP）2016年急性肺栓塞的系统性溶栓治疗推荐如下：

1. 急性肺栓塞合并低血压的患者（如收缩压<90mmHg），若无高出血风险，建议全身溶栓治疗（Ⅱ类推荐，证据水平B）。

2. 对于大多数不合并低血压的急性肺栓塞患者，不推荐全身溶栓治疗（Ⅰ类推荐，证据水平C）。

3. 某些初始不合并低血压且出血风险低的急性肺栓塞患者，如果开始抗凝治疗后出现了进行性低血压的高风险，建议全身溶栓治疗（Ⅱ类推荐，证据水平C）。

对于血流动力学稳定的中危患者，溶栓治疗是否获益一直存在争议。PEITHO研究是一项多中心、随机、对照、双盲临床试验，目的在于观察肺栓塞患者能否从替奈普酶溶栓治疗中获益。该研究共纳入1006例中危患者，随机分配至接受肝素+安慰剂组或肝素联合替奈普酶治疗组，并比较两种治疗方案对血压正常的中危肺栓塞患者的疗效。结果表明，替奈普酶组患者较安慰剂组患者血流动力学不稳定发生率明显下降（1.6% vs. 5%），但两组猝死率无明显差异（1.2% vs. 1.8%）；而两组大出血发生风险分别为6.3%和1.5%，替奈普酶组明显增高，共发生10例出血性卒中，而安慰剂组仅1例。因此，2014年ESC急性肺栓塞治疗指南对非高危患者仍然不推荐常规溶栓治疗，而对于中高危患者强调首先应接受积极的抗凝治疗，严密观察病情变化，一旦病情恶化，应及时采取补救性的溶栓治疗。

三、导管介入治疗

ACCP 2016年急性肺栓塞的导管介入治疗推荐如下：

1. 选择溶栓药物治疗的急性肺栓塞患者，推荐经外周静脉的系统性溶栓优于导管介入溶栓治疗（CDT）（Ⅱ类推荐，证据水平 C）。

2. 合并低血压的急性肺栓塞患者，如果存在高出血风险，系统性溶栓治疗失败，或系统性溶栓治疗起效前（如数小时内）出现可能导致死亡的休克，在有适当专家和资源的条件下，建议采取导管介入辅助清除血栓（Ⅱ类推荐，证据水平 C）。

2014 年 ESC 急性肺栓塞诊断和治疗指南推荐如下：部分高危患者存在溶栓禁忌或溶栓治疗失败病情仍然不稳定的患者，可以行外科肺动脉血栓清除术（Ⅱb 类推荐，证据水平 C），也可以推荐经导管近端肺动脉血栓清除或碎栓术（Ⅱb 类推荐，证据水平 B）。如果当地没有介入或手术治疗条件，但具备安全转运的能力，应考虑将患者转运到富有介入和手术经验的医疗中心进一步治疗。

四、肺动脉血栓内膜剥脱术治疗慢性血栓栓塞性肺动脉高压

ACCP 2016 年急性肺栓塞的导管介入治疗推荐：对于某些 CTEPH 患者，如经过经验丰富的肺动脉血栓内膜剥脱术团队确认可行，建议施行肺动脉血栓内膜剥脱术（Ⅱ类推荐，证据水平 C）。

第三节　急性肺栓塞的抗凝治疗时程

目前的循证证据表明，急性肺栓塞患者应接受至少 3 个月的标准抗凝治疗。抗凝治疗 6 ~ 12 个月与 3 个月相比患者急性肺栓塞复发风险相似。长期抗凝可降低 VTE 复发风险约 90%，但同时大出血风险每年增加 1% 以上，长时程抗凝治疗应因人而异。

一、有明确诱发危险因素的急性肺栓塞抗凝治疗时程

一些暂时性或可逆性危险因素，如手术、创伤、制动、妊娠、口服避孕药或激素替代治疗，可诱发 VTE，称为有明确诱发危险因素的急性肺栓塞。此类患者如已去除暂时性危险因素，推荐口服抗凝治疗 3 个月。

二、无明确诱发危险因素的急性肺栓塞抗凝治疗时程

无明确诱发危险因素的急性肺栓塞患者的复发风险较高，应给予口服抗凝治疗至少 3 个月。此后，根据复发和出血风险决定抗凝治疗时程。可根据下列情况鉴别患者是否具有长期高复发风险：①既往有一次以上 VTE 发作；②抗磷脂抗

体综合征；③遗传性血栓形成倾向；④近端静脉残余血栓；⑤出院时超声心动图检查存在持续性右心室功能障碍。此外，VKA 停用 1 个月后 D-二聚体阴性预示 VTE 不易复发。

由暂时或可逆性危险因素（服用雌激素、妊娠、临时制动、创伤和手术）引发的急性肺栓塞，推荐抗凝时程为 3 个月（Ⅰ类推荐，证据水平 B）。

对于不明原因首次发生的肺栓塞，建议抗凝至少 3 个月（Ⅰ类推荐，证据水平 A），3 个月后评估出血和获益风险，再决定是否长期抗凝治疗，对于无出血风险且方便进行抗凝监测的患者，建议长期抗凝治疗（Ⅱa 类推荐，证据水平 B）。对于再次发生的无诱发因素的肺栓塞患者，建议长期抗凝治疗（Ⅰ类推荐，证据水平 B）。

对于肿瘤患者，低分子量肝素（3~6 个月）较维生素 K 拮抗剂华法林更加安全有效，尚无新型口服抗凝血药用于此类患者的证据。在长期抗凝治疗药物选择方面，大部分患者应用维生素 K 拮抗剂。

2014 年 ESC 指南推荐了 3 种新型口服抗凝血药（利伐沙班 20mg，每日 1 次；阿哌沙班 2.5mg，每日 2 次；达比加群酯 150mg，每日 2 次；>80 岁患者 110mg，每日 2 次）可替代华法林用于长期抗凝治疗（Ⅱa 类推荐，证据水平 B）。鉴于阿司匹林可以降低 30%～35% 的静脉血栓栓塞复发率。因此，对于不能耐受或拒绝服用任何口服抗凝血药物的患者，可以考虑口服阿司匹林进行预防（Ⅱb 类推荐，证据水平 B）。

第四节　影响新型口服抗凝血药疗效及发生不良事件的危险因素

某些新型口服抗凝血药（NOACs）的疗效不仅受药物剂量的影响，还可能受其他出血危险因素的影响。研究发现服用低剂量（30mg/d）依度沙班的患者血药浓度相对较低，但是其出血发生率、脑卒中发生率及死亡事件发生率较服用高剂量（60mg/d）患者高。这可能是因为患者的基础危险因素并不一致，而不全是药物的影响，故在运用依度沙班治疗时，不应仅仅根据患者的血药浓度决定治疗剂量，而应权衡患者的危险因素。关于其他的 NOACs，目前仍未有相关的数据。尽管 NOACs 需根据个体来调整用药剂量，但是如能量化评估 NOACs 剂量，无论对于患者还是临床医师都帮助极大。临床直接测量血药浓度仅能作为参考，而监测凝血功能（PT、INR、APTT、TT）对于评估 NOACs 药效作用不大，若有更多可靠的检测评估 NOACs，可帮助临床医师更好地决策。

NOACs 在抗血栓治疗中使用相对安全有效，且无需常规监测凝血功能，其使用剂量需根据个体情况，而非依据血药浓度进行调整。监测达比加群酯药效时，检测 TT、ECT 则可以量化评估抗凝效果。但需要指出的是，这些定量监测在临床实践中还未大规模开展。而对于利伐沙班、依度沙班、阿哌沙班，则需监测抗 Xa 因子活性。标准的凝血功能用于评估 NOACs 药效，其作用有限。在下述情况下可监测凝血功能：①患者使用低剂量或高剂量的 NOACs；②使用 NOACs 治疗无效或发生出血；③肝功能或肾功能不全患者使用 NOACs；④围术期。

第五节　急性肺栓塞抗凝治疗的临床研究与典型病例介绍

一、口服 Xa 因子抑制剂利伐沙班的理论基础与低危肺栓塞的家庭治疗研究

肺栓塞是一种潜在的危及生命的急性心血管综合征。然而，超过 95% 的患者血流动力学表现稳定，属低风险，适合早期出院。

肺栓塞家庭治疗研究（home treatment of pulmonary embolism，HoT-PE）是一项前瞻性、国际多中心 IV 期临床研究，旨在确定急性低风险肺栓塞患者口服 Xa 因子抑制剂利伐沙班进行家庭治疗的可行性、有效性和安全性。确诊的肺栓塞患者均无右心室功能不全或右心房或心室游离漂浮血栓。以下为排除标准：血流动力学不稳定、有严重合并症或任何强制住院的情况或家庭（社会）环境无法支持家庭治疗。患者应在住院时给予利伐沙班首次剂量，48h 内出院。利伐沙班治疗至少持续 3 个月。主要终点为 3 个月内有症状的复发性静脉血栓栓塞或与肺栓塞相关的死亡。次要终点包括于标准医院治疗期间的生活质量和患者的满意度。研究表明，早期出院和出院治疗可能成为急性肺栓塞患者有吸引力和潜在节省成本的治疗选择。

二、典型病例介绍

患者，男，80 岁。因进行性呼吸困难 2 周被送往急诊室。无胸痛或单侧肢体肿胀，既往无 VTE、重大创伤或任何其他危险因素（如肥胖、癌症或家族史有遗传性血栓形成倾向），既往有高血压病史，曾行左、右大隐静脉曲张切除术。

1. 查体　体温：36℃。血压：130/80mmHg。呼吸频率：24 次/分钟，胸部听诊未发现病理性呼吸音。心率：100 次/分钟。心律齐，各心脏瓣膜听诊区未闻及杂音。

2. 心电图　窦性心律，T 波倒置。

3. 超声心动图　右心室中度扩张和室间隔运动减弱、平坦。下腔静脉扩张。

4. 胸部 X 线片　正常。

5. 肺动脉 CT 血管造影术（CTA）　证实肺栓塞诊断。

6. 动脉血气分析　动脉血氧饱和度：90%，轻度低氧血症和呼吸性碱中毒。

7. 入院时化验结果　血清 D-二聚体水平 6987 ng/L，肌钙蛋白 I 137 ng/L，血清脑钠肽前体（NT-proBNP）6166 ng/L，血肌酐 1.53mg/dl，肾小球滤过率 43 ml/（min·m²），肝功能正常。

8. 治疗经过　基于上述结果，给予患者口服利伐沙班 15mg，每日 2 次治疗。经利伐沙班治疗后患者的临床状况和实验室测试指标均逐步改善。治疗 5 天后，超声心动图显示右心室功能恢复，肺动脉收缩压（PAP）降至 30mmHg。治疗 7 天后，患者接受了肺动脉 CT 造影，显示左下叶充盈缺损显著改善（图 10-1）。

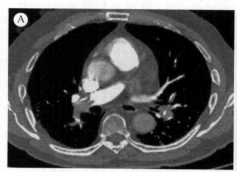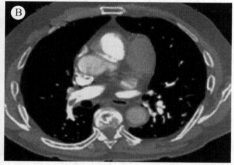

图 10-1　肺动脉 CTA 显示：肺动脉干和右肺动脉内有多处充盈缺损（A），左肺动脉呈现相似的特征，CT 提示肺血栓栓塞症（Miller 指数＞ 17）；经利伐沙班治疗第 7 天后 CT 肺动脉造影：下叶肺动脉出现局部灌注（B）。其他未见变化

病例点评

本例患者其高龄是 VTE 的主要诱因，但下肢超声探查并未见 VTE 征象，发病过程中亦无明确诱发急性肺栓塞的危险因素。发病过程中未出现休克或持续性低血压。利用 sPESI 对肺栓塞死亡风险进行评估，该患者评分为 0，但发现右心室功能障碍和实验室心脏生物标志物异常。因此，判断该患者具有低至中危早期死亡风险。对低至中危患者，建议给予抗凝治疗。

本例报告显示，对老年患者利伐沙班初始强化治疗导致快速的临床改善，无不良事件发生。利伐沙班可作为有效替代 VKA 治疗的标准治疗方法。

参 考 文 献

Abbasi OZ, Doan TT, Duggal S, et al. 2016. Utilization of bedside ultrasound in the diagnosis and management of massivepulmonary embolism: a case report. Radiol Case Rep, 11（4）: 447-449.

Albrecht MH, Bickford MW, Nance JW Jr, et al. 2017. State-of-the-art pulmonary CT angiography for acute pulmonary embolism. Am J Roentgenol, 208（3）: 495-504.

Barco S, Lankeit M, Binder H, et al. 2016. Home treatment of patients with low-risk pulmonary embolism with the oral factor Xa inhibitor rivaroxaban. Rationale and design of the HoT-PE Trial. Thromb Haemost, 116（1）: 191-197.

Becattini C, Agnelli G. 2016. Risk stratification and management of acute pulmonary embolism. Hematology Am Soc Hematol Educ Program, 2016（1）: 404-412.

Bikdeli B, Ziki MD, Lip GY, et al. 2017. Pulmonary embolism and atrial fibrillation: two sides of the same coin? A Systematic Review. Semin Thromb Hemost, 43（8）: 849-863.

Cohen AT, Dobromirski M, Gurwith MM. 2014. Managing pulmonary embolism from presentation to extended treatment. Thromb Res, 133（2）: 139-148.

Gouin B, Robert-Ebadi H, Righini M, et al. 2017. Pharmacological management of pulmonary embolism. Expert Opin Pharmacother, 18（1）: 79-93.

Hillis C, Crowther MA. 2015. Acute phase treatment of VTE: anticoagulation, including non-vitamin K antagonist oral anticoagulants. Thromb Haemost, 113（6）: 1193-1202.

Konstantinides S, Geibel A, Heusel G, et al. 2002. Heparin plus alteplase compared with heparin alone in patients with submassive pulmonary embolism. N Engl J Med, 347: 1143-1150.

Krajewska A, Ptaszynska-Kopczynska K, Kiluk I, et al. 2017. Paroxysmal atrial fibrillation in the course of acute pulmonary embolism: clinical significance and impact on prognosis. Biomed Res Int, 2017（12）: 5049802.

Menichetti M, Rosso S, Menegatti E, et al. 2015. Use of rivaroxaban in an elderly patient with intermediate-low early mortality risk due to pulmonary embolism: a case report. J Med Case Rep, 9（1）: 274.

Ng ACC, Adikari D, Yuan D, et al. 2016. The prevalence and incidence of atrial fibrillation in patients with acute pulmonary embolism. PLos One, 11（3）: e0150448.

Prandoni P. 2014. Treatment of patients with acute deep vein thrombosis and/or pulmonary embolism: efficacy and safety of non-VKA oral anticoagulants in selected populations. Thromb Res, 134（2）: 227-233.

Singer AJ, Xiang J, Kabrhel C, et al. 2016. Multicenter trial of rivaroxaban for early discharge of pulmonary embolism from the emergency department（MERCURY PE）: rationale and design. Acad Emerg Med, 23（11）: 1280-1286.

Wan S, Quinlan DJ, Agnelli G, et al. 2004. Thrombolysis compared with heparin for the initial treatment of pulmonary embolism: a meta-analysis of the randomized controlled trials. Circulation, 110（6）: 744-749.

第十一章 抗凝血药在静脉血栓栓塞防治中的应用

静脉血栓栓塞（VTE）是常见的心血管疾病，患病率为 100~200 例/（10万人·年），亦是癌症患者的主要并发症，发生率为 4%~20%，并且为导致死亡的原因之一。VTE 包括 DVT 及 PE。癌症患者 DVT 的风险增加数倍，住院的癌症患者及正在接受药物治疗的患者发生 DVT 的风险更大。基于人群的研究发现，癌症患者血栓形成的风险增加 4.1 倍，接受化疗的患者风险增加 6.5 倍。

第一节 静脉血栓栓塞的抗血栓治疗策略

近年来，有许多评价抗凝血药（NOACs）在预防 VTE 事件中抗血栓治疗效果的临床试验。基于这些研究，欧盟药品管理局（EMA）批准利伐沙班、阿哌沙班及达比加群酯用于 VTE 的防治，美国 FDA 亦批准了这三种药物。

2016 年美国胸科医师学会（ACCP）发布了更新的《静脉血栓栓塞抗血栓治疗指南》（第十版指南 ACCP-10）。该版抗栓指南对 DVT 及 PE 等疾病的抗血栓治疗进行了阐述，更具有临床可操作性，涵盖了静脉血栓栓塞的溶栓治疗、抗凝治疗、介入治疗、新型抗凝血药物、恶性肿瘤相关肺栓塞等问题。该版指南基础、临床研究结果共提出 50 条推荐意见，其中 20 条推荐意见为强推荐。ACCP-10 亦就 NOACs 在 VTE 中的抗栓作用做了相应推荐：对于将行骨科大手术（如全髋关节置换术或全膝关节置换术，但不包括髋部骨折手术）的患者，可用利伐沙班、阿哌沙班、达比加群酯预防血栓；对于急性 DVT 患者，可推荐利伐沙班作为初始抗凝治疗药物。ACCP-10 抗栓指南对 DVT 及 PE 等疾病的抗血栓治疗提出了 30 条推荐意见，主要更新点包括以下内容。

1. 长期（前 3 个月）**和延长**（未设定停药日期）**的抗凝选择**

（1）对于近端 DVT 或 PE 患者，推荐长期（3 个月）抗凝治疗（Ⅰ类推荐，证据水平 B）。

（2）腿部 DVT 或 PE 且无癌症的患者，长期（3 个月）抗凝治疗，推荐达比加群酯、利伐沙班、阿哌沙班或依度沙班，优于 VKA（均为Ⅱ类推荐，证据水平 B）。腿部 DVT 或 PE 且无癌症的患者，未接受达比加群酯、利伐沙班、阿哌沙班或依度沙班治疗，建议 VKA，优于 LMWH（Ⅱ类推荐，证据水平 C）。

（3）腿部 DVT 或 PE 且合并癌症（"癌症相关血栓"）的患者，长期（3 个月）抗凝治疗推荐低分子量肝素，优于 VKA、达比加群酯、利伐沙班、阿哌沙班或依度沙班（均为Ⅱ类推荐，证据水平 C）。

备注：达比加群酯和依度沙班给药之前需给予初始胃肠外抗凝，利伐沙班和阿哌沙班给药前无需胃肠外抗凝，初始胃肠外抗凝与 VKA 治疗应有重叠。

（4）对于接受延长治疗的腿部 DVT 或 PE 患者，没有必要在 3 个月后换用其他抗凝血药物（Ⅱ类推荐，证据水平 C）。

备注：如果患者情况发生改变或在长期或延长治疗期间偏好发生改变，换用其他抗凝血药物是适当的。

2. 静脉血栓栓塞的抗凝治疗时间

（1）对于由手术引起的腿部近端 DVT 或 PE 患者，推荐抗凝治疗 3 个月，优于治疗时间较短（Ⅰ类推荐，证据水平 B）、更长的确定期限（如 6、12 或 24 个月）（Ⅰ类推荐，证据水平 B）和延长治疗（未设定停药日期）（Ⅰ类推荐，证据水平 B）。

（2）对于一过性非手术风险因素所引起的腿部近端 DVT 或 PE 患者，推荐抗凝治疗 3 个月，优于治疗时间较短（Ⅰ类推荐，证据水平 B）和更长的确定期限（如 6、12 或 24 个月）（Ⅰ类推荐，证据水平 B）。出血风险为低度或中度时，抗凝治疗 3 个月优于延长治疗（Ⅱ类推荐，证据水平 B）；出血风险高者，抗凝治疗 3 个月优于延长治疗（Ⅰ类推荐，证据水平 B）。

备注：所有接受延长抗凝治疗的患者，应定期（如每年一次）重新评估是否需继续治疗。

（3）对于因手术或一过性非手术风险因素所引起的腿部孤立性远端 DVT 或 PE 患者，推荐抗凝 3 个月，优于治疗时间短于 3 个月（Ⅰ类推荐，证据水平 C）、更长的确定期限（如 6、12 或 24 个月）（Ⅰ类推荐，证据水平 B）和延长治疗（未设定停药日期）（Ⅰ类推荐，证据水平 B）。

备注：对孤立性远端 DVT 治疗持续时间的推荐是针对决定接受抗凝治疗的患者；然而，可以预料的是，并不是所有被诊断为孤立性远端 DVT 的患者处方中都含有抗凝血药物。

（4）对于无诱因的腿部 DVT（孤立性远端或近端 DVT）或 PE 患者，推荐抗凝治疗至少 3 个月，优于治疗时间短于 3 个月（Ⅰ类推荐，证据水平 B）和更长的确定期限（如 6、12 或 24 个月）（Ⅰ类推荐，证据水平 B）。

备注：无诱因的腿部 DVT 或 PE 患者抗凝治疗 3 个月后，应该评估延长治疗的风险收益比。对孤立性远端 DVT 治疗持续时间的推荐是针对决定接受抗凝治疗的患者；然而，可以预料的是，并不是所有被诊断为孤立性远端 DVT 的患者处方中都含有抗凝血药物。

（5）对于无诱因的首次静脉血栓栓塞患者，如果伴有低度或中度出血风险，建议延长抗凝治疗（未设定停药日期），优于抗凝治疗 3 个月（Ⅱ类推荐，证据水平 B）；如果伴有高度出血风险，推荐抗凝治疗 3 个月，优于延长抗凝（Ⅰ类推荐，证据水平 B）。

备注：患者性别及停用抗凝治疗 1 个月后测得的 D-二聚体水平可能会影响治疗决策，即停止抗凝治疗或进行延长抗凝治疗。所有接受延长抗凝治疗的患者，应定期（如每年一次）重新评估是否需继续治疗。

（6）对于无诱因的第二次静脉血栓栓塞患者，如果伴有低度出血风险，建议延长抗凝治疗（未设定停药日期），优于抗凝治疗 3 个月（Ⅰ类推荐，证据水平 B）；如果伴有中度出血风险，建议延长抗凝治疗（未设定停药日期），优于抗凝治疗 3 个月（Ⅱ类推荐，证据水平 B）；如果伴有高度出血风险，推荐抗凝治疗 3 个月，优于延长抗凝（未设定停药日期）（Ⅱ类推荐，证据水平 B）。

备注：所有接受延长抗凝治疗的患者，应定期（如每年一次）重新评估是否需继续治疗。

（7）对于腿部 DVT 或 PE 并有活动期癌症（"癌症相关血栓"）的患者，若无出血高风险，建议延长抗凝治疗（未设定停药日期），优于抗凝治疗 3 个月（Ⅰ类推荐，证据水平 B）；有出血高风险者，建议延长抗凝治疗（未设定停药日期），优于抗凝治疗 3 个月（Ⅱ类推荐，证据水平 B）。

备注：所有接受延长抗凝治疗的患者，应定期（如每年一次）重新评估是否需继续治疗。

3. 阿司匹林用于静脉血栓栓塞的延长治疗　对于无诱因的近端 DVT 或 PE 患者，停用抗凝治疗且无阿司匹林禁忌证时，建议使用阿司匹林预防 VTE 复发，优于不使用阿司匹林（Ⅱ类推荐，证据水平 C）。

备注：由于阿司匹林预防 VTE 复发的疗效远不及抗凝血药物，对于欲接受延长抗凝治疗的患者，不推荐阿司匹林作为抗凝血药物的合理替代。但是，如果患者决定停用抗凝血药物，预防复发性 VTE 是使用阿司匹林的获益之一，需要与阿司匹林的出血风险和使用不便进行权衡。患者停止抗凝治疗时，应重新评估是否使用阿司匹林，因为开始使用抗凝血药物之前可能已经停用阿司匹林。

4. 孤立性远端 DVT 是否需要抗凝及如何抗凝

（1）对于腿部急性孤立性远端 DVT 患者：①无严重症状或血栓扩展危险因素时，建议深静脉连续影像学检查 2 周，优于抗凝治疗（Ⅱ类推荐，证据水平 C）；②有严重症状或血栓扩展危险因素者，建议抗凝治疗，优于深静脉连续影像学检查（Ⅱ类推荐，证据水平 C）。

备注：出血高危风险患者更可能从连续影像学检查中获益。认为重复影像学检查很不方便，并且不太注重治疗的不便及出血潜在风险的患者，很可能会选择初始抗凝治疗而非连续影像学检查。

（2）对于腿部急性孤立性远端 DVT 接受抗凝治疗的患者，建议使用与急性近端 DVT 相同的抗凝治疗（Ⅰ类推荐，证据水平 B）。

（3）对于腿部急性孤立性远端 DVT 接受连续影像学检查的患者：①如果血栓没有扩展，不建议抗凝（Ⅰ类推荐，证据水平 B）；②如果血栓扩展但仍局限于远端静脉，建议抗凝（Ⅱ类推荐，证据水平 C）；③如果血栓延伸到近端静脉，建议抗凝（Ⅰ类推荐，证据水平 B）。

有研究比较了静脉血栓栓塞患者分别在服用利伐沙班、常规抗凝华法林及依诺肝素、依诺肝素与华法林后的治疗效果及住院时间。研究对 2011～2014 年 1553 例新诊断 VTE 的患者进行了回顾性分析。患者被进一步细分为 4 组：利伐沙班组、华法林组、华法林+依诺肝素组和依诺肝素组。结果表明：利伐沙班组患者比华法林组住院天数明显缩短（3.5 天 vs. 7 天；$P<0.001$），但相比单独使用依诺肝素组（3 天）或依诺肝素与华法林组（4 天）无明显差异（$P>0.05$）。四组患者发生出血并发症和 6 个月再入院发病率无明显差异。研究者认为，利伐沙班治疗可能会通过明显缩短 VTE 患者的住院天数来显著节约其医疗成本。

临床上缺少新型口服抗凝血药治疗活动性恶性肿瘤患者伴发静脉血栓栓塞的数据。一项单中心注册研究观察了直接 Xa 因子抑制剂利伐沙班治疗活动性恶性肿瘤患者发生静脉血栓栓塞的疗效和安全性。这一前瞻性研究共纳入 404 例静脉血栓栓塞患者，296 例接受至少 3 个月的利伐沙班治疗，其中 118 例（40%）有活动性恶性肿瘤（51 例女性，平均年龄 66 岁±10 岁），178 例无恶性肿瘤（47 例女性，平均年龄 55 岁±15 岁）。3 个最常见的癌症发生部位为泌尿生殖系统（23.6%）、胃肠道（20.3%）和肺（13.5%）。结果表明，利伐沙班在伴有活动性恶性肿瘤或无恶性肿瘤的静脉血栓栓塞患者中的有效性和安全性是相似的。

第二节 静脉血栓栓塞的临床研究与典型病例介绍

VTE 患者通常在发病 6～12 个月内接受抗凝治疗。然而，一旦中止抗凝治疗，有些患者仍有较高的血栓栓塞风险及心脏病或卒中高危风险。既往研究表明，延长抗凝血药物如华法林、利伐沙班的治疗时间可以降低 VTE 复发的风险。有研究显示，与延长抗凝治疗相比，阿司匹林亦可降低 VTE 复发的风险且出血的风险更低。

EINSTEINCHOICE 研究（2017 年）是一项多中心、随机双盲Ⅲ期临床研究，旨在探讨继续延长新型口服抗凝血药用于 VTE 二级预防的有效性和安全性。探索标准剂量利伐沙班（20mg）、低剂量利伐沙班（10mg）、阿司匹林组致死性或非致死性症状性 VTE 复发和大出血事件的发生率。EINSTEIN CHOICE 研究结果表明，与阿司匹林相比，有潜在生命危险的高危血栓复发风险患者中，低剂量利伐沙班能将 VTE 复发率降低 3 倍以上，且不显著增加出血副作用。此项多中心研究共纳入 3396 例因 VTE 已完成 6～12 个月抗凝治疗的患者，平均年龄 59 岁，男性占 55%。其中，77% 为白种人，14% 为亚洲人，4% 为非裔美国人。所有受试者随机给予利伐沙班（10mg）、利伐沙班（20mg）、阿司匹林（100mg），每天 1 次，为期 12 个月，平均随访 351 天。研究的主要有效终点为 VTE 复发，次要有效终点为因 VTE 死亡或无法排除 VTE 的不明原因死亡。主要安全终点为大出血，次要安全终点为非大出血导致的治疗中断、小的医疗干预、就医或日常生活质量受到影响。结果表明，阿司匹林组、利伐沙班 10mg 组和利伐沙班 20mg 组的 VTE 复发率分别为 4.4%、1.2% 和 1.5%。与阿司匹林组相比，两组利伐沙班均有统计学差异。三组的大出血发生率分别为 0.3%、0.4% 和 0.5%，差异无统计学意义。次级有效终点和次要安全终点均无统计学差异。

研究证实，临床医生可以安全地为 VTE 复发风险患者开具利伐沙班，不需要担心其会增加出血副作用。

【典型病例 11-1】

患者，20 岁，男性。因双腿肿胀和背部疼痛急性发作入社区医院。近期有长途驾车旅行史，行程 3280km。旅行时间约为 15h/d，共 3 天。途中出现双侧小腿明显的肿胀和急性腰、背上部疼痛。此后两腿高度肿胀，左腿直径是右腿的 2 倍。背痛无法忍受，需大剂量的阿片止痛。

既往健康，无任何 VTE 的危险因素，有阑尾切除术史。家系中其母亲有抗磷脂综合征并发产后 DVT 和 PE 病史。

颈、胸、腹部和骨盆造影剂 CT 扫描显示：先天性下腔静脉的肝段缺如，下腔静脉受压，伴广泛静脉血栓形成（图 11-1）。可见扩张的腹膜后静脉侧支与膈静脉引流和较大的奇静脉系统（图 11-2）。

双下肢超声和 CT 扫描显示：左下肢广泛的静脉闭塞，延续至左髂总静脉（图 11-2）。血常规及血生化指标正常。亦无其他血栓指标的异常。

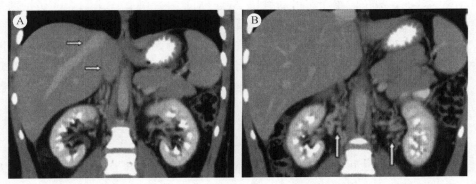

图 11-1　上箭头示右肝静脉进入下腔静脉（IVC）显露部分的肝上段，下箭头示肝内下腔静脉缺失（A）；箭头示一个复杂的小肾静脉侧支（B）

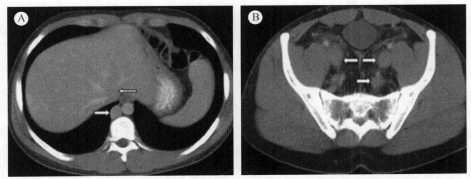

图 11-2　上箭头示缺如的 IVC 肝内段与正常肝静脉进入下腔静脉显露部分的肝上段，下箭头示奇静脉代偿性增宽（A）；上箭头示双侧髂外静脉扩张和血栓形成，下箭头显示左髂静脉血栓形成（B）

1. 治疗经过　重复下肢和骨盆超声检查显示：双下肢广泛的深静脉血栓，延伸到髂总静脉。停止使用华法林，启动大剂量依诺肝素（1.5mg/kg）治疗，给予皮下注射，每日 2 次。抗凝血因子Ⅹa 1.2 U /ml。

最初给予患者皮下注射依诺肝素治疗，1mg/kg，每日 2 次。经 2 周治疗后采用维生素 K 拮抗剂桥接治疗，保持 INR 2 ～ 3 后出院。然而，1 周后患者腿部疼痛加重并出现大面积双腿水肿而再次住院。

2. 治疗策略分析　根据患者的发病情况，经与血管外科会诊后分析，该患者目前不宜行大血管重建外科手术，而放置下腔静脉滤器会增加血栓形成风险。此外，由于患者存在广泛的远端深静脉血栓形成，极易发生肺循环栓塞风险并存在较高的手术死亡风险，故亦不适合进行导管检查，否则可能会导致严重的下肢静脉炎综合征，故决定给予患者新型口服抗凝血药——利伐沙班治疗。初始剂量为每次 15mg，每日 2 次口服。此后，患者对利伐沙班抗凝治疗反应良好。

3. 预后与随访 经口服利伐沙班治疗后，患者双下肢水肿显著减轻。持续治疗近 12 个月后进行随访表明，患者双腿已恢复正常且无疼痛，可以恢复日常活动。双下肢超声复查显示：DVT 显著改善。右腿静脉血栓完全溶解，左腿静脉仍可见小的残留非闭塞性血栓。

病例点评

先天性下腔静脉缺如是一种罕见的异常，很少出现下肢 DVT，少发于健康人群。在伴发其他心血管畸形患者中的患病率为 0.6%～2%。下腔静脉缺如在下肢深静脉血栓形成的年轻人群中的患病率为 5.3%，其亦是成年人发生深静脉血栓的相关危险因素。Ruggari 等检索英文文献发现，共 62 例下腔静脉缺如（AIVC）年轻人伴发下肢深静脉血栓形成。先天性下腔静脉缺如是由于胚胎异常，亦或在围生期发生下腔静脉栓塞所致仍存争议。这种发育异常在腹部手术或特定的影像学评估中偶然被发现。

具有挑战性的问题是要早期确诊并制订最具体的治疗方案（如溶栓或必要时予以手术矫正），但对其治疗策略（如长期抗凝和穿弹力袜）尚未达成明确的共识。目前急性 VTE 标准治疗仅限于最初使用普通肝素或低分子量肝素，并与维生素 K 拮抗剂（华法林）桥接治疗。华法林治疗需要经常的实验室监测和剂量调整，而华法林可能合并用药及与食物发生相互作用。此例急性广泛性双侧 VTE 患者最初经华法林与依诺肝素标准抗凝治疗无效，新型口服抗凝血药利伐沙班为其治疗提供了一个新的选择。

新型口服抗凝血药利伐沙班是直接 Xa 因子抑制剂，已有的文献表明，其可有效预防骨科手术后静脉血栓栓塞，具有用药简便、可口服、强效抗凝、无需特殊的实验室监测、不受食物的影响和药物相互作用少等特点，使其成为治疗深静脉血栓的理想选择。许多研究表明，口服利伐沙班在治疗急性 VTE 方面不劣于华法林。此例患者在利伐沙班抗凝治疗几天内，严重而广泛的深静脉血栓发生逆转，所有相关的症状随后消失，健康得到重大改善。继续治疗 12 个月后也未出现抗凝血药物的不良反应。然而，使用利伐沙班治疗 AIVC 伴急性 VTE 方面的数据仍需不断积累。

【典型病例 11-2】

患者，56 岁，男性。近来 3 周出现急性腹痛、吞咽困难和乏力。患者既往有 20 年以上的血色素沉着症病史。腹部彩超证实为门静脉主支及主要分支广泛的急性血栓形成。B 型超声可以清楚地看到血凝块（图 11-3A）。此外，彩色多普勒超声显像显示门静脉不完全闭塞及血凝块与血管壁间的部分灌注（图 11-3B，彩图 1）。基于临床和药理方面的考虑，在获得书面知情同意后决定给予患者利伐沙班治疗门静脉血栓形成，剂量为 20mg，每日 1 次。经利伐沙班治疗 4 周后，B 型超声再次探查门静脉包括所有节段分支血管，发现血栓形成的所有节段分支血管完全再通（图 11-3C）。彩色多普勒超声显示血流完全正常（图 11-3D，彩图 1）。治疗 4 周后患者症状完全消失，对利伐沙班具有良好的耐受性，且无任何并发症。

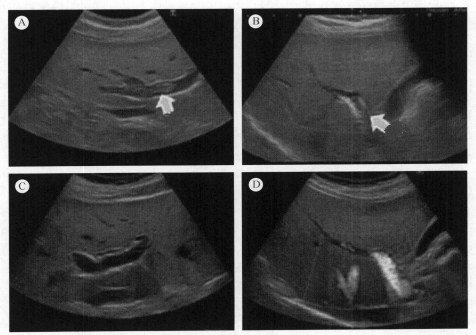

图 11-3　肝脏 B 型超声及彩色多普勒超声图像（A 和 C 为 B 型超声，B 和 D 为彩色多普勒超声显像）。急性门静脉主干（箭头）、节段分支血栓形成（A）和血流受损（B）；利伐沙班治疗 4 周后，门静脉完全再通，无残余血栓（C），血流也显示正常（D）

病例点评

内脏静脉血栓（SVT）是一种潜在的威胁生命的疾病。一般建议给予低分子量肝素或维生素 K 拮抗剂抗凝治疗。然而，这些药物因缺乏前瞻性、随机的循证证据和自身局限性而未获批准。新型口服抗凝血药物如利伐沙班为 SVT 的治疗提供了新的选择。

　　利伐沙班是一种直接Ⅹa因子抑制剂，已被批准用于治疗静脉血栓栓塞，其具有可靠的量-效关系和良好的安全性。口服吸收迅速，其活性成分在上消化道吸收。可在发生急性SVT的门静脉内形成较高血浆浓度。因此，其药理作用特性使利伐沙班在急性SVT抗凝治疗中具有优势。值得注意的是，利伐沙班是一种有效的抗凝血药。由于SVT患者因肠梗阻、门静脉高压、血小板减少和凝血功能受损易导致出血风险增加，临床上应对每种抗凝血药进行风险与效益评估，包括出血风险评估。此外，利伐沙班的另一个优势是药物相互作用罕见，包括与一些抗生素和抗真菌药物合用。此例证明了利伐沙班能够迅速溶解门静脉内血栓。然而，需要指出的是此报告为单一案例，我们仍需要大样本的新型口服抗凝血药物治疗SVT患者的数据，以进一步证实其疗效与安全性。

参 考 文 献

Bott-Kitslaar DM, Saadiq RA, McBane RD, et al. 2016. Efficacy and safety of rivaroxaban in patients with venous thromboembolism and active malignancy: A single-center registry. Am J Med, 129 (6): 615-619.

Cohen AT, Hamilton M, Mitchel SA, et al. 2015. Comparison of the novel oral anticoagulants apixaban, dabigatran, edoxaban, and rivaroxaban in the initial and long-term treatment and prevention of venous thromboembolism: systematic review and network meta-analysis. PLos One, 10 (12): e0144856.

Desai A, Desai A, Calixte R, et al. 2016. Comparing length of stay between patients taking rivaroxaban and conventional anticoagulants for treatment of venous thromboembolism. Lung, 194 (4): 605-611.

Pannach S, Babatz J, Beyer-Westendorf J. 2013. Successful treatment of acute portal vein thrombosis with rivaroxaban. Thromb Haemost, 110 (4): 626-627.

Rollins BM, Silva MA, Donovan JL, et al. 2014. Evaluation of oral anticoagulants for the extended treatment of venous thromboembolism using a mixed-treatment comparison, meta-analytic approach. Clin Ther, 36 (10): 1454-1464.

第十二章　抗凝血药在防治心腔内血栓形成中的应用

左心室腔内血栓的最大危害在于血栓脱落，这将会导致体循环栓塞而危及患者生命。对于左心室腔内附壁血栓的形成原因进行分析并根据诊断结果给予合理的治疗对于患者具有十分重要的意义。

第一节　左心室腔内抗血栓治疗策略

左心室腔内血栓形成的原因：急性心肌梗死并发心尖室壁瘤时，极易发生左心室附壁血栓；肥厚型心肌病患者出现心尖室壁瘤时，也容易并发左心室附壁血栓；扩张型心肌病也易并发左心室附壁血栓。左心室腔内血栓也可见于左心室射血分数极低的心力衰竭、植入左心室辅助装置抗凝不足及左心室腔内转移性血栓。

在心肌再灌注治疗之前，急性心肌梗死并发附壁血栓的发生率为20%～40%，尤其是大面积前壁心肌梗死，其附壁血栓的发生率可高达60%。随着再灌注治疗时代的到来，急诊PCI或溶栓治疗后左心室附壁血栓的发生率较以前明显下降，为2.5%～15%。高龄、大面积心肌梗死、伴发心力衰竭是造成左心室附壁血栓的重要危险因素。

前壁大面积心肌梗死后易形成左心室血栓的机制：急性心肌梗死后左心室易形成附壁血栓的原因不仅与急性心肌梗死后的左心室壁运动障碍有关，还与内膜损伤有关。具体机制：梗死区心肌扩张变薄，心肌坏死、纤维化，心腔内压力使其逐渐向外膨出形成室壁瘤。室壁瘤部位发生出血坏死、心内膜粗糙、内膜炎症反应、内皮损伤。此外，左心室腔越大、左室射血分数越低，心肌的收缩力就越弱，此时左心室腔内的血流速度就越慢，也就更容易造成血液成分的沉积，从而更有利于血栓的形成。

急性前壁心肌梗死后左心室血栓多位于左心室心尖部。急性前壁心肌梗死常伴随较大面积心肌坏死和室壁运动障碍，易于形成室壁瘤，并累及心尖部，使得心尖夹角变大，进而使心尖变圆钝、膨隆。此外，由于左心室扩大，二尖瓣开放射血到达心尖部的血流缓慢，再加上心肌梗死患者血液处于高凝状态，易在局部发生血流淤滞，故易在心尖处形成血栓。

　　左心室腔内血栓的影像学诊断技术：超声心动图、心脏 CT 和心脏磁共振成像是临床诊断左心室腔内血栓的可靠影像学技术。在左心室血栓或附壁血栓形成前期，超声心动图可显示左心室腔内存在云雾状回声。大部分急性心肌梗死合并左心室附壁血栓的患者超声心动图可显示血栓为分层状回声或异常团块状强回声。

　　抗血栓治疗是预防和治疗心腔内血栓的关键，其中起主导作用的是抗凝血治疗，特别是口服抗凝血药。除转移性血栓或导致影响血流动力学的肺栓塞外，溶栓治疗极少被用于心腔内血栓的治疗。业已明确抗血小板治疗对已存在的心腔内血栓无显著作用。长期以来华法林一直是常用的口服抗凝血药，随着多种新型口服抗凝血药的不断开发、上市，为心腔内血栓的预防和治疗提供了更多优选的治疗方案。

1. 美国心脏病协会关于急性心肌梗死合并左心室附壁血栓的治疗策略

　　（1）合并无症状的左心室附壁血栓患者采用维生素 K 拮抗剂进行抗凝治疗是合理的，（Ⅱa 类推荐，证据水平 C）。

　　（2）出现前壁心尖部无动力或动力障碍者可考虑应用抗凝治疗（Ⅱb 类推荐，证据水平 C）。对已明确存在的左心室内血栓采取溶栓治疗可增加血栓的移动性，导致致命性的栓塞。

2. 2015 中国急性 ST 段抬高型心肌梗死诊断和治疗指南关于预防血栓栓塞的建议

　　（1）合并无症状左心室附壁血栓患者应用华法林抗凝治疗是合理的（Ⅱa 类推荐，证据水平 C）。

　　（2）DES 后接受双联抗血小板治疗的患者如加用华法林应控制 INR 为 2.0～2.5（Ⅱb 类推荐，证据水平 C）。

　　（3）出血风险大的患者可应用华法林加氯吡格雷治疗（Ⅱa 类推荐，证据水平 B）。

　　（4）对于心肌梗死后合并左心室血栓的患者是否需要外科取栓治疗，取决于合并的室壁瘤大小，而非血栓本身。

第二节　左心室腔内抗血栓治疗的临床研究 与典型病例介绍

　　目前关于治疗左心室腔内血栓的随机对照研究尚少。一项观察性研究通过检查 86 374 例患者的电子病例和影像学资料筛选出 62 例左心室内血栓患者，其中多数（80.6%）是缺血性心脏病患者。患者非随机地接受华法林抗凝治疗、抗血小板治疗和手术治疗，其中 18 例发生了体循环栓塞，10 例发生在治疗前，而 8 例发生在治疗后，抗凝治疗组 7 例（17%），抗血小板治疗组 1 例（8.3%），而经手术治疗者无一例发生治疗后栓塞事件。因此，对于左心室内血栓患者，如从形态学判断为发生栓塞的高危者或已反复发生栓塞者，可考虑采取手术取栓的方法。

【典型病例 12-1】

患者，男性，42 岁，体型肥胖。由于室上性心动过速诱发心力衰竭心功能 Ⅲ级（NYHA 心功能分级）反复出现咳嗽、呼吸困难 2 个月，近日突发腰痛、腹痛、全身乏力。既往有肠易激综合征病史，未服用任何药物。

1. 体格检查　血压：113/96mmHg。心率：132 次/分。颈静脉怒张，肺部闻及粗糙爆裂音。双下肢水肿，两脚苍白，表明肢体存在急性缺血。神经系统检查未见异常。

2. 血液生化检查　血浆 D-二聚体水平升高（12.1µg/dl），脑钠肽 1081 pg/ml，白血细胞计数 22 200/µl。未发现抗凝血酶活性和纤溶系统异常。糖蛋白抗体 2 和抗心磷脂抗体均为阴性。肌酐清除率 108.8ml/min。

3. 十二导联心电图　呈窄 QRS 波心动过速（图 12-1）。

4. 胸片　显示双侧肺淤血和心脏肥大，心胸比率 57%（图 12-1）。

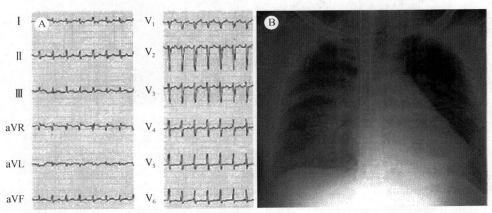

图 12-1　十二导联心电图显示窄 QRS 波心动过速，提示阵发性室上性心动过速（A）；胸部 X 线片显示双侧肺淤血和心脏肥大（B）

5. 胸超声心动图　左心室壁弥漫性运动减弱，左室射血分数 15%，左心室内可见一 20mm×10mm 静止的球形血栓团块（图 12-2A）。下腔静脉扩张。

6. 心脏 CTA　显示左心室内球形血栓（图 12-2B，彩图 2）。

7. 头颅磁共振增强成像（MRI） 显示弥散性脑梗死。可能与左心室血栓导致的淋浴性栓塞有关。

患者经利伐沙班治疗 14 周后，经胸超声心动图（TTE）显示左心室收缩运动明显改善，左心室腔内球形血栓完全消失（图 12-2C）。心脏 CTA 亦证实左心室腔内球形血栓完全消失（图 12-2D，彩图 2）。

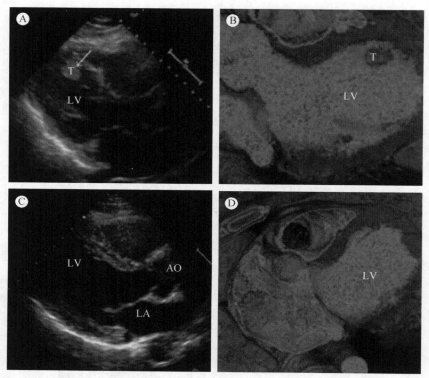

图 12-2　经胸超声心动图显示左心室内可见一 20mm×10mm 静止的球形血栓团块（A）；心脏 CTA 亦显示左心室内球形血栓（B）；经利伐沙班治疗 14 周后，TTE 显示左心室腔内球形血栓完全消失（C）；心脏 CTA 亦证实左心室腔内球形血栓完全消失（D）。LV：左心室；LA：左心房；AO：主动脉；T：血栓

基于检查结果，认为该患者由于心动过速诱发心力衰竭，即心动过速性心肌病。由此产生起源于左心室的全身性栓塞。虽然仍有进一步栓塞的风险，但仍决定治疗心律失常，以改善心脏功能，以防心脏猝死。给予快速注射 ATP 20mg 后，阵发性室上性心动过速恢复窦性心律。复律后无其他血栓症状。

8. 动脉导管造影 显示冠状动脉正常，双侧膝下动脉闭塞。为保护肢体，对患者成功地进行双侧胫腓动脉内血栓抽吸血管介入治疗，使用 Fogarty 导管进行右腘动脉取栓术。

9. 腹部对比增强计算机断层扫描（CT）　显示脾脏（图 12-3A）和双侧肾脏造影剂充盈缺损（图 12-3B）。

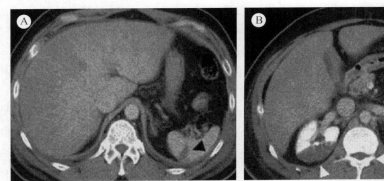

图 12-3　对比增强 CT 短轴位显示脾栓塞（A 图黑色箭头）和肾栓塞（B 图白色箭头）

临床治疗过程

以静脉注射肝素同时桥接华法林（3mg/d）进行初始抗凝治疗。D-二聚体水平在用药第 2 天下降后又逐渐升高，直到第 5 天再次小幅升高。同日，凝血酶原时间 INR 上升到 4.78，为避免出血，停用华法林。此外，患者肝氨基转移酶水平升高，考虑可能与静脉滴注肝素对肝脏的影响有关。在第 7 天确认 PT-INR 值下降至 1.85，并在获得患者知情同意后决定改用直接 X a 因子抑制剂利伐沙班（15mg/d）治疗。

外科治疗也被认为是左心室血栓治疗的一种选择。然而，在最后决定外科治疗前，经食管超声心动图（TEE）在利伐沙班治疗 7 天后，显示左心室球状血栓已经消失，且无心源性栓塞的临床体征，这就证明左心室球状团块为血栓而非肿瘤。

患者接受了心脏电生理检查和成功的射频导管消融治疗。此后，阵发性室上性心动过速没有复发。治疗 27 天后左心室功能、心力衰竭状况改善，当左室射血分数（LVEF）提高到 45% 以上后出院。出院后继续给予同剂量利伐沙班连续抗凝治疗。

病例点评

本例为 40 岁中年男性左心室血栓患者，一般认为应选择外科左心室血栓切除术。然而，患者在住院第 13 天后 TTE 显示血栓消失。从口服利伐沙班到血栓消失仅 7 天。这是自报道药物溶解左心室血栓以来用时最短的病例报道（既往最短溶解左心室血栓时间为 16 天至 6 周）。此例左心室血栓患者虽然没有在住院期间进行增强 CT 或头部 MRI 对比，但无任何新的栓塞症状和体征，另一个可能的原因是患者先前曾使用过华法林和肝素治疗，这有助于缩短左心室血栓的溶解时间。先前曾有初始肝素+利伐沙班治疗 7 天后溶解左心耳血栓的病例报道。

近几年，亦有一些阿哌沙班和达比加群酯溶解左心耳和左心室血栓效果的类似病例报道。2013 年有报道利伐沙班用于溶解左心耳血栓的治疗。本例治疗结果表明，利伐沙班能够使经 VKA 治疗 6 周后未能良好控制、TEE 再次检查显示仍在增长的巨大左心耳血栓溶解。证据表明，VKA 对溶解心腔内的巨大血栓作用有限。于是决定使用直接 X a 因子抑制剂利伐沙班口服抗凝治疗。这种新的口服抗凝血药不仅能防止血栓形成，而且直接抑制血栓 X a 因子。此外，在充血性心力衰竭大鼠模型中，利伐沙班通过衰减第二阶段 ADP 诱导的血小板聚集来降低血小板的活化。因此，利伐沙班通过防止血栓栓塞并发症和减少充血性心力衰竭患者中血小板的活化作用而构建有益的作用。此例报告结果表明，利伐沙班具有溶解左心室腔内血栓的作用，但是仍需更多的观察证据。

【典型病例 12-2】

患者，男性，36 岁，因急性心肌梗死并发左心室附壁血栓入院。既往有高血压病史，未服用任何药物。

1. 体格检查　　血压 162/96mmHg。心率 102 次/分。颈静脉怒张，肺部闻及少许湿性啰音。双下肢不水肿。神经系统检查：未见异常。

2. 血液生化检查　　显示血心肌肌钙蛋白 I （cTnI）升高 （600ng/dl）、肌酸激酶同 I 酶 （CK–MB）升高 （620U/dl）、脑钠肽 2300 pg/ml。白血细胞计数：12 200 个/μl。抗心磷脂抗体阴性。

3. 十二导联心电图　　$V_1 \sim V_4$ 异常 Q 波。

4. TTE 检查　　显示左心室腔扩大 （65mm），左室射血分数 25%。左心室心肌收缩运动弥漫性减弱，左心室腔内同时显示自发性显影，即左心室内可见烟雾状低回声影，提示左心室内即将有血栓形成 （图 12-4）。在左心室壁心尖部同时可见一 20mm×23mm 静止的血栓团块 （图 12-5A）。

5. 临床治疗过程　　经低分子量肝素桥接华法林 （3mg/d）及抗血小板治疗 6 周后心尖部血栓体积明显缩小 （图 12-5B）。抗血栓治疗 3 个月后左心室内血栓回声完全消失 （图 12-5C）。

病例点评

本例为急性心肌梗死并发左心室附壁血栓的年轻男性患者。左心室内血栓形成前在左心室腔可见有自发性超声显影（SEC）出现，这种低流速旋涡状血流可在心腔内表现为一种无明确轮廓、可移动的烟雾状低密度回声影。这是低流速旋涡状血流使红细胞运动时发生相互叠加所致，预示左心室腔内血栓即将形成，亦被认为是血栓形成前状态，此时早期进行积极的抗血栓干预就可以预防急性心肌梗死后左心室血栓的形成。

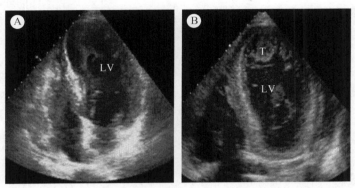

图 12-4　TTE 检查显示左室腔内自发显影，即左心室内可见烟雾状低回声影（A），提示左室内即将有血栓形成；急性前壁心肌梗死 6 天后，经 TTE 检查证实左心室心尖部血栓形成（B）。LV：左心室；T：血栓

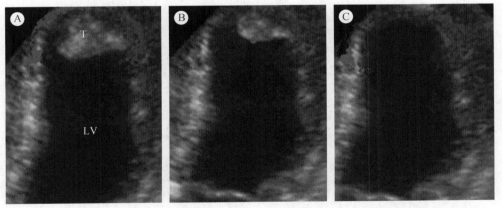

图 12-5　TTE 检查显示左心室心尖部血栓形成（A）；经低分子量肝素桥接华法林及抗血小板治疗 6 周后心尖部血栓体积明显缩小（B）；抗血栓治疗 3 个月后左心室内血栓回声完全消失（C）

【典型病例 12-3】

患者，男性，52 岁，扩张型心肌病并发左心室血栓。既往无心肌炎、甲状腺功能亢进、高血压病史，亦无长期大量酗酒史。

1. 体格检查　血压：92 /56mmHg。心率：92 次/分。颈静脉轻度怒张，肺低部闻及少许湿性啰音。双下肢轻度水肿。神经系统检查：未见异常。

2. 血生化检查 ALT 34U/L，Cr 109μmol/l，K⁺4.5mmol/L，N 端前脑钠肽（NT pro-BNP）6300 pg/ml；D-二聚体（D-dimer）0.5ng/L。

3. 十二导联心电图 ST-T 改变。

4. 胸片 双肺淤血。左心室扩大，心胸比值0.62。

5. 经胸超声心动图检查 显示左心室腔扩大（74mm），左心室壁变薄（6mm），左心室心肌收缩运动弥漫性减弱，左心室射血分数为30%。左心室腔内心尖部可见一圆形18mm×20mm 的附壁血栓回声团块。

6. 心脏磁共振成像 左心室腔扩大（78mm），左心室射血分数26%。左心室收缩运动弥漫性减弱，左心室腔内心尖部可见一20mm×23mm 球形血栓团块（图12-6A～B）。

7. 临床治疗过程 在给予利伐沙班（20mg/d）抗血栓治疗的同时，常规给予比索洛尔（7.5mg/d）、咪达普利（5mg/d）、托拉塞米（20mg/d）、地高辛、螺内酯等药物治疗。抗血栓治疗2个月后复查心脏磁共振成像，左心室心尖部球形血栓团块完全消失（图12-6C～D）。复查经胸超声心动图显示：左心室内径较前缩小（58mm），左心室射血分数46%。左心室腔内心尖部血栓回声完全消失。

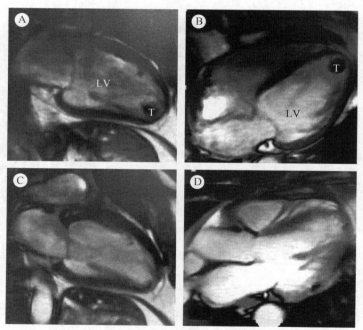

图12-6 利伐沙班抗血栓治疗前，心脏磁共振成像显示：左心室腔扩大，左心室腔内心尖部可见一20mm×23mm 球形血栓团块（A～B），球形血栓边缘光滑；经利伐沙班抗血栓治疗2个月后心脏磁共振成像显示：左心室内血栓回声完全消失（C～D）。LV：左心室；T：血栓

病例点评

本例为中年男性患者，起病缓慢。经胸超声心动图、心脏磁共振成像检查均显示：左心室腔扩大、左心室心肌收缩运动弥漫性减弱、心室壁变薄（6mm），左心室射血分数30%。左心室腔内心尖部可见一18mm×20mm的球形血栓团块。符合扩张型心肌病并发左心室血栓形成临床诊断。

目前缺乏小儿扩张型心肌病（dilated cardiomyopathy，DCM）并发血栓形成和血栓栓塞的具体数据及其对结果的影响。研究中发现的血栓形成的总周期患病率为14%。有报道指出，儿童DCM并发血栓形成患病率为4%～16%。有证据表明，尸检时DCM并发血栓形成患病率为43%～57%。

扩张型心肌病患者左心室腔扩大明显（>70mm），收缩功能明显降低（左心室射血分数<25%。）时，由于左心室腔内血流缓慢，容易并发左心室血栓形成，并易造成卒中并发症。此时，应考虑早期给予抗凝治疗，以预防左心室血栓形成。

已有许多利伐沙班用于左心室血栓形成的治疗报道。本例治疗结果表明，利伐沙班治疗8周就能够使左心室腔血栓溶解。然而，对扩张型心肌病患者使用β受体阻滞剂、血管紧张素转化酶抑制剂及利尿剂等药物进行有效的改善心功能治疗，使心肌收缩有力，收缩功能明显改善，从而减少继续产生血栓的基础也是同等重要的。

有研究表明，华法林对左心室腔内巨大血栓的溶解起效迟缓，作用有限。给予此例患者直接使用Ⅹa因子抑制剂利伐沙班口服抗凝治疗。利伐沙班通过防止血栓栓塞并发症和减少充血性心力衰竭患者血小板的活化作用而构建有益的作用。此例报告结果表明，利伐沙班具有较快的溶解左心室腔内血栓的作用。

许多因素可能导致扩张型心肌病患者血栓形成。这些因素可能包括左心室收缩功能受损、血流淤滞、异常促凝心内膜表面的存在、心律失常、血液的高凝状态。Falk等利用二维超声心动图对未接受抗凝治疗的25例非缺血性扩张型心肌病患者进行了前瞻性研究，平均随访21.5个月。研究发现，当超声心动图短轴缩短率（FS）≤10%时，易发生左心室血栓。而未接受抗凝治疗的扩张型心肌病患者容易发生左心室血栓和栓塞。超声心动图有助于预测哪些患者有发生血栓栓塞的可能风险。

对103例成人特发性扩张型心肌病（91例无左心室血栓 vs.12例左心室血栓）患者的研究表明，左心室短轴缩短分数低、左室射血分数极低和左心室收缩末期内径扩大均与血栓形成有关。Falk等还发现，在严重二尖瓣关闭不全的患者中，大多数无左心室血栓形成。据此有人推测，二尖瓣重度关闭不全时，可减少血流停滞和缓慢的血流量，这有助于防止血栓形成。二维超声心动图已被证明是一个检出左心室血栓的敏感（92%）、特异性（88%）、实用、无创的临床诊断工具。经胸超声心动图、经食管超声心动图及心脏磁共振成像均有助于早期检出左心室血栓。

　　当扩张型心肌病患者出现严重的左心室收缩功能受损（左室射血分数<25%、左心室短轴缩短分数<20%）、血流淤滞、心内膜表面存在异常的促凝状态、心律失常、血液存在高凝状态时，均应给予抗凝治疗，以预防左室血栓形成的风险。

第三节　左、右心房内抗血栓治疗策略

　　左心房血栓的原因：二尖瓣狭窄、心房颤动、重度心力衰竭、人工心脏机械瓣抗凝不足、卵圆孔未闭等情况下均可发生左心房血栓或左心房附壁血栓。

　　右心房血栓的原因：心房颤动、下肢深静脉血栓、限制性心肌病、三尖瓣位人工机械心脏瓣抗凝不足、卵圆孔未闭、长期留置心导管等情况下均可发生右心房血栓或右心房附壁血栓。心房颤动、下肢深静脉血栓是发生右心房血栓的常见原因。

　　左心房血栓在心房颤动患者中的发生率为 10%~30%，患者栓塞事件发生率为每年 10.4%，死亡率为每年 15.8%，对于心房颤动伴左心房血栓的治疗，通常采用华法林抗凝 6 个月，血栓溶解与 INR 密切相关，INR 增高，出血风险增加。

　　超声心动图、心脏 CT 和心脏磁共振成像是临床诊断心房血栓的可靠影像学技术。在心房血栓或附壁血栓形成前期，超声心动图可显示左、右心房腔内存在云雾状回声。钙化的心房附壁血栓超声心动图可显示血栓为分层状回声或异常团块状强回声。

　　抗血栓治疗是预防和治疗左心房血栓的关键，其中起主导作用的是抗凝血治疗，特别是口服抗凝血药；除转移性血栓或导致影响血流动力学的肺栓塞外，溶栓治疗极少被用于左心房血栓的治疗。业已明确抗血小板治疗对已存在的心腔内血栓无显著作用。长期以来，华法林一直是常用的口服抗凝血药，随着多种新型口服抗凝血药的不断开发、上市，为心腔内血栓的预防和治疗提供了更多优选的治疗方案。新型口服抗凝血药利伐沙班具有与华法林相当的抗凝效果且出血风险较低，已有较多的循证证据。

第四节　左、右心房内抗血栓治疗的临床研究 与典型病例介绍

X-TRA 试验是一项前瞻性、国际多中心、开发对照研究，共有 7 个国家的 17 个中心参与该研究。旨在明确经利伐沙班抗凝治疗 6 周后对心房颤动、心房扑动伴经 TEE 检查证实左心房、左心耳血栓的溶解作用。该研究结果与 CLOT-AF 试验进行了比较。CLOT-AF 试验是一项华法林治疗 3~12 周后对 NVAF 患者伴经 TEE 检查证实左心房或左心耳血栓溶解作用的回顾性研究。X-TRA 试验血栓溶解率为 41.5%（95% 可信区间 28.1%~55.9%）；CLOT-AF 试验的血栓溶解率为 62.5%（95% 可信区间 52.0%~72.2%）。X-TRA 试验是首个评价非维生素 K 类拮抗剂对 NVAF 患者溶解左心房或左心耳血栓作用的前瞻性、多中心研究。利伐沙班可能是左心房或左心耳血栓治疗的又一选择。

许多循证证据表明，NOACs 在预防非瓣膜性心房颤动患者卒中事件方面的疗效不劣于甚至优于华法林，且具有更好的安全性。然而，并无 NOACs 在治疗心房内血栓形成优于华法林的循证证据。有许多推荐利伐沙班作为初始治疗心房颤动伴有心房内血栓患者的研究。对照研究表明，与华法林比较，利伐沙班治疗心房颤动伴有心房内血栓形成是有效的。下面就 NOACs 在防治心腔内血栓形成中的应用实例进行介绍。

【典型病例 12-4】

一例 72 岁永久性房颤伴右心房内血栓的男性患者。既往有高血压、心力衰竭及结肠癌肝转移接受化疗病史。平时服用阿司匹林、缬沙坦治疗。

1. 入院检查　血压：100 /68mmHg，意识清晰。颈静脉轻度怒张，肺低部闻及少许湿性啰音。心率：102 次/分。心房颤动心律。未闻及心脏杂音。

2. 心电图提示　心房颤动。

3. 胸片提示　心脏扩大，心胸比值>0.6。

4. 实验室检查　PT-INR 1.07。血浆 D-二聚体水平明显增高，达 5.6μg/ml（正常值范围：0~0.5 μg/ml），血浆 FDP 水平明显增高至 7.5 μg/ml（正常值范围：<5μg/ml）。

5. TTE 检查　入院 TTE 检查显示右心房内有一直径 27mm 的较大团块状回声，余未见异常。患者入院后行右心房占位病变切除术，病理检查证实右心房占位病变为血栓组织。术后胸部 CT 增强扫描显示右心房内未见任何占位性病变。

6. 临床治疗过程　入院后对患者进行 CHA_2DS_2-VASc 评分，积分为 3 分，

故给予华法林口服抗凝治疗（每天 2.5mg），维持 PT-INR 2.0。患者住院期间又出现严重心绞痛，经冠状动脉造影证实为冠状动脉前降支重度狭窄，狭窄程度达99%，故将华法林替换为肝素后给予持续静脉滴注，同时在前降支内成功植入金属裸支架 1 枚，随后给予 DAPT（阿司匹林 100mg＋氯吡格雷 75mg）加华法林治疗。

　　患者 2 周后出现咯血症状，对其进行 HAS-BLED 评分，积分为 3 分，考虑到患者有进一步出血的高危风险，随后暂停华法林治疗。并在支架植入 1 个月后停用氯吡格雷并再次开始华法林（2.5mg/d）治疗。然而，再测患者 PT-INR 时为 1.2。经胸二维超声心动图和胸部 CT 增强扫描检查均显示右心房内再次出现血栓回声（图 12-7A，图 12-8A）。在增加华法林剂量（3.0mg/d）后，PT-INR达 1.87。然而，TTE 检查血栓体积并无明显变化（图 12-7B）。经华法林抗凝治疗 6 周后，PT-INR 达 2.20，患者未出现咯血。但是，胸部 CT 增强扫描显示右心房内出现新的小血栓，此时考虑再增加华法林剂量溶栓、抗凝可能会增加出血风险，故启用利伐沙班（15mg/d）治疗。患者肾功能检查尿肌酐 0.72mg/dl，肌

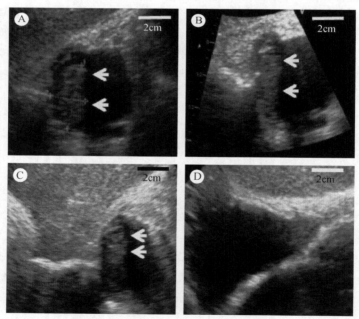

图 12-7　TTE 剑突下切面显示右心房内一 19mm×9mm 血栓（A）；经华法林标准抗凝治疗 6 周后，TTE 显示血栓体积无明显变化（B）；经利伐沙班治疗 2 周后，TTE 显示右心房内血栓体积明显缩小（C）；经利伐沙班治疗 4 周后，TTE 显示右心房内血栓完全消失（D）

酐清除率 64 ml/min。换服利伐沙班初始治疗 2 周后，TTE 显示右心房内血栓体积明显缩小（图 12-7C）。经治疗 4 周后，右心房内血栓溶解、消失（图 12-7D）。与此同时，胸部 CT 增强扫描显示经利伐沙班开始治疗 4 周后，右心房内血栓体积明显缩小；治疗 10 周后，右心房内血栓完全消失（图 12-8）。D-二聚体水平明显降低至 1.2μg/ml（正常值范围：0~0.5μg/ml）。

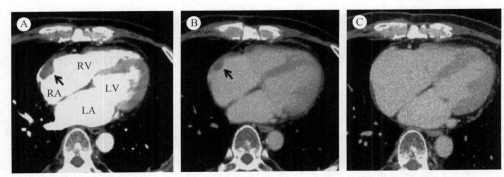

图 12-8　胸部 CT 扫描显示右心房内血栓（箭头示，A）；经利伐沙班开始治疗 4 周后，右心房内血栓体积明显缩小（箭头示，B）；经利伐沙班开始治疗 10 周后，右心房内血栓完全消失（C）。RA：右心房；LA：左心房；LV：左心室；RV：右心室

病例点评

此例结肠癌肝转移接受化疗并发房颤的老年男性患者入院后行右心房血栓切除术。在停服华法林标准抗凝治疗后，经 TTE 检查再次发现右心房内血栓形成。最初经 6 周华法林标准抗凝治疗后血栓体积并无明显变化。恶性肿瘤合并房颤具有较高的出血风险，肿瘤自身亦有出血的风险。本例患者治疗结果表明：当经华法林抗凝治疗无效时，给予利伐沙班抗凝治疗能够起到有效溶解右心房内血栓的作用。

体外、体内试验和临床各项研究均提示利伐沙班具有良好的抗凝疗效及药动学特性，欧洲和美国 FDA 已批准其用于防治 VTE。目前其适应证还包括关节置换术后血栓形成的预防、房颤患者预防中风和肺动脉栓塞的治疗。

全球每年约 300 万人罹患房颤相关性卒中，这一情况日趋严重，并且患者的致残率明显上升，其中约半数患者在一年内死亡。研究表明，利伐沙班不但具有良好的卒中预防及有效溶解右心房内血栓的作用，而且出血风险较少且无需常规监测。

【典型病例 12-5】

一例 71 岁 NVAF 伴急性心源性脑卒中男性患者。

1. 入院体格检查 血压 110 /72mmHg，意识清晰。颈静脉怒张，肺部未闻及啰音。心率 102 次/分。心房颤动心律。未闻及心脏杂音。

2. 实验室检查 血浆 D-二聚体水平明显增高达 31.4mg/ml（正常值范围 0～0.5mg/ml），血浆凝血酶-抗凝血酶复合物（TAT）水平明显增高达 30.0ng/ml（正常值范围 0～3.0ng/ml）。

3. 头颅 MRI 及 MRI 血管造影 显示左侧颞叶皮层高信号伴左侧颈内动脉（ICA）慢性闭塞。

4. TEE 检查 在入院第 8 天 TEE 检查，左心房内可见大量云雾状回声（图 12-9A），左心耳内可见一 13mm×38mm 的活动性血栓（图 12-9B）。

5. 临床治疗过程 患者入院前未服用华法林抗凝治疗，每天服用 100mg 阿司匹林。入院后即给予利伐沙班治疗，每日 1 次，每次 15mg。经利伐沙班治疗 40 天后，TEE 检查显示左心房内云雾状回声减少，左心耳内可见血栓消失（图 12-9C）。利伐沙班抗凝治疗 3 个月后，再未见脑卒中复发。

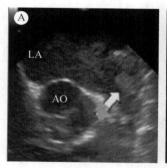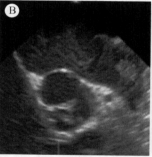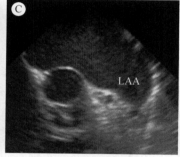

图 12-9 在入院第 8 天 TEE 检查，左心房内可见云雾状回声（A）；左心耳内可见一 13mm×38mm 的活动性血栓（B）；给予利伐沙班治疗 40 天后 TEE 检查显示左心房内血栓消失形成（C）。LA：左心房；LAA：左心耳；AO：主动脉

病例点评

此观察表明，利伐沙班对 NVAF 患者可能具有减少左心房内云雾状回声、溶解左心耳内血栓的作用。在日本的测试人群中，每日 15mg 的低剂量利伐沙班对 NVAF 患者的抗凝治疗被证明是有效的。15mg 的利伐沙班明显低于 ROCKET-AF（rivaroxaban once daily oral direct factor X a inhibition compared with vitamine K antagonist for prevention of stroke and embolism trial in atrial fibrillation）研究的剂量（每日 20mg）。利伐沙班每日 10mg 剂量是否亦可以有效溶解左心房血栓？仍需更多的循证证据。

一般认为利伐沙班抗凝活性可以改善血液的高凝状态。血栓溶解正是基于抗凝和纤溶之间的动态平衡。利伐沙班对凝血酶生成的抑制作用改变了这一纤溶平衡。而且凝血酶生成减少形成一个松散的纤维蛋白凝块网，纤维蛋白通过纤溶酶降解。这部分解释了利伐沙班溶解左心房血栓的作用。

【典型病例 12-6】

一例 64 岁缺血性心肌病伴永久性心房颤动的男性患者。经体外心脏电复律后入院时心功能Ⅲ级（NYHA 分级），同时合并慢性肾病（血肌酐清除率 29 ml/min）。患者在选择体外心脏电复律前，于 2014 年 1 月曾因 CHA_2DS_2-VASc 积 6 分给予华法林治疗，期间 INR 控制并不理想。

1. 入院体格检查　血压 100 /68mmHg，意识清晰。颈静脉怒张，肺部未闻及啰音。心率 111 次/分。心房颤动心律。未闻及心脏杂音。

2. 心电图提示　心房颤动。

3. 胸片提示　心脏扩大，心胸比值>0.56。

4. 实验室检查　血浆 D-二聚体水平增高至 8.4mg/ml（正常值 0~0.5mg/ml）。

在入院后 TEE 检查发现，左心耳尖部内可见一 11mm×12mm 血栓形成（图 12-10A）。经华法林治疗并密切控制 INR 在 2.5~3.5。华法林治疗 6 周后再次进行 TEE 检查意外发现左心耳尖部血栓体积明显增大，血栓体积增大至 12mm×45mm，巨大血栓团块突入左心房内（图 12-10B，彩图 3）。

一般来讲华法林抗凝起效缓慢，其间接抗凝血活性依赖于维生素 K 的清除、凝血蛋白和功能受损因子的替代。许多证据表明，VKAs 对溶解心腔内大的血栓作用较差。患者经改用利伐沙班口服 15mg，每日 1 次，4 周后 TEE 显示相应血栓明显缩小（图 12-10C）。利伐沙班抗血栓治疗 6 周后，血栓完全溶解（图 12-10D，彩图 3）。此后该患者顺利完成心房颤动的体外电复律。

病例点评

由于心血管疾病患者中肾功能显著受损者高达 60%，在这些患者中使用低剂量的利伐沙班能有效减少心血管栓塞的风险。利伐沙班治疗可在管理期内达到溶解血栓的作用，特别是那些左心耳血栓形成经华法林治疗后仍有高达 40% 的患者预后不佳。此时，NOAC 可以作为一种抗血栓治疗的新选择。但是，NOAC 的抗血栓治疗作用仍需大样本研究验证。

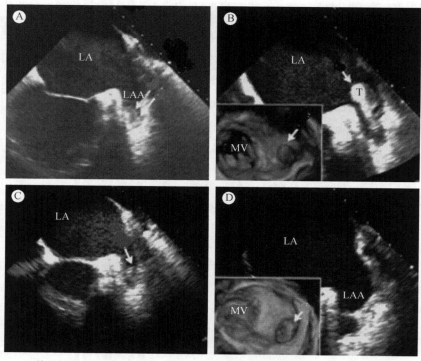

图 12-10　传统口服抗凝血药华法林和新型口服抗凝血药利伐沙班治疗左心耳血栓的对比

在华法林治疗前 TEE 检查显示左心耳尖部（箭头）有小血栓形成（A）；经华法林治疗 6 周后，再次
进行二维及三维 TEE 检查均显示左心耳尖部血栓（箭头）体积显著增大至 12mm×45mm，巨大血栓团
块突入左心房内（B）；经利伐沙班抗凝治疗 4 周后血栓（箭头）体积显著缩小（C）；利伐沙班抗凝
治疗 6 周后，再行二维及三维 TEE 检查均显示左心耳血栓（箭头）完全消失（D）。LA：左心房；
LAA：左心耳；T：血栓；MV：二尖瓣

　　总之，与维生素 K 拮抗剂不同，新型口服抗凝血药包括直接活化的 X a 因子
抑制剂利伐沙班、阿哌沙班，直接凝血酶抑制剂达比加群酯，起效快、半衰期
短，不需常规监测凝血酶原时间，在治疗与预防心腔内血栓方面具有良好的应用
前景。随着影像学技术的不断进展，心腔内血栓的检出率不断增加；随着心腔内
介入治疗种类和数量的不断增加，多种新型口服抗凝血药的不断开发、上市，为
心腔内血栓的治疗和预防提供了更多优选的治疗方案。

参 考 文 献

Dmitri B, Radmila L, Steven F, et al. 2015. Disseminated intravascular coagulation with congestive
　　heart failure and left ventricular thrombus：a case report with literature review of 7 cases. Am J Case

Rep, 16: 53-56.

Falk RH, Foster E, Coats MH. 1992. Ventricular thrombi and thromboembolism in dilated cardiomyopathy: a prospective follow-up study. Am Heart J, 123 (1): 136-142.

Hammerstingl C, Pötzsch B, Nickenig G. 2013. Resolution of giant left atrial appendage thrombus with rivaroxaban. Thromb Haemost, 109 (4): 583-584.

Kawakami T, Kobayakawa H, Ohno H, et al. 2013. Resolution of left atrial appendage thrombus with apixaban. Thrombosis Journal, 11 (1): 26.

Kawano H, Kohno Y, Izumida S, et al. 2015. Rivaroxaban therapy resulting in the resolution of right atrial thrombosis resistant to ordinary control with warfarin in a patient with atrial fibrillation. Intern Med, 54: 601-604.

Lip GY, Hammerstingl C, Marin F, et al. 2015. Rationale and design of a study exploring the efficacy of once-daily oral rivaroxaban (X-TRA) on the outcome of left atrial/left atrial appendage thrombus in nonvalvular atrial fibrillation or atrial flutter and a retrospective observational registry providing baseline data (CLOT-AF). Am Heart J, 169 (4): 464-471.

Lip GY, Hammerstingl C, Marin F, et al. 2016. X-TRA study and CLOT-AF registry investigators. Am Heart J, 178: 126-134.

McCrindle BW, Karamlou T, Wong H, et al. 2006. Presentation, management and outcomes of thrombosis for children with cardiomyopathy. Can J Cardiol, 22 (8): 685-690.

Nakasuka K, Ito S, Noda T, et al. 2014. Resolution of left ventricular thrombus secondary to tachycardia-induced heart failure with rivaroxaban. Case Reports in Medicine, 814524.

Nakasuka K, Ito S, Noda T. 2014. Reduced smoke-like echo and resolved thrombus in the left atrium with rivaroxaban therapy in an acute cardioembolic stroke patient. J Stroke Cerebrovasc Dis, 23 (6): 1747-1749.

William K, Isabelle V, Ian P. 2008. Biventricular apical thrombi demonstrated by contrast-enhanced cardiac MRI following anteroapical STEMI and unsuccessful reperfusion therapy. Can J Cardiol, 24 (8): e51-e53.

第十三章 抗凝血药之间的相互转换与新型口服抗凝血药出血并发症的处理

第一节 抗凝血药之间的相互转换

抗凝血药物相互转换的目标是要在保持有效抗凝作用的同时，最大限度地减少出血的风险。

一、新型口服抗凝血药与传统抗凝血药或另一种新型口服抗凝血药的桥接

1. 新型口服抗凝血药转换为 VKAs NOACs 向华法林过渡时，二者需重叠应用，直至 INR 达到目标值才能停用 NOACs，一般需 7 天左右。注意合用期间需要在下一次新型口服抗凝血药给药之前监测 INR，停用新型口服抗凝血药 24h 后监测 INR 值来确保抗凝效果，停药后 1 个月内密切监测 INR（至少 3 次结果为 2 ~ 3）。

例如，从利伐沙班转换为 VKAs 期间可能出现抗凝不充分的情况，转换为任何其他抗凝血药的过程中都应确保持续充分抗凝作用。应注意利伐沙班可促进 INR 升高。

对于从利伐沙班转换为 VKAs 的患者，应联用 VKAs 和利伐沙班，直至 INR≥ 2.0。在转换期的前 2 天，应使用 VKAs 的标准起始剂量，随后根据 INR 检查结果调整 VKAs 的给药剂量。患者联用利伐沙班与 VKAs 时，检测 INR 应在利伐沙班给药 24h 后，下一次利伐沙班给药之前进行。停用利伐沙班后，末次给药 24h 后，可检测到可靠的 INR 值。

2. 新型口服抗凝血药与肝素类抗凝血药的桥接 下一次服用新型口服抗凝血药时起始注射用抗凝血药物。

从利伐沙班转换为非口服抗凝血药的方法：停用利伐沙班，并在利伐沙班下一次预定给药时间给予首剂非口服抗凝血药。

3. 新型口服抗凝血药转换为另一种新型口服抗凝血药 下次服用新型口服抗凝血药时起始其他新型口服抗凝血药，注意药物浓度可能升高的情况（如肾功能不全）。

二、其他抗血栓药与新型口服抗凝血药的桥接

1. VKAs 转换为新型口服抗凝血药　需充分考虑不同种类 NOACs 的药代动力学和药效动力学特点。若 INR≤2.0，立即起始新型口服抗凝血药；若 2.0<INR<2.5，立即起始新型口服抗凝血药（最好第 2 天起始）；若 INR≥2.5，根据 INR 和华法林半衰期估计 INR 降到 2.5 以下所需时间，并根据监测 INR 结果决定 NOACs 开始治疗的时间。

例如，将患者接受的抗凝治疗从 VKAs 转换为利伐沙班时，INR 值会出现假性升高，但这并不是衡量利伐沙班抗凝活性的有效指标，因此，不建议使用 INR 值来评价利伐沙班的抗凝活性。

2. 肝素类转换为新型口服抗凝血药　使用普通肝素或低分子量肝素抗凝患者可直接过渡到 NOACs 抗凝，普通肝素在停药后（半衰期±2h）立即起始新型口服抗凝血药；低分子量肝素转换新型口服抗凝血药时，在下次注射低分子量肝素时起始新型口服抗凝血药。

例如，从非口服抗凝血药转换为利伐沙班时，对于正在接受非口服抗凝血药的患者，非持续给药者（如皮下注射低分子量肝素）应在下一次预定给药时间前 0~2h 开始服用利伐沙班，持续给药者（如静脉给药的普通肝素）应在停药时开始服用利伐沙班。

3. 阿司匹林或氯吡格雷转换为新型口服抗凝血药　阿司匹林或氯吡格雷停药后，立即起始新型口服抗凝血药。

第二节　新型口服抗凝血药出血并发症的处理

当使用 NOACs 的患者出现如下情况时，出血风险将会增加：误服过量 NOACs、同时服用与 NOACs 相互作用的药物或由于肾功能损害等导致 NOACs 相对过量。

当患者过量服用 NOACs 时，鉴于多数 NOACs 半衰期为 12h 左右，在未发生出血并发症前只需对患者密切观察即可，必要时在误服后 2~4h 内可口服药用活性炭以减少药物吸收。

目前尚无针对 NOACs 的有效拮抗剂，对于发生非致命性出血的患者，可采取局部止血措施。对于过量服用达比加群酯的患者，可使用利尿剂促使其排泄；其他的治疗措施包括补液治疗，必要时输注红细胞、血小板或新鲜冰冻血浆等，有些患者还可考虑应用氨甲环酸等。达比加群酯可经血液透析清除，而直接 Xa 因子拮抗剂由于血浆结合率高，透析不能显著降低其血药浓度。若患者发生致命

性出血事件，则可考虑应用凝血酶原复合物和凝血因子Ⅶa抑制剂，但目前尚缺乏充分循证证据证明其有效性。

一、出血并发症的一般处理

由于新型口服抗凝血药的半衰期短，停药时间成为其最重要的治疗措施。使用新型口服抗凝血药时出血的一般处理方法如下。

（1）轻度出血：延迟或停止一次剂量，考虑合并用药的影响。

（2）中重度出血：予机械按压，手术止血，补液输血或新鲜冰冻血浆，对于达比加群酯过量者可用血小板替代治疗，利尿，可考虑血液透析。

（3）致命性出血：可使用 PCC 25U/kg，APCC 50IE/kg，最大剂量 200IE/kg，活化的基因重组Ⅶ因子（rFⅦa）90mg/kg。

二、达比加群酯导致出血的处理

1. 非威胁生命的出血

（1）询问末次服药时间和服药剂量。

（2）评估凝血功能恢复正常的时间，正常肾功能者需 12～24h，肌酐清除率 50～80ml/min 者需 24～36h，肌酐清除率 30～50ml/min 者需 36～48h。

（3）给予利尿剂。

（4）局部止血措施。

（5）补液（必要时输胶体液）。

（6）必要时输红细胞或血小板（血小板减少 $\leqslant 60 \times 10^9$/L 或血小板功能障碍）、新鲜冰冻血浆。

（7）特殊情况下可使用去氨加压素（凝血疾病或血小板疾病患者）。

（8）必要时给予肾透析（初步证据：4h 清除 65%）。

（9）不推荐使用药用活性炭（无证据）。

2. 威胁生命的出血

（1）包括使用以上各项措施。

（2）PCC>25U/kg，可重复 1～2 次（无证据）。

（3）APCC 50IE/kg，最大剂量为 200IE/kg，并无充足数据证实其应用益处超过 PCC。

（4）也可用 rFⅦa，无证据显示其有额外获益。

三、Xa 因子抑制剂导致出血的处理

1. 非威胁生命的出血

（1）询问末次服药时间和服药剂量。

（2）凝血功能恢复正常需 12～24h，必要时使用血管加压素。

（3）局部止血措施。

（4）补液（必要时输胶体液）。

（5）必要时输红细胞或血小板（血小板减少 $\leqslant 60 \times 10^9$/L 或血小板功能障碍）、新鲜冰冻血浆。

（6）特殊情况下可使用去氨加压素（凝血疾病或血小板疾病患者）。

2. 威胁生命的出血

（1）包括以上各项措施。

（2）凝血酶原复合物>25U/kg，可重复 1～2 次（无证据）。

（3）APCC 50IE/kg，最大剂量为 200IE/kg，并无充足数据证实其应用益处超过 PCC。

（4）也可用活化的 rFⅦa，无证据显示其有额外获益。

第十四章　心房颤动合并冠心病的抗血栓药联合应用策略

心房颤动（AF）合并急性冠状动脉综合征（ACS）患者的处理在临床上极具挑战性。这类患者的治疗依据缺乏完善的以证据为基础的推荐意见。欧洲心律协会（European Heart Rhythm Association，EHRA）曾针对这类患者的治疗展开调查，其目的是就这些患者的管理提供一个规范的疗法。总体而言，41个中心提交了有效的回应。受访者大多是大学医院（85%）。调查显示，大多数中心对这些患者的治疗均主要采用欧洲心脏病学会的AF管理指南。调查突出了两个重要方面，一是在AF和ACS患者的治疗中，多种抗血栓药的最佳组合方案和治疗持续时间；其次是在这些患者的治疗中选择理想的新型口服抗凝血药。

第一节　心房颤动合并稳定型冠心病的抗血栓治疗策略

心房颤动和冠心病有许多共同的危险因素，两者经常共存。冠心病患者中10%～15%同时伴有心房颤动，PCI治疗后的患者中心房颤动的发生比例为5%～7%。心房颤动发生血栓与冠状动脉内血栓形成的机制并不相同，抗血栓治疗应双管齐下，临床实践中需采用不同的抗血栓治疗方法，但抗血栓治疗同时也会增加出血风险。多项随机对照试验（RCT）证实口服抗凝血药可有效降低中高危心房颤动患者发生缺血性脑卒中的风险。VKA或NOAC治疗已成为有栓塞风险心房颤动患者的标准治疗。抗凝治疗是中高危房颤患者治疗的基石。抗血小板治疗是冠心病治疗的基石，血小板活化和聚集是冠心病冠状动脉支架术及ACS血栓形成的始动因素，现代指南一致推荐：冠心病行PCI及ACS患者的双联抗血小板（阿司匹林与P2Y12受体拮抗剂）治疗（DAPT）应持续12个月。冠心病合并心房颤动常需口服抗凝血药联合1～2种抗血小板药物治疗，抗血栓获益与出血风险之间的平衡使冠心病合并心房颤动患者抗血栓方案的选择方面具有挑战性和复杂性。

一、缺血性卒中风险的评估

非瓣膜性心房颤动患者抗血栓治疗首先需进行心房颤动发生缺血性脑卒中危险分层：根据 CHA_2DS_2-VASc 评分，选择冠心病合并心房颤动抗凝血药策略，

CHA_2DS_2-VASc 评分≥ 2 分者口服抗凝血药治疗。同时进行 HAS-BLED 出血风险评分，积分≥ 3 分，提示出血高风险，需更加严格监测；积分 0 ~ 2 分，出血低风险。

心房颤动合并稳定型冠心病（SCAD）患者最佳抗凝治疗策略尚有待探讨。有研究提示在华法林治疗基础上加用阿司匹林并不能进一步降低缺血性脑卒中与心肌梗死发生率，而显著增加出血事件风险。SCAD 患者单独应用华法林进行二级预防至少与阿司匹林等效。因此，建议此类患者仅应用口服抗凝血药治疗。

二、抗血栓治疗策略

在选择心房颤动合并稳定型冠心病的治疗药物时，血栓栓塞风险高危的心房颤动患者可给予华法林单药治疗（使 INR 维持在 2.0 ~ 3.0）；栓塞风险中高危者若不适合口服抗凝血药治疗，则阿司匹林（75 ~ 100mg/d）联合氯吡格雷 75mg/d DAPT；低中危栓塞风险伴高出血风险患者推荐给予单用阿司匹林（75 ~ 100mg/d）或单用氯吡格雷 75mg/d 治疗。

2014 年 ESC 非瓣膜性房颤合并 ACS 和拟接受 PCI 术患者的抗血栓治疗管理共识提出 4 个步骤决定抗血栓治疗方案的选择：①应用评分工具 CHA_2DS_2-VASc 评分综合评估血栓栓塞并发症风险；②HAS-BLED 积分评估出血风险；③根据临床状况，决定 SCAD 或 ACS 是否行 PCI；④最后选择三联抗血栓、二联抗血栓或双联抗血小板治疗及时间疗程。

2016 年 ESC 心房颤动治疗指南中，VKA 或 NOAC 治疗已成为高栓塞风险心房颤动患者的标准治疗。该指南亦提出了稳定型冠心病并发房颤的抗血栓处理原则：①单纯抗凝适用于多数房颤合并稳定型冠心病患者；②房颤合并稳定型冠心病患者，新型口服抗凝血药可作为 VKAs 的替代药物，安全有效；③选择新型口服抗凝血药时无特殊推荐，但达比加群酯增加心肌梗死的风险（不影响整体临床效益）；④如需起始达比加群酯治疗，低剂量达比加群酯（110mg，1 日 2 次）联合低剂量阿司匹林（75mg，1 日 1 次）是合理的选择。

第二节　心房颤动合并急性 ST 段抬高型心肌梗死的风险评估和抗血栓治疗策略

一、卒中风险的评估

欧洲指南推荐的 CHA_2DS_2-VASc 评分对高危房颤的血栓栓塞风险进行了评

估，依据评分结果将房颤患者分为低危（0 分）、中危（1 分）和高危（≥2分），这也意味着更多的患者需要抗凝治疗。

心房颤动患者合并急性冠状动脉综合征出血风险评估，建议使用 HAS-BLED 评分；而缺血性脑卒中风险评估，建议使用 CHA_2DS_2-VASc 评分；复发性冠状动脉缺血事件的风险评估通常使用 GRACE 评分。

二、抗血栓治疗策略

服用新型口服抗凝血药的房颤患者并发 ACS 的处理如下。

1. 急性期　暂停新型口服抗凝血药物，立即起始双联抗血小板治疗（除高出血风险患者外）。新型口服抗凝血药抗凝作用逐渐减弱时，起始注射用抗凝血药物；STIME 患者强烈建议 PCI，NSTEMI 患者可延迟冠状动脉造影至新型口服抗凝血药药效消退，避免新型口服抗凝血药与新型抗血小板药物（普拉格雷和替格瑞洛）联用；重启新型口服抗凝血药时需要考虑出血和血栓风险，从而调整剂量。

2. 稳定期　即出院后至 ACS 发病 1 年内的房颤患者，抗血小板联合抗凝治疗（新型口服抗凝血药及 VKAs）显著增加出血风险，需评估动脉血栓、卒中和出血风险，可使用氯吡格雷加 VKAs，时间根据情况尽量短，此后若血栓栓塞危险低，确实需要抗血小板治疗，可用 VKAs 或新型口服抗凝血药单药治疗，新型口服抗凝血药要小剂量，特别是出血风险高者，最好选用 VKAs，INR 控制在 2 ~ 2.5，合用替格瑞洛或普拉格雷者要十分小心，最好不用新型口服抗凝血药。

欧洲心律协会对 41 个医学中心进行了 AF 合并 STEMI 患者的治疗策略调查。38 个医学中心（92.7%）的 AF 合并 STEMI 患者在给予 PCI 治疗时并不中断口服华法林治疗，16 个医学中心（39%）对 AF 合并 STEMI 患者进行 PCI 治疗时亦不中断新型口服抗凝血药治疗，22 个中心（53.7%）的 AF 合并 STEMI 患者在 PCI 术前将暂停新型口服抗凝血药治疗。总的来说，36 个中心（87.8%）的 AF 合并 STEMI 患者在 PCI 围术期给予了 DAPT 联合华法林抗凝治疗，33 个中心（80.5%）联合新型口服抗凝血药。普拉格雷或替格瑞洛加阿司匹林联合华法林是治疗中更为常用的组合方案。

第三节　心房颤动合并非 ST 段抬高型急性冠状动脉综合征的治疗策略

一、心房颤动合并非 ST 段抬高型急性冠状动脉综合征的治疗策略

心房颤动合并 NSTE-ACS 的抗血栓治疗是两个不同的抗血栓治疗过程。部分

NSTE-ACS 患者，如 NSTEMI 患者的血栓多是富含血小板的白色血栓，此时的抗血栓治疗过程中更多的是针对血小板环节，如应用 ADP 受体拮抗剂、P2Y12 受体拮抗剂来进行抗血小板治疗。而心房颤动患者的血栓多是富含纤维蛋白原和红细胞的红色血栓，更多地适用于口服传统抗凝血药或非维生素 K 类拮抗剂的 NOACs 治疗。

目前已有许多大型荟萃分析证实，三联抗血栓治疗可降低心肌梗死和缺血性脑卒中风险，但是出血风险明显增加，甚至增加死亡风险。因此，对于心房颤动合并 NSTE-ACS 的高危患者，应在权衡治疗利弊后做出合理的治疗选择。

欧洲心律协会对 41 个医学中心进行的统计表明，房颤合并 NSTE-ACS 患者的抗凝治疗管理策略中，14 个中心（34.1%）停止了任何口服抗凝血药物。总体而言，31 个中心（75.6%）使用 DAPT 联合口服抗凝血药治疗，其中 25 个中心（80.6%）使用阿司匹林和氯吡格雷，而 6 个中心（19.4%）使用阿司匹林和普拉格雷或替格瑞洛。

二、心房颤动合并急性冠状动脉综合征的双联抗血栓治疗

EHRA 对 AF 合并 ACS 患者进行的双联抗血栓治疗（即一种抗血小板药联合一种口服抗凝血药）调查显示，PCI 术完成三联疗程后，有 23 个医学中心（62.2%）仍将继续双联抗血栓治疗，8 个医学中心（21.6%）用于 PCI 术后治疗长达 12 个月。双联抗血栓治疗组合方案包括：阿司匹林联合华法林（21 个医学中心，56.8%）、阿司匹林联合 NOAC（14 个医学中心，37.8%）、氯吡格雷联合华法林（22 个医学中心，59.5%）、氯吡格雷联合 NOAC（11 个医学中心，29.7%）、普拉格雷联合华法林（6 个医学中心，10.8%）和替格瑞洛联合华法林或 NOAC（4 个医学中心，10.8%）。

第四节　心房颤动合并急性冠状动脉综合征的口服抗凝治疗策略

房颤患者发生急性冠状动脉综合征后需要有效的口服抗凝血药治疗。EHRA 对 AF 患者发生急性冠状动脉综合征后进行的调查显示，大多数医学中心（64.9%）的受访者仍将继续口服在 ACS 发生前已经服用的抗凝血药。如患者在 PCI 术前已暂时停止使用 NOAC，在肠外抗凝治疗停药后，可重启 NOAC 治疗。

关于在最佳再灌注时间内的 ST 段抬高型急性心肌梗死患者的治疗，几乎所有医学中心的受访者均选择经皮冠状动脉介入治疗，符合目前的指导方针。循证证据表明，心房颤动合并急性冠状动脉综合征患者进行 PCI 联合使用华法林的治疗策略是安全的，不需要额外的桥接和肝素，而关于 NOACs 围术期的应用结果

存在明显的异质性。急诊 PCI 治疗选择联合使用 NOAC 治疗尚无大量的循证证据。

EHRA 实用指南主张在急诊 PCI 围术期暂时中止 NOAC 的使用，代之以肠外抗凝血药物治疗。急诊 PCI 前，几乎所有的欧洲医学中心均使用 DAPT 联合华法林，而 DAPT 联合 NOACs 较少使用。

2014 年的一项 EHRA 调查显示，尽管目前 ESC 发布的 STEMI 指南推荐急诊 PCI 围术期 DAPT 时，优先使用普拉格雷或替格瑞洛（由于其比氯吡格雷起效更快、疗效更强）。但是，阿司匹林加普拉格雷或替格瑞洛并不常用，特别是与 NOACs 联用时。

第五节　心房颤动合并 ACS 或行 PCI 的双联或三联抗血栓治疗推荐及疗程

2014 年 ESC 和欧洲心胸外科协会（EACTS）血运重建指南对需要口服抗凝血药的患者行 PCI 的抗血栓治疗做出明确推荐。

1. 有口服抗凝血药适应证的患者（如合并房颤 CHA_2DS_2-VASc 评分 ≥2 分的患者）行 PCI 术除应用抗血小板药外，推荐使用 OAC（Ⅰ类推荐，证据水平 A）。

2. 出血风险低（HAS-BLED 评分 ≤2 分）需口服抗凝血药的患者，行 PCI 时优选新一代 DES（Ⅱa 类推荐，证据水平 C）。

3. 出血风险低的 SCAD 合并房颤（CHA_2DS_2-VASc 评分 ≥2 分）患者，推荐 DES 或 BMS 置入术后三联抗血栓治疗（OAC +阿司匹林+氯吡格雷）1 个月，继以双联抗血栓治疗（OAC +阿司匹林或氯吡格雷）至 12 个月（Ⅱa 类推荐，证据水平 C）。

4. DAPT 可考虑替代三联抗血栓治疗，用于 SCAD 合并房颤（CHA_2DS_2-VASc 评分 ≤1 分）患者（Ⅱa 类推荐，证据水平 C）。

5. 出血风险低的 ACS 合并房颤患者，无论支架类型如何，均推荐三联抗血栓治疗 6 个月，继以双联抗血栓治疗至 12 个月（Ⅱa 类推荐，证据水平 C）。

6. 需要口服抗凝血药而出血风险高（HAS-BLED 评分 ≥3 分）的患者，不论 SCAD 或 ACS、DES 或 BMS，均推荐三联抗血栓治疗 1 个月，继以双联抗血栓治疗（Ⅱa 类推荐，证据水平 C）。

7. 对于特殊选择的患者，双联抗血栓治疗（OAC+氯吡格雷）是考虑替代三联抗血栓治疗的一种选择（Ⅱb 类推荐，证据水平 B）。

8. 不推荐初始三联抗血栓治疗中使用普拉格雷或替格瑞洛（Ⅲ类推荐，证据水平 C)。

房颤合并 ACS 或行 PCI 者，需进行双联抗血小板治疗。但是，对于冠心病的治疗，无论是单用阿司匹林，还是双联抗血小板治疗，或是现在临床中使用肝素、血小板 GPⅡb/Ⅲa 受体拮抗剂，在减少血栓的同时都增加了出血风险。因此，无论单从冠心病患者而言，还是单从高危房颤患者而言，抗凝均是一把双刃剑，在临床中非常难以抉择。对于需要抗凝治疗的房颤合并冠心病患者，临床上需要更好地处理。

同时应用三种药物（双联抗血小板药物联合一种抗凝血药）进行三联抗血栓治疗可能是将心房颤动合并冠心病患者发生卒中、心肌梗死和支架内血栓风险降至最低的理想方法。然而，目前已有的循证证据表明，虽然三联抗血栓治疗可降低心肌梗死和卒中的发生，但是出血风险却明显增加，甚至增加死亡风险。因此，目前对于高危心房颤动患者，在权衡三种药物联合抗血栓治疗的利弊时，临床医师面临着艰难的选择。

心房颤动患者冠状动脉支架植入术后行三联抗血栓治疗显著增加总出血事件发生率。是否进行双联抗血栓治疗亦或三联抗血栓治疗，应充分利用 HAS-BLED 评分和 CHA_2DS_2-VASc 评分对出血及血栓风险进行慎重评估，这有助于房颤合并冠状动脉支架植入术后患者的抗血栓治疗方案选择。

急诊经皮冠状动脉介入治疗后，口服抗凝加抗血小板治疗（三联抗栓疗法）在 15（40.6%）个医学中心且仅在中至高度血栓栓塞风险的患者中进行。总体而言，34 个医学中心（91.9%）采用阿司匹林和氯吡格雷联合华法林的三联抗血栓治疗方案。华法林的治疗将保持抗凝强度在治疗范围内，即 INR 为 2.0~2.5。阿司匹林和氯吡格雷较少联合新型口服抗凝血药。常用的新型口服抗凝血药分别为利伐沙班 15mg 或 20mg，每日 1 次；达比加群酯 150mg 或 110mg，每日 2 次；或使用阿哌沙班 2.5mg 或 5mg，每日 2 次。29 个医学中心仅使用达比加群酯 150mg，每日 2 次，而不增加任何抗血小板药物。

PCI 术后 31 个医学中心（83.8%）对置入 BMS 患者继续进行至少 1 个月的三联抗血栓治疗，对置入 DES 的患者将继续进行至少 6 个月的三联抗血栓治疗。三联抗血栓治疗一直持续 12 个月。在完成相应的疗程后，将继续双联抗血栓治疗（即口服抗凝加抗血小板药物）。

第六节　心房颤动行 PCI 术的双联或三联抗血栓治疗的循证证据

长期口服抗凝血药治疗是大多数心房颤动患者和使用机械性瓣膜患者的必需

治疗（Ⅰ类推荐），在这些患者中，超过 10%～30% 的患者同时合并缺血性心脏病，对其进行 PCI 治疗越来越常见。正在进行口服抗凝血药治疗并植入支架的患者同时也需要进行阿司匹林+氯吡格雷双联抗血小板治疗。然而，已知氯吡格雷、阿司匹林和华法林三药联合治疗方案会增加大出血的危险，尤其是对于高危患者。但是临床医生对此却无更好的应对方案，亦无前瞻性随机临床试验数据可供参考，使其处理处于两难境地。

根据现有的治疗指南和临床实践，已接受口服抗凝血药治疗的 PCI 患者一般会接受三药联合抗血栓治疗。医师强调 PCI 介入后双联抗血小板方案预防支架内血栓形成的重要性，而心电生理学医师则强调心房颤动患者抗凝治疗预防卒中的重要性，两者单独应用均无充分的循证证据。

许多国际临床试验探讨了不同抗血栓治疗的效果。

1. WOEST 试验　（在口服抗凝治疗的冠状动脉支架患者中何为最佳抗血小板和抗凝治疗）是一项多中心、随机、对照研究。WOEST 试验首次在行冠状动脉支架植入术并进行口服抗凝治疗的患者中比较了有或无阿司匹林治疗方案的临床效果。该试验于 2008 年 11 月至 2011 年 11 月在荷兰和比利时的 15 个中心进行，共纳入 573 例心房颤动（70%）和机械瓣置入术（10%）患者。旨在探讨患者在进行口服抗凝血药治疗基础上行 PCI 后氯吡格雷单药治疗组在出血方面是否优于阿司匹林+氯吡格雷组，同时不增加血栓事件危险。

试验为随机化设计，将患者以 1:1 随机分入双药治疗组（华法林+氯吡格雷 75mg/d）和三药治疗组（华法林+氯吡格雷 75mg/d +阿司匹林 80mg/d），置入 BMS 的患者（占 35%）药物治疗至少持续 1 个月，置入 DES 的患者（占 65%）需药物治疗 1 年。

WOEST 试验结果表明：①双药治疗显著减少出血，主要由轻微出血（皮肤）决定；②双药治疗不增加支架内血栓形成危险，反而双药治疗的实际事件数更少，尽管无统计学显著性；③双药治疗不增加卒中和心肌梗死危险，患者的重要疗效转归事件甚至更少。

丹麦的一项注册研究 2001～2009 年共纳入 12 165 例房颤患者住院期间并发心肌梗死和（或）PCI 的患者，其中阿司匹林单药治疗组 3277 例，氯吡格雷单药治疗组 689 例，阿司匹林+氯吡格雷组 3590 例，口服抗凝血药+阿司匹林组 1504 例，口服抗凝血药+氯吡格雷组 548 例，口服抗凝血药+阿司匹林+氯吡格雷组 1896 例，评估不同抗血栓治疗策略的心肌梗死或冠状动脉死亡、缺血性卒中和出血风险，结果显示，口服抗凝血药与氯吡格雷联用，其疗效和安全性等于或优于三联抗血栓治疗。

2. CORONOR 研究　是一项法国的心房颤动合并稳定型冠心病患者的抗血

栓治疗研究，旨在评估抗血小板药物联合华法林治疗后大出血的发生率、预后及预测因素，结果显示，心房颤动合并稳定型冠心病患者华法林联合抗血小板药物大出血事件显著增加。

3. PIONEER AF-PCI 研究　PCI 术后发生心房颤动患者的治疗是临床上面临的艰难选择。PCI 术后的房颤患者在预防卒中而接受抗凝治疗的同时，需进行双联抗血小板治疗，但关于如何更好地治疗这类患者的数据非常有限。PIONEER AF-PCI 研究是第一个评估华法林对比 NOAC 治疗房颤患者 PCI 术后三联抗栓相对出血并发症风险的随机对照研究。研究表明，阵发性房颤、持续性房颤、永久性房颤患者 PCI 术后抗凝抗血小板三联疗法中使用利伐沙班安全、可靠。该研究有助于解决房颤合并 PCI 抗栓这一重要临床问题，为治疗这类高危患者提供了临床决策信息，为利伐沙班添加到指南推荐的房颤治疗基础药物提供了依据，也为利伐沙班的临床应用提供了循证依据。

4. ISAR-TRIPLE 研究　是一项多中心、随机、对照研究，旨在评价通过缩短三联抗血栓疗程来降低出血风险。研究共纳入 614 例置入 DES 的患者，随机分配至 6 周三联抗血栓治疗组或 6 个月三联抗血栓治疗组，共随访 9 个月。结果表明，6 周三联抗血栓治疗组的卒中、冠状动脉血栓事件无增加，同时出血事件明显少于 6 个月组。研究结果提示，缩短疗程的 6 周三联抗血栓治疗可以达到 6 个月三联抗血栓治疗的效果。以上两项研究的规模均较小，因此，对于未来的实践和指南改变，还需要更多的循证证据。特别是需要更多 NOAC 方面的循证证据。

新型口服抗凝血药物的出现弥补了华法林的不足。许多临床试验表明，新型口服抗凝血药物在 ACS 患者中单一抗血小板治疗而非 DAPT 基础上联用 NOAC 的净临床获益可能最佳。

5. ATLAS ACS-TIMI46 试验　是一项多中心、随机、安慰剂对照研究，共纳入 3491 例近期 ACS 患者。按是否 DAPT 分层后随机分为安慰剂组和利伐沙班 6 个剂量组。结果显示，利伐沙班呈剂量依赖性增加出血。两组 6 个月时死亡、MI、卒中及需要血运重建的严重复发缺血无显著性差异，但是利伐沙班组死亡、MI 和卒中显著减少。经过评估效益与安全性，最终确定两个低剂量 2.5mg，每日 2 次和 5mg，每日 2 次进入Ⅲ期研究。

6. ATLAS-ACS2-TIMI 51 试验　DAPT 旨在预防支架内血栓的形成。由于凝血酶是血小板活化的一种有效刺激因素，研究者推测，通过抑制 Xa 因子可能进一步抑制凝血酶的活化以减少未来形成支架内血栓的风险。该试验（急性冠状动脉综合征患者使用抗 Xa 因子+标准治疗以降低心血管事件——心肌梗死的溶栓治疗 51 试验）是一项多中心、随机、安慰剂对照研究，旨在确定利伐沙班是否与 ACS 患者的支架内血栓形成减少相关。

15 526 例近期诊断为高危 ACS 患者随机分配至接受每日 2 次服用 2.5mg 或 5mg 利伐沙班或安慰剂组，平均治疗时间为 13 个月，长达 31 个月。

在准备植入支架或已植入一个支架的患者中，利伐沙班显著降低了发生支架内血栓形成的风险 [1.9% vs. 1.5%；危险比（HR）：0.65；$P = 0.017$]，每日 2 次 2.5mg 治疗组与安慰剂组相比（1.9% vs. 1.5%；HR：0.61；$P = 0.023$），而与每日 2 次 5mg 组相比则有下降趋势（1.9% vs. 1.5%；HR：0.70；$P = 0.089$）。在接受阿司匹林和噻吩并吡啶的患者中，积极的 DAPT 期间，利伐沙班的获益显现（HR：0.68；95% 置信区间：0.50 ~ 0.92，联合利伐沙班组 vs. 安慰剂）。双重抗血小板治疗的支架患者中，每日 2 次 2.5mg 利伐沙班的患者死亡率有所下降（HR：0.56；95% 置信区间：0.35 ~ 0.89；$P = 0.014$）。

该研究显示，DAPT 的支架植入 ACS 患者中，利伐沙班 2.5mg，每日 2 次给药与支架内血栓形成和死亡率减少相关。结果表明，利伐沙班组较安慰剂组的心血管死亡率、MI 和卒中风险降低 16%，而 CABG 相关的严重出血增加近 4 倍，颅内出血增加超过 3 倍，但是未增加致死性出血风险。其中 2.5mg，每日 2 次剂量组的获益风险比最佳（心血管死亡显著降低 34%，全因死亡降低 32%，致死性出血风险显著低于 5mg 剂量组），且使支架内血栓的风险降低 35%。

对于 ACS 接受 PCI 治疗术后发生房颤的患者，"双通道（P2Y12 受体拮抗剂+利伐沙班）" 治疗方式可能是一个有效的治疗方案。

7. Gemini-ACS-1 试验　是一项前瞻性、随机、双盲、双模拟、阳性对照试验，旨在评价 ACS 患者经双通道抗血栓治疗的安全性及 10 天内心血管死亡事件，即（利伐沙班 2.5mg，每日 2 次）+P2Y12 受体拮抗剂比较 DAPT（阿司匹林 100mg+P2Y12 受体拮抗剂）。将 3000 例患者随机按 1:1 的比例分组，P2Y12 受体拮抗剂使用氯吡格雷 75mg 或替格瑞洛 90mg，每日 2 次。主要终点是心肌梗死溶栓治疗的临床显著出血（严重、轻微或需医疗关注）。试验将探索性判定对心血管死亡、心肌梗死、缺血性卒中和支架内血栓形成的综合疗效，并评估近期发生 ACS 的患者分别接受两种双抗血栓治疗（P2Y12 受体拮抗剂+利伐沙班与传统 DAPT 比较）的安全性和可行性。

众多的研究探讨了心房颤动合并冠心病患者的抗血栓治疗策略，现有的循证证据表明，过于积极的抗血栓治疗会增加患者的出血风险。对于心房颤动合并冠心病患者，双联抗血栓治疗可能是合适的选择。口服抗凝血药加氯吡格雷，其疗效和安全性可能等于或优于三联抗血栓治疗。

第七节　ESC、EHRA、EAPCI、ACC 等欧美学会联合发布心房颤动合并 ACS 和（或）行 PCI 或瓣膜介入术后抗血栓治疗共识

2014 年欧美多个学会（ESC、EHRA、EAPCI、ACC）联合发布了心房颤动合并 ACS 和（或）行 PCI 或瓣膜介入术患者抗血栓治疗的共识。

1. 首先建议进行卒中风险评估，如果 CHA_2DS_2-VASc 评分≥2 分，则分入高危组；评分为 1 分者，分入中危组。

2. 评估出血风险，如果 HAS-BLED 评分≥3 分，则分入高危组；如果评分<3 分，则分入低危组。

3. 观察临床情况，判定是稳定型冠心病或 ACS。

4. 根据患者上述情况确定抗凝与抗血小板治疗的临床方案。

在临床评估中，重点评估出血风险的高低。对于高出血风险患者（HAS-BLED 评分≥3 分），建议应用三联抗血栓治疗 1 个月，之后氯吡格雷加华法林治疗至第 12 个月，其后单用华法林。低出血风险患者（HAS-BLED 评分 0～2 分），建议应用三联抗血栓治疗 6 个月，之后氯吡格雷加华法林治疗至第 12 个月，其后单用华法林。

2014 年 ESC、EACTS 心肌血运重建指南，2014 年 AHA、ACC、HRS 房颤管理指南，2015 年 ESC 非 ST 段抬高型急性冠状动脉综合征管理指南，对于高危房颤患者的双联抗血小板治疗建议，与欧洲多学会共识的建议相同。另外，在三联抗血栓治疗的同时，也要注意联用保护胃黏膜的药物，尽量选择新型 DES，并根据患者出血风险来确定三联抗血栓治疗的时间。

第八节　AHA、ACC、HRS 制订的心房颤动合并 ACS 指南（2014 年）

1. 房颤合并 ACS 且 CHA_2DS_2-VASc 评分≥2 分的患者，只要无禁忌证，应服用华法林进行抗凝治疗（Ⅰ类推荐，证据水平 C）。

2. 房颤行冠状动脉血运重建（经皮或手术）且 CHA_2DS_2-VASc 评分≥2 分的患者，氯吡格雷（75mg/d）+口服抗凝血药双联抗血栓治疗是合理的，可不加用阿司匹林（Ⅱb 类推荐，证据水平 B）。

3. 房颤患者接受 PCI 治疗时，应选择金属裸支架以尽可能缩短双联抗血小板治疗时间（Ⅱb 类推荐，证据水平 C）。

　　AHA、ACC、HRS 指南尚不推荐新型口服抗凝血药应用于房颤合并 ACS 患者。新型口服抗凝血药应用于房颤合并 PCI 患者有利于下列两项研究结果：①RE-DUAL PCI研究，所有 PCI 患者随机接受达比加群酯（150mg 或 110mg，1 日 2 次）+P2Y12 受体拮抗剂或华法林（INR2.0～3.0）联合 P2Y12 受体拮抗剂+阿司匹林治疗，主要终点为支架内血栓事件及支架术后临床相关出血事件；②PIONEER-AF 研究，则在需 PCI 的房颤患者中比较了利伐沙班与华法林的出血风险，这些临床试验会为将来的治疗实践提供有效证据。抗血小板药物新型 P2Y12 受体拮抗剂（普拉格雷、替格瑞洛）治疗 ACS 疗效更佳，并获得肯定，但出血风险同样引发关注。氯吡格雷是目前有证据能与口服抗凝血药联用的 P2Y12 受体拮抗剂。基于出血风险，目前尚不推荐新型 P2Y12 受体拮抗剂（普拉格雷、替格瑞洛）联合口服抗凝血药治疗。三联抗血栓治疗应用华法林严格监测 INR 至 2.0～2.5，并及时调整剂量。

第九节　　EHRA 非瓣膜性心房颤动服用新型口服抗凝血药临床指南（2015 年）

一、服用 NOAC 的 AF 患者并发 ACS 时的处理建议

　　1. 暂停药物。

　　2. 立即起始 DAPT（除外高出血风险患者）。

　　3. NOAC 抗凝作用减弱时，起始注射用抗凝血药物。

　　4. 对于 STEMI 患者，强烈建议 PCI；NSTEMI 患者，延迟冠状动脉造影术至 NOAC 药效消退。

　　5. 避免 NOAC 与新型抗血小板药物（普拉格雷和替格瑞洛）联用。

　　6. 重启 NOAC 需考虑出血和血栓风险以调整剂量。

二、近期（1 年）ACS 并发 AF 时的处理建议

　　1. 低危或中危动脉粥样硬化风险患者，ACS 1～3 个月后 VKA 单药治疗，特别是出血风险升高时（HAS-BLED 评分≥3 分）。

　　2. 高风险的动脉粥样硬化患者，联合抗血小板药物，尤其是在出血风险可以接受时（HAS-BLED 评分<3 分）。

　　3. 低卒中风险但高动脉粥样硬化风险患者推荐双联抗血小板治疗。

　　4. 如需起始达比加群酯，低剂量的达比加群酯（110mg，1 日 2 次）与低剂

量的阿司匹林或氯吡格雷联合可作为首选。

5. 无法评估超低剂量（2.5mg 或 5mg）利伐沙班联合 DAPT 用于房颤患者的疗效，故目前无法做出推荐。

参 考 文 献

Cavender MA, Gibson CM, Braunwald E, et al. 2015. The effect of rivaroxaban on myocardial infarction in the ATLAS ACS 2-TIMI 51 trial. Eur Heart J Acute Cardiovasc Care, 4: 468-474.

Dewilde WJ, Janssen PW, Kelder JC, et al. 2015. Uninterrupted oral anticoagulation versus bridging in patients with long-term oral anticoagulation during percutaneous coronary intervention: subgroup analysis from the WOEST trial. Euro Intervention, 11 (4): 381-390.

Dewilde WJ, Oirbans T, Verheugt FW, et al. 2013. Use of clopidogrel with or without aspirin in patients taking oral anticoagulant therapy and undergoing percutaneous coronary intervention: an open-label, randomised, controlled trial. WOEST study investigators. Lancet, 381 (9872): 1107-1115.

Faxon DP. 2013. How to manage antiplatelet therapy for stenting in a patient requiring oral anticoagulants. Curr Treat Options Cardiovasc Med, 15 (1): 11-20.

Gibson CM, Mehran R, Bode C, et al. 2015. An open-label, randomized, controlled, multicenter study exploring two treatment strategies of rivaroxaban and a dose-adjusted oral vitamin K antagonist treatment strategy in subjects with atrial fibrillation who undergo percutaneous coronary intervention (PIONEER AF-PCI). Am Heart J, 169 (4): 472-478. e5.

Gupta M, Singh N. 2013. Impactful clinical trials of 2012: what clinicians need to know. Can J Cardiol, 29 (6): 747-750.

Heidbuchel H, Verhamme P, Alings M, et al. 2015. Updated European Heart Rhythm Association Practical Guide on the use of non-vitamin K antagonist anticoagulants in patients with non-valvular atrial fibrillation. Europace, 17, 1467-1507.

Hess CN, James S, Lopes RD, et al. 2015. Apixaban plus mono versus dual antiplatelet therapy in acute coronary syndromes: insights from the APPRAISE-2 trial. J Am Coll Cardiol, 66: 777-787.

Kirchhof P, Benussi S, Kotecha D, et al. 2016. 2016 ESC guidelines for the management of atrial fibrillation developed in collaboration with EACTS. Eur Heart J, 37 (38): 2893-2962.

Levine GN, Bates ER, Bittl JA, et al. 2016. 2016 ACC/AHA Guideline focused update on duration of dual antiplatelet therapy in patients with coronary artery disease: a report of the American College of Cardiology/American Heart Association Task Force on Clinical Practice Guidelines. JACC, 68 (10): 1082-1115.

Oldgren J, Budaj A, Granger CB, et al. 2011. RE-DEEM Investigators. Dabigatran vs. placebo in patients with acute coronary syndromes on dual antiplatelet therapy: a randomized, double-blind, phase II trial. Eur Heart J, 32: 2781-2789.

Potpara TS, Lip G Y, DagresN, et al. 2014. Management of acute coronary syndrome in patients with non-valvular atrial fibrillation: results of the European Heart Rhythm Association Survey. Europace,

16，293-298.

Povsic TJ，Roe MT，Ohman EM，et al. 2016. A randomized trial to compare the safety of rivaroxaban vs aspirin in addition to either clopidogrel or ticagrelor in acute coronary syndrome：the design of the GEMINI-ACS-1 phase Ⅱ study. Am Heart J，174：120-128.

第十五章 冠心病合并急性肺栓塞的联合抗血栓治疗策略

冠心病并发急性肺栓塞（APE）是临床医生面对的难题，临床处理相当棘手，目前尚无冠心病合并 APE 的管理指南和大样本临床研究。总体治疗策略是根据二者的临床严重程度，优先强化处理最致命的疾病，并兼顾二者进行临床治疗。

第一节 稳定型冠心病合并急性肺栓塞的联合抗血栓治疗策略

稳定型冠心病患者如心绞痛发作不频繁，冠状动脉造影显示虽然冠状动脉严重狭窄，但是病变部位并非位于左主干或病变部位斑块相对稳定，且症状不明显者，原则上应优先处理 APE。可在强化药物治疗冠心病的基础上，优先对 APE 进行处理，经 3 个月的抗凝治疗后，根据抗凝指标、血浆 D–二聚体动态水平变化及肺血管显像学表现来决定是否继续抗凝治疗，亦或对冠心病患者进行血运重建治疗。如果 3 个月后 D–二聚体水平仍居高不下，则需调整抗凝血药物，继续强化抗凝治疗。华法林治疗时，可将 INR 调整至 2.0～3.0。与华法林比较，新型口服抗凝血药治疗多与双联抗血小板治疗急性肺栓塞，可能减少出血并发症。

稳定型冠心病患者当冠状动脉造影显示冠状动脉病变为严重狭窄的不稳定斑块或左主干病变且血管 CT 显像证实肺栓塞范围局限时，原则上应优先处理冠状动脉病变。具体应参照 PCI 治疗的常规方案，可加用新型口服抗凝血药如利伐沙班每日 5mg。治疗期间，除应观察 PCI 术后监测指标外，还应密切监测有无出血等临床表现，依据 D–二聚体水平等指标及时调整抗凝治疗方案。

【典型病例 15-1】

一例 76 岁高龄女性患者，因口腔疾病体检时发现心电图 ST-T 改变。患者日常活动偶有胸闷，但无胸痛。既往无高血压、糖尿病、高脂血症、近期骨折及双下肢静脉血栓史。血压（BP）132/82mmHg，双肺呼吸音清，心率（HR）72 次/分。律齐。未闻及心脏杂音。双下肢无浮肿及静脉曲线。

ECG 提示：ST-T 改变。行冠状动脉 CT 造影检查发现：冠状动脉前降支近中段狭窄达 90%。冠状动脉回旋支中段狭窄 95%，并经入院后冠状动脉造影证实。血气分析未见明显异常。住院拟行 PCI 治疗时，常规检查发现患者 D-二聚体水平显著升高，为 6100 ng/ml，即行双肺动脉 CT 造影检查结果提示：双肺多发性肺栓塞。双肺 ECT 提示：双肺多发性肺栓塞征象。双下肢深静脉超声检查提示：双下肢未见深静脉血栓形成。

临床治疗经过

该患者入院后采取以阿司匹林抗血小板、β 受体阻滞剂和他汀等药物治疗为基础的冠心病二级预防措施。随后给予新型口服抗凝血药利伐沙班治疗，利伐沙班开始治疗为 30mg/d，1 周后改为 20mg/d。经 3 个月的利伐沙班治疗后，患者血浆 D-二聚体已降至正常水平。双肺动脉 CT 造影检查结果提示：双肺多发性肺栓塞征象消失，肺 ECT 检查结果提示肺灌注较前改善，故决定停止继续抗凝治疗，并对该患者进行 PCI 治疗，并分别在冠状动脉前降支近中段、右冠状动脉中段成功植入一枚药物涂层支架。术后给予 12 个月的 DAPT 及常规冠心病二级预防治疗。

病例点评

此例老年女性患者，临床心绞痛症状不频发，属稳定型冠心病。患者冠状动脉造影虽然显示冠动状脉严重狭窄，但是病变部位并非位于左主干或分叉病变部位且斑块相对稳定，故原则上应优先处理 APE。在该患者强化药物治疗冠心病的基础上，优先对 APE 进行处理，经 3 个月的抗凝治疗后，患者血浆 D-二聚体动态水平已恢复正常且肺血管显像学表现较 3 个月前明显改善，故应终止抗凝治疗，并行 PCI 术修复冠状动脉两支病变。

患者发病初期同时合并急性多发性肺动脉栓塞，且临床症状并不明显，极易漏诊其肺栓塞诊断。由于患者冠心病症状较轻，冠状动脉病变所在部位并不重要，APE 经 SPOPE 评分属于低中危风险，随即修改治疗方案。先行治疗急性肺栓塞，给予阿司匹林抗血小板治疗，同时予以利伐沙班抗凝治疗，3 个月后肺 ECT 灌注改善，D-二聚体恢复正常水平。

如果 3 个月后 D-二聚体水平仍居高不下，则需调整抗凝血药物，继续强化抗凝治疗。新型口服抗凝血药治疗多与双联抗血小板治疗急性肺栓塞，可能减少出血并发症。加用新型口服抗凝血药如利伐沙班每日 20mg 治疗期间，应密切监测有无出血等临床表现，依据 D-二聚体水平等指标及时调整抗凝治疗方案。

第二节　非 ST 段抬高型急性冠状动脉综合征合并急性肺栓塞的联合抗血栓治疗策略

非 ST 段抬高型急性冠状动脉综合征合并急性肺栓塞临床并不常见，多在

NSTE-ACS 合并心房颤动时发生。此时，首先应对非 ST 段抬高型急性冠状动脉综合征患者进行强化冠心病药物治疗。结合急性肺栓塞患者的影像学特征、血流动力学改变及实验室检查，并结合 PESI 或简化的肺栓塞严重指数（simplified pulmonary embolism severity index，sPESI）评分标准对其进行风险评价。如属重度、高危风险，则给予积极处理 PE 抗凝治疗，可选择维生素 K 拮抗剂或 NOAD。经过 3 个月抗凝后，如果患者血浆 D-二聚体水平恢复正常且肺血管影像学表现较 3 个月前明显改善，深静脉血栓消失，应终止抗凝治疗。并考虑对 NSTE-ACS 患者给予冠状动脉病变血运重建治疗。

当非 ST 段抬高型急性冠状动脉综合征合并急性肺栓塞患者进行冠状动脉造影时，如冠状动脉造影提示 NSTE-ACS 患者冠状动脉病变属重度狭窄、心绞痛频发或存在严重的左主干病变，而 APE 经 PESI 或 sPESI 评分判定属低-中危风险患者时，则应优先处理冠状动脉病变。除给予 DAPT、他汀、β 受体阻滞剂等治疗外，低分子量肝素与华法林的重叠使用或 NOAD 亦有助于及时加强对 APE 患者的抗凝治疗。

【典型病例 15-2】

一例 46 岁中年男性，因反复出现胸闷、胸痛伴心悸、出冷汗 3 天入院。入院后憋气进行性加重。既往无高血压、糖尿病病史。近期有骨外伤病史。血压 140/70mmHg，双肺呼吸音弱，双肺底闻及少许湿啰音。心率 110 次/分，房颤心律，未闻及心脏杂音。心电图示房颤心律，V_1～V_4 导联 ST 段明显压低。实验室检查示：白细胞（WBC）11 000/ml，血红蛋白（HGB）120g/L，D-二聚体 4600ng/ml，NT-proBNP 2340pg/ml，cTnI 6.4ng/ml，心肌酶谱进行性动态升高；肝、肾功能，电解质正常；超声心动图提示：右心房、右心室扩大，左心室前壁节段性运动异常，LVEF 45%。冠状动脉造影检查提示：冠状动脉前降支中段狭窄 90%、右冠状动脉中段狭窄 70%。肺动脉 CTA 检查提示：右肺动脉分叉处小血栓征象。临床诊断：①冠心病、非 ST 段抬高型急性冠状动脉综合征、心律失常、心房颤动，心功能Ⅱ级（Killip 分级）；②急性肺栓塞。

临床治疗经过

入院后给予低分子量肝素（每日 2 次，皮下注射）抗凝治疗，同时重叠给予维生素 K 拮抗剂华法林 3mg（每日 2 次，口服），逐渐调整剂量至 INR 2.5，同时给予 DAPT、β 受体阻滞剂和他汀等药物的冠心病治疗措施。治疗 4 周后复查肺动脉 CTA 发现右肺动脉内血栓体积较前明显缩小。患者经治疗后血压逐渐平稳（110/70mmHg），心率 80 次/分，实验室检查提示 D-二聚体已恢复正常水平

（450ng/ml），血气分析 pH 为 7.43，P_{O_2} 为 86mmHg，P_{CO_2} 为 35mmHg。心电图示窦性心律，$V_1 \sim V_4$ 导联 ST 段恢复至等电位线。经联合给予 β 受体阻滞剂、利尿剂，患者房颤转复，病情平稳后出院治疗。出院后仍持续给予华法林（3mg/d）治疗 3 个月。保持 INR 在 2.0 ~ 3.0。

　　3 个月后复查肺动脉 CTA 提示：右肺动脉分叉处小血栓征象明显吸收，故决定停止华法林抗凝治疗，并对该患者进行 PCI 治疗，在冠状动脉前降支中段成功置入一枚药物涂层支架。术后给予 12 个月的 DAPT 及常规冠心病二级预防治疗。

病例点评

　　非 ST 段抬高型急性冠状动脉综合征同时并发心房颤动的治疗是临床上面对的一个艰难挑战，同时并发 APE 临床更为罕见。其处理在国内外均无既定、规范的共识、指南等治疗策略。如何更好地治疗这类患者的临床经验也极其有限。

　　此例患者为中年男性患者，起病急。心电图、心肌酶谱均支持非 ST 段抬高型急性冠状动脉综合征、心房颤动的诊断。虽然冠状动脉造影显示冠动状脉前降支狭窄严重（90%），但是病变部位及斑块相对稳定，故治疗策略上应选择优先处理 APE。

　　此患者经 sPESI 评分为中危，故无需进行溶栓治疗。治疗策略：在强化 NSTE-ACS 药物治疗的基础上，优先对 APE 进行抗凝血药物治疗。

　　患者属于低中危风险，先行治疗急性肺栓塞，给予阿司匹林抗血小板治疗，同时予以华法林抗凝治疗，3 个月后肺动脉 CTA 检查提示：右肺动脉分叉下小血栓征象明显改善，D-二聚体恢复正常水平。如果 3 个月后 D-二聚体水平仍居高不下，则需调整强化抗凝血药物，可选用新型口服抗凝血药如利伐沙班进行治疗（每日 20mg）。抗凝血药治疗期间依据 D-二聚体水平等指标及时调整抗凝治疗方案。

　　NSTE-ACS 同时并发 APE 患者在接受抗凝治疗的同时需进行抗血小板治疗，但 NSTE-ACS 患者接受长期抗凝治疗可能存在潜在的出血风险。因此，长期抗凝血药物的应用需谨慎。

第三节　急性心肌梗死合并急性肺栓塞的联合抗血栓治疗策略

　　急性心肌梗死（acute myocardial infraction，AMI）患者同时并发急性肺栓塞，临床病情复杂，处理起来相当棘手。迄今，仅见 AMI 合并急性肺栓塞的个案临床报道，尚未见大样本研究。当 AMI 合并急性肺栓塞同时发生时，首先要根据

AMI 患者病情对其及时做出是否具备溶栓或 PCI 处理的决策。同时应根据急性肺栓塞患者的影像学特征及血流动力学、D-二聚体水平，依据 sPESI 评分进行早期风险分层。AMI 如在溶栓时间窗内，而急性肺栓塞发生部位位于主肺动脉干且明显影响血流动力学异常改变，sPESI 评分分层为高危时，如无溶栓禁忌证，应及时给予兼顾两者的溶栓治疗，而 AMI 经溶栓治疗后仍需进行 DAPT 和抗凝治疗。

　　AMI 患者入院急诊室时间已超过溶栓窗口，且仍有心绞痛发作及心电图 ST-T 动态演变，如无行 PCI 禁忌证，可考虑行急诊 PCI，PCI 术后常规予以 DAPT，而并发急性肺栓塞经 sPESI 评分低中危风险时，可给予常规抗凝治疗。

　　应用抗血栓联合治疗策略体现在双联抗血小板治疗和维生素 K 拮抗剂或选择新型口服抗凝血药的联合治疗。同时使用双联抗血小板药和维生素 K 拮抗剂抗凝血药治疗期间，应密切观察是否出现皮下出血。应定期复查尿、便常规和潜血，双下肢深静脉超声及肺血管影像学检查征象；服用华法林抗凝患者应增加检查 INR 的频次，并将 INR 控制在 2.0~3.0。复查 INR 后对出血风险高的患者推荐使用新型口服抗凝血药物。新型口服抗凝血药物对此类患者具有起效快、相对于华法林出血发生率低等优点，建议予以临床应用。例如，可给予利伐沙班每次 20mg，每日 1 次。如患者年龄较大，HAS-BLED 评分有临界出血可能，可给予 15mg，每日 1 次。

　　2001 年至今已有数个临床试验研究了双联抗血小板联合新型口服抗凝血药治疗，涉及的药物包括利伐沙班、达比加群酯、希美加群、阿哌沙班。在以上药物中，除利伐沙班外，联合应用抗血小板治疗的情况时，发生出血的风险均有显著提高（OR 3.03；$P<0.001$），且与剂量呈正相关性，支架内血栓风险或复合缺血事件明显减少，但总死亡率方面没有明显获益，新型抗凝治疗的净临床获益不优于安慰剂（OR 0.98；$P=0.57$）。ATLAS-ACS 2-TIMI 51 研究结果表明，低剂量利伐沙班（2.5mg，1 日 2 次）联用双抗疗法，复合不良事件终点（死亡、心肌梗死、卒中）发生率明确降低；安全性方面，利伐沙班增加大出血和颅内出血发生率，但不增加致死性出血。新型口服抗凝血药联合抗血小板药物治疗在 ACS 中的最佳方案仍需要更多临床实验进行探索和证实。目前，新型口服抗凝血药物的应用限于一些缺血高风险、出血低风险的 ACS 患者，药物剂量应个体化选择。

　　目前有关 AMI 合并急性肺栓塞的临床治疗研究在国际、国内学术界仍缺乏共识，更无大样本的循证证据。阜外医院杭霏等报道了 66 例 AMI 合并急性肺栓塞患者的住院处理，并评估了再灌注治疗和口服抗凝血药物治疗对此类患者短期预后的影响。结果表明，再灌注治疗未显著改善 AMI 合并急性肺栓塞患者的短期预后，口服抗凝血药物治疗可减少患者心血管事件的发生，但可能使潜在出血风险增加。建议 AMI 合并急性肺栓塞患者的治疗决策应在慎重评估患者血流动力学状况和出血风险后方可做出。

【典型病例 15-3】

一例 52 岁中年男性，因大量饮酒后出现剧烈胸痛 3h 伴出汗、晕厥入急诊室。既往无高血压、高脂血症、糖尿病病史。入院查体：血压 120/70mmHg，双肺底闻及少许湿啰音。心率 130 次/分，心律齐，未闻及心脏杂音。

心电图示：窦性心律，$V_1 \sim V_6$ 导联 ST 段明显弓背抬高。实验室检查示：WBC $10 \times 10^9/L$，HGB 150g/L，D-二聚体 8900ng/ml，NT-proBNP 6650pg/ml，cTnI 10.6ng/ml，心肌酶谱进行性动态升高；肝、肾功能，电解质正常。超声心动图提示：右心房扩大，左心室室间隔、前壁、侧壁中下段、心尖部运动明显减弱，LVEF 50%。冠状动脉造影检查提示：冠状动脉前降支近段狭窄 95%。血气分析 pH 为 7.48，P_{O_2} 为 55mmHg，P_{CO_2} 为 30mmHg，呈代谢性碱中毒伴低氧血症改变。肺动脉 CTA 检查提示：主肺动脉内及左肺动脉分叉下（延续至左肺动脉）巨大血栓。临床诊断：①冠心病、急性广泛前壁心肌梗死，心功能 Ⅱ 级（Killip 分级）；②急性肺栓塞。

临床治疗经过

患者入院急诊室时间在溶栓窗口，入急诊后立即给予 rt-PA 溶栓（100mg/2h），继而阿司匹林（300mg）+氯吡格雷（600mg）双联抗血小板及低分子量肝素（6000U）联合抗血栓治疗。入院后患者血压不稳定下降至 80/60mmHg，心率加速至 120 次/分，实验室检查提示 D-二聚体水平明显升高（达 10 600ng/ml）。血气分析 pH 为 7.48，P_{O_2} 为 55mmHg，P_{CO_2} 为 30mmHg，呈代谢性碱中毒伴低氧血症改变。经 sPESI 评分为高危风险患者，溶栓治疗后，给予新型口服抗凝血药如利伐沙班（每日 20mg）进行治疗。抗凝血药治疗期间依据 D-二聚体水平等指标及时调整抗凝治疗方案，同时给予 DAPT。治疗 4 周后复查肺动脉 CTA 发现主肺动脉干及左肺动脉内血栓体积明显缩小。患者血压逐渐平稳，病情平稳后出院治疗。出院后仍持续给予利伐沙班（20mg/d）治疗 3 个月。3 个月后复查肺动脉 CTA 检查提示：主肺动脉干及左肺动脉内血栓明显吸收。停止抗凝治疗后，在患者冠状动脉前降支近段植入一枚药物涂层支架。

病例点评

急性 ST 段抬高型心肌梗死合并大面积急性肺栓塞十分罕见。尽管症状及体征、心电图改变及心肌酶谱升高在两种疾病中都可见到，但二者仍是危及生命的严重疾病。关于 APE 及 AMI 目前已有明确的诊断标准及规范的治疗指南。两种疾病的治疗原则已经有明确的规定，但两者同时出现时应该如何处理仍不明确，如何更好地治疗这类患者的临床经验亦非常有限。

患者心电图示急性 ST 段抬高型心肌梗死改变，心肌酶谱进行性动态升高，冠状动脉造影检查提示：冠状动脉前降支近段狭窄 95%。D-二聚体动态升高。肺动脉 CTA 提示：主肺动脉及左肺动脉分叉下巨大血栓。依据上述临床症状，实验室检查、心电图、超声心动图及肺动脉显像，二者的鉴别诊断并不困难。但在某些病例中，在短时间内同时明确两种疾病的诊断并不容易。

APE 患者住院死亡率高，尤其以入院后数小时死亡率较高。高危 APE 的治疗方案有全身静脉溶栓（intravenous thrombolysis，IVT）治疗、经皮导管介入治疗、外科血栓摘除术。随机试验结果一致认为 IVT 可以快速缓解血栓栓塞所致肺动脉狭窄，改善患者血流动力学。因此，对于没有禁忌证的极高危患者静脉溶栓治疗是首选治疗，故应及时给予兼顾两者的溶栓治疗，而 AMI 经溶栓治疗后仍需进行 DAPT 和抗凝治疗。

【典型病例 15-4】

患者，女性，85 岁。因呼吸困难、胸痛入急诊室。2h 前患者出现晕厥。既往有高血压病史，无其他慢性病病史。体格检查示：血压 90/50mmHg，心率 130 次/分，呼吸频率 25 次/分，右小腿皮肤发红及凹陷性水肿，双肺闻及广泛哮鸣音。ECG 示：窦性心律，心率 130 次/分，ST 段 $V_1 \sim V_6$ 导联弓背向上型抬高。胸片：双侧胸腔积液。左上肺可见楔形影。实验室检查示：WBC 10.3×10^9/L，HGB 111g/L（12 ~ 18），CRP 15.9mg/dl，D-二聚体 3716ng/ml，NT- proBNP 1542pg/ml，cTnI 9.6ng/ml。血气分析：pH 7.47，P_{CO_2} 31mmHg，P_{O_2} 62mmHg，HCO_3^- 24mmol/l，SO_2 85%，余化验结果未见明显异常。超声心动图示：右心房及右心室扩大，LVEF 50%，估测肺动脉收缩压 55mmHg，左心室可见心尖部室壁运动异常。冠状动脉造影提示：前降支中部两处 90% 狭窄，前降支第一间隔支慢性闭塞。肺动脉 CTA 提示：左肺动脉近端及其分支可见充盈缺损（图 15-1，彩图 4）。

临床诊断：冠状动脉性心脏病、急性广泛前壁心肌梗死、心功能 IV 级（Killip 分级）。急性肺栓塞、高血压病。

临床治疗经过

晕厥、低血压及肺动脉 CTA 结果提示急性肺栓塞。而 ST 段 $V_1 \sim V_6$ 弓背向上型抬高、cTnI 升高及节段性室壁运动异常则提示急性心肌梗死。患者以 "APE 合并 AMI" 收入重症监护室。由于急性肺栓塞及急性心肌梗死均可接受溶栓治疗，故立即使用 rt-PA 溶栓（100mg/2h），继而阿司匹林（300mg）、氯吡格雷

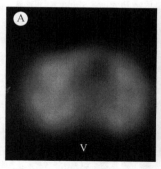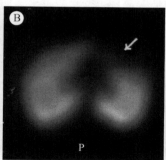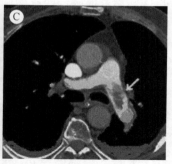

图 15-1　85 岁老年女性患者，持续加重的胸闷伴低氧血症。肺通气/血流灌注（V／P）SPECT 显示：左前肺位于胸膜基底部，可见一较大的楔形灌注缺损区（白色箭头），肺通气（V）与血流灌注（P）不匹配（A～B）；肺 CT 扫描提示：左肺动脉近端管腔内均可见不规则的充盈缺损（白色箭头）（C）

（600mg）及依诺肝素（6000U）联合抗血栓治疗。患者接受 rt-PA、吸氧后，呼吸困难缓解，血压回升（110/70mmHg）。但是胸前导联仍可见 ST 段弓背抬高。因此，对患者行经皮冠状动脉造影，提示前降支中部两处 90% 狭窄，第一间隔支慢性闭塞。由于间隔支直径<2mm，未行 PCI 干预。入院 24h 后患者出现急性肺水肿，呼吸困难加重。立即给予利尿剂，并行机械通气治疗。复查超声心动图提示：LVEF 35%，右心房、右心室扩大，估测肺动脉收缩压 35mmHg，左心室心尖部及侧壁室壁运动幅度减小。此后呼吸衰竭加重，行开放气道机械通气。于入院第 3 天出现医源性气胸。最终患者出现顽固性低血压且升压药无法逆转而死亡。

病例点评

本病例中 AMI 及 APE 同时出现，且两种疾病均很严重，需要紧急处理。探讨两种重症时应该优先处理哪种疾病显得尤为重要。本病例中肺动脉 CTA 提示主肺动脉及其分支充盈缺损、急性大面积肺栓塞，故立即给予 rt-PA 静脉溶栓治疗。因心电图改变及肌酶升高，故立即行冠状动脉造影可见冠状动脉狭窄。本病例中两种并发疾病均诊断明确。

APE 及 AMI 同时出现在一个病例中非常少见。两病同时出现时，首先考虑肺栓塞及反常性栓子导致冠状动脉栓塞。然而，不存在肺动静脉分流、卵圆孔未闭的情况下同时出现 APE 及 AMI 的临床情况极为罕见。本例即为无肺动静脉分流及卵圆孔未闭情况下的 AMI 合并急性大面积肺栓塞。

在发生 APE 时，由于肺动脉血管床狭窄及各种缩血管介质诱导的血管收缩导致肺动脉压力升高。继而，右心室后负荷及氧耗量增加，右心室心搏量减少。因此，左心室前负荷增加、心搏量减少，收缩压降低。一系列血流动力学反应可以通过神经内分泌活性及其他机制调节血管收缩，改善血压、左心室负荷及氧耗量。因此，本病例的 AMI 可能是由于上述机制所致。

急性大面积肺栓塞患者住院死亡率高，尤其入院后数小时死亡率更高。高危肺栓塞患者的治疗方式有 IVT、经皮导管介入局部溶栓治疗及外科血栓摘除术。既往的随机试验结果一致认为 IVT 可以快速缓解血栓栓塞所致的肺动脉狭窄，改善患者血流动力学。因此，对于无溶栓禁忌证的患者，静脉溶栓是高危急性肺栓塞患者的首选治疗。

急性 ST 段抬高型心肌梗死的治疗方法为急诊 PCI 及溶栓治疗。PCI 被证实优于溶栓治疗。本例患者使用了 rt-PA 溶栓治疗。

AMI 合并急性大面积肺栓塞情况下的治疗策略尚不明确。静脉溶栓可同时兼顾这两种疾病，且使用方便，风险较低。但如果先行 PCI 治疗，再行静脉溶栓，可能会导致出血风险增加，此时也应考虑外科及导管血栓摘除术。后者与静脉溶栓相比风险较高，应在经验丰富的大医疗中心进行。此外，溶栓药物的剂量及时间仍不明确。急性心肌梗死中 rt-PA 给药方法（全量给药法 100mg）是在静脉肝素治疗基础上先给予负荷剂量（15mg），随后 0.75mg/kg 在 30min 内持续静脉滴注（通常不超过 50mg）。继之以 0.5mg/kg 在 60min 内持续静脉滴注（通常不超过 35mg），总剂量不超过 100mg，后继续持续静脉滴注肝素 48h。而在急性肺栓塞治疗中，rt-PA 给药方法并不给予负荷剂量，100mg 的 rt-PA 一般在 2h 内给予。本例患者由于高龄，考虑其出血风险，故按照急性肺栓塞的治疗原则使用rt-PA。经 rt-PA 后，患者氧饱和度改善，血压逐渐稳定，除肺水肿及呼吸衰竭外并无其他并发症。患者最终死于医源性气胸、AMI、急性大面积肺栓塞及高龄。在相对年轻患者中出现 AMI 和极高危 APE 时应缩短 rt-PA 的使用时间，但是这方面仍需更多的循证证据。因此，尽管 AMI 合并 APE 的情况少见，但临床上也应该注意两种疾病同时出现的情况。除非有绝对禁忌证，否则应推荐静脉溶栓治疗。

【典型病例 15-5】

一例 74 岁的老年男性，因严重胸痛及呼吸困难至急诊室就诊。既往有肺癌伴左侧颞顶部转移灶病史，有双下肢深静脉血栓史。

体格检查：血压 125/86mmHg，一般情况差，恶病质，呼吸急促，心脏听诊第一心音减低，第二心音亢进，未闻及心脏杂音，双肺底闻及湿啰音。D-二聚体 1560ng/ml（0~500），血气分析：pH 7.46，P_{CO_2} 30mmHg，P_{O_2} 59mmHg，S_{O_2}

87%。心电图示窦性心律，心前区 $V_1 \sim V_6$ 导联 ST 段抬高，病理性 Q 波。经胸超声心动图提示在卵圆孔未闭处有血栓嵌顿，血栓部分在左心房，另一部分在右心房。右心房内存在一个高密度、大小约 3.4cm×1.3cm 的血栓团块，血栓的基底部位于房间隔，左心房也存在血栓影。右心房、右心室扩大，右心室基底部宽度 48mm。肺动脉 CTA 提示：主肺动脉增宽，右肺动脉栓塞，左肺动脉及其分支部分栓塞。头颅 CT 可见左侧颞顶部转移灶。下肢深静脉超声提示双下肢深静脉血栓。经食管超声心动图检查提示：卵圆孔未闭，心房水平血流呈双向分流。卵圆孔未闭处有血栓嵌顿，右心房内存在一个高密度血栓团块，右心房、右心室扩大。

临床诊断：冠状动脉性心脏病、急性前壁心肌梗死、心功能Ⅲ级（Killip 分级）。急性肺栓塞、双下肢深静脉血栓形成、先天性心脏病卵圆孔未闭、右心房血栓形成、肺癌伴左侧颞顶部转移。

临床诊治经过

患者在发病初期诊断为 AMI，未考虑 APE，立即对其进行抗血栓治疗，给予阿司匹林（100mg/d）、氯吡格雷（首次 300mg/d，其后 75mg/d）及利伐沙班（20mg/d）联合抗血栓治疗。

由于最早先诊断了急性心肌梗死。因此，立即先行急诊 PCI。急诊冠状动脉造影提示冠状动脉前降支近段闭塞，左主干、回旋支及右冠状动脉正常。造影提示前降支近端闭塞为血栓栓塞，遂行血栓抽吸术，血栓抽吸术后再次造影发现远段闭塞，反复球囊扩张远段闭塞病变，但远段仍无明显血流，提示血栓负荷过重。冠状动脉造影未见冠状动脉狭窄，未植入支架。

术后患者转入重症监护室，心率 115～130 次/分。血流动力学稳定后虽然没有明显的胸痛症状，但仍持续存在快速性心律失常及呼吸困难，提示患者存在心肌梗死并发症。因患者近期被诊断为Ⅳ期肺癌而未进行静脉溶栓及手术治疗。追问病史，患者 1 个月前开始出现气短及血友病，外院诊断Ⅳ期肺癌。请心血管外科医生会诊明确其有无取栓术指征，但是由于患者血流动力学稳定且预期寿命不长，并未行外科取栓术。

患者在住院 20 日后出院，出院时给予口服氯吡格雷（75mg/d）及利伐沙班（20mg/d）联合抗血栓治疗。

病例点评

在临床常规工作中，急性心肌梗死或急性肺栓塞经常单独出现。单独的急性心肌梗死和急性肺栓塞均可导致心源性猝死及急性心力衰竭。AMI 最常见的原因是冠状动脉斑块破裂，而 APE 的最常见原因是下肢深静脉血栓。虽然两种疾病的病理机制不同，但有时可见 AMI 合并 APE。这种情况下，通常原因是患者体内存在高凝状态或卵圆孔未闭。本例是以急性心肌梗死为首发症状，最终发现合并肺栓塞。本例的一个重要启示是当临床表现与检查不相符时，超声心动图检查有助于发现合并 APE。当心肌梗死患者中出现快速型心律失常及呼吸困难时，不仅考虑 AMI 的并发症，同时要考虑有无并发其他疾病。

该例患者由于冠状动脉血栓负荷过重而未实施支架植入术，提示存在心肌梗死并发心力衰竭，但体格检查未见肺水肿。心肌梗死后 3 ~ 4 日可能出现机械并发症，也会导致快速型心律失常及呼吸困难。经胸超声评估左室功能，偶然发现右心室增大，继而排除机械并发症，但意外发现通过未闭卵圆孔连接双心房的血栓。

通过患者的临床状况及经胸超声提示可疑肺栓塞，继而行肺动脉 CTA 检查明确肺栓塞的临床诊断。

急性心肌梗死合并急性肺栓塞提示双房之间存在缺损或高凝状态。已经明确肿瘤可以导致患者出现高凝状态。研究显示肿瘤导致中性粒细胞释放 DNA 于细胞外陷阱，最终导致血栓形成。本例患者双下肢深静脉血栓可能就是因为肺癌导致高凝状态所致。右心房血栓可单独出现，也可能继发于下肢深静脉血栓，血栓进而通过卵圆孔抵达左心房。本例患者经食管超声提示卵圆孔未闭并导致异常栓塞。在普通人群中，卵圆孔未闭发生率达 25% ~ 30%，在异常血栓中占 5% ~ 10%。在下肢深静脉血栓的患者中，无症状肺栓塞占 40% ~ 60%。本例患者的无症状肺栓塞也是在异常栓塞诊断后才被检查出来。

肺栓塞是导致右心房压力快速升高及右向左分流的最常见的原因，出现在约 60% 的异常栓塞中。在既往无肺血管疾病的患者中，如果平均气道压力增加至 30mmHg 以上，会导致异常栓塞所致的急性肺栓塞。35% ~ 40% 的患者同时存在肺血栓栓塞及心脏动静脉分流（如房间隔缺损或卵圆孔未闭）。

本例证实当患者存在急性心肌梗死未完全血运重建、急性肺栓塞及肺癌脑转移时，治疗方面非常困难。虽然肺栓塞严重指数高，有指征行静脉溶栓治疗，但患者血流动力学不稳定且有脑转移病灶，这是溶栓治疗的绝对禁忌证。

急性前壁心肌梗死合并大面积肺栓塞是一种极少见且致命的病理状况。必须注意的是：首先，当患者同时存在其他情况（如恶性肿瘤）时，病理生理学机制更加复杂。其次，须谨记经胸超声心动图对于此类患者诊断治疗的重要性。

参 考 文 献

Baek MJ, Kim HK, Yu CW, et al. 2008. Mitral valve surgery with surgical embolectomy for mitral valve endocarditis complicated by septic coronary embolism. Eur J Cardiothorac Surg, 33 (1): 116-118.

Boukantar M, Lim P, Mitchell-Heggs L. 2010. Right ventricular thrombus and pulmonary embolism in patient with anterior myocardial infarction. Eur Heart J, 31 (23): 2870.

Bujak R, Błaiejewski J, Biedermann A, et al. 2011. Severe, thromboembolic pulmonary hypertension with recurrent pulmonary embolism and right heart thrombi in a patient with past myocardial infarction, cerebral ischaemic stroke and small intestine necrosis. Kardiol Pol, 69 (1): 61-65.

Büller HR, Prins MH, Lensin AW, et al. 2014. EINSTEIN-PE Investigators. Oral rivaroxaban for the treatment of symptomatic pulmonary embolism. N Engl J Med, 366: 1287-1297.

Hastings RS, McElhinney DB, Saric M, et al. 2014. Embolic myocardial infarction in a patient with a Fontan circulation. World J Pediatr Congenit Heart Surg, 5 (4): 631-634.

Konstantinides SV, Torbicki A, Agnelli G, et al. 2014. 2014 ESC guidelines on the diagnosis and management of acute pulmonary embolism. Eur Heart J, 35: 3033-3069.

Kucinsky R, Goldhaber S, Tavel ME. 2005. Acute myocardial infarction complicated by pulmonary embolism after thrombolytic therapy: problems in clinical management. Chest, 128 (5): 3572-3575.

Li Calzi M, Placci A, Lina D, et al. 2016. ST-segment elevation myocardial infarction in a patient with thrombophilia taking new oral anticoagulants. Ital Cardiol, 17 (6): 23-25.

Maqbool S, Rastogi V, Seth A, et al. 2013. Protein-C deficiency presenting as pulmonary embolism and myocardial infarction in the same patient. Thromb J, 11 (1): 19.

Marc M, Kurianowicz R, Wańczura P. 2006. Complete occlusion of the left main coronary artery complicated by cardiac arrest and acute massive pulmonary embolism with a favourable outcome-a case report. Kardiol Pol, 64 (2): 177-181.

Munclinger MJ, Dougeni-Christacou V, Furniss SS, et al. 1994. Frequency of chronic obstructive airways disease and pulmonary hypertension in patients with acute inferior myocardial infarction with or without right ventricular infarction. Int J Cardiol, 45 (3): 177-182.

Olszówka P, Domaradzki W, Woś S, et al. 2003. Pulmonary embolism in a patient with unstable angina treated with surgical revascularisation—a case report. Kardiol Pol, 59 (11): 428-430.

Patel MR, Mahaffey KW, Garg J, et al. 2011. ROCKET AF Investigators. Rivaroxaban versus warfarin in nonvalvular atrial fibrillation. N Engl J Med, 365: 883-891.

Perdigão C, Tuna JL, Andrade A, et al. 1989. 2 cases of acute myocardial infarct complicated by fatal pulmonary embolism. Rev Port Cardiol, 8 (2): 111-117.

Schaefer JK, McBane RD, Black DF, et al. 2014. Failure of dabigatran and rivaroxaban to prevent thromboembolism in antiphospholipid syndrome: a case series of three patients. Thromb Haemost, 112: 947-950.

Tomaszuk-Kazberuk A, Sobkowicz B, Lewczuk A, et al. 2010. Silent pulmonary embolism in a patient with acute myocardial infarction and type B acute aortic dissection - a case report. Adv Med

Sci, 55 （1）: 99-102.

Vranckx P, Ector H, Heidbüchel H. 1998. A case of extensive pulmonary embolism presenting as an acute myocardial infarction—notes on its possible pathophysiology. Eur J Emerg Med, 5 （2）: 253-258.

第十六章　人工机械瓣置换术后合并冠心病的联合抗血栓治疗策略

一、人工机械瓣置换术后接受冠状动脉支架植入术后联合抗血栓治疗

人工机械瓣置换术后为了预防人工机械瓣血栓形成，口服华法林抗凝是常采用的预防机械瓣血栓形成的有效方法，其临床效果早已被证实。但在抗凝标准方面仍存在不同观点，特别是同时进行 PCI 术的患者。在人工瓣膜置换术的远期并发症中，出血及血栓形成是其主要并发症，也是其导致远期死亡率增加的重要因素。在抗血栓治疗中，PCI 术和瓣膜置换术后存在叠加抗血栓治疗，这可能会增加出血事件的发生，从理论上讲，应该减少华法林的给药剂量。

PCI 是治疗急性心肌梗死和不稳定型心绞痛的重要有效手段，但术后有可能出现血栓形成，为了减少术后血栓形成发生率，术后多实施抗血小板治疗。所以，在接受瓣膜置换术后又行 PCI 术的患者中，抗血小板治疗是抗血栓形成的常用方法。

在 WOEST 试验中，约有10%的人工机械瓣置换术患者接受了经皮冠状动脉支架植入术治疗。人工机械瓣置换术后患者接受 PCI 术时，为预防早期支架内再狭窄，经常需要三联抗血栓治疗，即华法林联合氯吡格雷及阿司匹林抗血栓治疗。有证据表明，与仅应用双联抗血小板药物治疗者相比，短期（如4周）加用华法林并不会显著增加出血事件风险，具有可接受的获益或风险比，但长期应用三联抗栓药物的安全性尚有待论证。对所有患者首先进行出血风险的评估，并尽量选择裸金属支架。当华法林与氯吡格雷和（或）阿司匹林联合应用时应加强凝血功能监测，并将 INR 调控在 2.0～2.5。但是，亦有证据表明，双联抗血栓治疗，即华法林联合氯吡格雷抗血栓治疗较三联抗栓药物更具有可接受的获益或风险比，且出血风险显著降低。临床上人工机械瓣置换术后接受 PCI 治疗的患者，采用双联抗血栓或三联抗栓药物治疗的安全性缺少充分的循证证据，尚需更多的临床试验论证。

目前有研究显示，在人工机械瓣置换术后接受 PCI 术患者的抗血栓治疗中，除给予抗血小板治疗外，使用小剂量华法林抗凝治疗（抗凝治疗强度 INR 为 1.5～2.0，凝血酶原时间比值为 1.3～1.5）亦能起到有效预防血栓形成的作用，所以 PCI 术合并瓣膜置换术的抗血栓治疗中采用小剂量华法林抗凝安全有效，不

但起到抗血栓作用，还可降低出血事件发生率，但对于小剂量的华法林，最佳剂量还需进一步研究。

WOEST 试验将 573 例行 PCI 术的房颤患者随机分为双联抗血栓治疗组（华法林+氯吡格雷）和三联抗血栓治疗组（华法林+氯吡格雷+阿司匹林）。结果显示，双联抗栓组所有 TIMI 出血、轻微出血等显著减少，大出血也有降低的趋势。两组心肌梗死、卒中、靶血管血运重建或支架内血栓形成率无显著差异。然而，该研究样本量依然偏小。

人工瓣膜置换术患者中使用华法林并接受 PCI 术的患者，可使用 CHA_2DS_2-VAS_c 评分等评估其缺血与出血风险（GRACE 评分、CRUSADE 评分）。权衡缺血与出血风险，制订合理的抗栓策略，尤其是是否需要联合抗血栓治疗及如何联合等。

对二尖瓣位人工机械瓣置换术血栓栓塞高风险患者必须使用华法林。若患者支架内血栓风险较低，CHA_2DS_2-VAS_c 评分（0~2 分）低危，而出血风险较高（CRUSADE 评分高危），可考虑使用华法林+氯吡格雷的双联抗血栓治疗；若患者支架内血栓风险较高，但出血风险并不高，也可考虑三联治疗。

择期行 PCI 术的患者、植入裸金属支架的人工瓣膜置换术患者可短期（4 周）进行三联抗血栓治疗，植入药物洗脱支架后需要进行长时间的三联抗血栓治疗（西罗莫司、依维莫司和他克莫司洗脱支架应治疗≥3 个月，紫杉醇洗脱支架应至少治疗 6 个月）。

此后，应用华法林与氯吡格雷（75mg，每日 1 次）或阿司匹林（75~100mg，每日 1 次）治疗至 1 年，必要时可联用质子泵抑制剂或 H_2 受体拮抗剂。1 年后若患者冠心病病情稳定，单独使用华法林抗凝治疗。

近年来更新的 ESC 临床指南强调，在人工机械瓣置换术后抗凝（华法林）与同时接受 PCI 术后的抗血小板 [阿司匹林和（或）P2Y12 受体拮抗剂] 联合抗血栓治疗方面尚存在许多急需解决的问题，如何选择双联或三联抗血栓治疗，联合抗血栓治疗时阿司匹林、P2Y12 受体拮抗剂的剂量是否需要调整、如何联合使用均需要更多的循证证据。选择联合抗血栓治疗时，既需要兼顾安全性与疗效，更要结合危险分层来制订个体化的抗血栓治疗方案。

总之，人工机械瓣置换术后同时接受 PCI 患者的抗血栓治疗需要注意以下几点。

（1）人工机械瓣置换术后患者必须接受 PCI 术治疗时，应尽可能选择植入裸金属支架，以便缩短三联抗血栓治疗周期。如无 ACS 发生，可进行 1 个月的三联抗血栓治疗，避免出血并发症。

（2）人工机械瓣置换术后患者如需接受植入药物洗脱支架治疗，特别是发生 ACS 后接受植入药物洗脱支架治疗时，患者需要进行更长时间（3~6 个月）

的三联抗血栓治疗。

（3）在三联抗血栓治疗期间应密切监测 INR，避免过度抗凝治疗。

二、人工机械瓣置换术后合并急性冠状动脉综合征的联合抗血栓治疗

人工机械瓣置换术后抗凝血药物联合抗血小板药物治疗的指征包括伴发的动脉疾病，特别是 ACS。置入人工机械瓣的患者，植入金属裸支架较植入药物洗脱支架更应联合应用抗血小板药物，从而使三联抗血栓治疗时间减少到 1 个月。期间建议密切监测 INR，避免任何过度抗凝治疗。当栓塞复发或出现某一确定的栓塞发作时，在对明确的危险因素进行了全面的检查和治疗，同时采取了理想的抗凝治疗后，可加用抗血小板药物。

临床研究显示，在需要使用口服抗凝血药物的患者中，有 5% ~ 10% 的患者发生 ACS，需要行 PCI 治疗。在口服抗凝血药的基础上，加用 1 ~ 2 种抗血小板药物治疗［阿司匹林或（和）氯吡格雷］，即双联、三联抗血栓治疗。然而，关于三联抗血栓治疗的安全性与有效性临床循证证据有限。有抗凝适应证的 ACS 患者往往需要兼顾抗凝和抗血小板治疗，平衡缺血和出血风险，如何实现获益最大化并将风险降至最低，是临床医生面临的挑战。对于需要使用口服抗凝血药的 ACS 患者，尽管欧美指南建议给予三联抗血栓治疗，然而迄今并无大规模前瞻性的研究显示三联治疗最为合理。临床实践对双联治疗是否有效、三联治疗是否安全等问题并无定论。荟萃分析发现，与应用双联抗血小板治疗方案相比，有口服抗凝指征的 ACS 患者使用三联（华法林+阿司匹林+氯吡格雷）抗栓后血管事件发生率及全因死亡率明显降低；与仅应用华法林联合阿司匹林的双联抗血栓治疗相比，接受三联抗血栓治疗的人工瓣膜置换术后 ACS 患者心血管事件发生率更低，但出血发生率也远高于双联抗血小板治疗和单用华法林抗凝治疗。

人工机械瓣置换术后患者发生 ACS 需要三联抗血栓治疗，ACS 患者若无禁忌证，应用三联（华法林、阿司匹林和氯吡格雷）抗血栓治疗。若患者出血风险高且植入裸金属支架，三联抗血栓治疗应持续 4 周；若患者出血风险较低而血栓栓塞风险较高，三联抗血栓治疗应持续 6 个月，此后，应用华法林与氯吡格雷（75mg，每日 1 次）或阿司匹林（75 ~ 100mg，每日 1 次）治疗至 1 年，必要时可联用质子泵抑制剂或 H_2 受体拮抗剂。1 年后若患者冠心病病情稳定，可单独使用华法林抗凝治疗。

总之，人工机械瓣置换术后患者如发生 ACS 同时接受冠状动脉支架植入时，需要三联抗血栓治疗，联合抗血栓治疗需要注意以下几点。

（1）人工机械瓣置换术后患者如需接受 PCI 治疗术，应尽可能选择植入裸金属支架，以便缩短三联抗血栓治疗周期。如无 ACS 发生，可持续 1 个月的三联抗

血栓治疗，以避免出血并发症发生。

（2）人工机械瓣置换术后患者如需接受植入药物洗脱支架治疗，特别是发生 ACS 时，则需要进行 3 ~ 6 个月的三联抗血栓治疗。

（3）在三联抗血栓治疗期间亦应密切监测 INR，避免过度抗凝治疗。

【典型病例 16-1】

一例 62 岁男性患者。反复出现劳累后胸痛伴咽部紧缩感 2 个月，近日胸痛加重，持续 5 ~ 10min。休息片刻或舌下含服硝酸甘油后胸痛可缓解。

既往病史：患者 6 年前因风湿性心脏瓣膜病、二尖瓣狭窄行二尖瓣位人工机械瓣置换术。术后一直服用华法林（3mg/d），平时 INR 维持在 2.0 ~ 2.5。有高血压、高血脂病史 10 余年，平时服用厄贝沙坦（150mg/d）。

1. 体格检查　血压 142 /96mmHg，无颈静脉怒张，肺部未闻及啰音。心率 82 次/分，律齐。二尖瓣位人工机械瓣音质清，无杂音。双下肢不水肿。神经系统检查：未见异常。

2. 心电图　窦性心律。ST-T 改变（图 16-1A，彩图 5）。

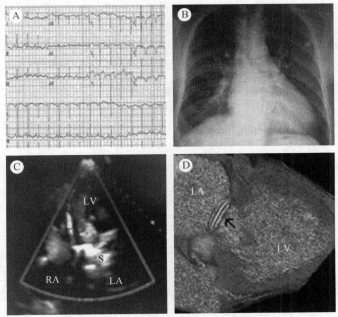

图 16-1　心电图：ST-T 改变（A）；胸部 X 线片显示：双侧肺淤血和心脏扩大+二尖瓣位人工瓣（B）；经胸二维超声及多普勒血流显像提示：左心房扩大，可见人工瓣声影（C）；二尖瓣位人工瓣前向峰值血流速度及压差（16mmHg）正常，人工瓣口有效面积（PHT 法测量）为 2.9cm² 。左室射血分数 65%。CT 多平面心脏重建显示心腔容积和二尖瓣位人工瓣环（黑色箭头）（D）。LA：左心房；LV：左心室；RA：右心房；S：人工瓣声影

3. 胸片　双侧肺淤血和心影扩大（图 16-1B），心胸比率 0.52。

4. 实验室检查

（1）血液生化检查：肝、肾功能，电解质未见异常。空腹血糖 5.4mmol/L；血浆中低密度脂蛋白（LDL-C）4.6mmol/L；INR 2.2。cTnI 0.001ng/ml，心肌酶谱未见异常。

（2）血浆 D-二聚体 0.4μg/dl、脑钠肽 1099 pg/ml。未发现抗凝血酶活性和纤溶系统异常。

（3）血常规检查：未见异常。

（4）尿常规检查：未见异常。

5. 冠状动脉造影显示　冠状动脉前降支（LAD）狭窄大于 90%，左回旋支（LCX）闭塞。冠状动脉左主干及右冠状动脉未见有临床意义的狭窄。

6. 临床诊断　冠状动脉性心脏病、急性冠状动脉综合征、瓣膜性心脏病、二尖瓣位人工机械瓣置换术后原发性高血压、高脂血症。

临床治疗过程

此患者入院后，观察临床情况，判定患者为冠状动脉性心脏病、急性冠状动脉综合征。经对出血的风险评估表明患者 HAS-BLED 评分<3 分。

患者成功接受了冠状动脉前降支和左回旋支裸金属支架植入术治疗。术后冠状动脉前降支和左回旋支血流均为 TIMI 3 级（图 16-2）。

根据上述情况确定抗凝与抗血小板治疗的如下临床方案：给予三联（华法林+氯吡格雷 75mg，每日 1 次+阿司匹林 100mg，每日 1 次）抗血栓治疗 6 个月，三联抗血栓治疗期间严格监测 INR 至 2.0~2.5，并及时调整华法林剂量。之后停服阿司匹林，给予氯吡格雷（75mg，每日 1 次）+华法林治疗一年，其后单用华法林。治疗期间常规给予规范的他汀、β 受体阻滞剂及硝酸酯类药物治疗。

PCI 治疗术后心绞痛状况明显改善并出院。出院后继续给予同剂量华法林连续抗凝治疗。

病例点评

临床研究显示，人工机械瓣置换术后患者中约有 10% 发生 ACS 并可能需要进行 PCI 治疗。人工机械瓣置换术后合并 ACS 患者抗血栓治疗的安全性与有效性临床循证证据有限。在其抗血栓治疗过程中，往往需要兼顾抗凝和抗血小板治疗。本例患者的治疗需同时考虑平衡缺血和出血风险，如何实现获益最大化并将出血风险降至最低，这是临床面临的治疗挑战。

根据 2012 年 ESC 瓣膜病治疗指南建议：若无禁忌证，对于人工机械瓣置换

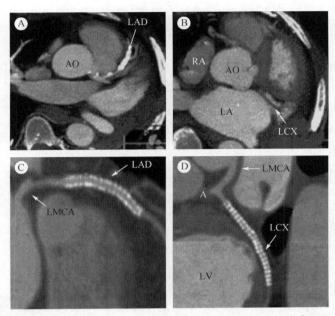

图16-2　冠状动脉多排CT（MDCT）显示：LAD重度钙化，狭窄>90%（A），LCX闭塞（B）。PCI术后MDCT：白色箭头分别显示LAD和LCX支架通畅（C和D），无支架内再狭窄。AO：升主动脉；LA：左心房；RA：右心房；LV：左心室；LMCA：冠状动脉左主干

术后合并ACS需行PCI的患者，推荐给予三联（华法林、阿司匹林和氯吡格雷）抗血栓治疗。若患者出血风险高，应避免植入药物洗脱支架，尽可能选择植入裸金属支架，故对此例患者成功进行了2枚裸金属支架的植入。

按照ESC瓣膜病治疗指南推荐，本例二尖瓣位人工机械瓣置换术后合并ACS接受PCI治疗的患者，进行6个月的三联抗血栓治疗。6个月后改为氯吡格雷（75mg，每日1次）+华法林治疗1年。

在三联抗血栓治疗期间对患者的INR进行密切的监测，1年治疗随访期间未发生不良事件。

【典型病例16-2】

患者，58岁，女性。因持续胸骨后疼痛3h，由120急救车送至急诊室。患者4年前因主动脉瓣双叶畸形及主动脉瓣重度关闭不全行主动脉瓣位人工机械瓣置换术。近期服用华法林（4.5mg/d）、阿司匹林（100mg/d）和比索洛尔（5mg/d）治疗。

1. 查体　血压110/70mmHg，脉搏72次/分钟。心界不大，心律齐。主动脉

瓣位第一听诊区闻及金属音。未闻及心脏杂音。

2. 心电图显示　肢体导联Ⅱ、Ⅲ、aVF ST 段呈弓背抬高和 aVL、Ⅰ ST 段导联压低。

3. 心肌酶谱　肌酸激酶（CK）545U/ml，CK-MB 103U/ml，cTnI 10 ng/ml。

4. INR　在过去 4 个月中未做 INR 检查。

5. 血液生化检查　肝、肾功能，电解质未见异常。空腹血糖 4.6mmol/L；LDL-C 2.6mmol/L；血浆 D-二聚体水平 0.5μg/dl。

6. 血常规检查　未见异常。

7. 尿常规检查　未见异常。

8. 经胸超声心动图　显示节段性室壁运动异常（室间隔中下段、后壁运动减弱），左室射血分数 55%，主动脉瓣位人工机械瓣功能正常。

9. 多排螺旋 CT 成像　主动脉瓣位人工机械瓣（St. Jude 23mm）置换术后，分别显示人工机械瓣在水平面（图 16-3A）、侧面（图 16-3B）开放时双叶瓣片的位置。

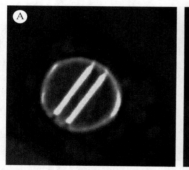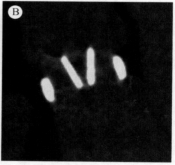

图 16-3　主动脉瓣位人工机械瓣（St. Jude 23mm）置换术后，多排螺旋 CT 成像分别显示人工机械瓣在水平面（A）、侧面（B）开放时双叶瓣片的位置

10. 冠状动脉造影　冠状动脉左前降支、回旋支正常，但右冠状动脉近段显示管腔闭塞。

11. 临床诊断　①冠状动脉性心脏病、急性下壁心肌梗死；②先天性心脏病、主动脉瓣双叶畸形及主动脉瓣关闭不全（重度）、主动脉瓣位人工机械瓣置换术后。

临床治疗过程

此患者入院后立即被转送到心导管室，密切观察临床情况，判定患者为冠状动脉性心脏病、急性下壁心肌梗死。由于患者在过去 4 个月从未做 INR 检查，故急查 INR。

患者经急诊冠状动脉造影显示：冠状动脉左前降支、回旋支正常，但右冠状动脉近段显示，由于血栓巨大，血流缓慢、中断，管腔闭塞（图16-4A）。患者接受了抽吸导管抽吸血栓并成功行 3.5mm×20mm 裸金属支架植入术治疗，术后右冠状动脉血流恢复至 TIMI 3 级（图16-4B）。经食管二维超声显像提示：主动脉瓣位人工机械瓣正常（图16-4C），心腔内未见血栓回声（图16-4D）。

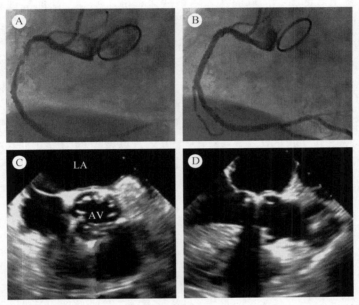

图16-4 冠状动脉造影显示：右冠状动脉近段显示中断，管腔闭塞（A）；利用抽吸导管抽吸血栓并植入 3.5mm×20mm 裸金属支架后，右冠状动脉血流恢复至 TIMI3 级（B）。可见主动脉瓣位人工机械瓣椭圆截面外观。经食管二维超声显像提示：主动脉瓣位人工机械瓣功能正常（C）；心腔内未见血栓回声（D）。LA：左心房；AV：人工主动脉瓣

PCI 治疗术后 INR 报告值为 6.6，立即给予新鲜冰冻血浆。次日 INR 降至 2.2，此后保持在 2.0~2.6。胸痛症状消失，心电图 ST 段抬高恢复至等电位线。

根据上述情况确定抗凝与抗血小板治疗的如下临床方案：给予三联（华法林+氯吡格雷75mg，每日1次+阿司匹林100mg，每日1次）抗血栓治疗6个月，三联抗血栓治疗期间，严格监测 INR 至 1.8~2.5，并及时调整华法林剂量。患者症状明显改善后出院。6个月后停服阿司匹林，继续给予氯吡格雷（75mg，每日1次）加华法林治疗6个月，其后再无胸痛发作而改为单用华法林治疗。治疗期间常规给予规范的他汀、β 受体阻滞剂及硝酸酯类药物治疗。

病例点评

WOEST 研究表明，接受 PCI 术治疗的患者中，10% 的患者合并人工机械瓣置换术。人工机械瓣置换术后合并 AMI 患者如何进行抗血栓治疗？各种治疗的安全性与有效性迄今缺少足够的循证证据，亦尚未见国际、国内专家共识。在人工机械瓣置换术后合并 AMI 患者的抗血栓治疗过程中，需要兼顾抗凝和抗血小板治疗。本例患者的治疗需同时考虑平衡缺血和出血风险，如何实现获益最大化并将出血风险降至最低，这也是临床面临的治疗挑战。

根据 2012 年 ESC 瓣膜病治疗指南建议：若无禁忌证，对于人工机械瓣置换术后合并 AMI 需行 PCI 治疗的患者，推荐给予三联（华法林、阿司匹林和氯吡格雷）抗血栓治疗。若患者出血风险高，应避免植入药物洗脱支架，尽可能选择植入裸金属支架，故对此例患者成功进行了 1 枚裸金属支架的植入。

参照 ESC 瓣膜病治疗指南推荐，该例主动脉瓣位人工双叶机械瓣置换术后合并 AMI 接受 PCI 治疗的患者，进行 1 个月的三联抗血栓治疗。1 个月后改为氯吡格雷（75mg，每日 1 次）加华法林治疗 1 年。

在三联抗血栓治疗期间密切监测患者的 INR，并使其维持在 1.8～2.5。1 年治疗随访期间未发生出血事件。

参 考 文 献

Blumenstein J, Kim WK, Liebetrau C, et al. 2015. Challenges of coronary angiography and intervention in patients previously treated by TAVI. Clin Res Cardiol, 104 (8): 632-639.

Camm AJ, Kirchhof P, Lip GY, et al. 2010. Guidelines for the management of atrial fibrillation: the Task force for the management of atrial fibrillation of the european society of cardiology (ESC). Eur Heart J, 31: 2369-2429.

Folkmann S, Mohr FW, Garbade J. 2014. Emergency PCI after occlusion of the circumflex artery due to minimally invasive mitral valve replacement in re-do operation. Acta Cardiol, 69 (4): 451-453.

Phan K, Zhao DF, Zhou JJ, et al. 2016. Bioprosthetic versus mechanical prostheses for valve replacement in end-stage renal disease patients: systematic review and meta-analysis. J Thorac Dis, 8 (5): 769-777.

Protasiewicz M, Rojek A, Gajek J, et al. 2013. Cardiac arrest due to left circumflex coronary artery embolism as a complication of subtherapeutic oral anticoagulation in a patient with mitral and aortic mechanical valve prostheses. Postepy Kardiol Interwencyjnej, 9 (1): 97-100.

Takimoto E1, Iwase T, Yanagishita Y, et al. 1996. Successful coronary angioplasty in a patient with acute myocardial infarction caused by prosthetic valve endocarditis. J Cardiol, 27 (Suppl 2): 103-108.

Vahanian A, Alfieri O, Andreotti F, et al. 2012. Guidelines on the management of valvular heart disease（version 2012）, the joint task force on the management of valvular heart disease of the european society of cardiology（ESC）and the european association for cardio- thoracic surgery（EACTS）. Eur Heart J, 33, 2451-2496.

Wijns W, Kolh P, Danchin N, et al. 2010. Guidelines on myocardial revascularization: The task force on myocardial revascularization of the european society of cardiology（ESC）and the european association for cardio- thoracic surgery（EACTS）. Eur Heart J, 31: 2501-2555.

Windecker S, Kolh P, Alfonso F, et al. 2014. 2014 ESC/EACTS Guidelines on myocardial revascularization, The task force on myocardial revascularization of the european society of cardiology（ESC）and the european association for cardio- thoracic surgery（EACTS）. Eur Heart J, 35, 2541-2619.

第十七章 抗血栓新药在抗磷脂综合征中的应用

抗磷脂综合征（antiphospholipid syndrome，APS）是指由抗磷脂（antiphospholipid，APL）抗体引起的反复动脉或静脉血栓形成、习惯性流产、血小板减少和神经精神症状等，同时伴有抗心磷脂或狼疮抗凝物试验持续阳性的一组临床综合征。APL 抗体是一组能与多种含有磷脂结构的抗原物质发生免疫反应的抗体，主要有狼疮抗凝物（lupus anti-coagulant，LA）、抗心磷脂抗体（anti-cardiolipid antibody，ACL 抗体）、抗磷脂酸抗体和抗磷脂酰丝氨酸抗体等。APS 是系统性红斑狼疮患者中常见的临床表现。

虽然该疾病在成人多见，但儿童也有发生。女性发病率明显高于男性。APS 的家族倾向并不明显，但患者亲属的抗心磷脂或狼疮抗凝物检查常呈阳性。

一、APS 的病因及发病机制

由于在抗磷脂抗体阳性的人群中只有部分出现临床表现，故 APS 的发生还与其他因素有关。APS 患者中 APL 的产生过程及引起血栓形成的机制目前尚不清楚。一般认为单核细胞、内皮细胞、血小板、补体及干扰凝血因子诱发促血栓状态在 APS 病理中起到重要作用。有研究提示这些抗体可抑制由带有阴性电荷磷脂催化的凝血瀑布反应。这些反应包括 X 因子的激活、凝血酶原-凝血酶的转换、蛋白 C 的激活，以及激活的蛋白 C 所致的 Va 因子的失活。抗磷脂抗体抑制蛋白 C 激活或中和对 Va 因子失活的作用可使患者处于"血栓前状态"。目前认为抗磷脂抗体可通过中和 β2GP1 的抗凝作用而引起血栓形成。

二、APS 的临床表现

所有大小动静脉血管都易于形成血栓。血栓事件呈散在发生，且与抗体水平的高低无关，由于受累血管部位不同，临床症状可变化很大。深静脉是血栓形成的最好发部位，但也可出现在肺血管、下腔静脉等部位。脑卒中或短暂缺血是最常出现的动脉血栓形成的症状，也可在短时间内出现多处血栓形成，病情较重甚至危及生命。

流产可见于妊娠的任何时期，但在 3～9 个月期间更为常见。一般认为流产是由于胎盘血栓形成所致；另外，抗体与绒毛膜上的磷脂酰丝氨酸交叉反应也可引起胎盘损伤。

血小板减少有时是 APS 患者仅有的表现。

三、APS 的治疗

对于有抗磷脂抗体患者的治疗主要在于预防血栓形成。实际上，APL 阳性可分为两种主要的临床情况，即之前无血栓形成和已有血栓形成事件的 APS 患者，相应的 APS 血栓预防分别为原发性血栓预防和继发性血栓预防。

原发性血栓的预防主要在于按照治疗标准严格控制其他血管风险因子（如高胆固醇血症、肥胖、缺乏运动、吸烟），避免服用含雌激素的口服避孕药，而仅含孕激素的避孕药被认为是安全的。在高风险（手术、产后、长期固定）情况下强烈建议进行充分的血栓预防。对于 APL 健康携带者的治疗仍有争议，但对于多重和（或）高滴度 APL 持续阳性的受试者，应考虑服用低剂量（75～100mg/d）阿司匹林。

由于有产科并发症的 APS 女性每年有 3%～7% 发生血栓事件，故一般建议长期服用阿司匹林治疗。

对于伴有系统性红斑狼疮的 APL 阳性患者，低剂量阿司匹林和羟氯喹（hydroxychloroquine）通常用于初级血栓预防。羟氯喹的抗血栓机制基于抑制血小板、减少 APL-β2GP1 复合物与磷脂表面的结合、降低 APL 滴度及其有膜联蛋白因子 V 抗凝防护参与的促凝作用。

APS 确诊患者的二级血栓预防是基于抗血栓药物，而非免疫抑制。初级血栓预防应该探索治疗血栓风险因素。普通肝素或低分子量肝素和随后的长期口服抗凝治疗是最常用的二级血栓预防方案。患有 APS 并出现静脉血栓形成的患者应该接受以 INR 2.0～3.0 为目标的抗凝治疗。对于有明确 APS 并伴随动脉血栓形成和（或）复发事件的患者要进行更积极的抗凝治疗（目标 INR 3.0～4.0）或进行联合抗血栓治疗（抗血小板加目标 INR 为 2.0～3.0 的抗凝治疗）。

对于妊娠的 APS 女性，治疗目标是改善母亲和胎儿或新生儿的预后。确认怀孕后，患者应停止口服抗凝血药，因为其具有致畸性，而改为低剂量阿司匹林并结合使用低分子量肝素。对于先前无血栓形成的女性，低分子量肝素通常规定为预防性剂量，而对先前已有血栓形成事件的女性则用治疗剂量。如果使用普通肝素，肝素剂量应通过活化的 Xa 因子水平来监测，因为 LA 可能干扰 APTT。此外，大多数专家推荐阿司匹林，因为它对着床早期阶段可能产生有益效果。尚未有记录显示静脉注射免疫球蛋白或糖皮质激素对于妊娠的 APS 女性有好处。孕前规划时应该进行完整的 APL 检测，但妊娠期间一般不应再重复。反复 APL 阳性的女性，即使存在单一阴性测试，抗凝血药也不应停用，因为其并发症风险具有持久性。建议进行孕前咨询和整个妊娠期间孕妇和胎儿严格的监视，特别是患有系统性红斑狼疮的女性。合适的护理措施可以保证超过 70% 的 APS 女性能成功怀孕。

重症 APS（catastrophic APS，CAPS）是 APS 最严重的并发症，应采用全剂量抗凝血药（肝素）、高剂量皮质类固醇、血浆交换和（或）静脉注射免疫球蛋白组合进行积极治疗。对于顽固性 CAPS 患者，有报道抗-CD20 嵌合单克隆抗体-利妥昔单抗是安全有效的。依库丽单抗是一种抗补体蛋白 C5 的人化单克隆抗体，对治疗 CAPS 有较好的前景。

APS 相关的血小板减少和自身免疫性溶血贫血通常较轻且一般不需要任何积极干预。在严重和（或）有症状的血小板减少或贫血情况下，一线治疗用泼尼松。在对皮质类固醇抵抗的情况下，免疫抑制治疗、静脉注射免疫球蛋白或利妥昔单抗可能有效。

APS 相关的瓣膜畸形通常不需要治疗，但如果出现栓塞或血栓则推荐进行完全抗凝治疗。需要注意的是，有少数患者会发展成严重瓣膜损伤，因此需要手术更换机械瓣膜或生物假体。

对于 APL 相关的，但不包括在 APS 分类标准中的神经系统临床表现（如舞蹈病、脊髓炎和多发性硬化样疾病），其治疗包括类固醇和免疫抑制剂加抗凝治疗。舞蹈病可以用抗多巴胺药物或多巴胺耗竭剂对症治疗。

对于 APL 相关的肾病患者，应该给予抗血小板药或抗凝血药，并应用血管紧张素转化酶抑制剂和（或）血管紧张素受体阻断剂来严格控制动脉高血压和蛋白尿。在伴随狼疮肾炎的情况下有必要进行免疫抑制治疗。

使用口服维生素 K 拮抗剂进行长期血栓预防仍存在问题，如需要频繁的实验监测、治疗窗窄、食物和药物可能的相互作用及致畸性。因此，目前正在研究新的治疗策略，包括新型口服抗凝血药，如直接抗 Xa 因子抑制剂（利伐沙班、阿哌沙班和依度沙班）和直接凝血酶抑制剂（达比加群酯）。类似于口服维生素 K 拮抗剂，这些药物在妊娠期是禁忌的，但它们不与食物相互作用，也几乎没有药物相互作用的报道，并且也不需要经常监测其抗凝强度。尽管有这些优势，但由于缺乏专门针对 APS 患者的临床试验，其在治疗 APS 患者中的作用仍然是未知的。

他汀类药物是降胆固醇药物，在 APS 患者中已证明具有抗血栓形成的作用，但目前对于无高脂血症的 APS 患者不推荐使用。许多其他药物，如辅酶 Q_{10}、组织因子抑制剂、肽治疗、特异性 GPⅡb／Ⅲa 受体拮抗剂和其他抗血小板药物，未来将有可能成为 APS 治疗的一部分，但是，由于缺乏高质量临床试验并且存在其他安全有效的药物，目前不推荐使用。

参 考 文 献

Amigo MC. 2014. What do we know about the cardiac valve lesion in the antiphospholipid syndrome (APS)? Lupus, 23 (12): 1259-1261.

Bates SM, Greer IA, Middeldorp S, et al. 2012. VTE, thrombophilia, antithrombotic therapy, and pregnancy: Antithrombotic therapy and prevention of thrombosis, 9th ed: American college of chest physicians evidence-based clinical practice guidelines. Chest, 141 (2 Suppl): e691S-736S.

Bertolaccini ML, Amengual O, Andreoli L, et al. 2014. 14th International Congress on Antiphospholipid Antibodies: task force report on antiphospholipid syndrome treatment trends. Autoimmun Rev, 13 (6): 685-696.

Bertsias GK, Tektonidou M, Amoura Z, et al. 2012. Joint European League Against Rheumatism and European Renal Association-European Dialysis and Transplant Association (EULAR/ERA-EDTA) recommendations for the management of adult and paediatric lupus nephritis. Ann Rheum Dis, 71 (11): 1771-1782.

Bramham K, Hunt BJ, Germain S, et al. 2010. Pregnancy outcome in different clinical phenotypes of antiphospholipid syndrome. Lupus, 19 (1): 58-64.

Branch DW, Peaceman AM, Druzin M, et al. 2000. A multicenter, placebo-controlled pilot study of intravenous immune globulin treatment of antiphospholipid syndrome during pregnancy. The Pregnancy Loss Study Group. Am J Obstet Gynecol, 182 (1 Pt 1): 122-127.

Brey RL. 2004. New treatment option for the antiphospholipid antibody syndrome? More pleiotropic effects of the statin drugs. J Thromb Haemost, 2 (9): 1556-1557.

Carmona F, Azulay M, Creus M, et al. 2001. Risk factors associated with fetal losses in treated antiphospholipid syndrome pregnancies: a multivariate analysis. Am J Reprod Immunol, 46 (4): 274-279.

Cervera R. 2010. Catastrophic antiphospholipid syndrome (CAPS): update from the "CAPS Registry". Lupus, 19 (4): 412-418.

Cowchock FS, Reece EA, Balaban D, et al. 1992. Repeated fetal losses associated with antiphospholipid antibodies: a collaborative randomized trial comparing prednisone with low-dose heparin treatment. Am J Obstet Gynecol, 166 (5): 1318-1323.

Erkan D, Merrill JT, Yazici Y, et al. 2001. High thrombosis rate after fetal loss in antiphospholipid syndrome: effective prophylaxis with aspirin. Arthritis Rheum, 44 (6): 1466-1467.

Espinosa G, Cervera R. 2015. Current treatment of antiphospholipid syndrome: lights and shadows. Nat Rev Rheumato, 11 (10): 586-596.

Finazzi G, Brancaccio V, Moia M, et al. 1996. Natural history and risk factors for thrombosis in 360 patients with antiphospholipid antibodies: a four-year prospective study from the Italian Registry. Am J Med, 100 (5): 530-536.

Giannakopoulos B, Krilis SA. 2009. How I treat the antiphospholipid syndrome. Blood, 114 (10): 2020-2030.

Gomez-Puerta JA, Cervera R. 2014. Diagnosis and classification of the antiphospholipid syndrome. J Autoimmun, 48-49 (2): 20.

Levy RA, Santos FCD, Jesús GRD, et al. 2015. Antiphospholipid antibodies and antiphospholipid syndrome during pregnancy: diagnostic concepts. Front Immunol, 6: 205.

Rand JH, Wu XX, Quinn AS, et al. 2008. Hydroxychloroquine directly reduces the binding of antiphospholipid antibody-beta2-glycoprotein Ⅰ complexes to phospholipid bilayers. Blood, 112 (5): 1687-1695.

Rand JH, Wu XX, Quinn AS, et al. 2010. Hydroxychloroquine protects the annexin A5 anticoagulant shield from disruption by antiphospholipid antibodies: evidence for a novel effect for an old antimalarial drug. Blood, 115 (11): 2292.

Ruiz-Irastorza G, Crowther MA, Branch DW, et al. 2004. Antiphospholipid syndrome. Lancet, 376 (9751): 1498-1509.

Ruiz-Irastorza G, Khamashta MA. 2008. Lupus and pregnancy: ten questions and some answers. Lupus, 17 (5): 416-420.

Silver RK, Macgregor SN, Sholl JS, et al. 1993. Comparative trial of prednisone plus aspirin versus aspirin alone in the treatment of anticardiolipin antibody- positive obstetric patients. Am J Obstet Gynecol, 169 (6): 1411-1417.

Sukara G, Baresic M, Sentic M, et al. 2015. Catastrophic antiphospholipid syndrome associated with systemic lupus erythematosus treated with rituximab: case report and a review of the literature. Acta Reumatol Port, 40 (2): 169-175.

Trenor CC 3rd, Chung RJ, Michelson AD, et al. 2011. Hormonal contraception and thrombotic risk: a multidisciplinary approach. Pediatrics, 127 (2): 347-357.

Triolo G, Dejaegere A, Stote RH, et al. 2000. Randomized study of subcutaneous low molecular weight heparin plus aspirin versus intravenous immunoglobulin in the treatment of recurrent fetal loss associated with antiphospholipid antibodies. Arthritis Rheum, 48 (3): 728-731.

Uthman I, Godeau B, Taher A, et al. 2008. The hematologic manifestations of the antiphospholipid syndrome. Blood Rev, 22 (4): 187-194.

Vaquero E, Peaceman AM, Druzin M, et al. 2001. Pregnancy outcome in recurrent spontaneous abortion associated with antiphospholipid antibodies: a comparative study of intravenous immunoglobulin versus prednisone plus low- dose aspirin. Am J Reprod Immunol, 45 (3): 174-179.

Wallace DJ, Linker-Israeli M, Metzger AL, et al. 1993. The relevance of antimalarial therapy with regard to thrombosis, hypercholesterolemia and cytokines in SLE. Lupus, 2 Suppl 1 (1): S13-15.

彩　　图

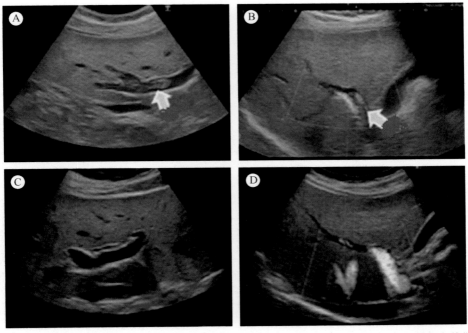

彩图 1　肝脏 B 型超声及彩色多普勒超声图像（A 和 C 为 B 型超声，B 和 D 为彩色多普勒超声显像）。急性门静脉主干（箭头）、节段分支血栓形成（A）和血流受损（B）；利伐沙班治疗 4 周后，门静脉完全再通，无残余血栓（C），血流也显示正常（D）

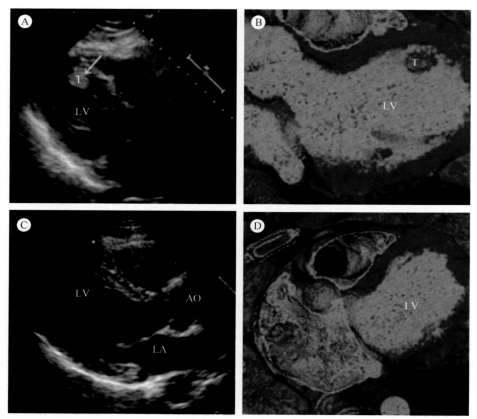

彩图 2　经胸超声心动图显示左心室内可见一 20mm×10mm 静止的球形血栓团块（A）；心脏 CTA 亦显示左心室内球形血栓（B）；经利伐沙班治疗 14 周后，TTE 显示左心室腔内球形血栓完全消失（C）；心脏 CTA 亦证实左心室腔内球形血栓完全消失（D）。LV：左心室；LA：左心房；AO：主动脉；T：血栓

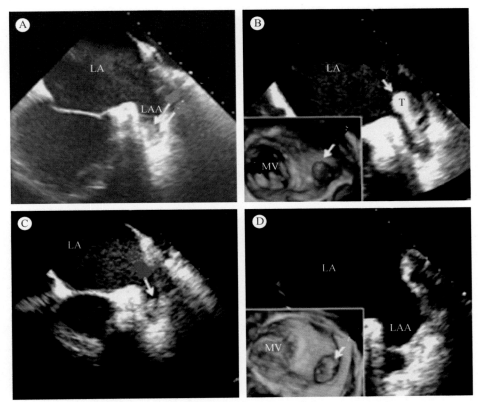

彩图 3　传统口服抗凝血药华法林和新型口服抗凝血药利伐沙班治疗左心耳血栓的对比

在华法林治疗前 TEE 检查显示左心耳尖部（箭头）有小血栓形成（A）；经华法林治疗 6 周后，再次进行二维及三维 TEE 检查均显示左心耳尖部血栓（箭头）体积显著增大至 12mm×45mm，巨大血栓团块突入左心房内（B）；经利伐沙班抗凝治疗 4 周后血栓（箭头）体积显著缩小（C）；利伐沙班抗凝治疗 6 周后，再行二维及三维 TEE 检查均显示左心耳血栓（箭头）完全消失（D）。LA：左心房；LAA：左心耳；T：血栓；MV：二尖瓣

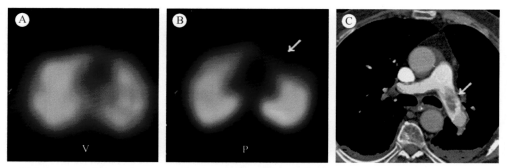

彩图4　85岁老年女性患者，持续加重的胸闷伴低氧血症。肺通气/血流灌注（V/P）SPECT显示：左前肺位于胸膜基底部，可见一较大的楔形灌注缺损区（白色箭头），肺通气（V）与血流灌注（P）不匹配（A~B）；肺CT扫描提示：左肺动脉近端管腔内均可见不规则的充盈缺损（白色箭头）（C）

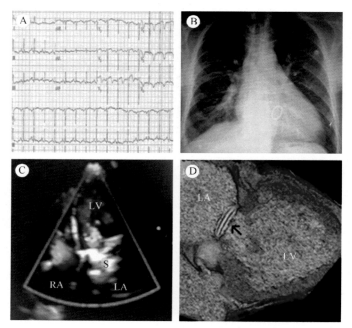

彩图5　心电图：ST-T改变（A）；胸部X线片显示：双侧肺淤血和心脏扩大+二尖瓣位人工瓣（B）；经胸二维超声及多普勒血流显像提示：左心房扩大，可见人工瓣声影（C）；二尖瓣位人工瓣前向峰值血流速度及压差（16mmHg）正常，人工瓣口有效面积（PHT法测量）为2.9cm²。左室射血分数65%。CT多平面心脏重建显示心腔容积和二尖瓣位人工瓣环（黑色箭头）（D）。LA：左心房；LV：左心室；RA：右心房；S：人工瓣声影